Pisanello
und Bono da Ferrara

Pisanello
und Bono da Ferrara

Bernhard Degenhart und Annegrit Schmitt
in Zusammenarbeit mit
Hans-Joachim Eberhardt und Brigit Blass-Simmen
mit Aufnahmen von Engelbert Seehuber

HIRMER VERLAG MÜNCHEN

Umschlagbild: Pisanello, Erzengel Michael. Verona, San Fermo Maggiore

Die Deutsche Bibliothek – CIP-Einheitsaufnahme

Pisanello und Bono da Ferrara / Bernhard Degenhart und Annegrit Schmitt
in Zusammenarbeit mit Hans-Joachim Eberhardt und Brigit Blass-Simmen. Aufnahmen von
Engelbert Seehuber. – München: Hirmer, 1995
ISBN 3-7774-6580-1
NE: Degenhart, Bernhard; Pisanello

Lithos und Druck: Walter Biering GmbH, Grafischer Betrieb, München
Bindung: Conzella Verlagsbuchbinderei, Aschheim-Dornach
Umschlagentwurf: Dieter Vollendorf, München

ISBN 3-7774-6580-1

Printed in Germany

Vorwort

Bernhard Degenhart

Der vorliegende Band »Pisanello und Bono da Ferrara« verdankt seine Entstehung langjähriger Beschäftigung mit dem großen Zeichner der Frührenaissance, Antonio Pisanello. Den Anstoß, diese Publikation als Vorläufer den systematisch Pisanellos zeichnerisches Gesamtwerk katalogisierenden Bänden des nächsten Teiles des »Corpus der italienischen Zeichnungen 1300–1450« vorausgehen zu lassen, gaben folgende Gründe: Seitdem die jüngste Forschung neue Einsichten über das Wirken von Michelino da Besozzo, Stefano »da Verona« und die Anfänge des Gentile da Fabriano erbrachte, öffnete sich der Weg, die künstlerische Herkunft und Entfaltung Pisanellos in anderen Zusammenhängen, als vordem geschehen, zu sehen. Eines der Ziele der vorliegenden Publikation war es, dem »Corpus« vorausgreifend, schon jetzt jene Breite lombardischer Formschöpfungen, vornehmlich aus dem visconteisch-höfischen Bereich, aufzuzeigen, durch die Pisanello im wesentlichen sein Gepräge erfuhr.

Ein anderes, zentrales Thema dieses Buches betrifft die seit langem die Forschung beschäftigende Frage nach Pisanellos Wirkung und Ausstrahlung, ob und in welcher Weise seine Kunst schulbildend war. Im Zusammenhang mit dem sich in seinem Londoner Hieronymusgemälde zum Schüler Pisanellos bekennenden »Bono da Ferrara« wird die Autorschaft Bonos bei einer umfänglichen Zeichnungsgruppe geltend gemacht, die ihre Bewahrung dem Umstand verdankt, daß sie im Werkstattbestand Pisanellos aufgegangen war und deshalb mit diesem als Einheit geschlossen bewahrt blieb. Stilistisch verkörpern Bonos Zeichnungen den Wandel, der sich generationsbedingt zwischen Meister und Schüler vollzog. Bonos Handschrift ließ sich mit Hilfe seiner Zeichnungen auch an untergeordneter Stelle in einem Hauptwerk Pisanellos, dem Georgswandbild in Sant'Anastasia, Verona, aufzeigen, wo er, der junge Mitarbeiter, durch Steigerung der Formgröße und der Aussagebestimmtheit in Gegensatz zur inhaltlichen und formalen Sensibilität des Meisters trat. Eine Voraussetzung für die Darlegung der neuen Erkenntnisse war auch unsere gezielte photographische Erfassung der besprochenen Kunstwerke. Den Großteil der vorgestellten Neuaufnahmen führte Engelbert Seehuber, der Photograph der Staatlichen Graphischen Sammlung München, aus. Ihm ist es zu verdanken, wenn sich die Schönheit von Pisanellos Veroneser Wandbildern dem Betrachter eindringlicher erschließt, als das vor den Wandbildern selbst möglich ist.

Ohne die Hilfe und Förderung durch Institutionen und Kollegen hätte dieses Buch nicht erscheinen können. Bevor im einzelnen die Namen der an unserem Werk so zahlreich Beteiligten dankend erwähnt werden, seien jene Institutionen hervorgehoben, die wesentlich zu seinem Gelingen beigetragen haben: die Staatliche Graphische Sammlung München unter Tilman Falk, die uns für die Neuaufnahmen der Wandbilder Pisanellos in Verona und seiner Zeichnungen in Rotterdam den Experten Engelbert Seehuber zur Verfügung stellte; die Soprintendenza per i Beni Artistici e Storici del Veneto, Verona, unter Filippa Maria Aliberti Gaudioso und Fabrizio Pietropoli, die uns ermöglichten, mit Hilfe von Gerüsten die Neuaufnahmen in Sant'Anastasia und San Fermo durchzuführen; die beiden Veroneser Pfarrkirchen Sant'Anastasia, Mons. Giovanni Cappelletti (†) und Mons. Piergiorgio Formenti, sowie San Fermo, Mons. Rino Furri; das Département des Arts Graphiques, Paris, Louvre, unter Françoise Viatte und Dominique Cordellier, die unseren Wünschen nach Neuaufnahmen der zum Teil schwer sichtbaren Pisanellozeichnungen mit steter Geduld in freundschaftlicher Hilfsbereitschaft entgegenkamen.

Das Bayerische Staatsministerium für Wissenschaft und Kunst und die Deutsche Forschungsgemeinschaft, die seit vielen Jahren finanzielle Träger unserer Forschungen für das »Corpus der italienischen Zeichnungen 1300–1450« sind, schufen in dankenswerter Großzügigkeit die Grundlage auch für die vorliegende Publikation. Das vorliegende Ergebnis einer vordem nicht erreichbaren Bildvermittlung machte die Technik der kompletten digitalen Verarbeitung durch den »Grafischen Betrieb« Walter Biering unter Andreas Schütt und seinen Mitarbeitern möglich.

Von den Förderern, die mit persönlicher Anteilnahme an der Entstehung dieses Buches mitwirkten, seien in alphabetischer Abfolge genannt: Ulrike Bauer-Eberhardt (München), Alessandro Bettagno (Venedig), Veronika Birke (Wien), Jacqueline Blass (Zumikon), Emmanuelle Brugerolles (Paris), Andrea und Pierpaolo Brugnoli (Fumane), Hans Buijs (Paris), Hans-Ulrich Cain (München), Gino Castiglioni (Verona), Daniela Cavallo (Verona), Aldo Cicinelli (Mantua), Marina Contaldo Repetto (Mailand), Pierpaolo Cristani (Fumane), Charles Davis (München), Angela von den Driesch (München), Jill Dunkerton (London), W. Theodor Elwert (Mainz), Giuliana Ericani (Padua), Dillian Gordon (London), Antony Griffiths (London), Enrico Maria Guzzo (Verona), Maartje De Haan (Rotterdam), Carlos van Hasselt (Paris), Regina Lorch (München), Marina Maiskaja (Moskau), Sergio Marinelli (Verona), Paola Marini (Verona), A.W. F. M. Meij (Rotterdam), Catherine Monbeig Goguel (Paris), Béatrice de Moustier (Paris), Konrad Oberhuber (Wien), Gerhard Quaas (Berlin), Wolfgang Ratjen (München), Gianfranco Ravasi (Mailand), Massimo Rodella (Mailand), Luciano Rognini (Verona), Serena Romano (Rom), Horst Schäfer-Schuchardt (Würzburg), Stephan Seeliger (München), Dorothee Seiler (München), Manfred Sellink (Rotterdam), Arlette Sérullaz (Paris), Hinrich Sieveking (München), Jeannot Simmen (München), Roberto Soggia (Mantua), Guglielmo Stangherlin (Verona), Erich Steingräber (München), Fiorella Superbi Gioffredi (Florenz), Cornelia Syre (München), Anchise Tempestini (Florenz), Wiebke Tomaschek (München), Giuseppe Franco Viviani (Verona), Peter Volz (Heidelberg), Jürgen Wiener (Düsseldorf), Raimund Wünsche (München), Anna Zangarini (Verona).

Einleitung

Annegrit Schmitt

Die Wiederauffindung eines Hauptwerkes von Pisanello, seiner Wandbilder im Gonzagapalast von Mantua, brachte mit der Ungewöhnlichkeit des Themas und der Vielfalt an Formerfindungen einen bisher weitgehend unbekannten Pisanello ans Licht. Die Veröffentlichung der Wandbilder durch ihren Entdecker Giovanni Paccagnini im Jahre 1972 gab den Anstoß, Pisanellos künstlerische Entwicklung im Zusammenhang des wiedergewonnenen, an äußerer Größe seine Veroneser Wandmalereien überragenden, nachrichtlich allerdings ungenügend belegten Werkes neu zu überdenken.

In der Forschung zeichnete sich zunächst die Tendenz ab, die Mantuaner Wandbilder als Spätwerk Pisanellos zu erklären. Die Tatsache, daß sie unvollendet sind, schien mit Pisanellos Ruf nach Neapel (1448–1450) und schließlich seinem Tod im Jahre 1455 begründbar zu sein. Dagegen sprach allerdings seine schon in den frühen zwanziger Jahren belegte Tätigkeit für die Gonzaga in Mantua, weshalb auch der Standpunkt vertreten wurde, die Mantuaner Wandbilder seien ein Frühwerk Pisanellos. In eine dritte Richtung führten heraldische Forschungen von Ilaria Toesca mit der Schlußfolgerung, die Entstehung der Wandbilder auf den Zeitraum von 1436 bis 1444 einzugrenzen, womit diesem Hauptwerk Pisanellos ein Platz in seinem mittleren Schaffen, der Zeit der Reife, zuzuweisen wäre.

So ist die Unsicherheit der Forschung in der stilgeschichtlichen Beurteilung der großenteils undatierten Werke Pisanellos trotz der Einbeziehung seiner wiederentdeckten Mantuaner Wandbilder nicht geringer geworden. Dies hängt mit einem Wesenszug seines Schaffens zusammen, der auch für das Mantuaner Werk gilt: Pisanello griff nämlich bei der Konzeption von Kompositionen – sowohl für die Malerei als auch für die Medaillen – häufig auf frühere, oft sogar zeitlich weit vorausgehende Zeichnungen zurück, die nicht als Entwürfe für bestimmte Aufträge, vielmehr aus einem tieferen generellen Drang nach Formgewinnung entstanden waren, um sich auf diese Weise eine »Vorratssammlung« ihm wichtiger Motive anzulegen, aus der er dann zeitlebens zu schöpfen vermochte. So bestand noch in reifen und späten Werken ein intensives Anliegen Pisanellos darin, früheren Formprägungen neue Geltung zu geben. Der kunsthistorischen Absicht, die Chronologie Pisanellos aus seinen Werken zu erschließen, sind durch diese Arbeitsweise Grenzen gesetzt.

Ungefähr gleichzeitig mit der Auffindung der Mantuaner Wandbilder kamen von der Quellenkritik Anstöße, die künstlerischen Anfänge Pisanellos neu zu überprüfen. Denn Stefano di Giovanni »da Verona« konnte nicht jene Führungsrolle in der Stilbildung für Pisanello und die Veroneser Malerei gehabt haben, die ihm die ältere Literatur zuwies. Als Sohn des französischen Malers Jean d'Arbois in Pavia geboren, erscheint Stefano erst als Fünfzigjähriger, 1425, in den Einwohnerlisten von Verona. Damals aber war Pisanello eine bereits geprägte, Stefano überragende Persönlichkeit. Stefano hatte seine Ausbildung in der visconteischen Kunstmetropole Pavia an der Seite seines Vaters und im Wirkungsfeld des lombardischen Malers Michelino da Besozzo erfahren. In jenen für Pisanellos Ent-

wicklung entscheidenden Jahren, von 1396 bis 1418, war Stefano in Padua tätig.
Die Korrektur hinsichtlich des Verhältnisses Stefanos zu Verona und damit zu Pisanellos Frühzeit war nur der Anfang einer weitergehenden Einschränkung von Stefanos Bedeutung für dessen Entwicklung. Die noch in jüngster Vergangenheit als Schlüsselwerk Stefanos geltende »Madonna del Roseto« (Verona, Museo di Castelvecchio) konnte als eine Arbeit des Michelino da Besozzo identifiziert werden, womit sich der formbildende Vorrang Michelinos gegenüber Stefano an einem Hauptwerk des damals wichtigsten Trägers des internationalen höfischen Stils aufzeigen ließ.
Michelino da Besozzo war seit der Zerstörung seiner Hauptwerke in Pavia im 16. und 17. Jahrhundert in Vergessenheit geraten, bis Pietro Toesca und Otto Pächt auf Grund ihrer Forschungen die Fama seines Genius wiedererweckten. Gentile da Fabriano und Pisanello sind die beiden bedeutendsten Meister, die von Michelinos schulbildender Wirkung zeugen. In Gentiles Frühwerk, dem großen Polyptychon für Valle Romita (Mailand, Brera), fanden die Ausdrucksformen von Michelinos internationalem gotischen Stil ihr schönstes Echo.
Die Zahl der Werke Michelinos, die zu Pisanello als Zeichner wie auch als Maler führen, setzt eine längerwährende Beziehung und enge Vertrautheit Pisanellos mit Michelinos Schaffen voraus. Der *Zeichner* Pisanello kopierte Motive aus Michelinos sakraler und höfischer Malerei, der *Maler* Pisanello knüpfte an Bildinhalte und -prägungen Michelinos an, um sie schöpferisch zu variieren. Unser erstes Kapitel bringt Beispiele für diese Zusammenhänge. Ein Schwerpunkt sind dabei Pisanellos in Anlehnung an Michelinos Aquarelle entstandene Tierzeichnungen.
Der andere Große, der auf Pisanello stilbildend wirkte, Gentile da Fabriano, tritt in unser Gesichtsfeld erst mit Pisanellos Veroneser Auftragswerk, dem Bildschmuck zum 1426 datierten Grabmonument des Nicolò Brenzoni in San Fermo. Mehr Nachklänge von Gentiles Ausdrucksformen blieben in der Folge aus Pisanellos Tätigkeit in Rom erhalten, wohin er von Papst Eugen IV. 1431 berufen wurde, um die durch Gentiles Tod im Jahre 1427 unvollendet gebliebene Ausstattung der Lateransbasilika weiterzuführen. Es entspricht den sich daraus ergebenden Zusammenhängen, daß wir nunmehr in dem Pisanellos römischer Periode gewidmeten Kapitel eine Gruppe von Zeichnungen, bei der wir seit 1960 für die Autorschaft Gentiles eingetreten waren, wieder auf Pisanello zurückführen.

Im Mittelpunkt der vorliegenden Publikation steht Pisanellos Veroneser Hauptwerk, das Georgswandbild der Pellegrinikapelle in Sant'Anastasia. Zwei Gründe waren dafür ausschlaggebend: Zum einen blieb für das Georgswandbild eine ungewöhnlich große Zahl vorbereitender Zeichnungen Pisanellos bewahrt, die, zu verschiedenen Zeiten und mit unterschiedlicher Zweckbestimmung entstanden, instruktive Einblicke in seine Arbeitsmethode vermitteln. Zum anderen ist das Georgswandbild von Sant'Anastasia das bisher einzige Werk, an dem wir jetzt die Mitarbeit einer namentlich faßbaren Künstlerpersönlichkeit aufzeigen können: Bono da Ferrara, der in diesem Zusammenhang auch als Zeichner greifbar wird. So ist eine größere Gruppe von im Arbeitsmaterial der Pisanellowerkstatt aufgegangenen Zeichnungen auf den mehrere Jahre ihr angehörigen jüngeren Bono zurückzuführen. Da Bonos Zeichnungen hier zum ersten Mal als solche vorgestellt werden, wurde eine möglichst vollständige Zusammenstellung von dessen zeichnerischem Œuvre angestrebt, während Pisanellos Zeichnungen stets nur in Auswahl herangezogen sind, um Schwerpunkte seines künstlerischen Schaffens zu verfolgen.
Das Georgsfresko mit dem Pellegriniwappen gehörte zu einem größeren Wandgemälde, von dem andere Teile – so die von Vasari beschriebenen Einzelgestalten der Heiligen Eustachius und Georg – nicht erhalten sind. Diese befanden sich nicht im Inneren der Pellegrinikapelle, wie vermutet wurde, sondern wie das Georgsfresko an ihrer Außenwand, die nach Vasaris Worten ganz von Pisanello bemalt worden war.

Pisanellos höfischer Kunst ist der letzte Abschnitt unserer Publikation gewidmet. Sein Leben und Wirken war seit seiner Frühzeit mit der höfischen Sphäre verbunden und blieb es bis zuletzt. Er vermochte in seinen späteren Werken die an der Antike ausgerichtete neue ernste und ausdrucksgewaltige Sprache des höfischen Humanismus in Einklang zu bringen mit jener älteren, spielerisch-preziösen Verbrämung menschlichen Lebens, welche die Künstler der internationalen Gotik, denen Pisanello generationsmäßig verbunden war, in ihren Werken verkörperten. Von den neuen geistigen Strömungen erfaßt, übernahm Pisanello in entscheidenden künstlerischen Bereichen wie der Natur- und Modellstudie und der von ihm geschaffenen Renaissancemedaille eine Führungsrolle. In seinen Medaillen für Leonello d'Este (um 1441) verlieh Pisanello dem Ideal hohen Menschentums Ausdruck, zu dem das Altertum Maßstab und Norm geliefert hatte; und in den Medaillen für Alfonso von Aragon (1449) verband er dessen persönlichen Machtanspruch mit römischen Herrschaftsvorstellungen, wozu die griechische und römische Kunst entsprechende Motive bot. Aber nicht nur Pisanellos Medaillen der vierziger Jahre, auch seine beiden spätesten erhaltenen Tafelbilder für die Este, die Bildnisse von Leonello (Bergamo, Accademia Carrara) und seiner Schwester Ginevra (Paris, Louvre), sind in der Strenge und Gebautheit ihrer Form Schöpfungen aus dem neuen Zeitbewußtsein der Renaissance.

Die Frühzeit Pisanellos

Verona, Venedig, Pavia

Annegrit Schmitt

In Übereinstimmung mit der biologischen Dreiteilung des Menschenlebens in Jugend, Reife, Alter wird auch das Lebenswerk von Künstlern als Dreiklang differenziert: Frühstil, Stil der Reife, Spätstil. Eine Übertragung solcher Periodisierung auf Pisanello stößt jedoch, bedingt durch eine Eigentümlichkeit seiner Arbeitsweise, auf Vorbehalte. Denn Pisanello führte seine Werke – Bilder wie Medaillen – häufig auf der Grundlage von Formen und Motiven aus, die er wesentlich früher schon als Zeichnungen entworfen hatte. Dieser Wesenszug erschwert die Periodisierung seiner durch entsprechende Nachrichten selten bezeugten Werke.
Reiche, schöpferische Formfindungen Pisanellos sind schon in seiner Frühzeit vorauszusetzen, erscheint doch bereits der Zwanzig- bis Dreißigjährige in zeitgenössischen Quellen als bekannt und geschätzt. Ein Brief des Veroneser Humanisten Guarino Guarini (1374–1460) nennt ihn im Juni 1416 »Magister Antonius Pisanus«. Am 8. Juli 1424 wird er in einer Veroneser Urkunde ehrenvoll als »pictor egregius« erwähnt, und im Jahre 1425 verzeichnet das Kontenbuch des dreizehnjährigen Ludovico Gonzaga ein Guthaben des »Magister Antonius Pisanellus pictor« von 45 Lire, das ihm am Mantuaner Hof überwiesen wurde.[1] Erhalten sind allerdings aus dem Bereich der Malerei nur wenige frühe Werke von der Hand Pisanellos. Die Vollendung seines ersten *signierten* Werkes, des Freskos am Brenzonigrabmal in San Fermo, Verona (Abb. 54–58, 60–74, 76–81), fällt in das Jahr 1426, als Pisanello bereits ein Dreißigjähriger war. An vorausgehenden Gemälden hat bisher nur die kleine, unsignierte Tafel »Madonna della Quaglia« (Madonna mit der Wachtel) in Verona, Museo di Castelvecchio (Abb. 4) allgemeine Anerkennung gefunden. Aber auch dieses in die Jahre um 1420 zu versetzende Bild ist das Werk eines schon Fünfundzwanzigjährigen.
Die äußeren Lebensumstände, die wechselnden Schauplätze seiner Tätigkeit und entsprechend unterschiedlichen Einflußbereiche, in die Pisanello seit seiner Frühzeit eintrat, lassen auf eine reiche Skala künstlerischer Reflexe schließen, die Vielseitigkeit vor allem auch seines zeichnerischen Œuvres voraussetzt. Verona, Padua, Venedig, Ferrara, Mantua, Pavia und, von wegweisender Bedeutung, Rom waren Stätten, deren unterschiedliches geistiges Klima sich auswirkte. Dabei fanden persönliche Begegnungen mit Künstlern oder die Kenntnis von ihren Werken ihr unmittelbares Echo zunächst im zeichnerischen Werk Pisanellos, sowohl in der Motivwahl als auch stilistisch. Allerdings wurden die diesbezüglichen erhaltenen Zeichnungen Pisanellos von der Forschung häufig nicht als eigenhändig erkannt oder anerkannt und statt dessen in seinen späteren Werkstattbereich oder in andere Schulkreise, vor allem die Lombardei, verlegt, ohne daß innerhalb der lombardischen Kunst Persönlichkeiten nachweisbar sind, die für die Autorschaft in Betracht kämen.
Zwei große Malerpersönlichkeiten haben im wesentlichen die Anfänge von Pisanellos künstlerischem Schaffen geprägt: Michelino da Besozzo (um 1370 – nach 1450) und Gentile da Fabriano (vor 1385–1427). Beide Meister, der eine lombardi-

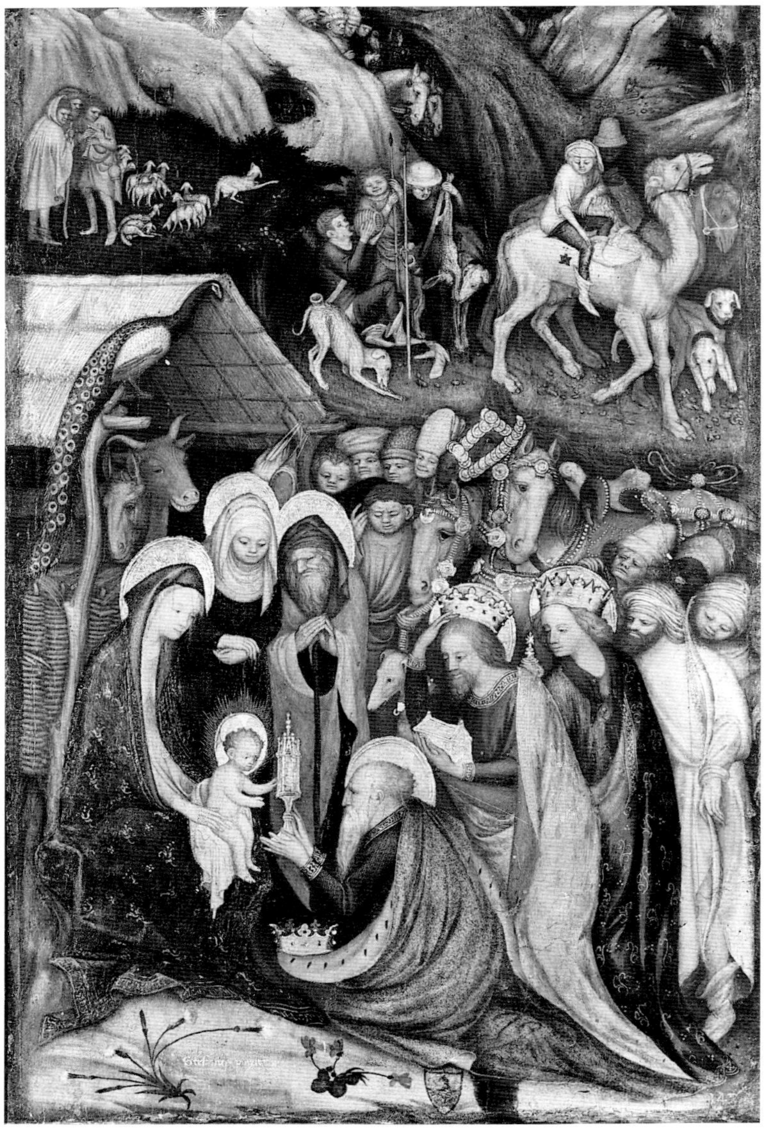

1 Stefano di Giovanni »da Verona«. Anbetung der Könige. Mailand, Brera

scher, der andere mittelitalienischer Herkunft, hatten in den Jahren um 1410 ihr Schaffenszentrum nach Venedig verlegt, und ihr Auftreten dort war für das Veneto von schulbildender Wirkung. Der ältere, aus Pavia, der Kunstmetropole der Visconti, kommende Michelino übernahm als vermittelnder Träger des internationalen höfischen Stils zunächst die führende Rolle. Die weich schwingende Rhythmik seiner Ausdrucksformen fand in Gentiles großem Polyptychon für Valle Romita unmittelbare Resonanz (Mailand, Brera; Abb. 19).

Für Michelinos Ausstrahlung auf Veroneser Künstler sind Pisanello und Giovanni Badile (um 1379 – vor 1451) in ihren Werken die sprechendsten Zeugen. Solange allerdings Stefano »da Verona« als schulbildende Persönlichkeit für Pisanello und auch Badile geltend gemacht und ein Hauptwerk Michelinos, die »Madonna del Roseto« (Verona, Museo di Castelvecchio; Abb. 3), für ein Werk Stefanos gehalten wurde, mußte Michelinos für die Veroneser Kunst formbildender Vorrang gegenüber Stefano unbeachtet bleiben.[2]

Der neueren Forschung ist die Erkenntnis zu verdanken, daß Stefano für Verona eine geringere Rolle gespielt hat als früher angenommen wurde. Denn der um 1375 nicht in Verona, sondern in Pavia geborene Stefano taucht erst als Fünfzigjähriger, im Jahre 1425, in den Einwohnerlisten Veronas auf.[3] Er war der Sohn des am Hofe Philipps des Kühnen tätigen Malers Jean d'Arbois, der nach Pavia übersiedelte, wo er als Maler von den späten achtziger Jahren bis 1399 Erwähnung findet.[4] In Pavia, an der Seite seines Vaters und im Wirkungsfeld Michelinos, wird Stefano seine künstlerische Ausbildung erfahren haben. Für ihn blieb zeitlebens der Stil der internationalen Gotik verbindlich. Die Schönheit noch eines Spätwerks, der Anbetungstafel der Brera in Mailand (Abb. 1),[5] beruht auf dem harmonischen Kurvenspiel einheitlich fließenden Komponierens, wie es den Formvorstellungen des »weichen Stils« eigentümlich war.

Als Stefano nach langjähriger Tätigkeit in Padua, wo er von 1396 bis 1418 erwähnt ist und im Jahre 1412 der Malerzunft vorstand,[6] nach Verona übersiedelte, war Pisanello dort bereits eine markant geprägte Persönlichkeit, die mit neuer gegenständlicher Formbetonung Maßstäbe zu setzen begann. So war er es, der für Stefano vorbildhaft wurde. In Stefanos Zeichnung einer jungen Dame mit ihrem Verehrer (Paris, Sammlung Frits Lugt 1337; Abb. 2) leuchten zwei modische Schöpfungen Pisanellos auf, die über eine Reihe vorbereitender Zeichnungen (Beispiele: Abb. 149–150, 174) in seinem Georgswandbild von Sant'Anastasia Eingang gefunden hatten (als Prinzessin: Abb. 151, und als Kopf eines der Begleiter des Königs: Abb. 175).

Wesenszüge von Pisanellos Kunst sind nicht mit Stefano, wohl aber mit Michelino da Besozzo zu verbinden. So sollte Michelinos schöpferischer Beitrag zur Tierdarstellung für Pisanello ebenso wegweisend werden (Abb. 20–30) wie dessen Beitrag zum Bildnis, insbesondere im kleinen Format (Abb. 49–50). Ein dritter vorbildhafter Darstellungsbereich sind Michelinos Figurentypen mit ihrer durch die Kleidung betonten höfischen Eleganz (Abb. 31, 33).

Die Zahl der Werke Michelinos, die Pisanello als Zeichner und Maler formal und inhaltlich aufgriff, setzt eine längerwährende gegenseitige Beziehung und enge Vertrautheit Pisanellos mit Michelinos Schaffen voraus. Der *Zeichner* Pisanello kopierte Motive aus Michelinos Tafelbildern sakraler Thematik, und zwar nicht aus einem einzelnen, sondern aus mehreren (Beispiele: Abb. 7 und 8, 13 und 14); er nahm Motive aus Michelinos höfischer Wandmalerei auf, deren Aussehen heute nur mehr über dessen Miniaturmalerei zu erschließen ist (Abb. 31 und 33); und er besaß Blätter aus einem Vorlagenbestand Michelinos mit farbigen Tierstudien, die er schließlich sogar kopierte (Abb. 20–21). Der *Maler* Pisanello knüpfte an Bildinhalte und Ausdrucksformen an, für die Michelino im Veneto das Primat zukam. Mit seinem frühesten erhaltenen Gemälde, der »Madonna della Quaglia« (Verona, Museo di Castelvecchio; Abb. 4), offenbart er um 1420 diese Zusammenhänge.[7] Michelinos »Madonna del Roseto« (Verona, Museo di Castelvecchio; Abb. 3), ein auch sonst die Veroneser Kunst beeinflussendes Tafelbild, war ihm dafür Vorbild. Zeichnend kopierte Pisanello zunächst einzelne Motive: vier Engel und ein Veilchen (Wien Inv. 26), wobei er die Grazie und die Bewegtheit von Michelinos Formgebung meisterhaft ins Medium der Zeichnung umsetzte (Abb. 7–8). Der Linienfluß von Michelinos Engeln wirkte bei Pisanello nach, als er seine eigenen Engel im Bild der »Madonna della Quaglia« schuf (Abb. 4). Auch andere Komponenten seines Gemäldes sind vom Geiste Michelinos: die kurvige Bewegtheit von Körper und Gewand der Madonna, die Schmalheit ihrer Schultern, die langen Hände mit dem melodischen Schwung der Finger. Selbst die Nasen- und Kinnbildung von Mutter und Kind sind ein Erbe Michelinos.

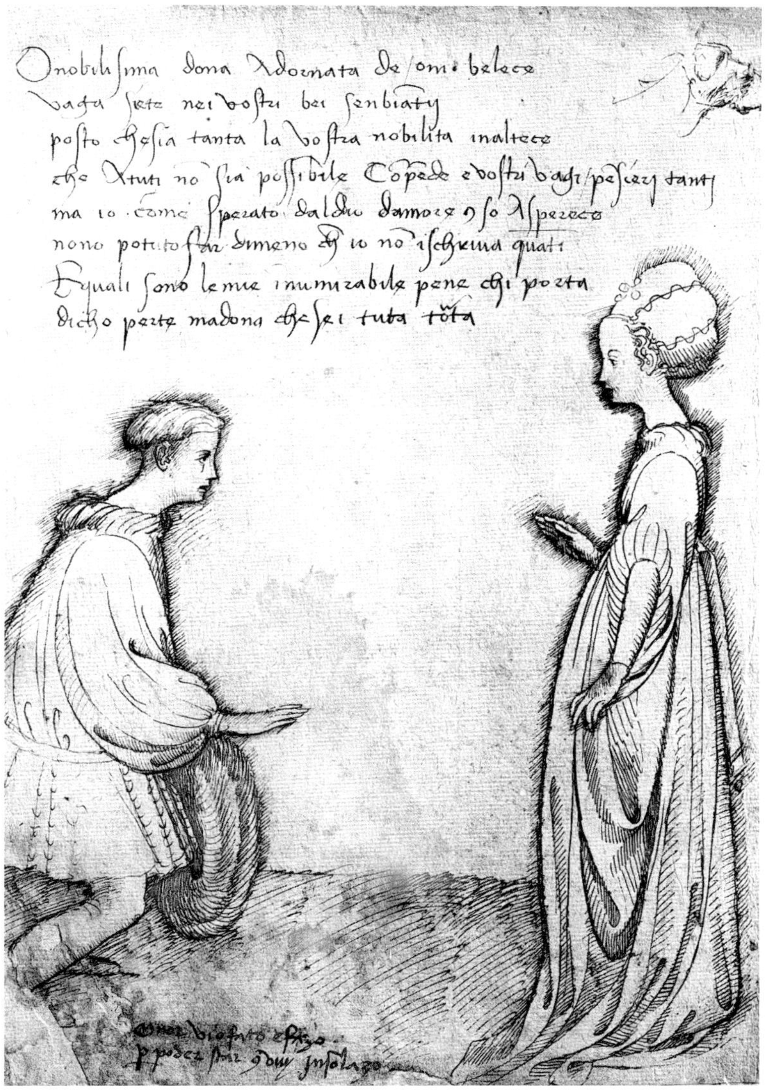

2 Stefano di Giovanni »da Verona«. Junge Dame mit ihrem Verehrer. Paris, Collection Frits Lugt, Institut Néerlandais 1337

Bei aller Nähe zu Michelino in einzelnen Formen, als Gesamtheit betrachtet setzte Pisanellos Bildfindung der »Madonna della Quaglia« neue Akzente. Schon hier kündigt sich Pisanellos auf die Wiedergabe der individuellen Erscheinung gerichteter Sinn an, wenn er die erzählerische, teppichhaft verwobene Vielfalt von Michelinos Komposition auf die inhaltlich wesentlichen Bildelemente des Themas »Madonna dell'Umiltà« (Demutsmadonna) zurückführt. Maria und Kind, auf dem Rasen lagernd, wurden in ihrer natürlichen Leiblichkeit ins Bildzentrum gesetzt. Und selbst die im Sinne spätmittelalterlicher Mariensymbolik beigeordnete Wachtel offenbart eine Intensität an Naturbetrachtung, die im Gegensatz steht zu der nebensächlichen Erscheinung eines wegeilenden Perlhuhns in Michelinos an Metaphern reicher Komposition (Abb. 3–4, 9–10). Unbekannt ist, zu welchem Zeitpunkt und an wel-

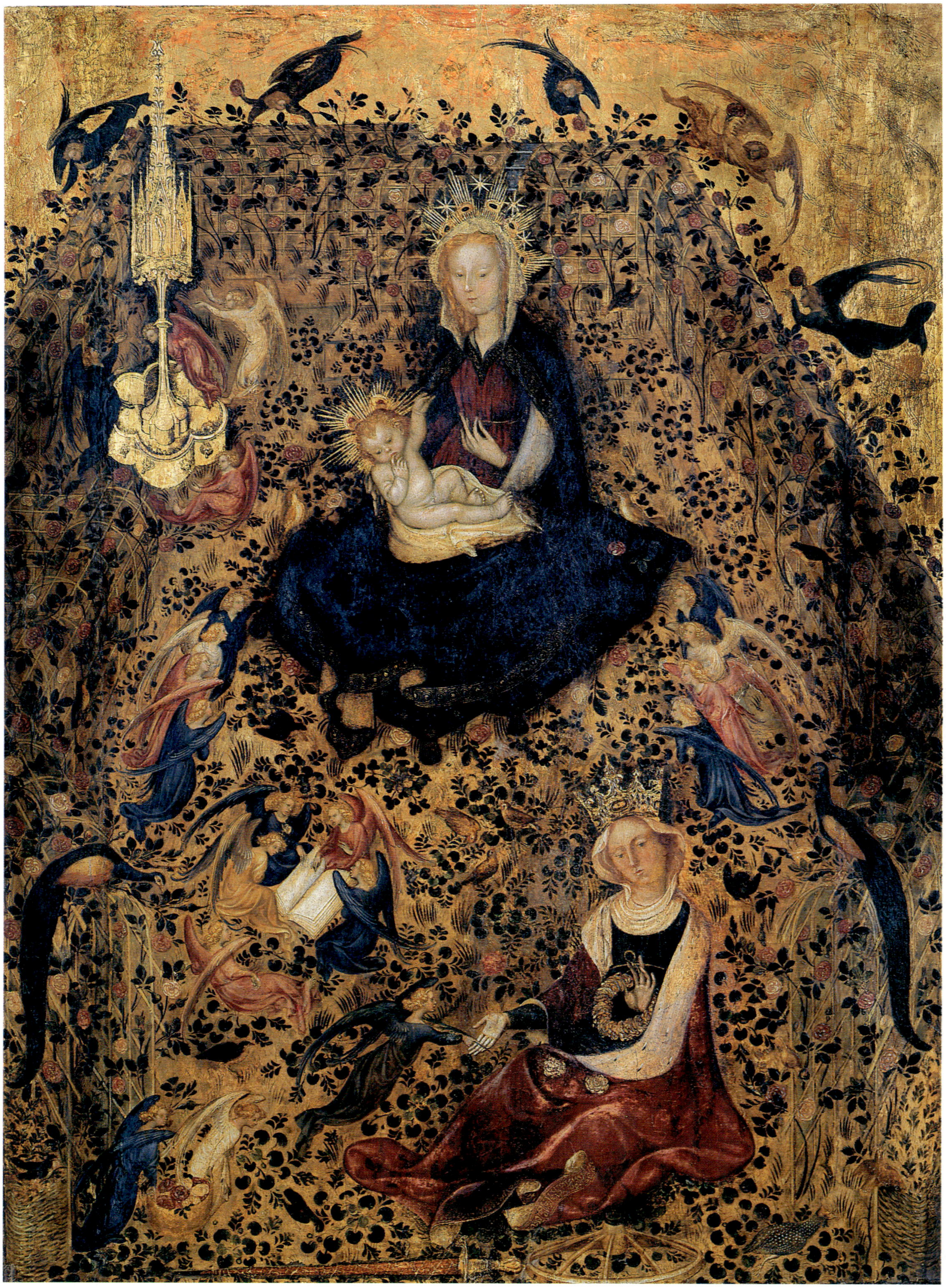

3 Michelino da Besozzo. Madonna del Roseto. Verona, Museo di Castelvecchio

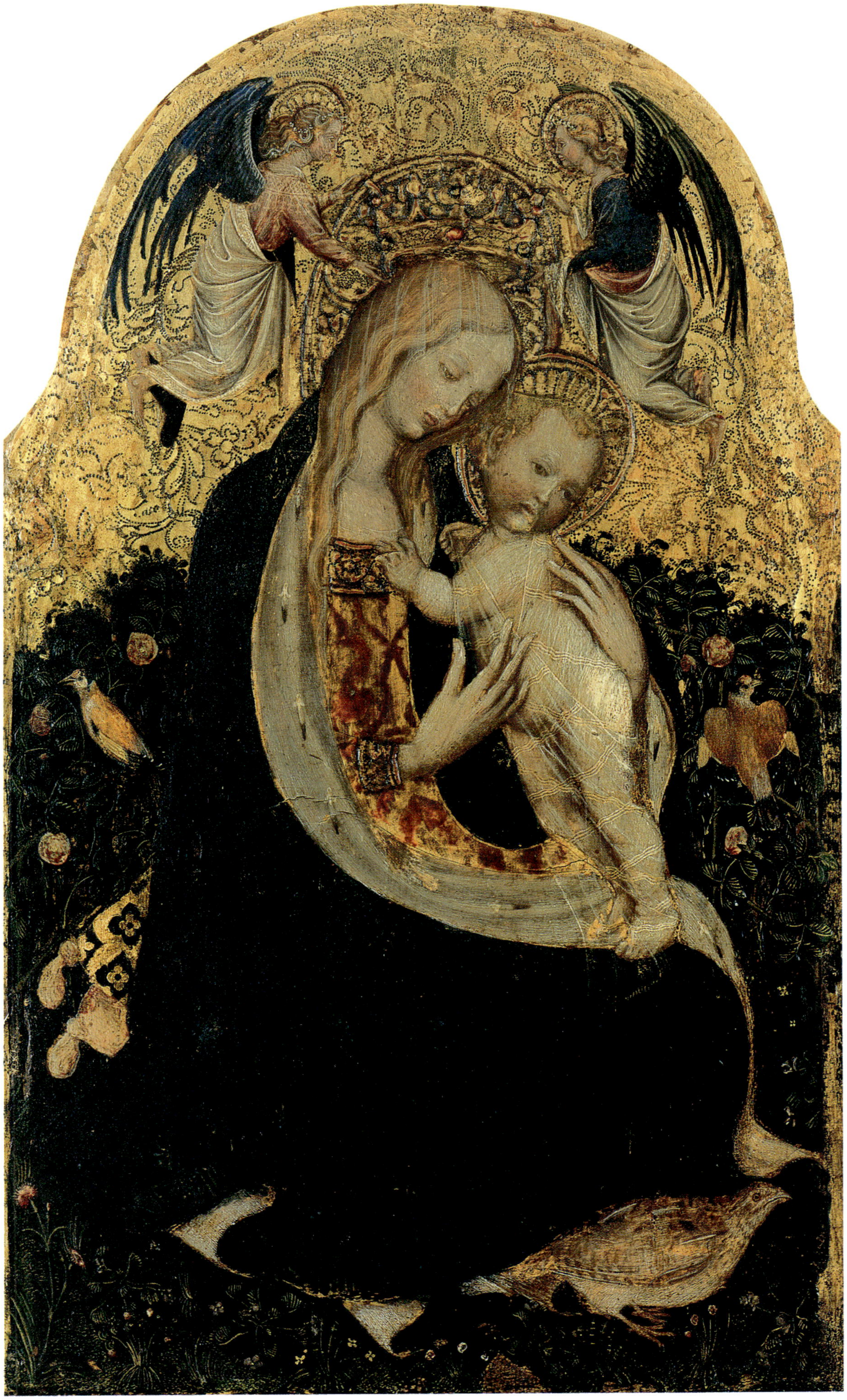

4–6 Pisanello. Madonna della Quaglia. Verona, Museo di Castelvecchio
5–6 Ausschnitte aus Abb. 4 ▷

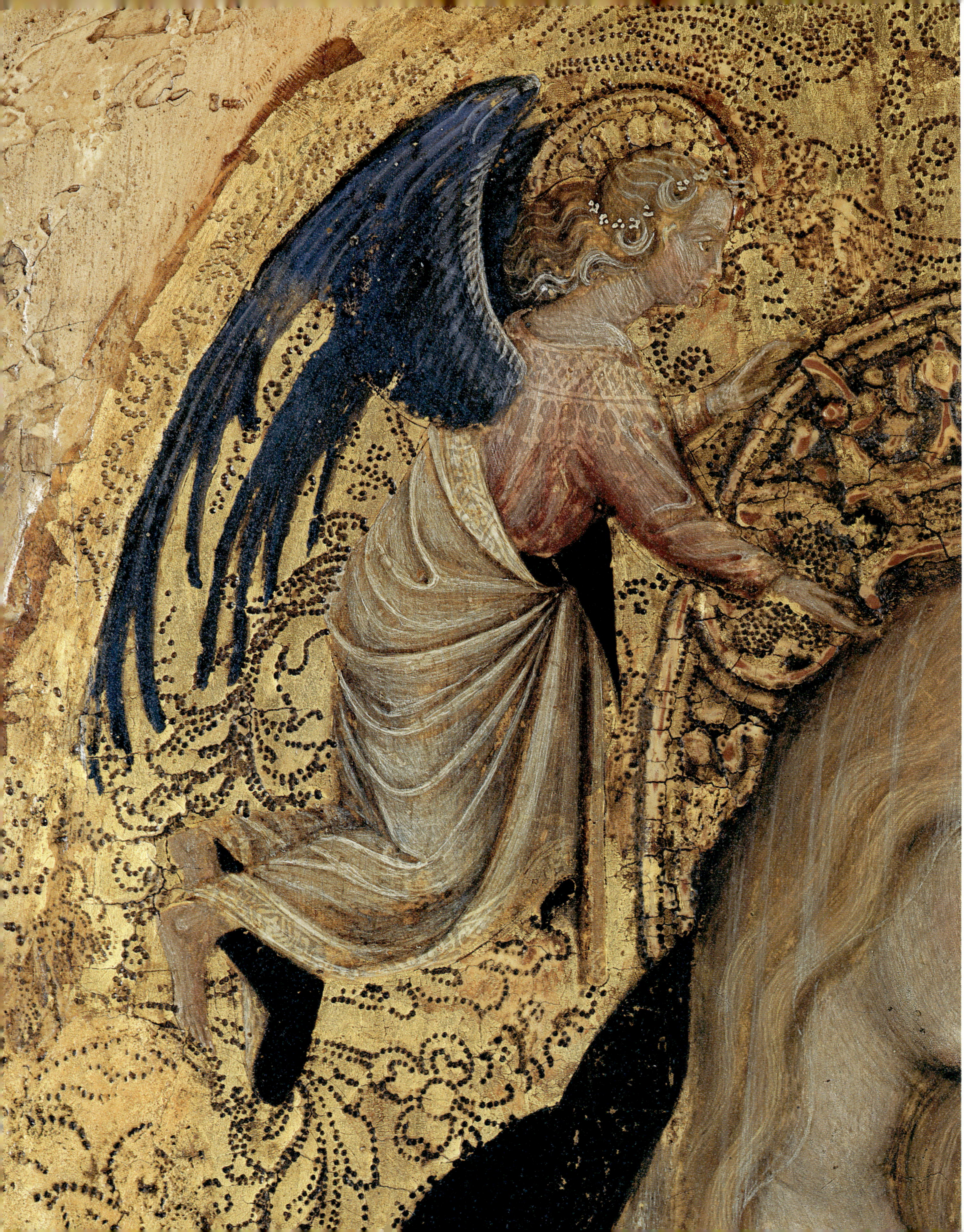

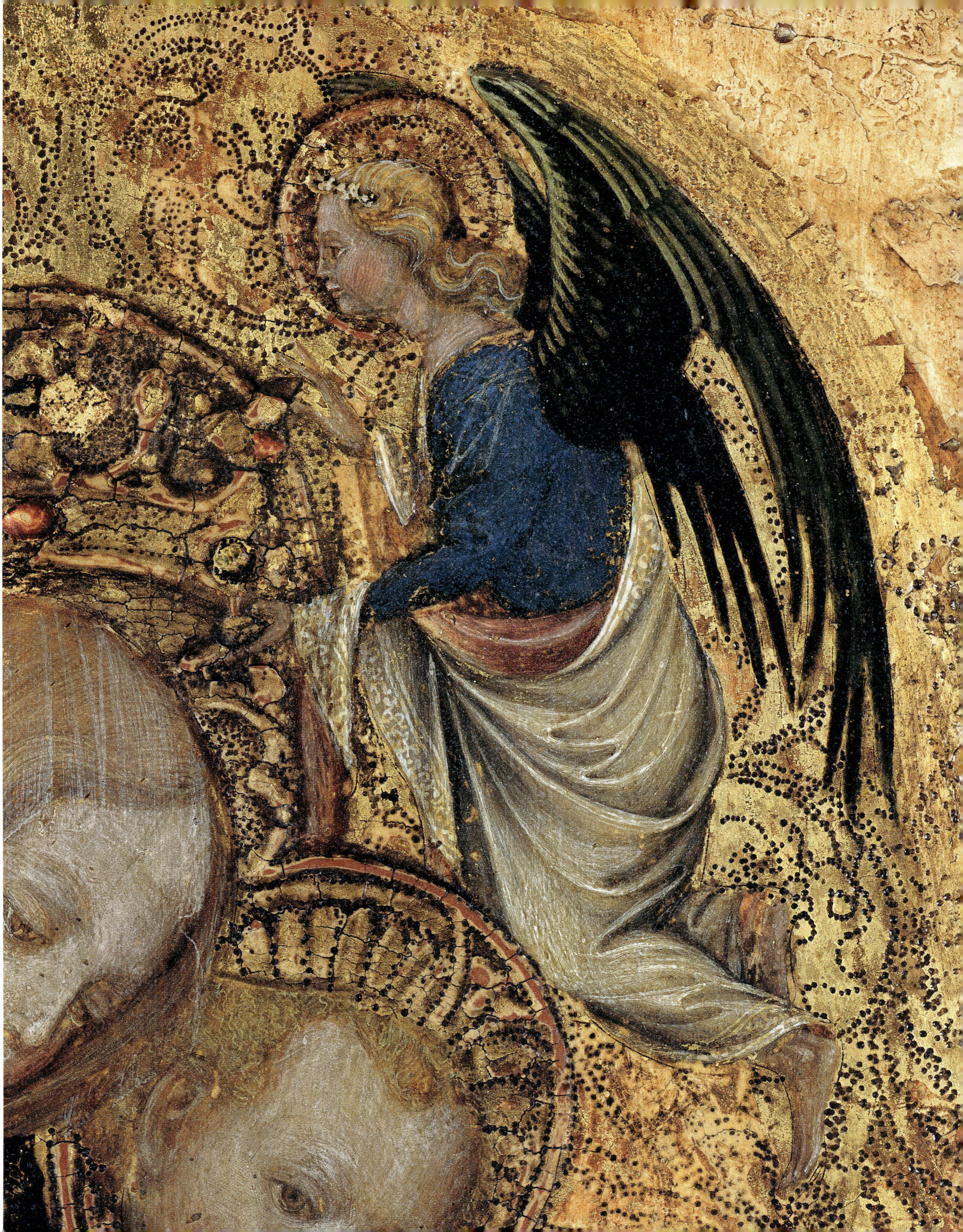

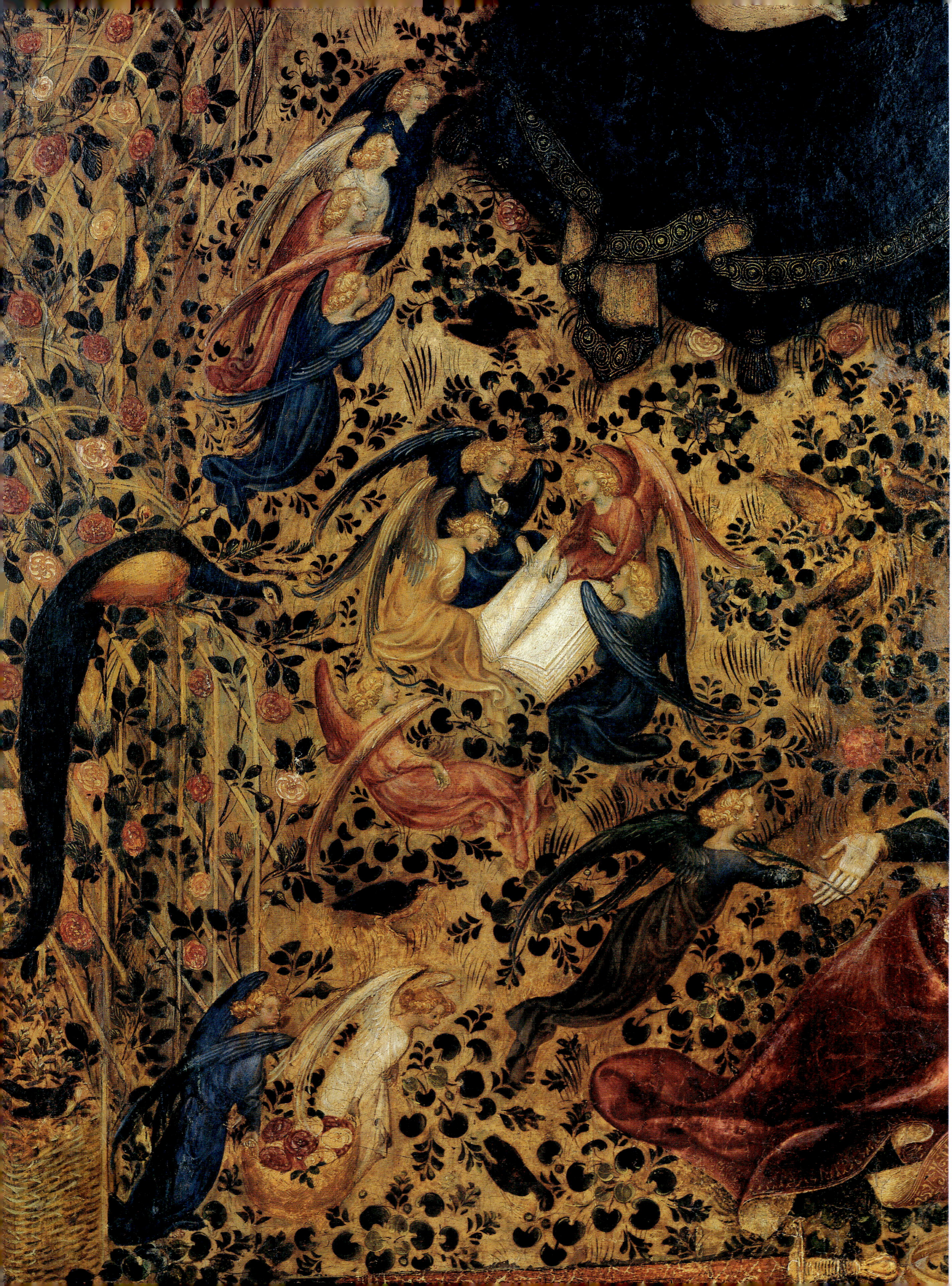

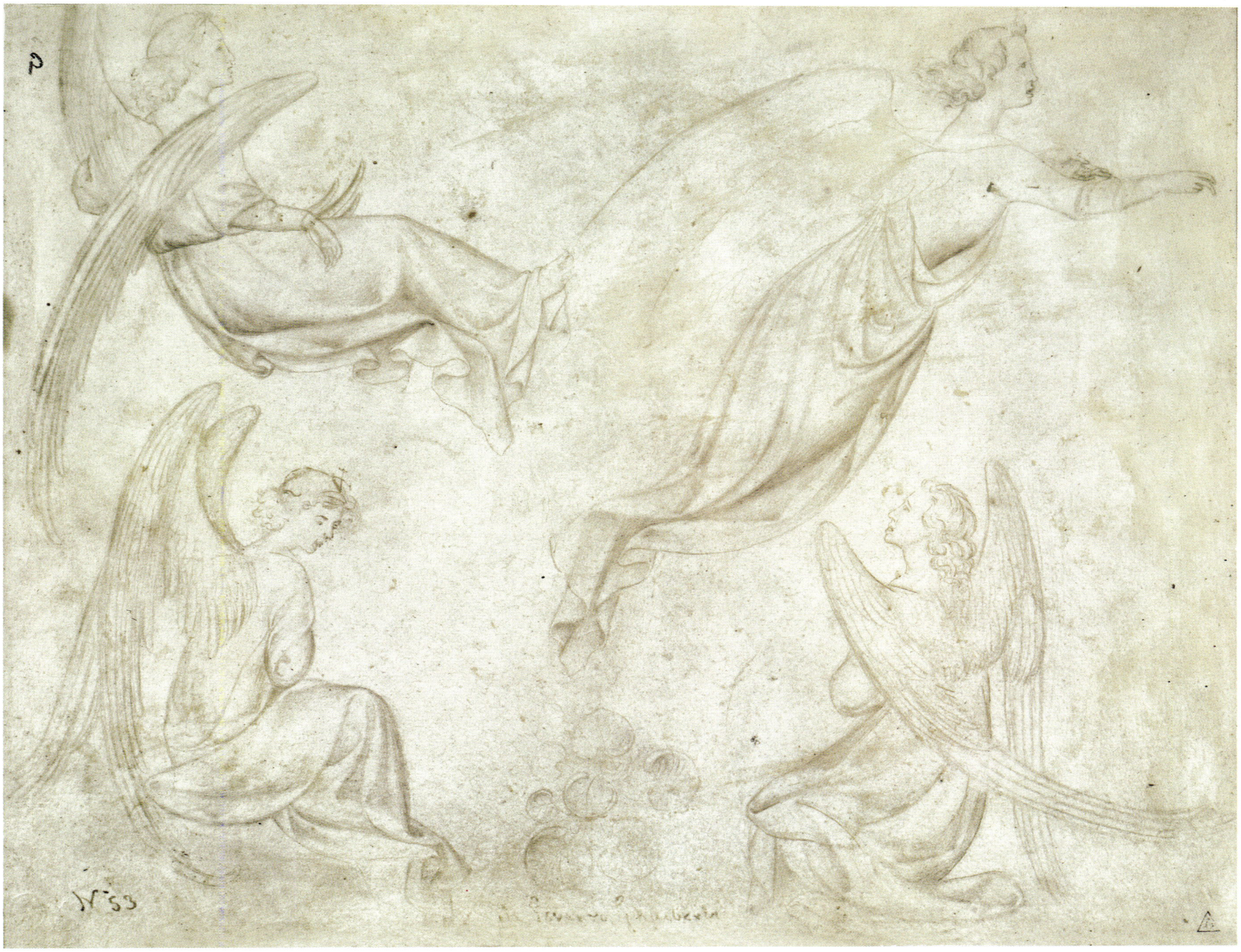

8 Pisanello. Engel nach Michelino. Metallstift, Feder und brauner Pinsel auf Pergament, 19,9 x 26,2 cm. Wien, Albertina Inv. 26

◁ 7 Michelino da Besozzo. Madonna del Roseto. Ausschnitt aus Abb. 3

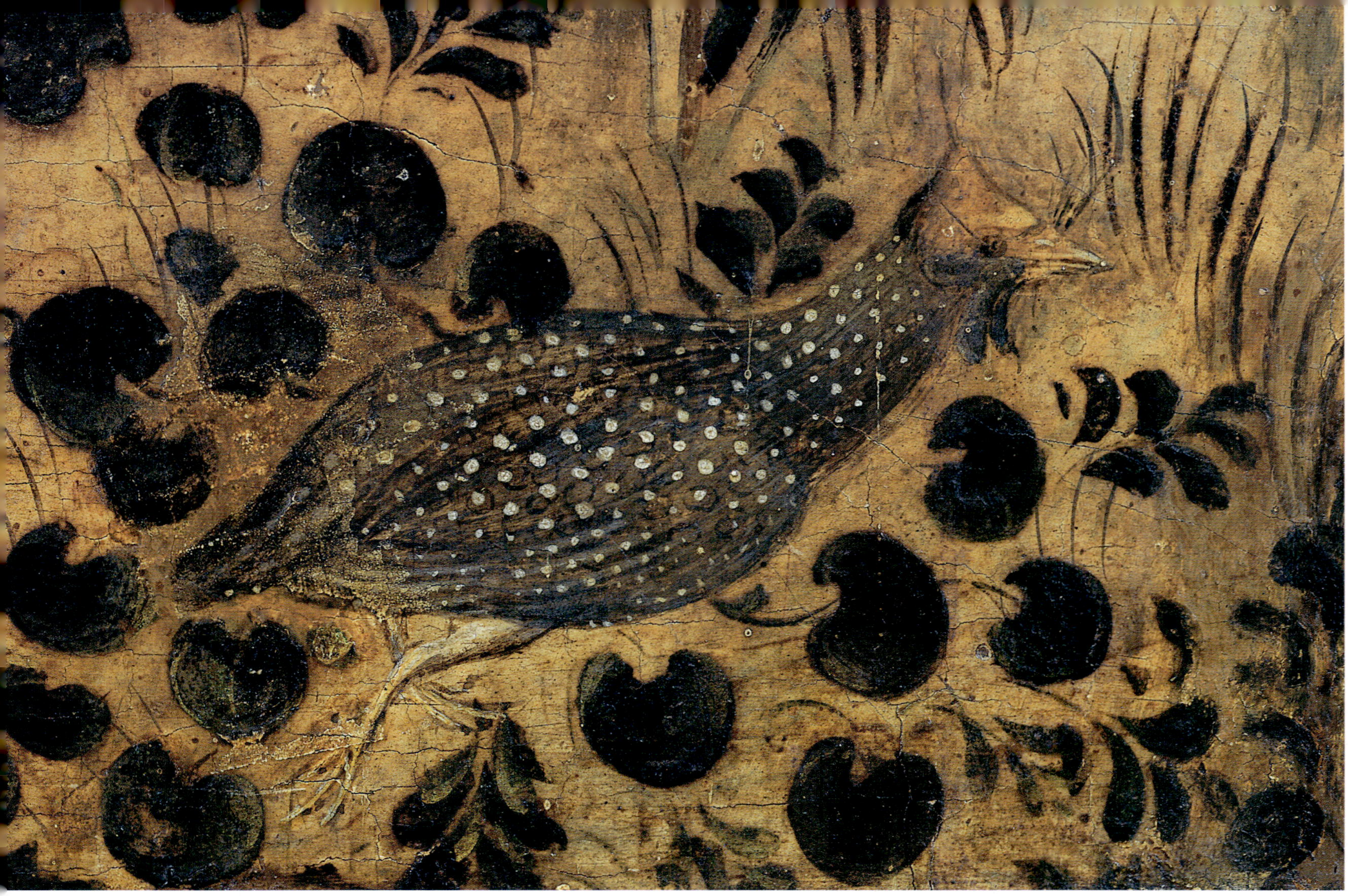

9 Michelino da Besozzo. Rebhuhn. Ausschnitt aus der »Madonna del Roseto«: Abb. 3

10 Pisanello. Wachtel. Ausschnitt aus der »Madonna della Quaglia«: Abb. 4

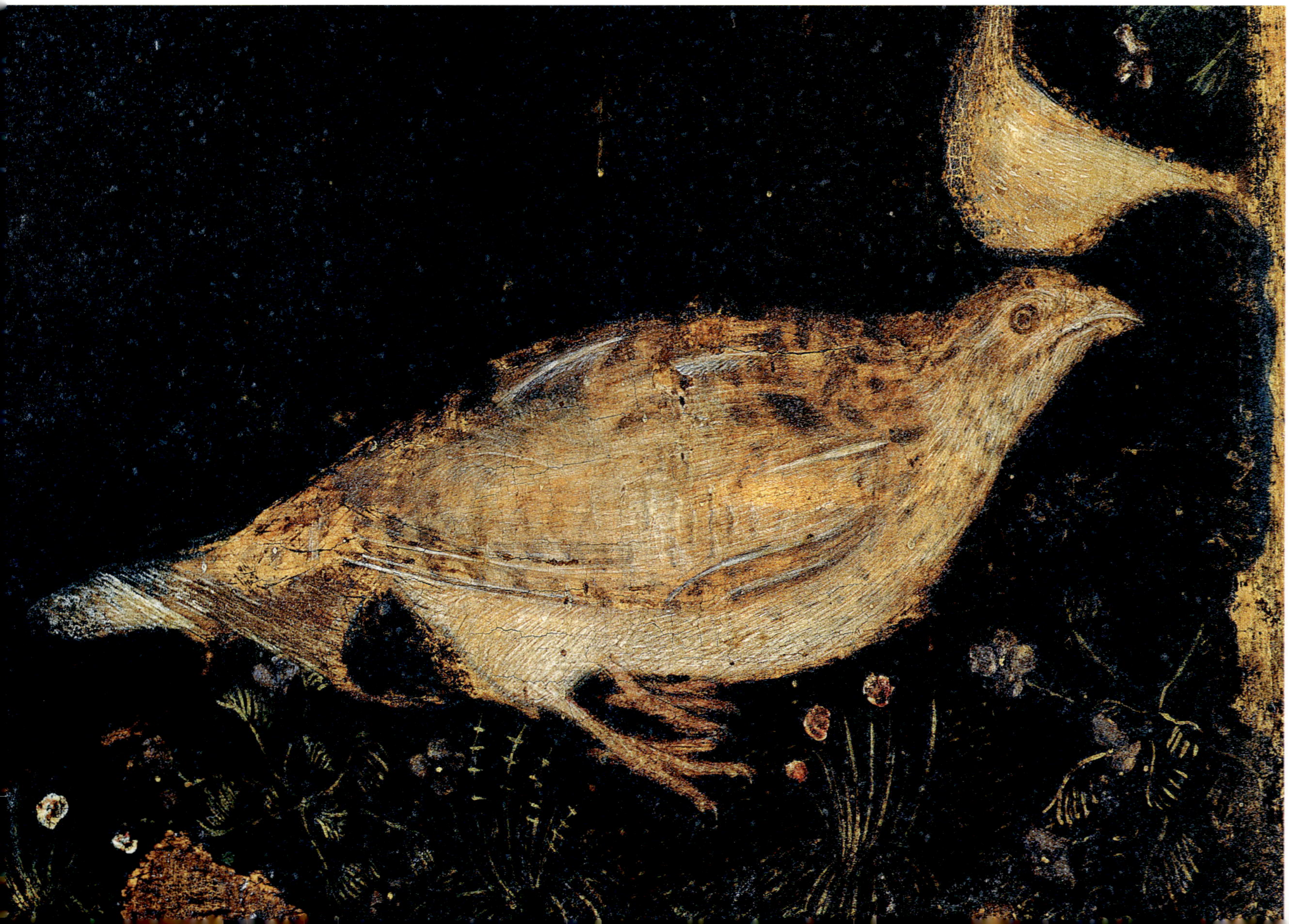

chem Ort Michelino in Pisanellos Gesichtskreis trat. Von 1388 bis 1404 war Pavia das Zentrum von Michelinos Schaffen,[8] das gleichermaßen sakrale und profane Aufgaben einschloß. Die Werke seiner großen Malerei gingen verloren, darunter auch ein Bildnis des jugendlichen Gian Maria Visconti (1388–1412), das der Humanist Pier Candido Decembrio (1399–1477) in der Biographie seines Bruders Filippo Maria Visconti (1392–1447) rühmend erwähnt hat.[9] Die im Jahre 1403 mit liebevoller Sorgfalt ausgeführten kleinen Bildnisse zu einer Genealogie der Visconti (Abb. 49) lassen die Wirkung seines Pinsels in jenem heute verlorenen repräsentativen Bildnisauftrag ermessen. Eine Handschrift der Bibliothèque Nationale in Paris mit den kleinen Viscontiporträts gehört zu den wenigen erhaltenen Zeugnissen von Michelinos Schaffen in Pavia.[10] Schon bevor dieser Pavia verließ, um im Veneto tätig zu werden, heißt es 1404 in den Annalen der Mailänder Dombauhütte über ihn: »summus [...] in arte pictoria et designamenti« (der Größte in Malerei und Zeichnung).[11] Von seinem vielgereisten lombardischen Landsmann Giovanni Alcherio, der als Agent des Herzogs von Berry Farbrezepte sammelte und 1410 von Michelino in Venedig eine Anweisung zur Herstellung von »azurrum« erhielt, wurde er sogar als »excellentissimus inter omnes pictores mundi« (hervorragendster unter allen Malern der Welt) gerühmt.[12]

Michelinos Wirken in Venedig und im Veneto ist für eine Reihe von Jahren nachweisbar: 1414 schmückte er für ein Mitglied der venezianischen Familie Cornaro eine Handschrift der »Epistolae Hieronimi«.[13] In Santa Corona in Vicenza führte er zwei Wandgemälde um die Grabmäler von Marco und Giovanni Thiene aus.[14] Seit 1418 wird Michelinos Tätigkeit wieder in der Lombardei greifbar; damals begannen seine langjährigen Arbeiten für den Mailänder Dom.[15]

In den für Pisanellos künstlerische Entwicklung entscheidenden Jahren also war Michelinos Wirkungsfeld Venedig und das Veneto. Der andere Große, dessen Kunst Pisanello Vorbild wurde, war damals ebenfalls in Venedig tätig: Gentile da Fabriano. Wesentliche Komponenten auch der Stilbildung Gentiles führen in die Lombardei, zu Giovannino de' Grassi und Michelino da Besozzo, deren Einflüsse er vielleicht in Pavia selbst verarbeitet hat, bevor er seine Tätigkeit in Venedig, von 1408 bis wahrscheinlich Ende 1413, aufnahm.[16] Gentiles wichtigste und größte Aufgabe in Venedig war sein Mitwirken bei der Instandsetzung der Trecentowandbilder im Dogenpalast und bei der Weiterführung der Ausmalung der Sala del Maggior Consiglio. Thema dieses Wandbildzyklus war die Auseinandersetzung zwischen Papst Alexander III. und Friedrich Barbarossa und der unter dem Dogen Sebastiano Ziani 1177 vermittelte Frieden von Venedig. Legendär übersteigert lebte dieses Ereignis in Venedigs Annalen als einer der großen Momente seiner Geschichte weiter. Der Beitrag Gentiles da Fabriano zu diesem Wandbildzyklus bestand in der Darstellung einer »Seeschlacht zwischen Kaiser Barbarossas Sohn Otto und dem Papst«.[17] Derselbe Bartolomeo Fazio, der darüber in seinem 1456 abgefaßten Buch »De viris illustribus« berichtete, nannte auch Pisanellos Namen in diesem Zusammenhang, und zwar als dessen Anteil die Darstellung »Otto vor seinem Vater Friedrich Barbarossa«.[18]

Nicht zu entscheiden ist, ob Pisanello bereits neben Gentile da Fabriano im Dogenpalast tätig war, oder erst nach ihm, zu einem späteren Zeitpunkt. Gentile arbeitete dort von 1408 bis 1413, bevor er von Pandolfo Malatesta nach Brescia berufen wurde.[19] Für Pisanello ist nur ein Datum überliefert, das aber über die Dauer seiner Tätigkeit im Dogenpalast keine Auskunft gibt: 1416 schrieb Guarino Guarini, der »Magister Antonius Pisanus« habe sich angeboten, eine Guarino gehörende Cicerohandschrift von Padua nach Venedig zu bringen.[20] Diese Nachricht könnte dahingehend gedeutet werden, daß Pisanello, der damals in Venedig tätig war, nach einem Zusammentreffen mit Guarino in Padua dessen Cicerohandschrift dorthin mitnahm.

In die Lücke der Erhaltung gemalter Werke aus Pisanellos venezianischer Tätigkeit treten heute nur noch Zeichnungen. Merkmal dieser frühesten,

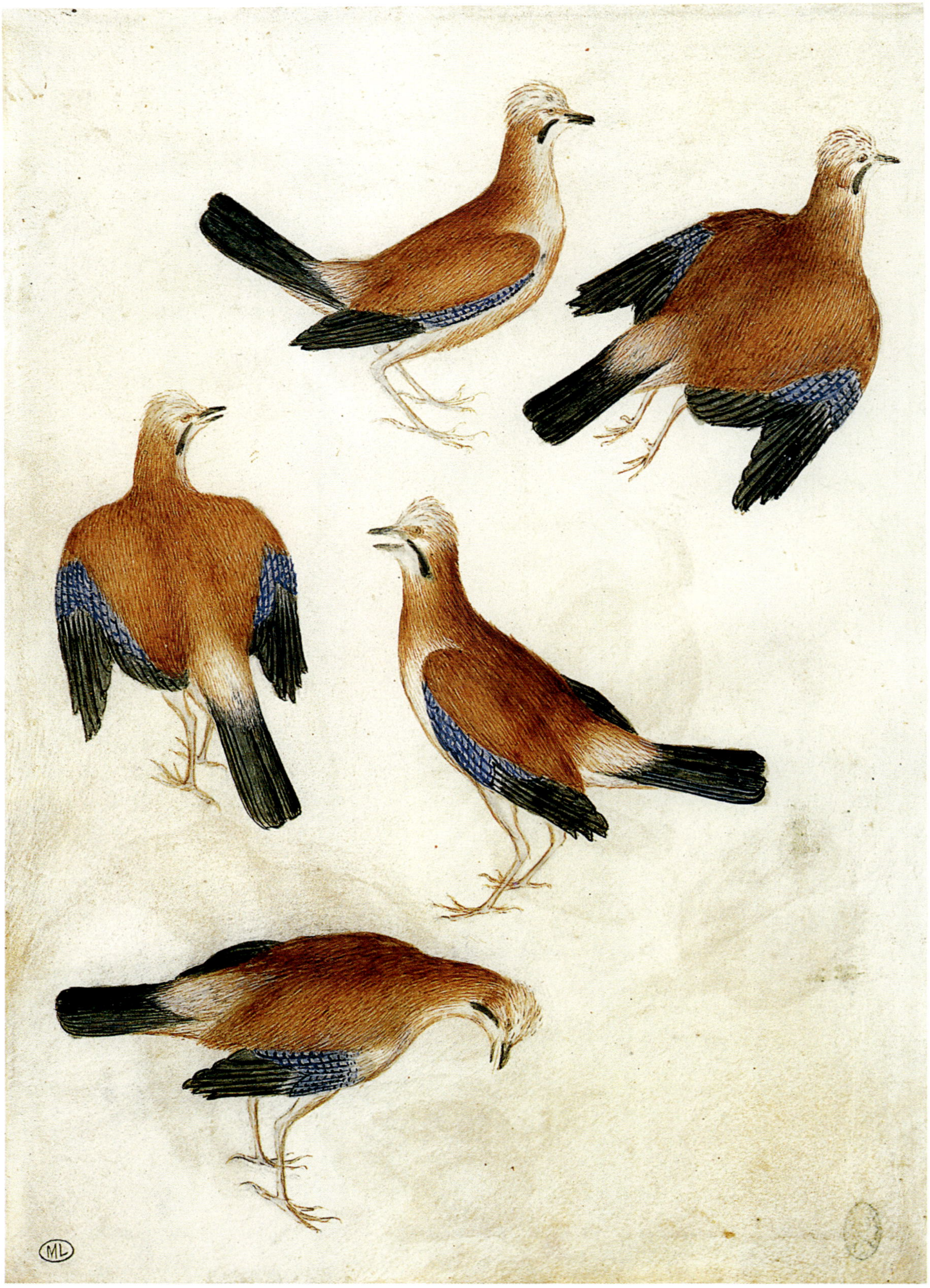

11 Michelino da Besozzo. Fünf Eichelhäher. Farbiger Pinsel auf Pergament, 21,3 x 15,2 cm. Paris, Louvre 2474 (Originalgröße)

12 Pisanello. Madonna della Quaglia. Ausschnitt aus Abb. 4 ▷

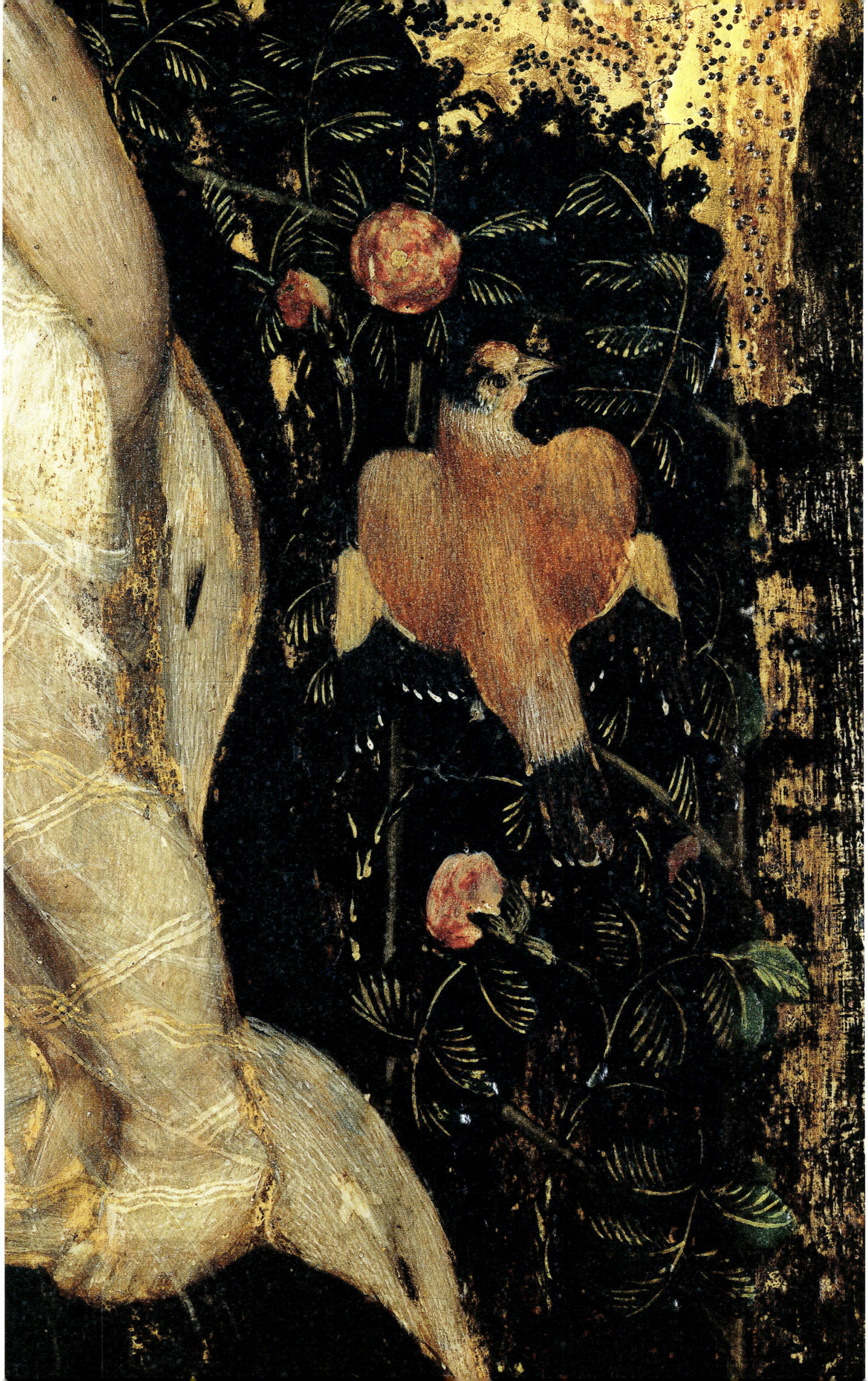

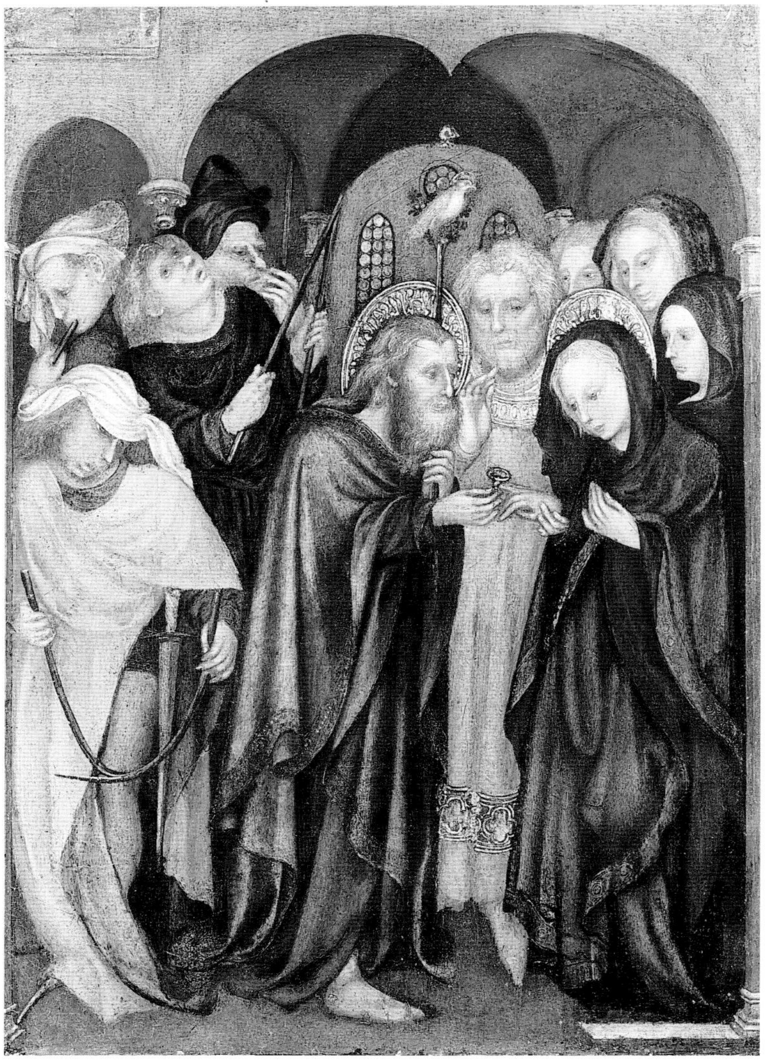

13 Michelino da Besozzo. Marienvermählung. New York, Metropolitan Museum

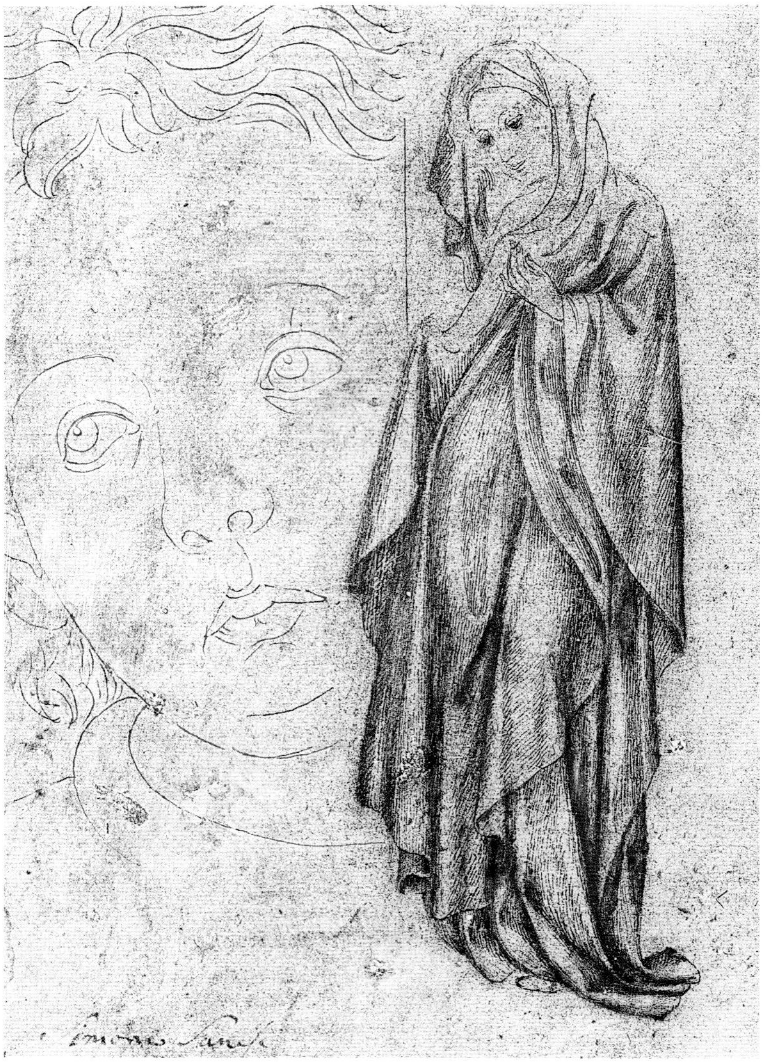

14 Pisanello. Maria nach Michelinos Marienvermählung. Metallstift und Feder auf geröteltem Papier, 22 x 16,8 cm. Ehemals Paris, Jacques Bacri

innerhalb des zweiten Jahrzehnts des 15. Jahrhunderts einsetzenden Zeichnungsgruppe Pisanellos ist ihre Abhängigkeit von Michelino da Besozzo, dessen Ausstrahlung bei keinem anderen der damals in Venedig tätigen Künstler ein vergleichbar tiefes und vielfältiges Echo gefunden hat. Michelinos Vorbildhaftigkeit für Pisanello reicht von der Übernahme ganzer Motivkombinationen (Abb. 31–33) bis zum getreuen Aufgreifen charakteristischer Form und Geistigkeit der Einzelgestalt (Abb. 13–14).[21]

Eine Zeichnung Pisanellos sei in diesem Zusammenhang hervorgehoben: Paris, École des Beaux-Arts 2342 (Abb. 16).[22] Ihr Thema kündigt sein frühzeitiges Interesse an der Antike an. Das Vorbild der die Attribute Neptuns tragenden Putten war eines der beiden im Chor von San Vitale in Ravenna eingemauerten Reliefs aus augusteischer Zeit (Abb. 15). Damals war Pisanello die Formensprache Michelinos noch so wichtig, daß er an der Stelle des im Relief gut sichtbaren Throns des Neptun eine Bodenlinie mit den für Michelinos Stil typischen kleinen Felsformationen aufzeigte, ein Motiv, das dieser geradezu stereotyp in Darstellungen verschiedenster Thematik verwandte (Abb. 17–18, 20, 23). In der Nachahmung seines Vorbilds ging Pisanello – zumindest in seinen Zeichnungen – weiter als Gentile da Fabriano. Auch Gentiles Valle Romita-Altar (Abb. 19) ist ohne eine Begegnung mit Michelinos Kunst in Venedig nicht vorstellbar (Abb. 17–18).[23]

Die Grazie und schwingende Bewegung seines Figuren- und Gewandstils erscheint ebenso von Michelino angeregt wie das Stehen seiner Heiligen auf einer reich besetzten Blumenwiese.

Zukunftweisend ist Michelino für Pisanellos Entwicklung aber vor allem in der Tierdarstellung geworden. Die hohe Wertschätzung, die Michelino schon zu Lebzeiten genoß, gründete wesentlich auf seinen Leistungen in diesem Bereich. So schildert Uberto Decembrio (gest. 1427), Humanist am Hofe Gian Maria Viscontis, anekdotenhaft Michelinos Begabung, der schon als kleines Kind, bevor es zu reden begann, Vögel und Tiere wundervoll lebensnah gezeichnet habe.[24] Und seine Meisterschaft, »Tiere jeglicher Art« darzustellen, wurde noch 1585 gerühmt, als der Mailänder Künstler und Kunsttheoretiker Gian Paolo Lomazzo seinen »Trattato della pittura« abfaßte.[25] Bestätigt werden diese Aussagen durch Marcantonio Michiel (ca. 1484–1552), den guten Kenner oberitalienischer Kunstwerke, der im Jahre 1530 in der Kunstsammlung des Gabriele Vendramin in Venedig ein »Büchlein aus Ziegenpergament mit gemalten Tieren von der Hand des Michelino aus Mailand« verzeichnet.[26] Mit der Zerstörung seiner Hauptwerke in Pavia geriet Michelino seit dem 17. Jahrhundert in Vergessenheit, bis Pietro Toesca und Otto Pächt auf Grund neuer Erfassung seines Wirkens die Fama seines Genius wiedererweckten.[27]

Die Meisterschaft von Michelinos Tierdarstellung wurde zuerst in den Studien zu einem Hirschkopf erkannt (Wien Inv. 4855 verso; Abb. 22). Der Nachweis der Eigenhändigkeit der Zeichnung konnte über die Vorderseite des Blattes mit dem Entwurf zu einer Anbetung der Könige geführt werden, die ähnlich in zwei von Michelino illuminierten Gebetbüchern vorkommt.[28] Andere Zeugnisse von Michelinos Tierdarstellung haben jedoch nur zögernd die ihnen gebührende Anerkennung gefunden. Das betrifft auch jene Aquarelle von Tieren, die in Pisanellos Werkstattbestand, dem späteren »Codex Vallardi«, aufgegangen waren und dort als Arbeiten Pisanellos oder eines anonymen Lombarden galten (Beispiele: Abb. 11, 20, 23, 25–27, 29).[29] Tatsächlich ist diese Gruppe farbiger Tierstudien aber aufgrund der als authentisch anerkannten Werke Michelinos aus Buchkunst und Malerei auf niemand anderen als Michelino zu beziehen. Als Naturstudien haben sie ihren entwicklungsgeschichtlichen

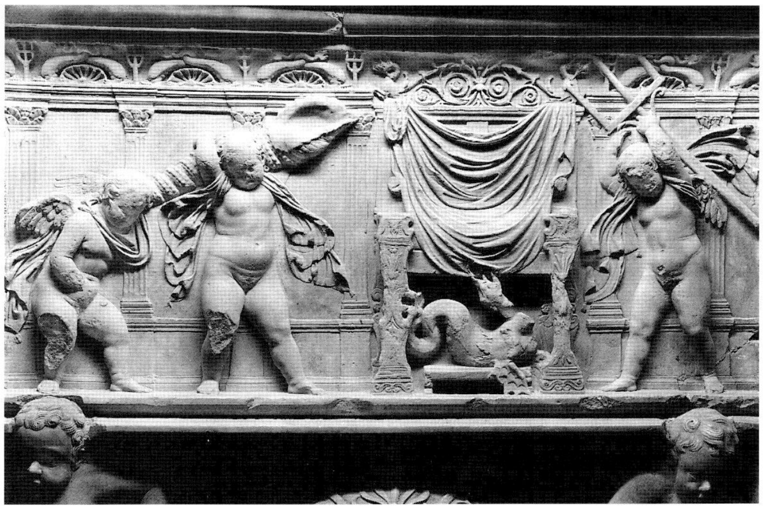

15 Thron des Neptun. Römisches Relief. Ravenna, San Vitale

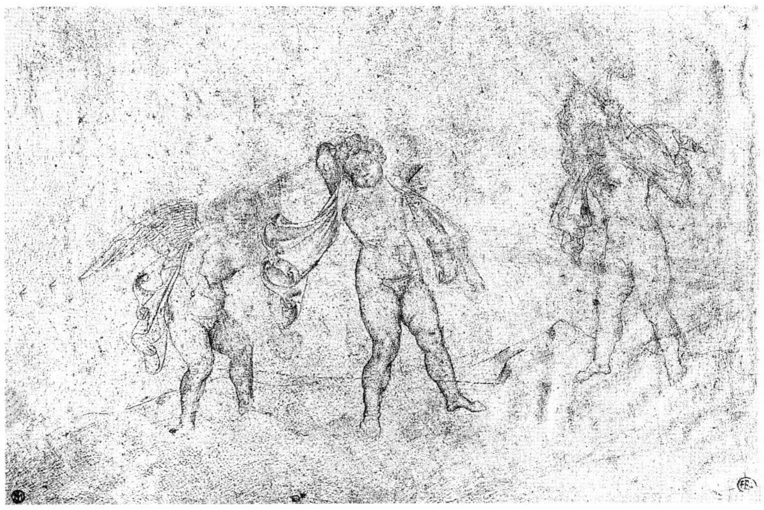

16 Pisanello. Putten nach römischem Relief: Abb. 15. Silberstift auf grau grundiertem Papier, 16,2 x 24,2 cm. Paris, École des Beaux-Arts 2342

Platz zwischen dem älteren Giovannino de' Grassi (gestorben 1398) und dem jüngeren Pisanello. Giovannino de' Grassi, der führende Vorgänger Michelinos sowohl in der Mailänder Domopera als auch am Hofe der Visconti, hatte methodisch eine für jede Werkstattgemeinschaft notwendige Vorbildersammlung angelegt und seine besondere Aufmerksamkeit dabei der Wiedergabe von Tieren in ihren artspezifischen Bewegungen und Haltungen zugewandt (Abb. 51).[30] Mit großer Meisterschaft ließ Giovannino de' Grassi auch eigene Naturbeobachtungen in bereits der älteren Musterbuchtradition entstammende Tiermotive einfließen. Seine Ausdrucksformen blieben aber stets noch auf die eindeutige Identifizierbarkeit von Einzelmotiven be-

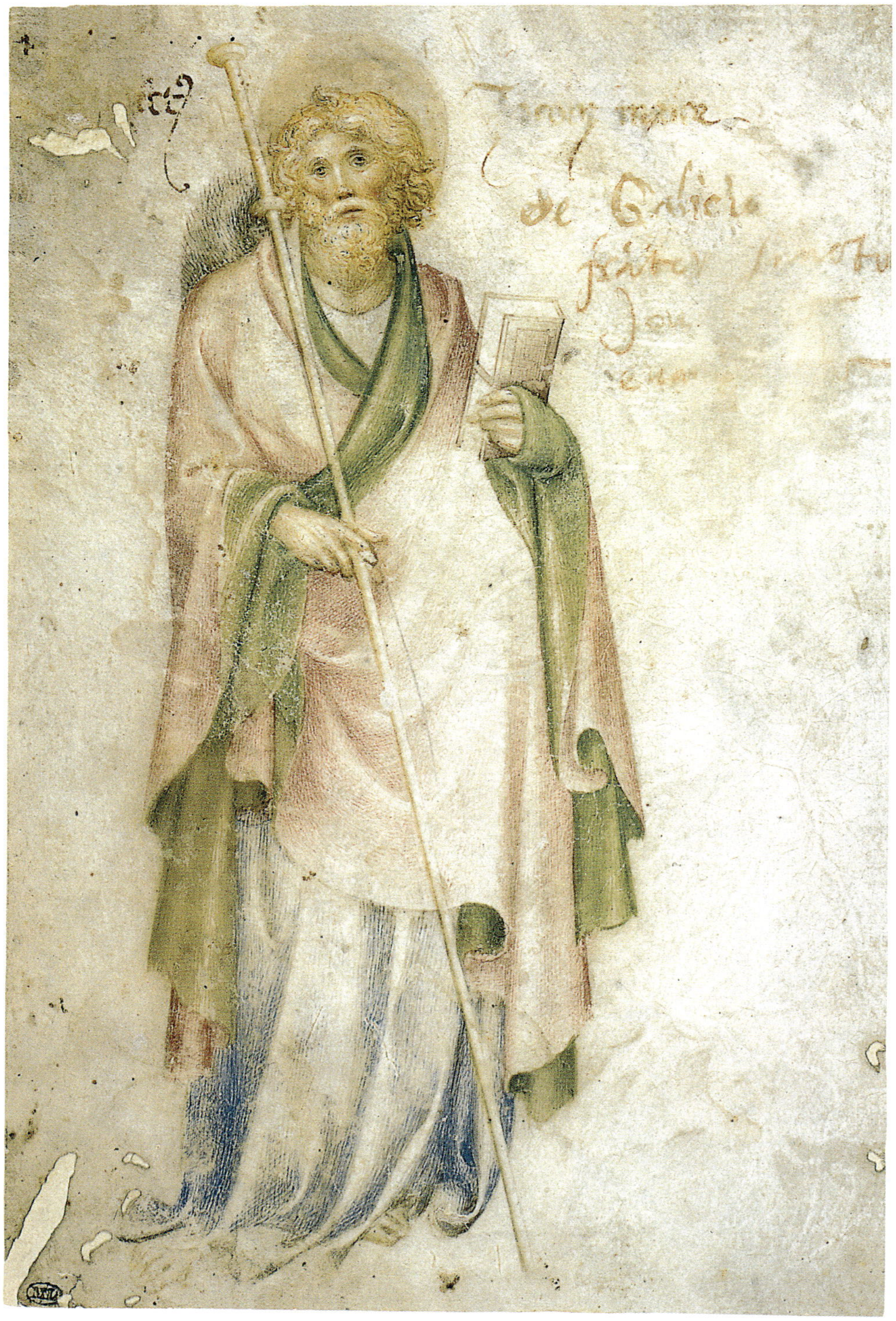

17 Michelino da Besozzo. Jakobus d. Ä. Farbiger Pinsel auf Pergament, 19 x 12,9 cm. Paris, Louvre 9833 (Originalgröße)

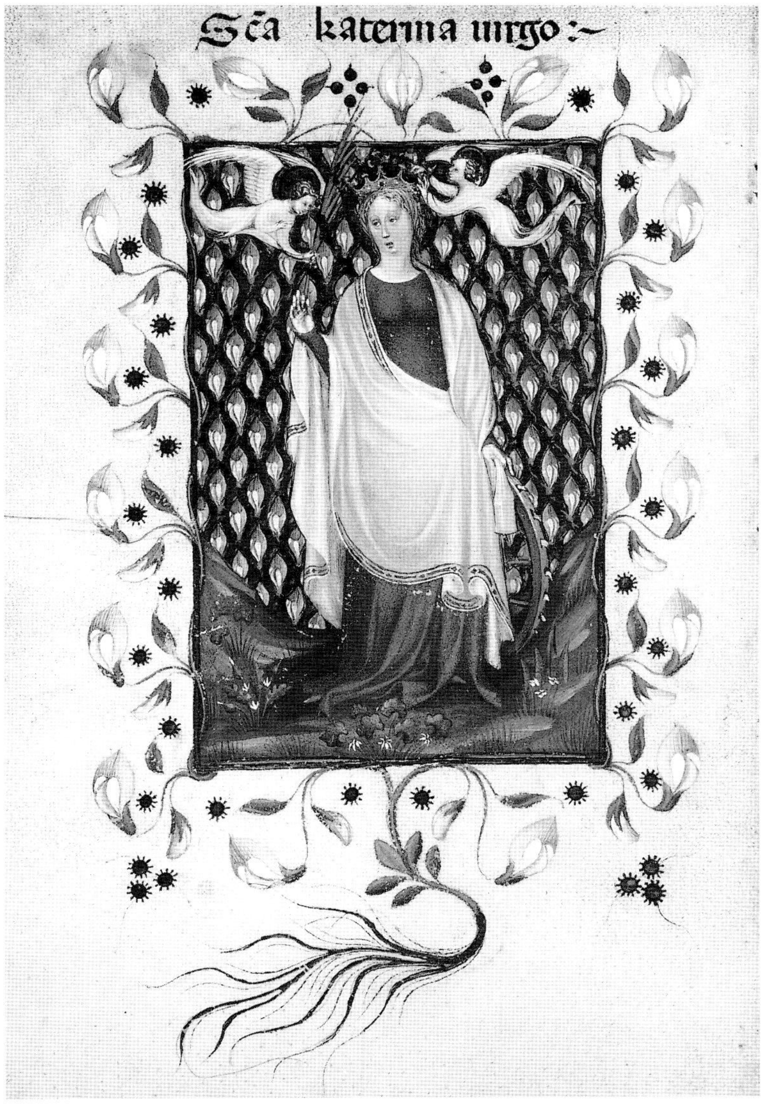

18 Michelino da Besozzo. Hl. Katharina. Gebetbuch. New York, Pierpont Morgan Library

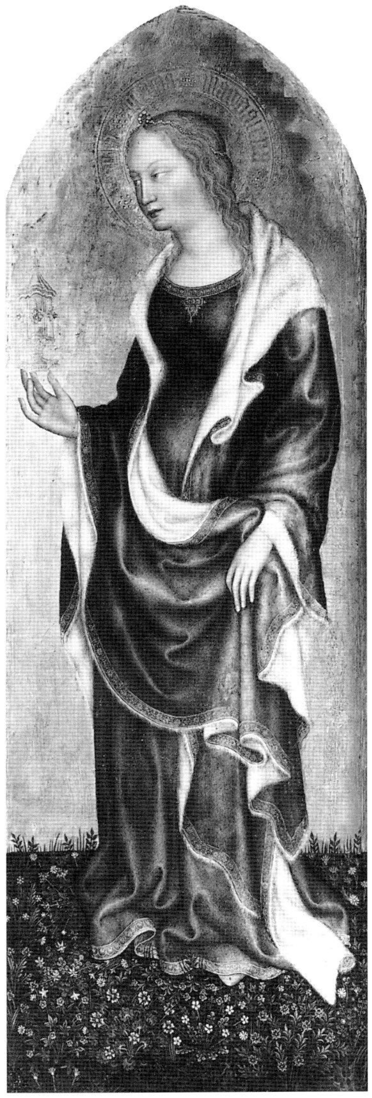

19 Gentile da Fabriano. Hl. Magdalena. Valle Romita-Altar. Mailand, Brera

grenzt, ohne zu einer spontanen Wesenserfassung der Tierarten vorzustoßen.

Der an Giovannino de' Grassi anknüpfende Michelino hob die Tierdarstellung durch methodische Naturstudien auf ein neues Niveau, indem er sein Augenmerk auf die subtile Oberflächenerscheinung der Arten richtete. Durch nuancierte Farb- und Tonwerte vergegenwärtigte er etwa einen Geparden in Glanz und Geschmeidigkeit des Felles (Abb. 25) oder einen Vogel in der Zartheit des Federflaumes (Abb. 11, 27, 29). Vom traditionellen, mittelalterlichen »Typus« führte er damit die Tierdarstellung der Naturerfassung entgegen.

Die auf linienbetonende Konturierung verzichtende Pinseltechnik, die Michelinos Tierzeichnungen kennzeichnet, begegnet auch in seinen Darstellungen anderer Thematik, so den Aposteln des Louvre (Abb. 17).[31] Unter Ausnutzung des Pergamenttons als Farbwert hat auch bei den Apostelgestalten die rhythmische Reihung farbig differenzierter Strichgruppen die Funktion von Form- und Ausdrucksträger übernommen. Im Sinne des »weichen Stils« erscheinen Körper und Gewand zu einer einheitlich fließenden Gesamtbewegung verschmolzen. Einzelheiten wie die Haare oder der Hut im Nacken des Apostels Jakobus d. Ä. entsprechen in ihrer Pinselhandhabung dem Fell des Geparden (Abb. 25). Michelinos Tierdarstellung wirkte ihrerseits weiter auf den jungen Pisanello. Für diesen war sie in ihrer schöpferischen Neuartigkeit einerseits Vorbild, andererseits Anstoß zu eigenen inhaltlichen und formalen Lösungen. Das Verbindende und das

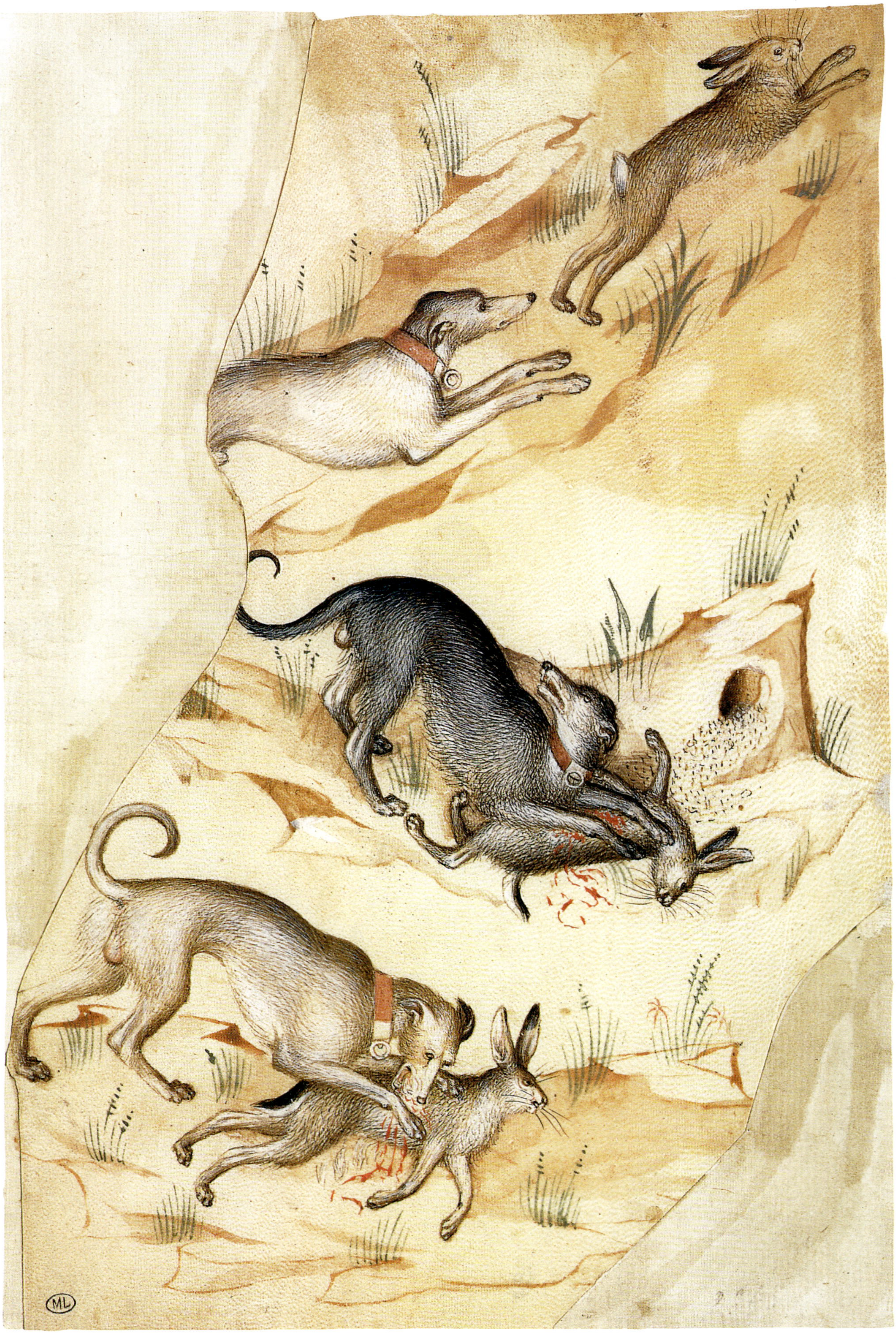

20 Michelino da Besozzo. Hund-Hase-Gruppe. Farbiger Pinsel auf Pergament, 25,3 x 17,1 cm. Paris, Louvre 2568 (Originalgröße)

21 Pisanello. Hund-Hase-Gruppe nach Michelino. Metallstift, Feder und brauner Pinsel auf Papier, 27,2 x 19,6 cm. Paris, Louvre 2547 (Originalgröße) ▷

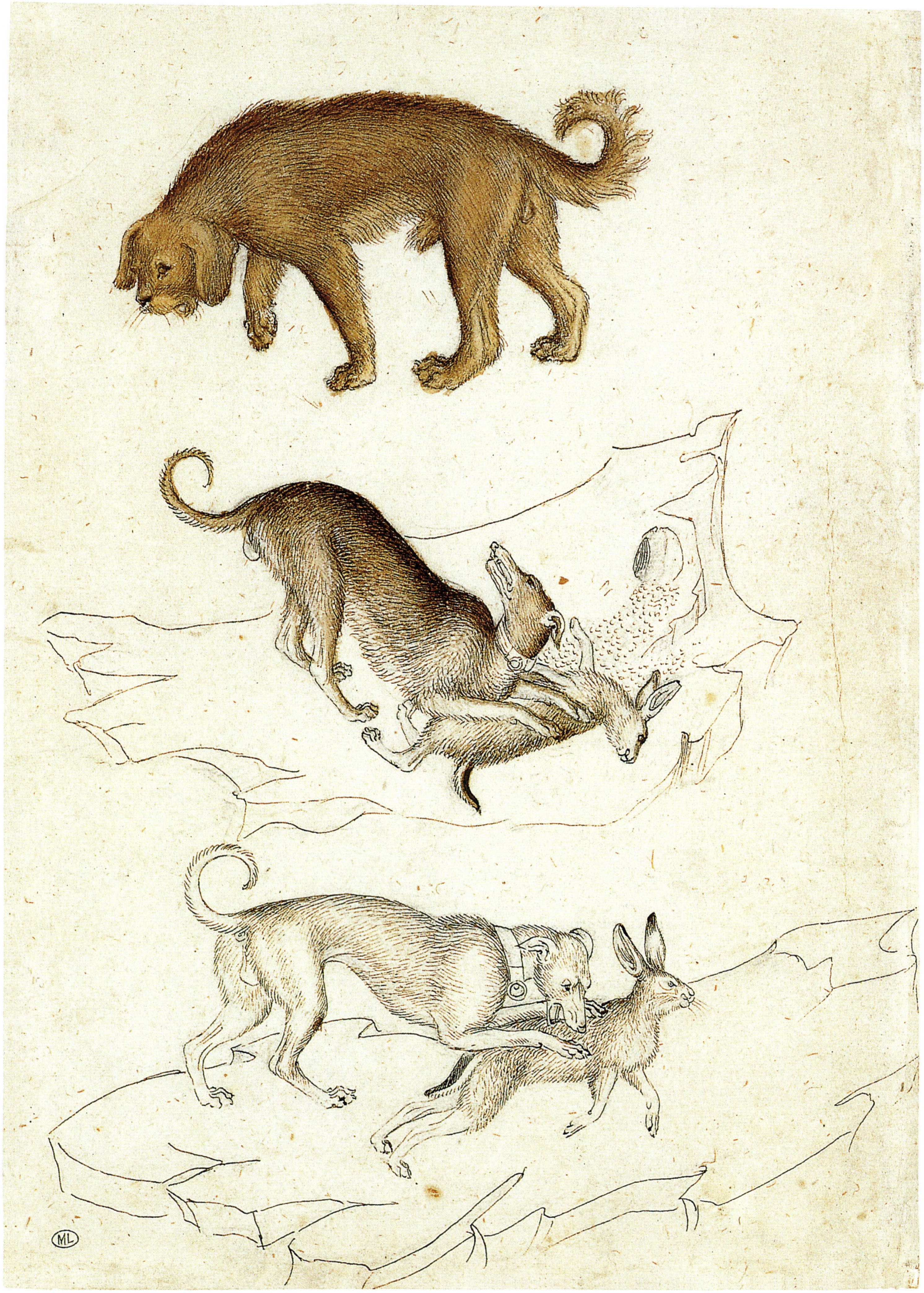

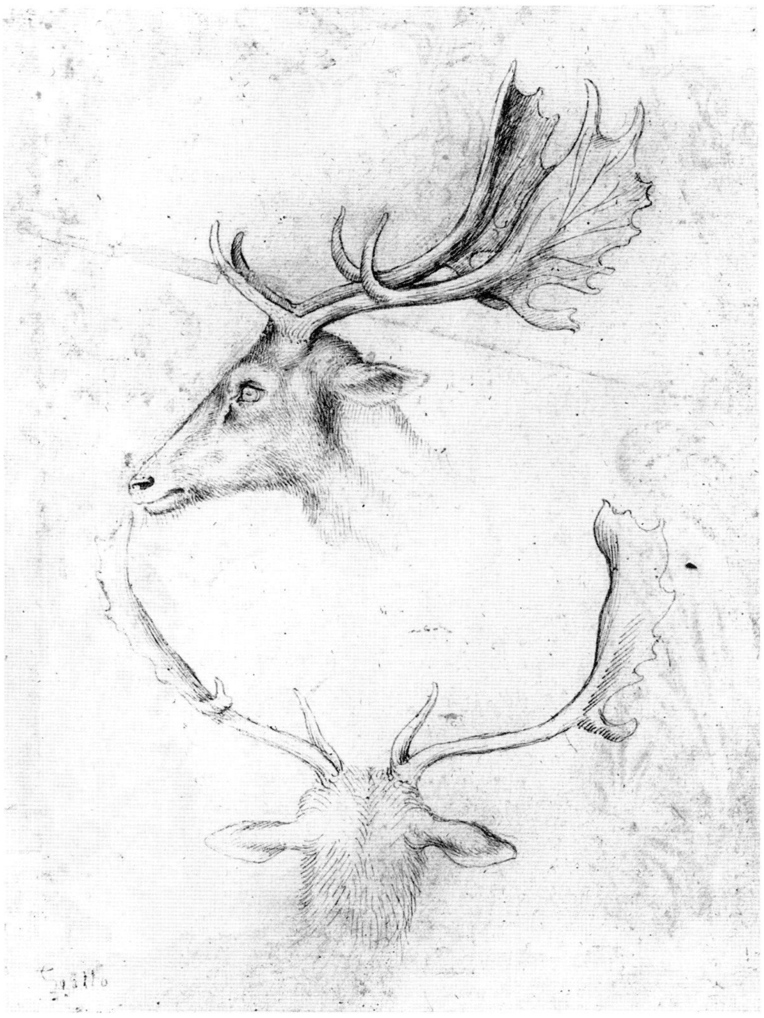

22 Michelino da Besozzo. Studien zu einem Hirschkopf. Metallstift und brauner Pinsel auf Papier, 27,2 x 20,6 cm. Wien, Albertina Inv. 4855 verso

Trennende sei zunächst an einem Zeichnungspaar aufgezeigt, das motivisch eine Einheit bildet: Louvre 2568 und 2547 (Abb. 20–21). Als Paar sind die Blätter zuerst in Pisanellos Werkstattbestand, dann im »Codex Vallardi« aufbewahrt worden, bevor sie in den Louvre gelangten. Das Aquarell, Michelinos Hunde-Hasen-Blatt, ist in Konzeption und Ausführung ein typisches Werk des Buchkünstlers.[32] Der »Physiologus«, eine erbauliche, auf die christliche Heilsgeschichte bezogene Naturkunde, lieferte ihm den Bildstoff: Der Hase kann dem Hund entfliehen, solange er seinen Fluchtweg bergan nimmt. Wendet er sich aber abschüssigem Gelände zu, dann faßt ihn der Hund, weil den Hasen die zu kurzen Vorderläufe an Geschwindigkeit verlieren lassen.[33] Nach dem Prinzip der dekorativen Schönheit einer Buchseite ist die Hasengeschichte des »Physiologus« bei Michelino blattfüllend in drei gleichwertigen Zonen angeordnet. Die Rhythmik der Tiergruppen einerseits, ihre kleinteilige, flächenbetonte Ambientierung durch Grasbüschel und Blütenpflanzen vom Typus des Streumusters andererseits finden ihre Entsprechungen in Michelinos Tafelmalerei (Abb. 3 und besonders 9). *Daß* Pisanello hier Motive Michelinos aufnahm und *wie* er sie dabei aus dessen malerisch-weicher Pinseltechnik in seine betont graphische, energische Federzeichnung übertrug, ist ein Musterbeispiel für Pisanellos Verhältnis zu Michelino im Sinne stilistischer Entwicklung (Abb. 21). Pisanellos Interesse galt nicht dem erzählenden Ablauf der Physiologusparabel, den Michelino durch die Abfolge der Szenen andeutete, sondern nur der Aufnahme zweier Tiergruppen, um ihnen statt Michelinos malerisch-dekorativer Flächigkeit durch eine zugreifende Federzeichnung betonte Körperlichkeit zu verleihen. Selbst in Fällen, in denen auch Pisanello den Pinsel gebrauchte, wie bei dem Hund (Abb. 21 oben) oder bei den Vögeln, zur Kennzeichnung ihrer Artzugehörigkeit durch Farbe (Abb. 28, 30), blieb die Pinselanwendung ein bloßes Akzessorium innerhalb der formgebenden Stift- und Federzeichnung. Instruktiv ist eine Gegenüberstellung von Vogelstudien Michelinos (Abb. 27, 29) und Pisanellos (Abb. 28, 30). In den beiden Studien Michelinos ist farbiger Pinsel der Formträger. Die Vögel sind in Farbe entworfen und vollendet. In Pisanellos beiden Blättern hingegen erhielten die Vögel zuerst mittels Metallstift, dann mit der Feder ihre definitive Form, bevor ergänzend aquarellierender Pinsel hinzutrat. Bei Michelino ist die Farbe das eigentlich formbildende, aufbauende Element, während bei Pisanello Farbigkeit nur als kennzeichnende Ergänzung fungiert. Die technischen Unterschiede zwischen den Vogelpaaren Michelinos und Pisanellos bedeuten mehr als nur individuelle Merkmale, sie sind gleichzeitig Stilphänomene.[34]

Die große Entwicklung zielte mit Pisanello auf Erfassung gegenständlicher Vielfalt in allen Bereichen aufgrund eigener, neuzeitlicher Naturbeobachtung. Was geduldig bis ins kleinste Detail

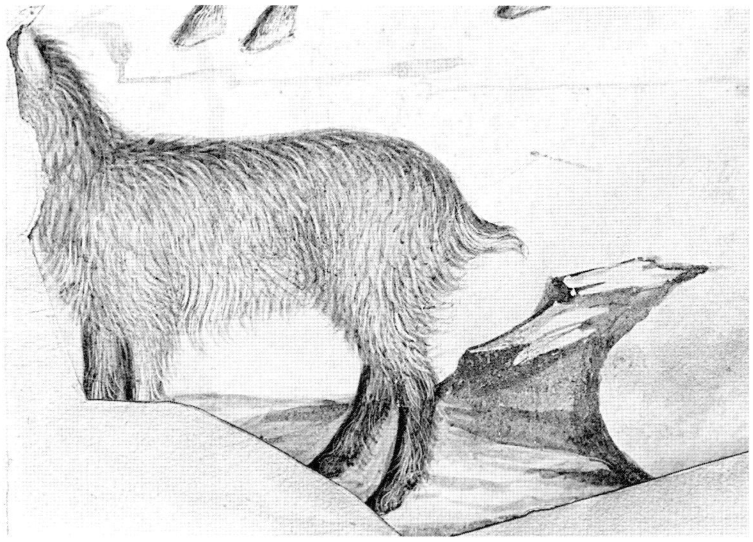

23 Michelino da Besozzo. Ziege. Pinsel in grau, braun, weiß auf Pergament, 20 x 13,5 cm. Paris, Louvre 2550 (Ausschnitt)

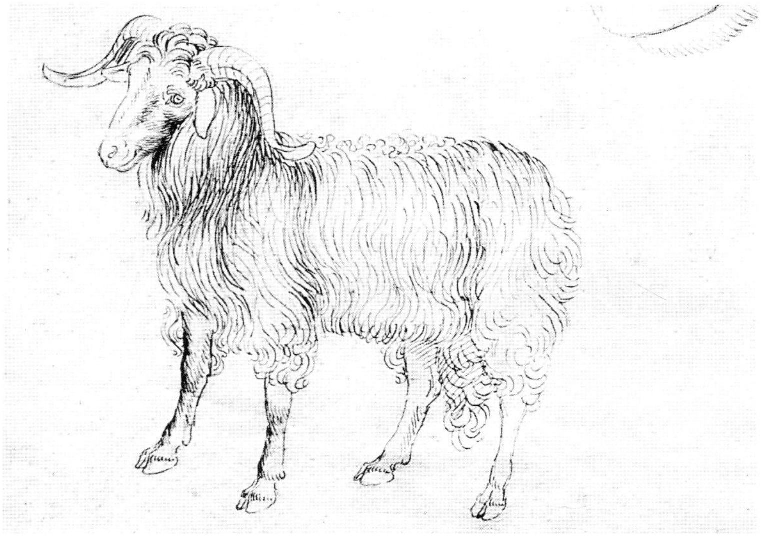

24 Pisanello. Widder. Ausschnitt aus Abb. 183

studiert worden war, erhielt in Etappen – Metallstiftvorzeichnung, differenzierende Ausführung in Feder, ergänzender Pinsel – seine endgültige Form, wobei ein Hauptanliegen Pisanellos darin bestand, das Selbstgeschaute als Körper im Raum zu verwirklichen. Die zugreifende Federzeichnung leistete bei diesen »modernen« Absichten zweckentsprechendere Dienste als die zum Flächenhaft-Dekorativen neigende Pinseltechnik.

Michelinos stilbildende Wirkung auf Pisanello umfaßte die wesentlichen Bereiche der am Hofe der Visconti hochentwickelten Geschmackskultur. Die Tierdarstellung bildete dabei nur einen Teilaspekt der aufkommenden, durch die Visconti intensiv geförderten Profankunst. Sie war nur *eine*, aber wichtige Facette innerhalb der höfische Lebensform erzählfreudig vergegenwärtigenden, neuen künstlerischen Aufgabenbereiche, und sie entfaltete sich neben anderen Themen mit den gleichen Tendenzen zu intensiver gegenstandsbezogener Beobachtung einerseits, verfeinerter Wiedergabe andererseits. Ein anderes Phänomen dieser neuen, die *höfische Haltung* repräsentierenden Kunst war die beobachtungsfrohe Schilderung der Gesellschaft selbst, ihrer Vergnügungen, Spiele, Jagden, Turniere, besonders ihrer eleganten Kleidung und ihrer edel stilisierten Gestik. Aus der Buchkunst erstrahlt noch heute der Reichtum und Glanz dieser Lebensformen, während vom Wandschmuck entsprechender Thematik nur vereinzelte Spuren bewahrt blieben. Um so wichtiger ist das erst kürzlich als Werk Michelinos erkannte Aquarell einer Falknerin im Louvre (Inv. 20692, Abb. 31), weil es als Entwurf zu einem Wandbild der höfischen Profankunst oder als dessen Spiegelung zu interpretieren ist.[35] Ausschlaggebend für diese Erkenntnis ist einerseits eine Federzeichnung Pisanellos in Wien (Inv. 16, Abb. 33), die die Falkendame von Michelinos Aquarell durch eine zweite ergänzt, andererseits eine Pinselzeichnung des Amico Aspertini aus dem frühen 16. Jahrhundert, die den ursprünglichen Zusammenhang der aus drei Damen bestehenden Gruppe vor einer steil ansteigenden Burgenlandschaft wiedergibt (Abb. 32).[36] Form und Geist von Michelinos ursprünglicher Darstellung leuchten ebenso in Pisanellos Einzelfiguren präzis kopierender Zeichnung wie noch in Aspertinis die Gesamtkomposition andeutender Skizze auf. Die Szene war geprägt vom Luxus modischer Kleidung. Das lange, weich fließende Gewand, dessen Weite unter der Brust von einem Gürtel zusammengehalten wird und dessen lange geschlitzte und gezaddelte Ärmel bis zum Boden reichen, war eine typische Schöpfung der französisch-burgundischen Mode um 1400, Houppelande genannt. Dazu wurden Phantasiegebilde von Kopfputz getragen, die die Haare weitgehend verdeckten. Beliebt war der ballonartige sogenannte Balzo, der mit Stoffen, Pelzen, Bändern, Zaddeln

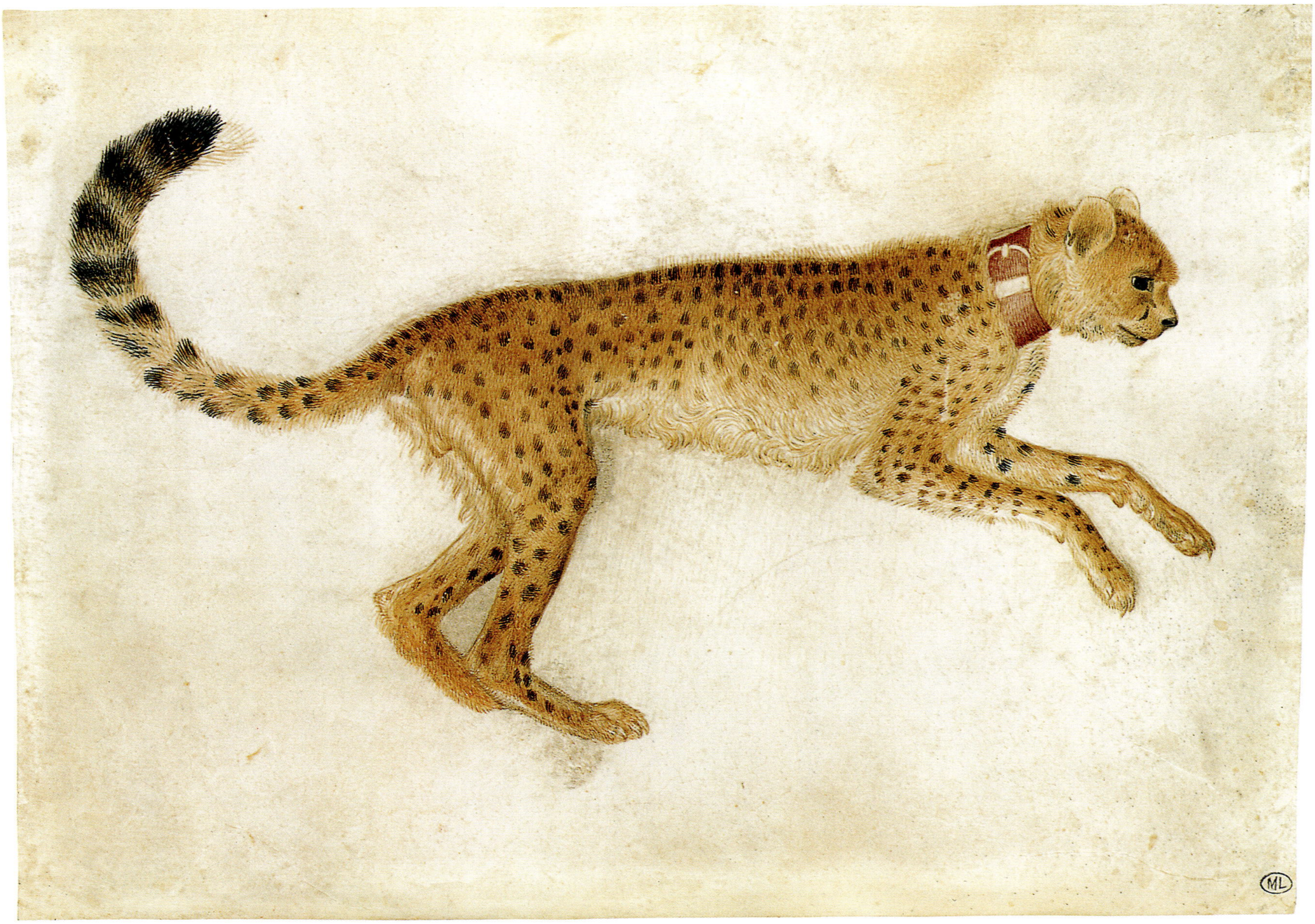

25 Michelino da Besozzo. Gepard. Farbiger Pinsel auf Pergament, 16 x 22,8 cm. Paris, Louvre 2426 (Originalgröße)

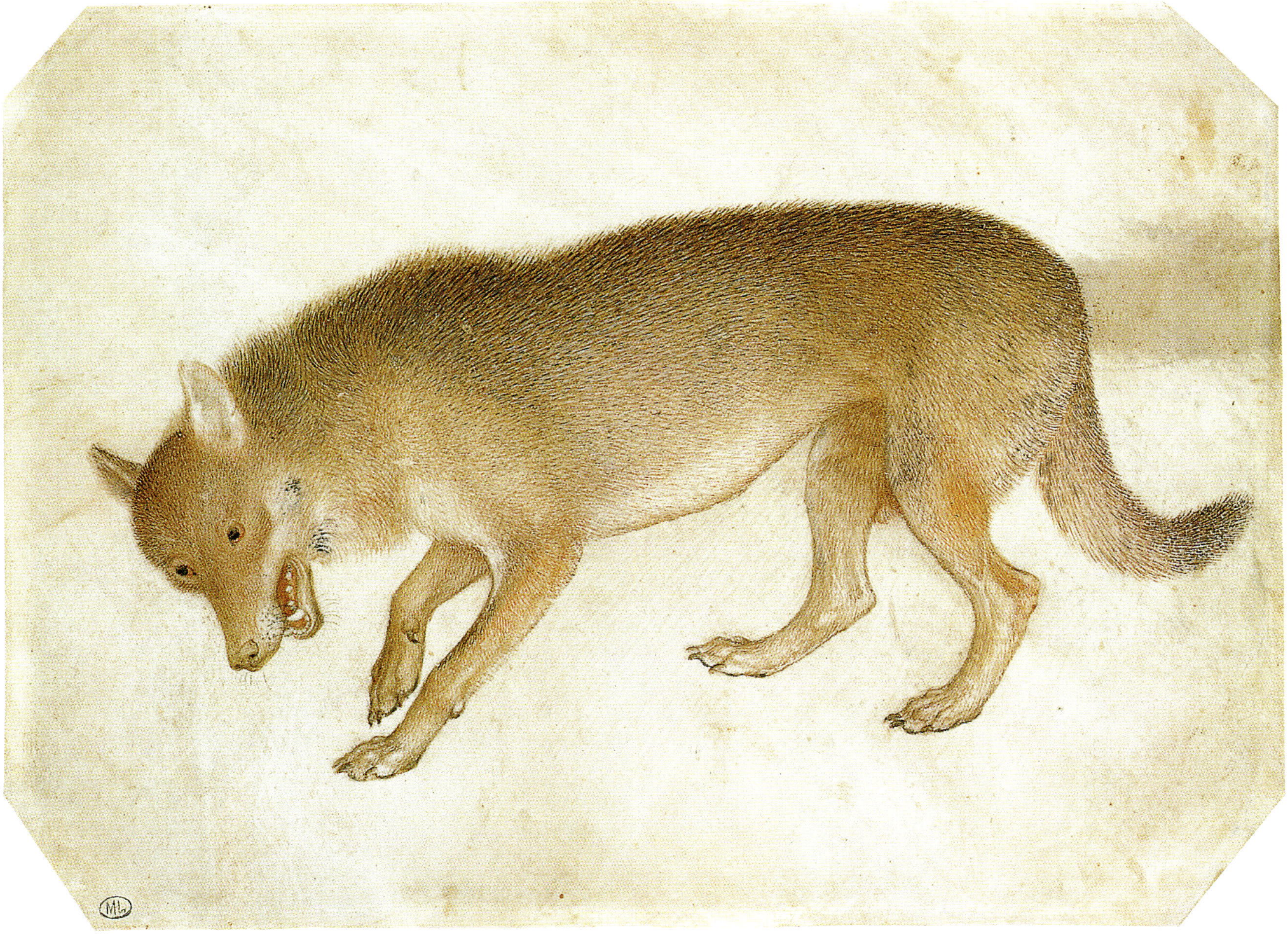

26 Michelino da Besozzo. Wolf. Farbiger Pinsel auf Pergament, 16,2 x 22,4 cm. Paris, Louvre 2424 (Originalgröße)

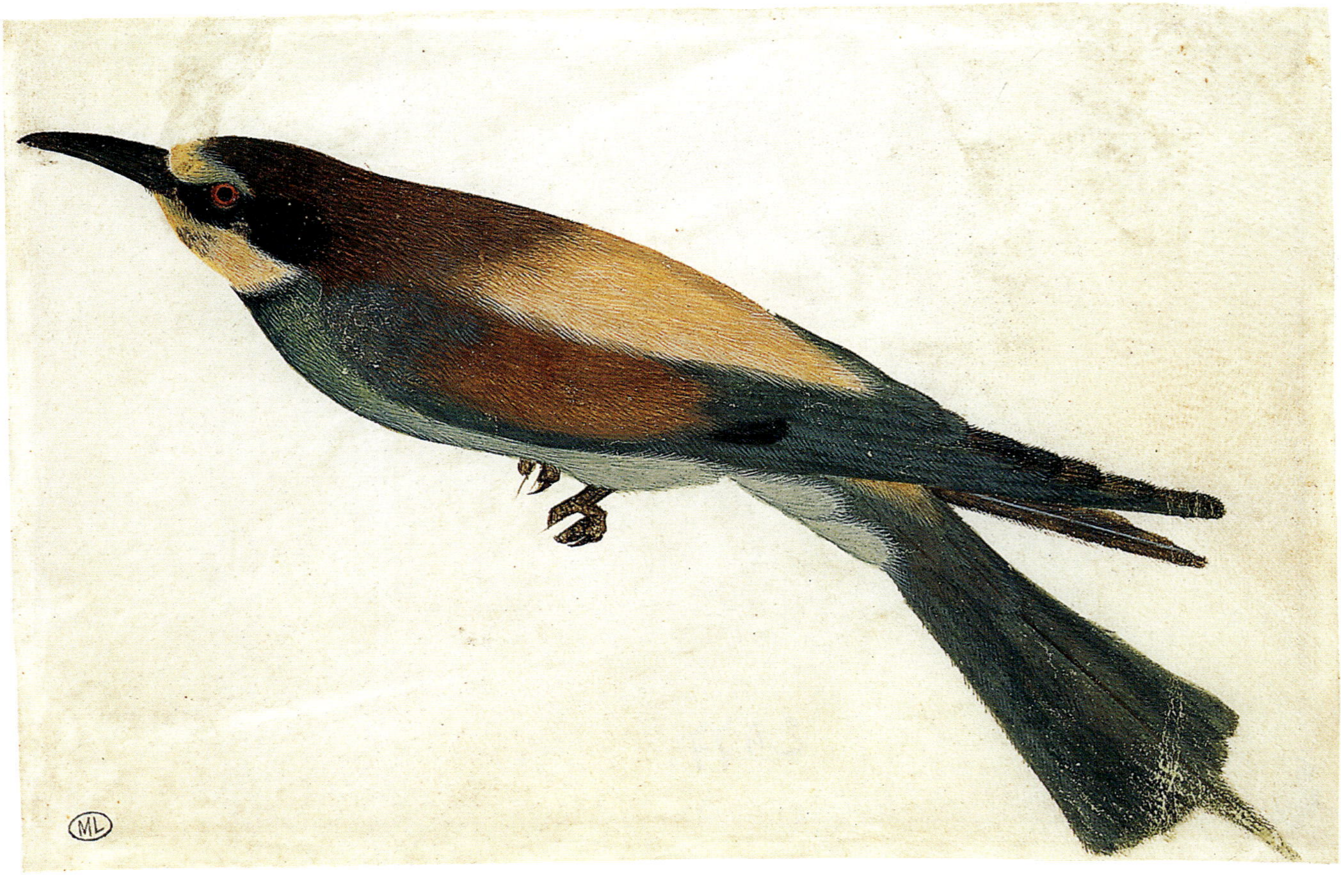

27 Michelino da Besozzo. Grünspecht. Farbiger und weißer Pinsel auf Pergament, 11,5 x 17,7 cm.
Paris, Louvre 2477 (Originalgröße)

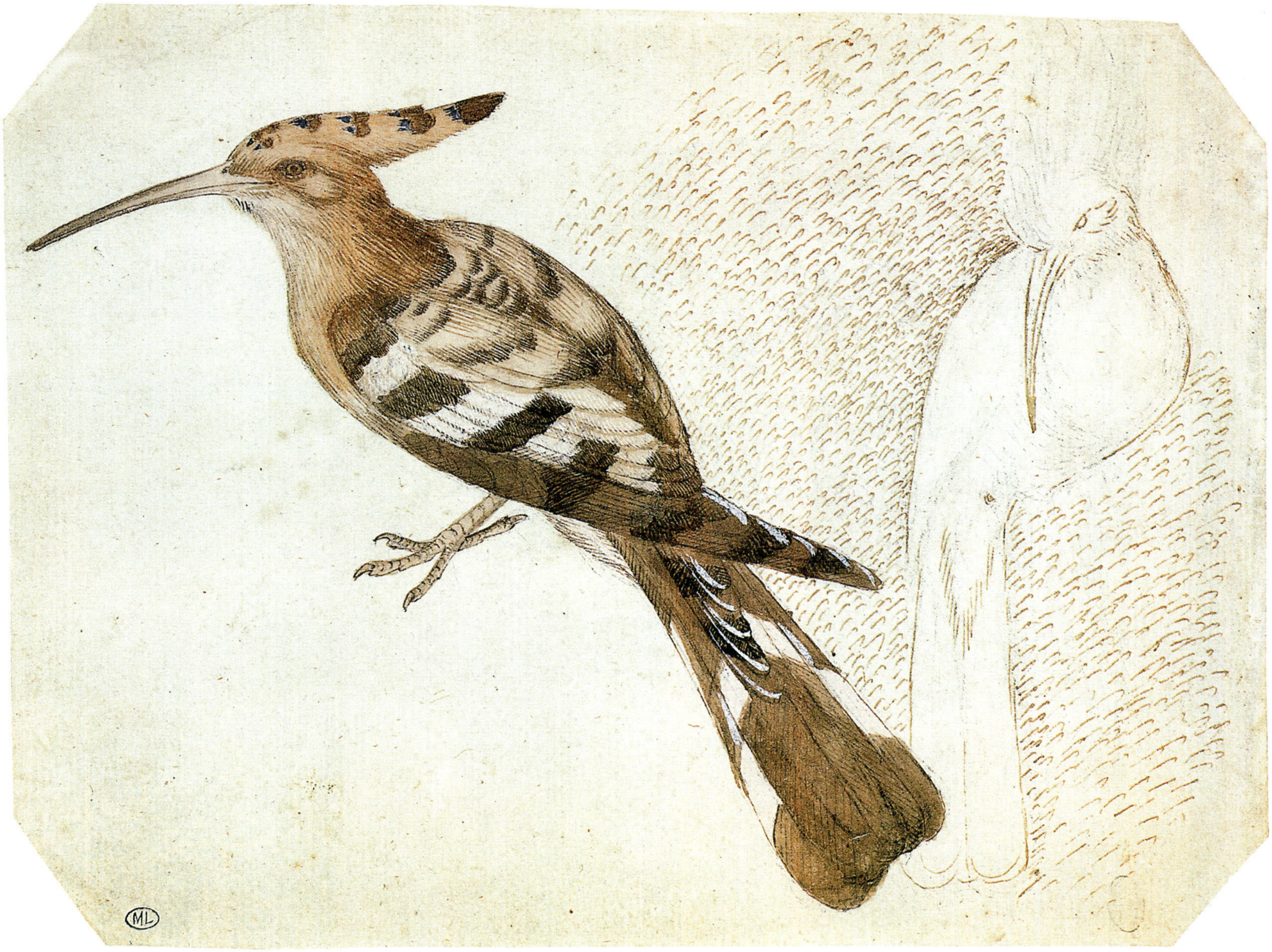

28 Pisanello. Wiedehopf. Metallstift, Feder und farbiger Pinsel auf Papier, 16,2 x 21,7 cm. Paris, Louvre 2467 (Originalgröße)

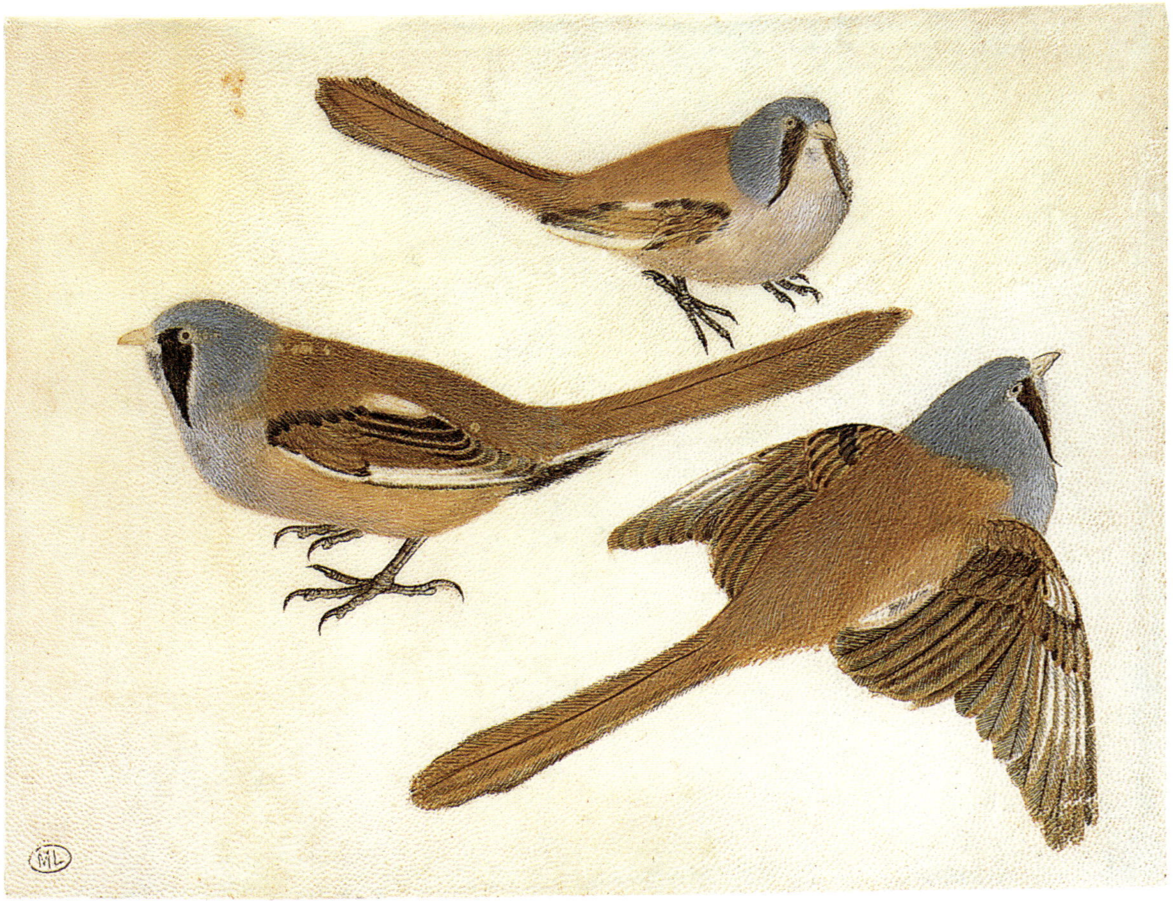

29 Michelino da Besozzo. Drei Bartmeisen. Farbiger Pinsel auf Pergament, 11,8 x 15,5 cm. Paris, Louvre 2476 (Originalgröße)

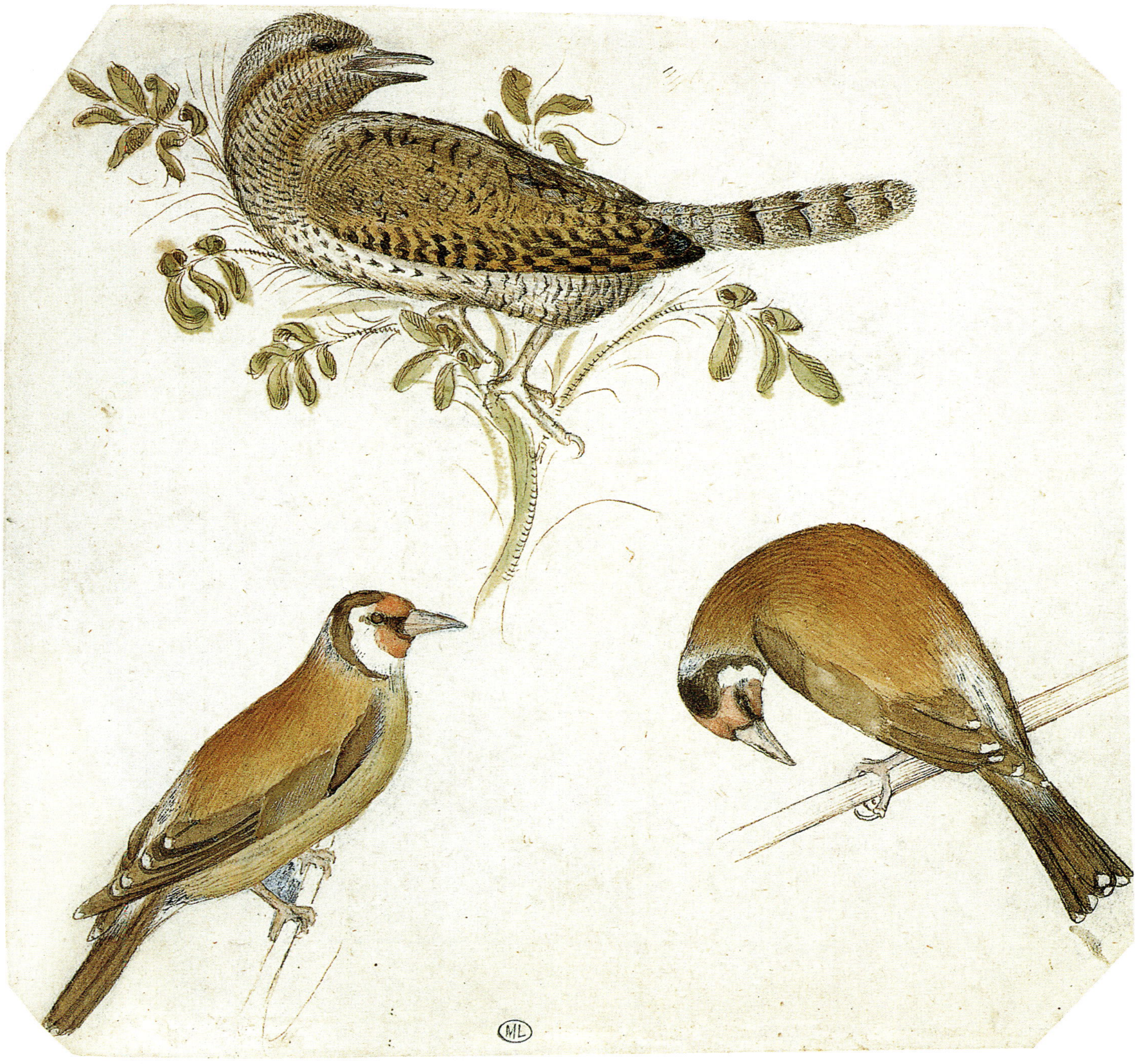

30 Pisanello. Singdrossel und zwei Stieglitze. Metallstift, Feder und farbiger Pinsel auf Papier, 17,8 x 19,2 cm. Paris, Louvre 2466 (Originalgröße)

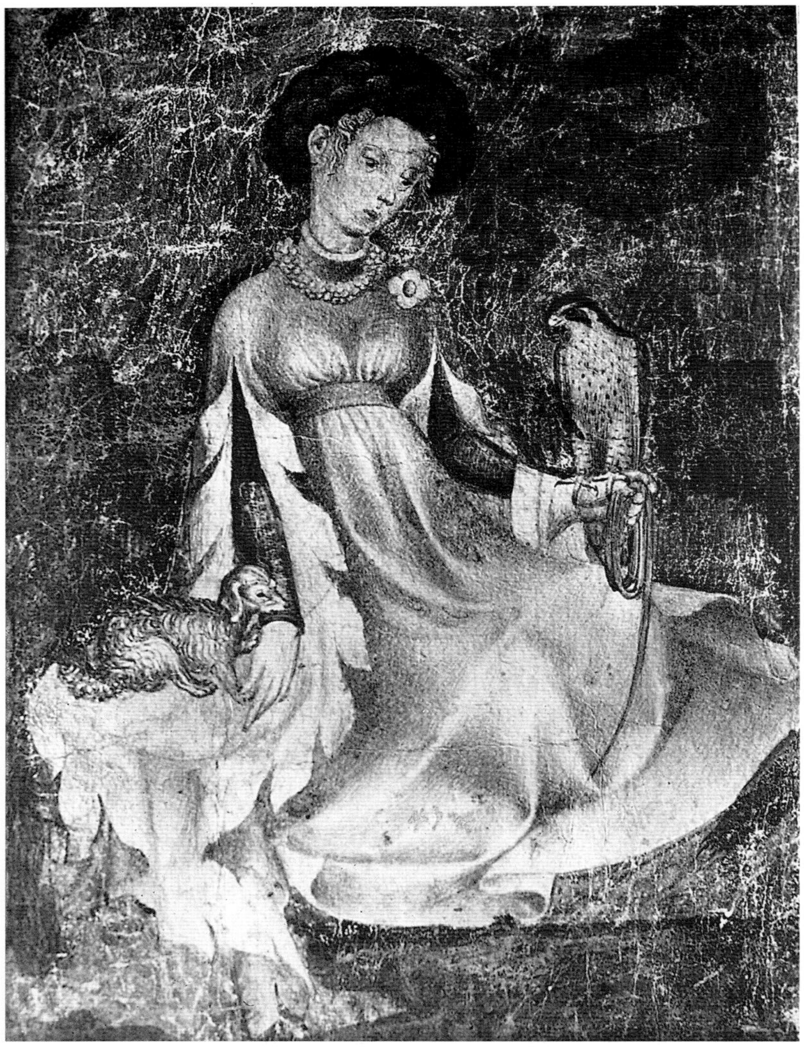
31 Michelino da Besozzo. Falkendame. Farbiger Pinsel auf Pergament, 17,4 x 13,2 cm. Paris, Louvre 20692

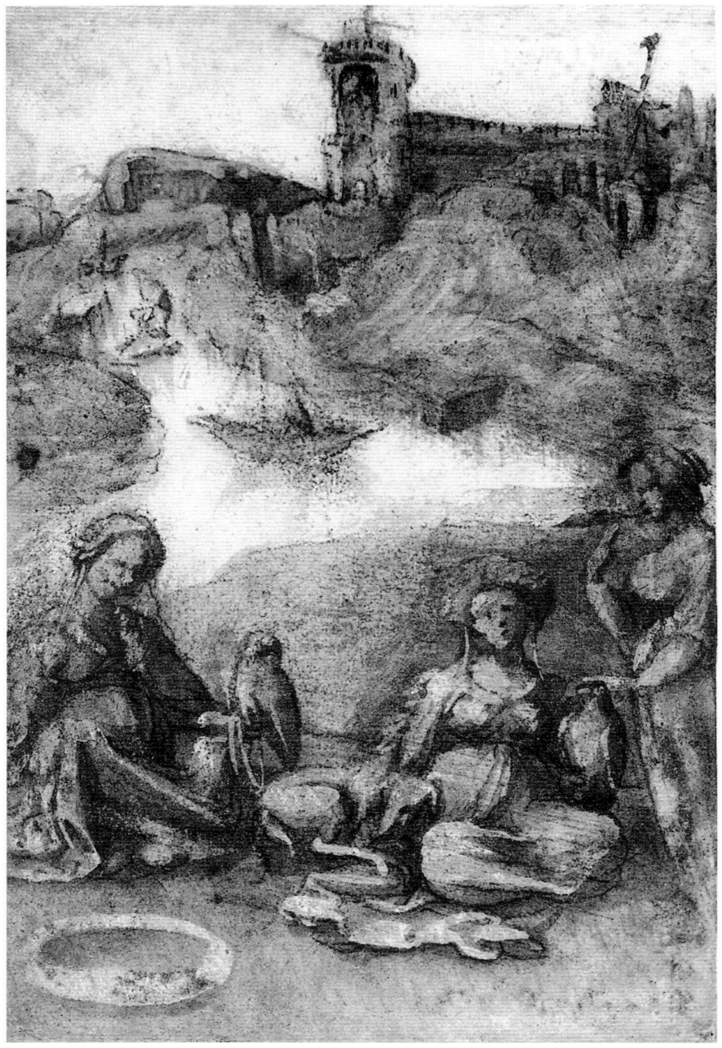
32 Amico Aspertini. Kopie nach Michelino. London, British Museum 1862-7-12-394/435, fol. 35 verso

überzogen und zusätzlich mit Federn, Blumen oder Perlen geziert wurde.
Wo Pisanello das Wandbild Michelinos mit den Falkendamen sah, ist unbekannt. Nach der Überlieferung war die Residenz der Visconti in Pavia mit höfischen Themen wie Jagd, Fischfang und Turnieren ausgeschmückt. Da die Fresken 1527 bei der Beschießung durch die französische Artillerie zugrunde gingen und Michelinos Name bei der Ausstattung des Castello nicht nachgewiesen ist, sind solche Zusammenhänge nur zu vermuten. Andererseits weist Pisanellos Frühwerk, Malerei wie Zeichnung, eine Reihe von Elementen auf, die auf seinen vertrauten Umgang mit Werken schließen lassen, welche im Herrschaftsbereich der Visconti entweder durch ansässige oder von auswärts berufene Künstler entstanden oder aus anderen Kunstzentren als begehrte Kostbarkeiten nach Pavia gelangt waren.
Besonders die bibliophile Leidenschaft der Visconti war eine der treibenden Kräfte für die wechselseitige Befruchtung und Durchdringung französischer und italienischer Kunst. Michelinos Schöpfen aus der französischen Buchkunst, sein Aufgreifen von Erfindungen der Brüder Limburg, ist ebenso belegbar geblieben wie Pisanellos Rückgriffe auf limburgische Schöpfungen, die ihm die Bibliothek der Visconti in Pavia zugänglich gemacht haben dürfte.[37] Als Beispiel sei auf die Sorgfalt hingewiesen, mit der sich Pisanello einer Komposition aus dem Atelier der Brüder Limburg zugewandt hat, einem »Hieronymus im Gehäuse«, der durch eine Zeichnung, das Titelblatt der Handschrift fr. 166 der Bibliothèque Nationale, Paris, überliefert ist (Abb. 34).[38]

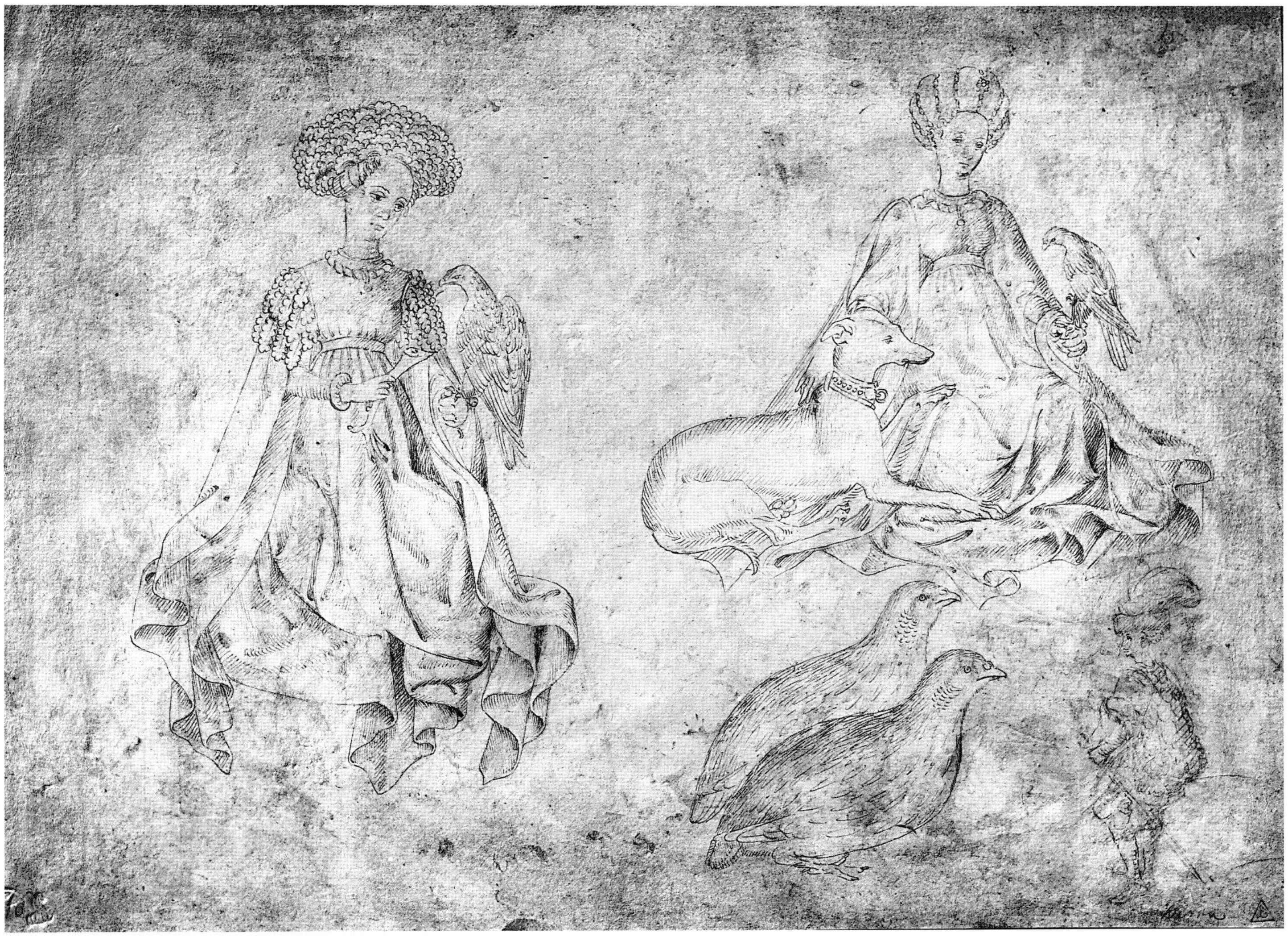

33 Pisanello. Zwei Falkendamen nach Michelino. Metallstift und Feder auf Pergament, 18,4 x 25,8 cm. Wien, Albertina Inv. 16

Zwei Zeichnungen Pisanellos sind nach dieser Limburgkomposition erhalten: Hieronymus am Pult (Louvre R.F. 423, Abb. 35) und das Gehäuse (Rotterdam I. 526 recto, Abb. 36, 40). Pisanellos Aufmerksamkeit galt ebenso dem reichen, die hohe Kultur französischer Goldschmiedekunst verkörpernden Gehäuse wie dessen Insassen, dem hl. Hieronymus. Mit höchster Genauigkeit ist er allen Einzelheiten seiner Vorlage nachgegangen, versäumte dabei allerdings nicht, Änderungen da anzubringen, wo er sich überlegen fühlte, etwa an der perspektivischen Verkürzung der Altarnische.[39]

Auch andere Motive der Brüder Limburg hat Pisanello über Handschriften, die er wahrscheinlich in Pavia sah, aufgegriffen. So setzt sich Pisanellos kleines Tafelbild der »Madonna mit den Heiligen Antonius und Georg« (London, National Gallery; Abb. 43) aus Elementen zusammen, die ikonographisch und formal die nächsten Bezüge zur Kunst der Limburg aufweisen. Das gilt unmittelbar für die Madonnenhalbfigur in der Gloriole (Abb. 254–256), aber auch, allgemeiner, für die Bildidee »Madonna über zwei Heiligen«, die kompositionell von einer Darstellung der Limburg, wie der »Madonna mit der Sibylle von Tibur und Augustus« angeregt ist (Abb. 41).[40] Pisanellos Madonnentafel dürfte um 1430 entstanden sein (vgl. Seite 228). Man ist versucht, auch die drei frühen Modestudien Pisanellos (Oxford, Chantilly, Bayonne: Abb. 44–45, 150) als fortgeschrittene Varianten auf der Linie der »Très Riches Heures« der Brüder Limburg zu sehen (Abb. 46). Der Modegeschmack in Pisanellos Zeichnungen kündet gegenüber den Limburg zwar den raschen Wandel von Tracht und Kostümierung zu

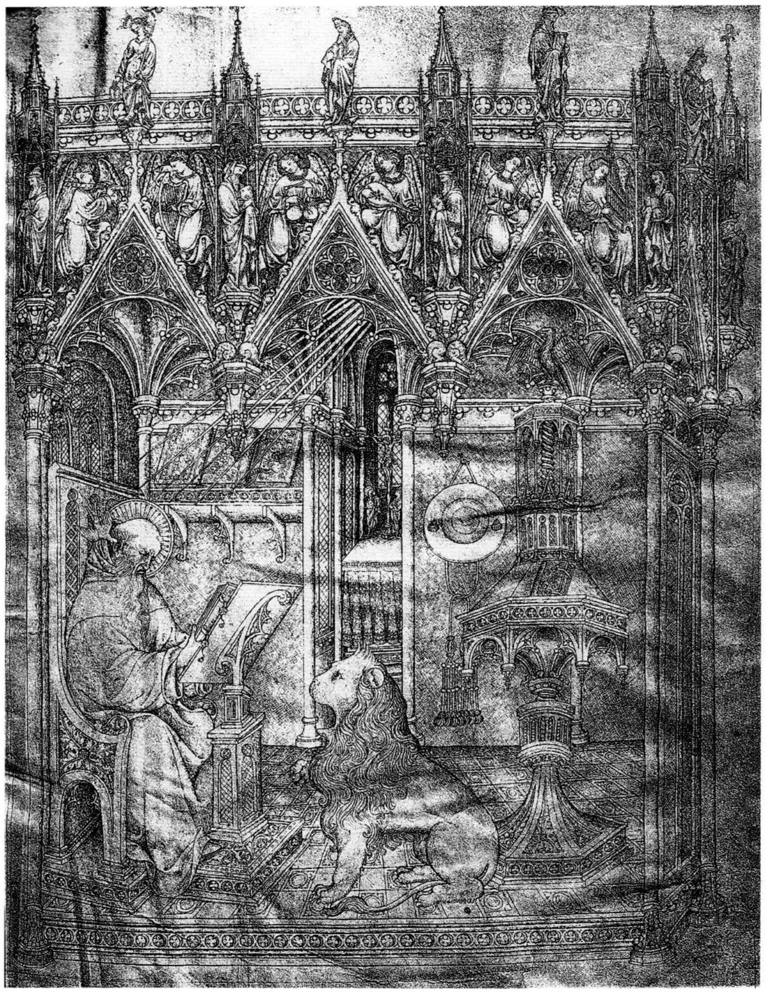

34 Kreis der Brüder Limburg. Hl. Hieronymus im Gehäuse. Paris, Bibliothèque Nationale Ms. fr. 166, fol. 1
35 Pisanello. Kopie nach Limburg. Metallstift, Feder auf Pergament, 19,3 x 17,6 cm. Paris, Louvre R. F. 423

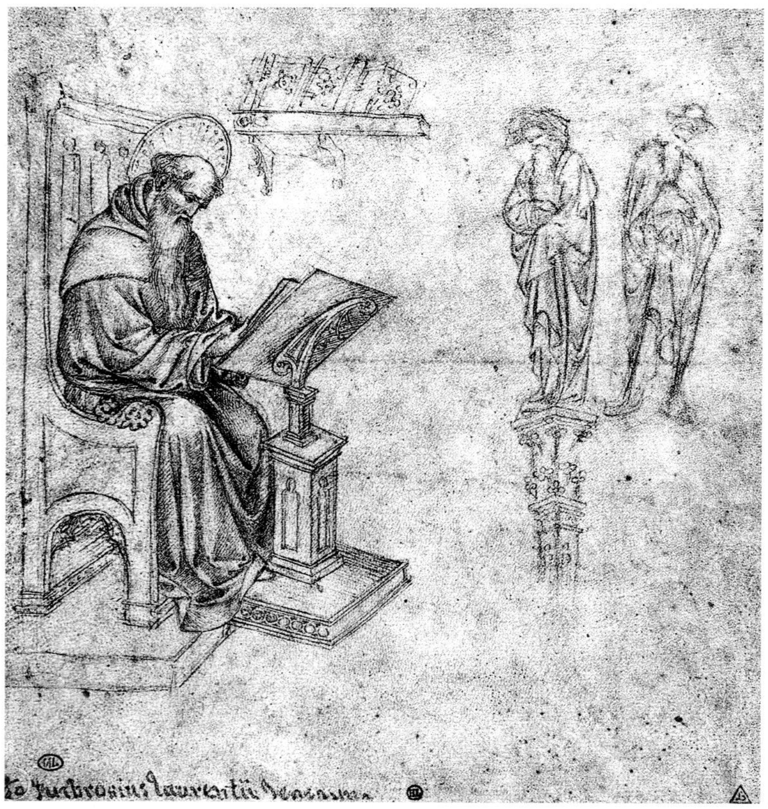

noch größerer Pracht und Üppigkeit an, aber die weich fließende Formensprache verbindet Pisanellos Zeichnungen noch mit den Schöpfungen des internationalen Stils, zu denen sich auch Gentile da Fabriano in seinem 1423 abgeschlossenen Dreikönigsaltar bekannte (Abb. 47). Eine zeitliche Ansetzung der drei Modestudien Pisanellos kurz nach 1430 erscheint deshalb vertretbar.[41]

Pavia als Schauplatz seiner Frühzeit ist weiterhin über eine Reihe von Zeichnungen Pisanellos mit verschiedener Thematik zu bestätigen. Pisanellos Zeichnung mit der Darstellung eines jungen Este-Prinzen als Falkner zu Pferd (Paris, Sammlung Frits Lugt 6164; Abb. 53)[42] zeigt Anregungen verarbeitet, wie sie lombardische »Tacuina Sanitatis« mit ihren in hoher Malkultur dargestellten Szenen aus dem höfischen und bürgerlichen Leben boten. Eine besondere Beziehung ergibt sich zu einer für Verde Visconti (gest. 1405) im Kreise des Giovannino de' Grassi kostbar ausgestatteten Handschrift, deren Illustration zum Thema »Rebhuhnjagd« wesentliche Komponenten im Verhältnis zu Pisanellos Falkner aufweist (Paris Ms. nouv. acq. lat. 1673, fol. 67 verso; Abb. 52).[43]

Pavia war auch der Ort, an dem Pisanello eines der dort zahlreichen Bildnisse des 1402, also lange vor seiner Ankunft verstorbenen Gian Galeazzo Visconti in einer Zeichnung kopierend aufgreifen konnte (Louvre 2323, Abb. 50).[44] Ein verlorenes Wandbild oder wiederum die Buchkunst boten ihm Anregung dazu. So huldigte der um 1390 im Atelier des Giovannino de' Grassi ausgeschmückte Psalter für Gian Galeazzo Visconti (Florenz, Biblioteca Nazionale Ms. BR 397)[45] seinem Auftraggeber gleich durch drei Bildnisse, eines davon im Wolkenband (Abb. 48). Im Jahre 1403, kurz nach dem Tode Gian Galeazzos, schuf Michelino da Besozzo seine kleine Bildnisminiatur innerhalb einer Genealogie der Visconti (Paris Ms. lat. 5888, Abb. 49).[46] Giovanninos de' Grassi (Abb. 48) und Michelinos Miniaturen zeigen die Richtung an, aus der Pisanello schöpfte. Stilistisch ist die Miniatur Michelinos Pisanello näher als diejenige Grassis. Sie ist weniger streng, lebensnäher. Ob Pisanellos wirk-

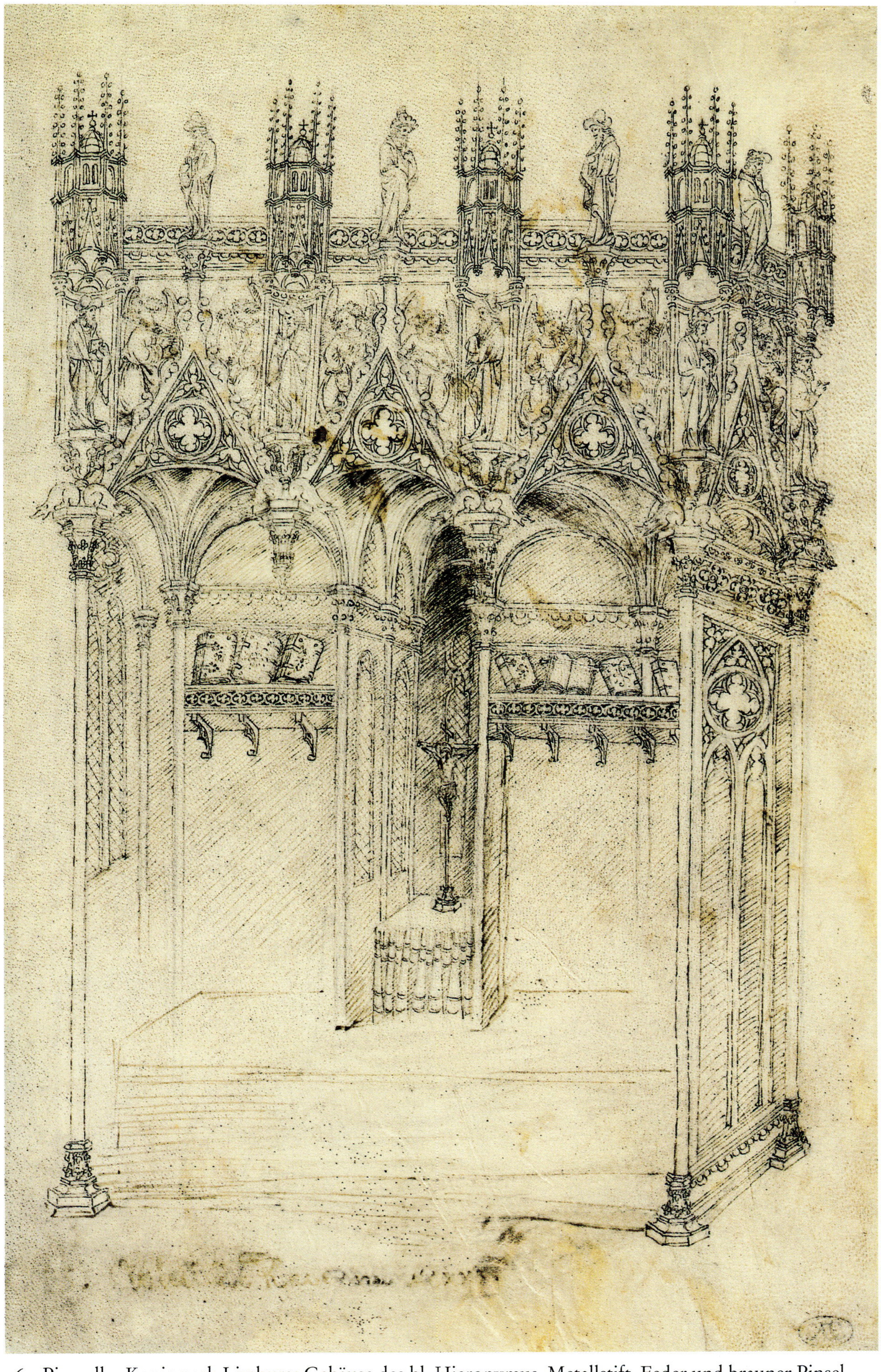

36 Pisanello. Kopie nach Limburg: Gehäuse des hl. Hieronymus. Metallstift, Feder und brauner Pinsel auf Pergament, 24,9 x 16,2 cm. Rotterdam, Museum Boymans-van Beuningen I. 526 recto (Originalgröße)

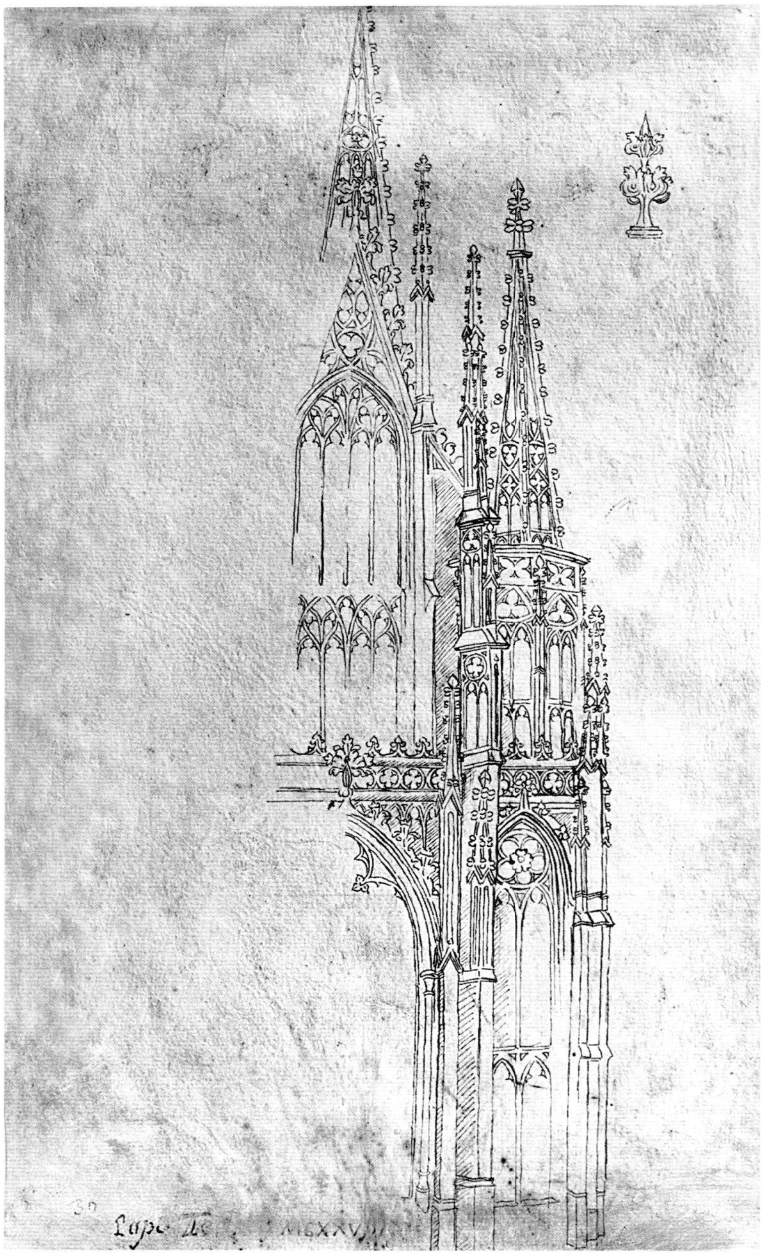

37 Pisanello. Gotische Maßwerkarchitektur. Metallstift und Feder auf Pergament, 30,5 x 18,5 cm. Wien, Albertina Inv. 3

38 Pisanello. Maßwerkbrücke des vierbahnigen Fensters aus Abb. 37

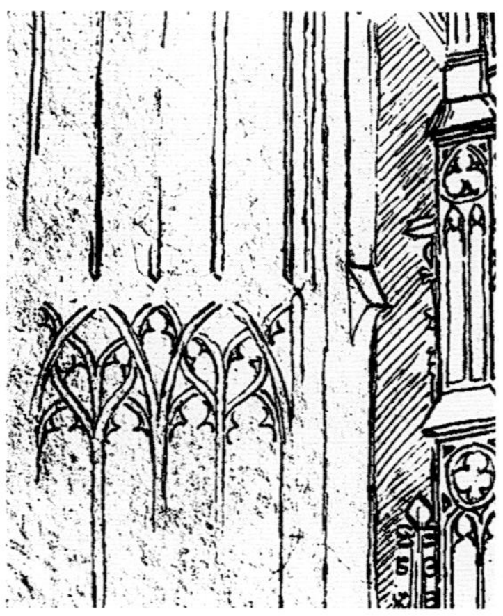

39 Pisanello. Maßwerkfries. Ausschnitt aus dem Wandbild von Sant'Anastasia: Abb. 147

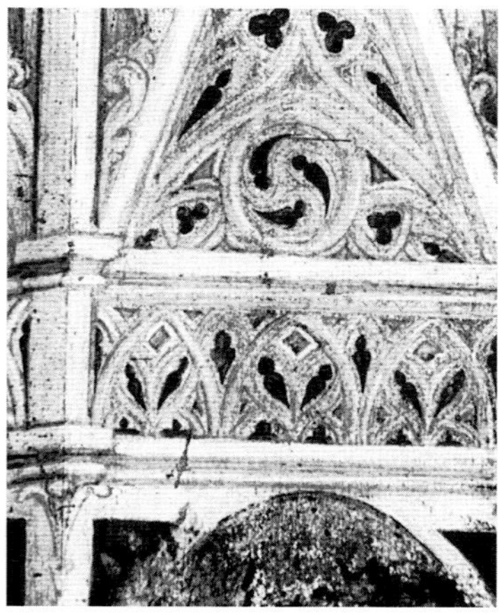

liches Vorbild auch hier von dem ihn wesentlich beeinflussenden Michelino stammt, ist nicht zu entscheiden, wohl aber zu vermuten.[47] Pisanello steigerte auch hier Michelinos intensiven Gegenstandsbezug zu sensibler Eindringlichkeit.

Nach Pavias Nachbarstadt Mailand führt eine andere frühe Zeichnung Pisanellos mit ihrer eng der Formensprache des Mailänder Doms verbundenen Maßwerkarchitektur (Wien Inv. 3, Abb. 37).[48] In ihrer künstlerischen Haltung bildet sie ein Gegenstück zu Pisanellos Zeichnung in Rotterdam (I. 526 recto, Abb. 36, 40). Ein Netz von Schraffuren dient in beiden Zeichnungen dazu, die erlebbaren Eigenschaften des Raumkörpers, seinen perspektivischen Zusammenhang zu vergegenwärtigen. Schon durch diese malerische Veranschaulichung unterscheidet sich die nicht streng mit dem Lineal ausgeführte Wiener Zeichnung von der konstruktiven Werkzeichnung eines Architekten. Und auch vom Inhalt her ist sie eine typische Malerzeichnung, eine »erfundene« architektonische Kombination, »Architektur, die nicht gebaut werden sollte«, um eine Formulierung von Josef Ponten zu variieren. Vergleichbar seinem Zeitgenossen Jacopo Bellini, der aus realen Motiven der älteren venezianischen Baukunst Architekturphantasien »erfand«, hat Pisanello in der Wiener Zeichnung eine Phantasiearchitektur in Anlehnung an Motive des Mailänder Doms erstehen lassen.[49] Nicht nur die Struktur von Baugliedern, auch die verschiedenen Formen des Maßwerks führen auf eine Entstehung der Zeichnung Pisanellos in Abhängigkeit von Mailand, wo das Zusammenwirken der damals bedeutendsten europäischen Baumeister einen mit anderen Städten Italiens nicht vergleichbaren, »nordischen« Baustil hervorgebracht hat. Maßwerkfigurationen parlerischer Prägung vom Ostchor des Mailänder Doms tauchen sowohl als getreue Nachahmungen wie auch als freie Varianten in Pisanellos Zeichnung auf. Selbst wo sich Pisanello vom Vorbild löste, um selbst schöpferisch zu gestalten, bleibt die mailändische Deszendenz erkennbar.

Diese Verbindung der Wiener Zeichnung mit Pisanello wird weiterhin dadurch bestätigt, daß die glei-

40 Pisanello. Gehäuse des hl. Hieronymus. Ausschnitt aus Abb. 36

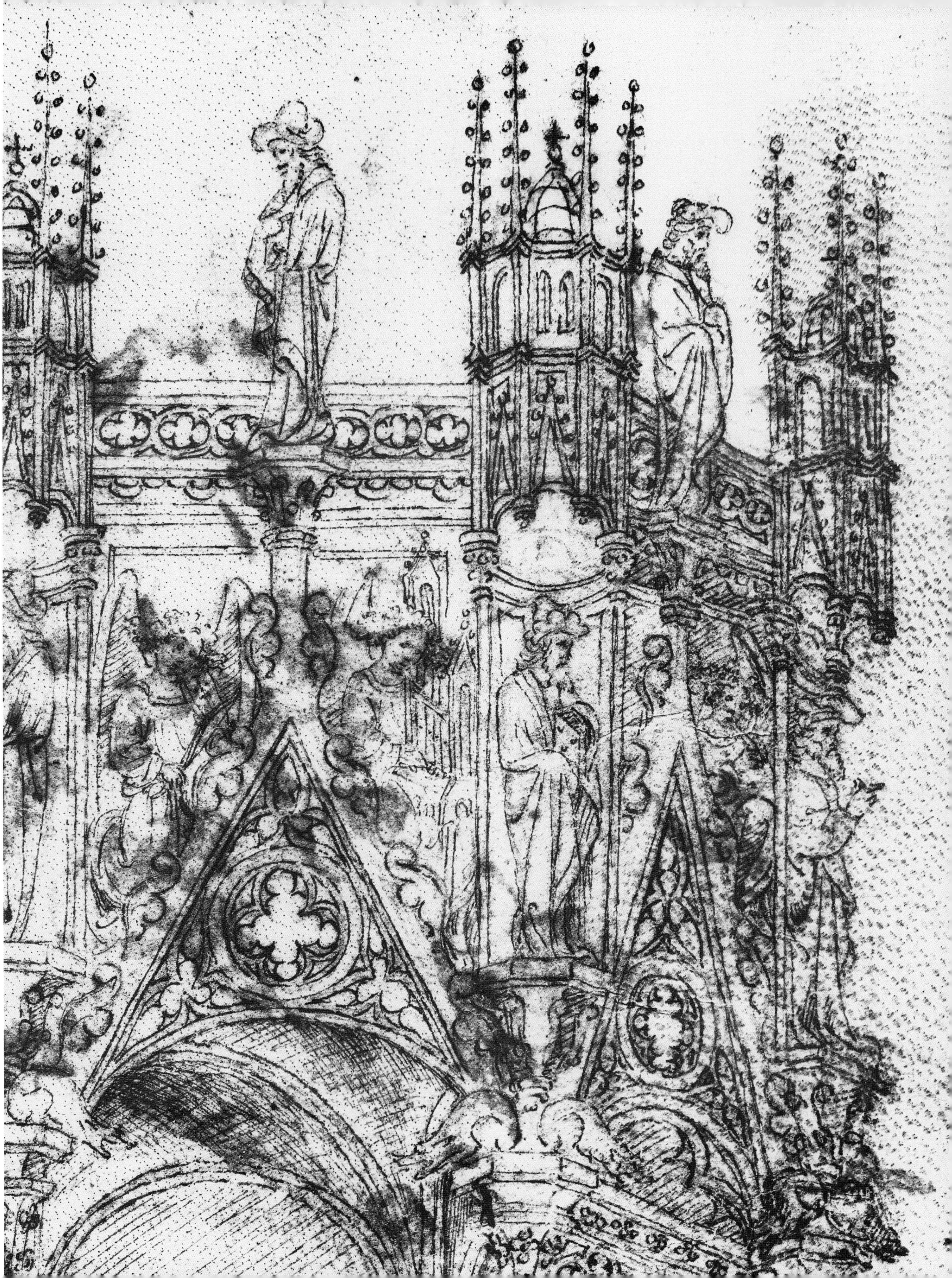

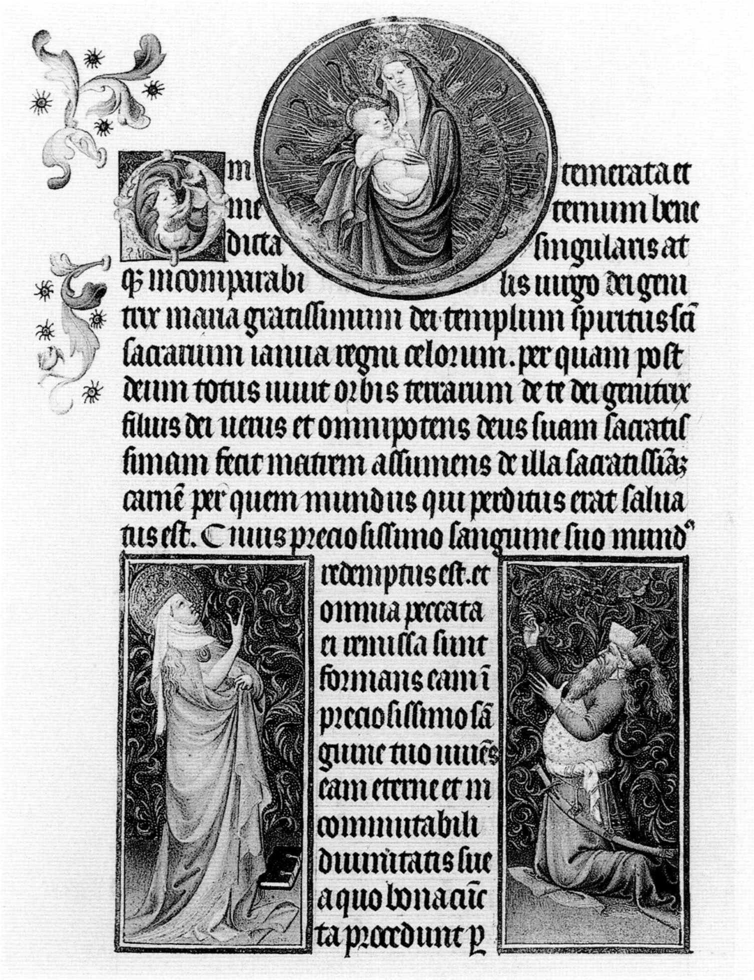

41 Brüder Limburg. Madonna mit der Sibylle von Tibur und Augustus. Très Riches Heures. Chantilly, Musée Condé Ms. 65, fol. 22 verso

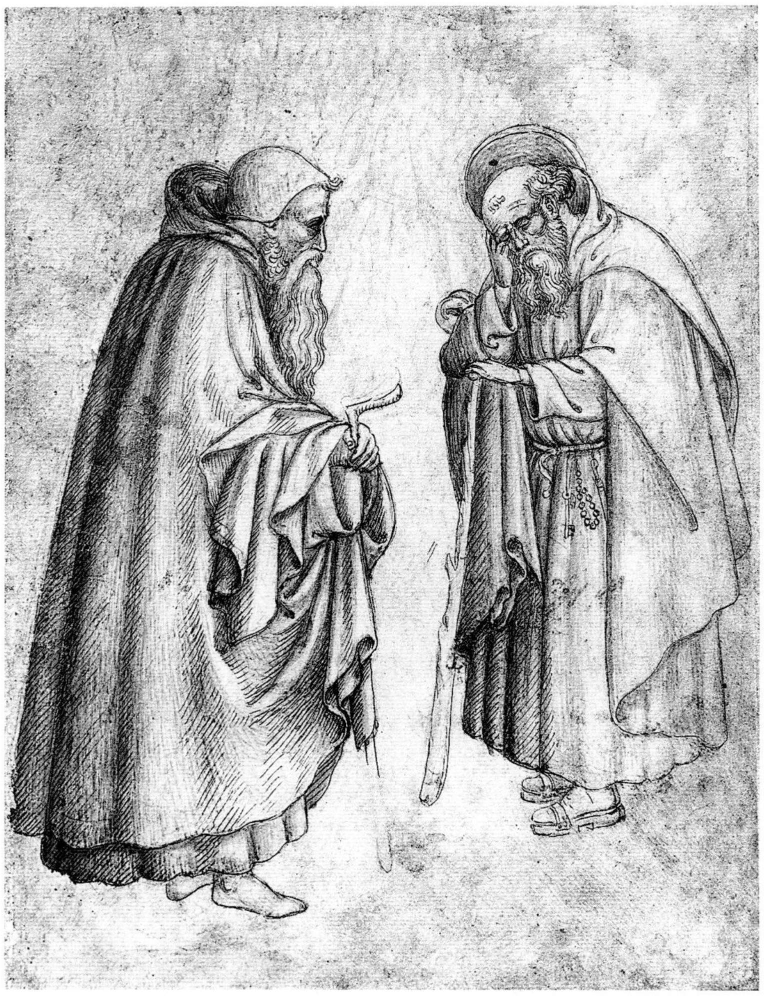

42 Pisanello. Zwei Mönche. Metallstift, Feder und brauner Pinsel auf Pergament, 21,6 x 16,3 cm. Wien, Albertina Inv. 5 verso

chen ungewöhnlichen Maßwerkformen der Zeichnung in Pisanellos Georgswandbild von Sant'Anastasia wiederkehren (Abb. 37, 147). Hier sei nur ein Motiv beispielhaft herausgegriffen, das Zeichnung und Fresko verbindet, nämlich die beiden einem Spitzbogen eingefügten gegenständigen Fischblasen. In der Zeichnung findet sich dieses Motiv an der Maßwerkbrücke des vierbahnigen Fensters (Abb. 38), in Pisanellos Georgswandbild wiederholt es sich im Fries eines kuppelbekrönten Bauwerks (Abb. 39). Es sind aber nicht allein die Maßwerkformen, die die Wiener Zeichnung mit Sant'Anastasia verbinden; vergleichbar ist auch die Art der Raumprojektion einer in Zeichnung und Wandbild ähnlich kompilierten Bausubstanz.

Zusammenfassend sei für den ersten Schaffensabschnitt Pisanellos festgehalten: Die Richtung seiner künstlerischen Entwicklung erweist sich entscheidend bestimmt durch Michelino da Besozzo und im weiteren Rahmen durch das Milieu der lombardischen Kunstmetropole Pavia. Pisanellos Vertrautheit im Umgang mit Michelinos Formensprache vergegenwärtigt als frühestes erhaltenes Zeugnis seiner Malerei die um 1420 anzusetzende »Madonna della Quaglia« (Abb. 4). Diesem Bild vorausgegangen waren als Zwischenglieder Zeichnungen, in denen Pisanello die Eigenheiten seines Vorbilds sich anzueignen bestrebt war (Abb. 7–8). Pisanello dürfte Michelino schon vorher, zwischen 1410 und 1418, in Venedig oder im Veneto begegnet sein. Die Verbindung scheint sich aber auch auf die Jahre nach Michelinos Rückkehr in die Lombardei ausgedehnt und dabei vertieft zu haben, als Pisanello selbst in den Bannkreis der Visconti in Pavia gezogen wurde.

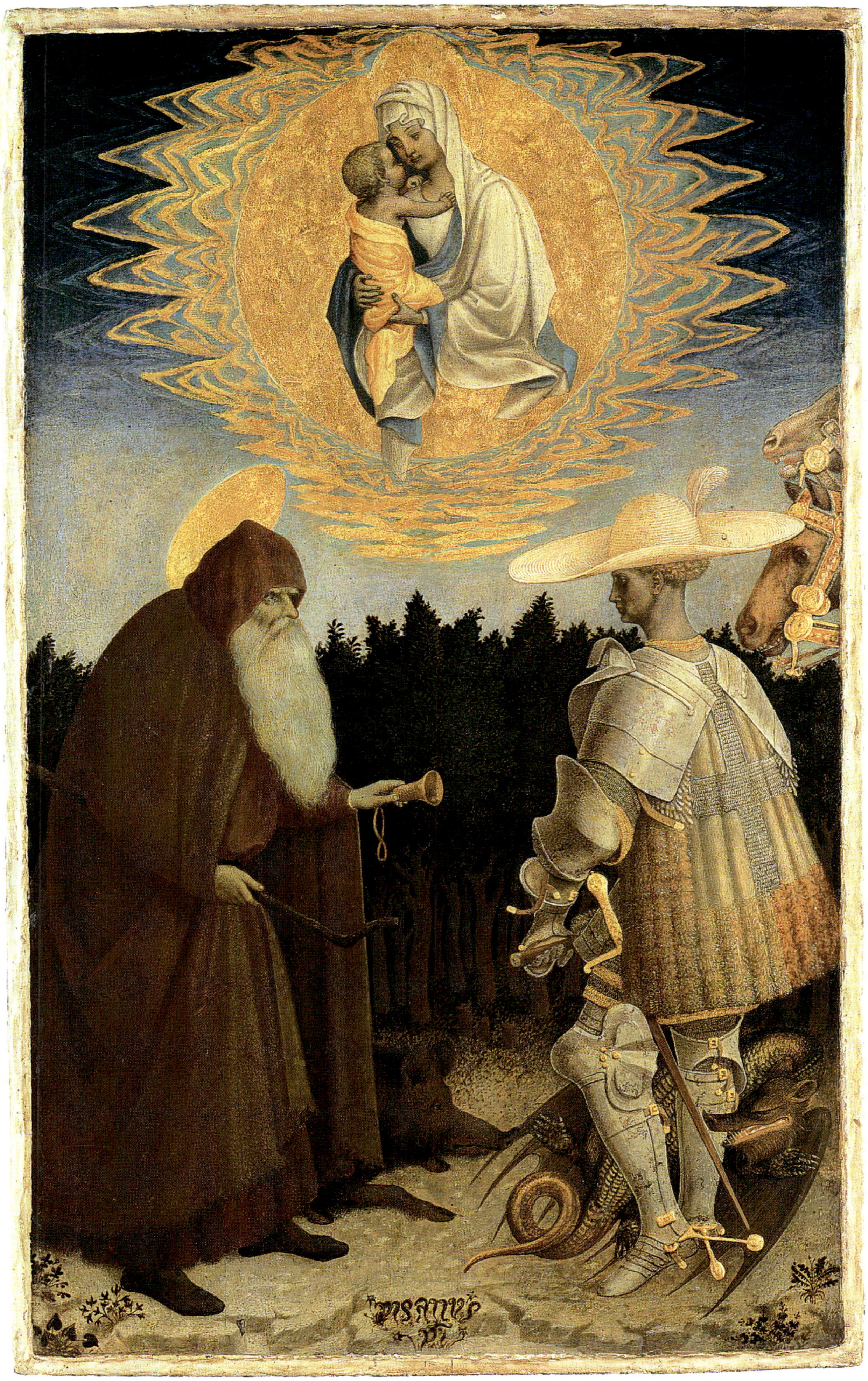

43 Pisanello. Madonna mit den Heiligen Antonius und Georg. Pappelholz, 47 x 29 cm. London, National Gallery

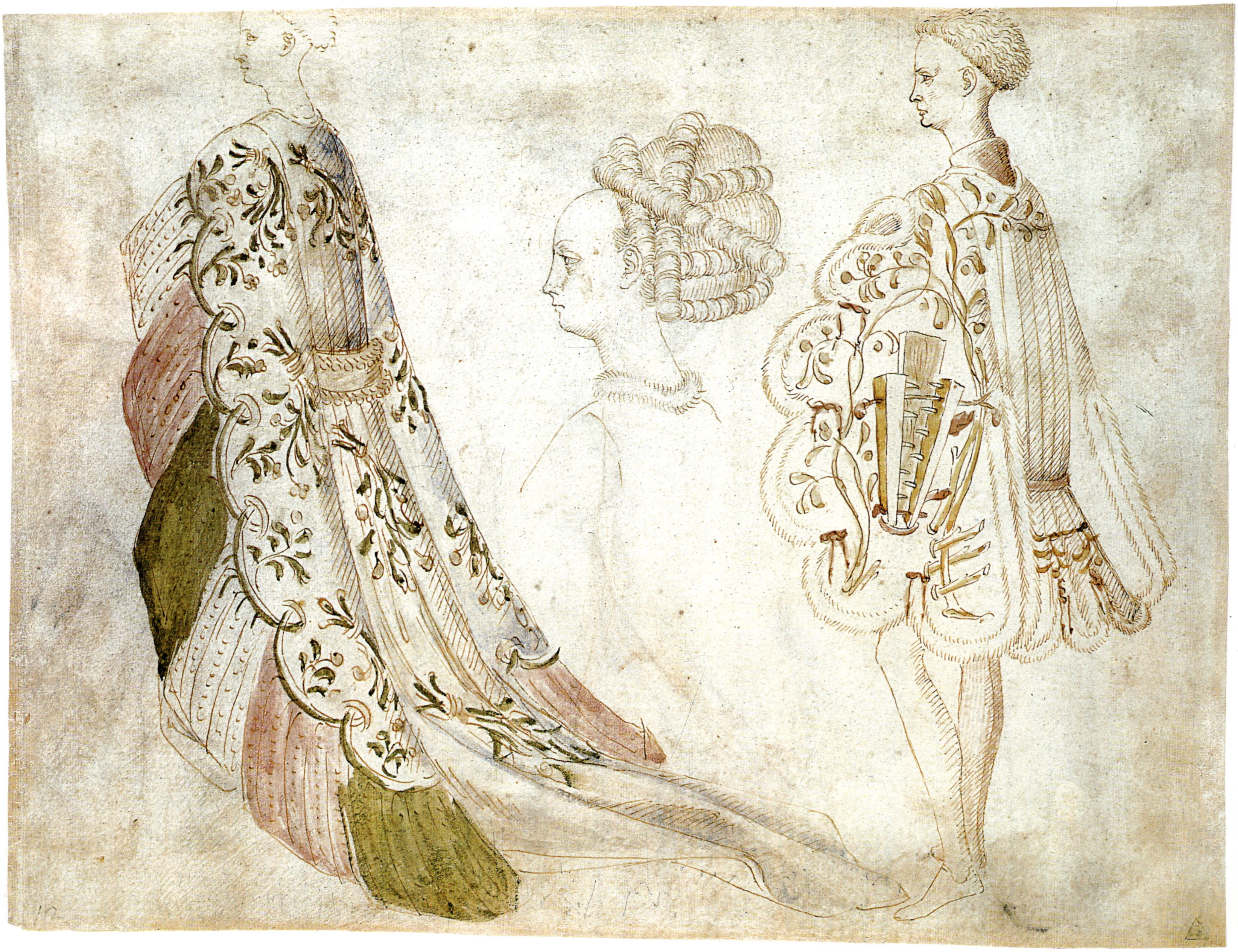

44 Pisanello. Kostümstudien. Metallstift, Feder und farbiger Pinsel auf Pergament, 18,6 x 24,1 cm. Oxford, Ashmolean Museum 41 recto (Originalgröße)

45 Pisanello. Kostümstudien. Metallstift, Feder und farbiger Pinsel auf Pergament, 26,8 x 19,1 cm. ▷ Chantilly, Musée Condé F. R. I-3 recto (Originalgröße)

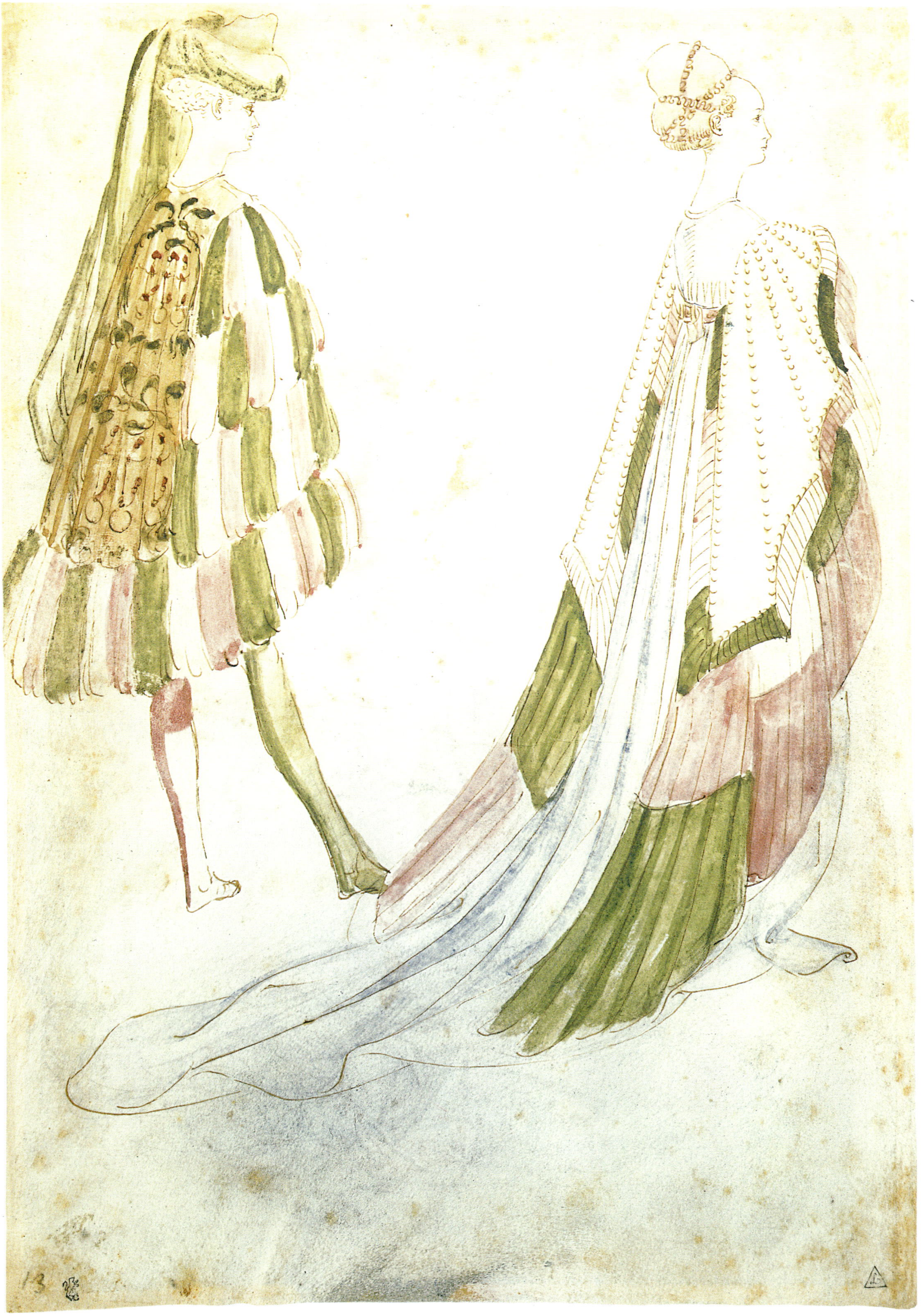

45

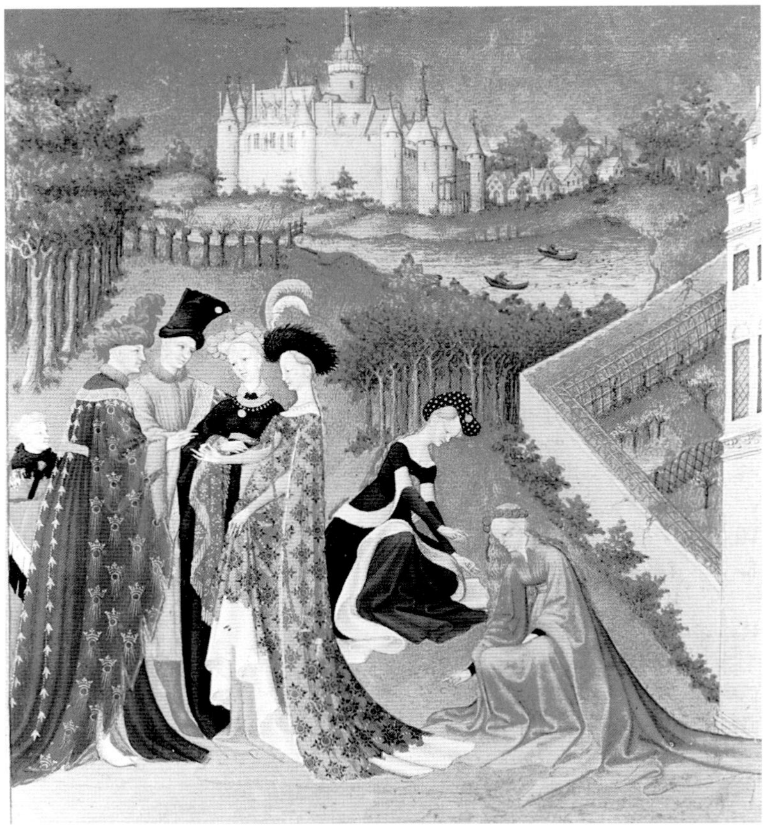

46 Brüder Limburg. Monat April. Très Riches Heures. Chantilly, Musée Condé Ms. 65, fol. 4 verso

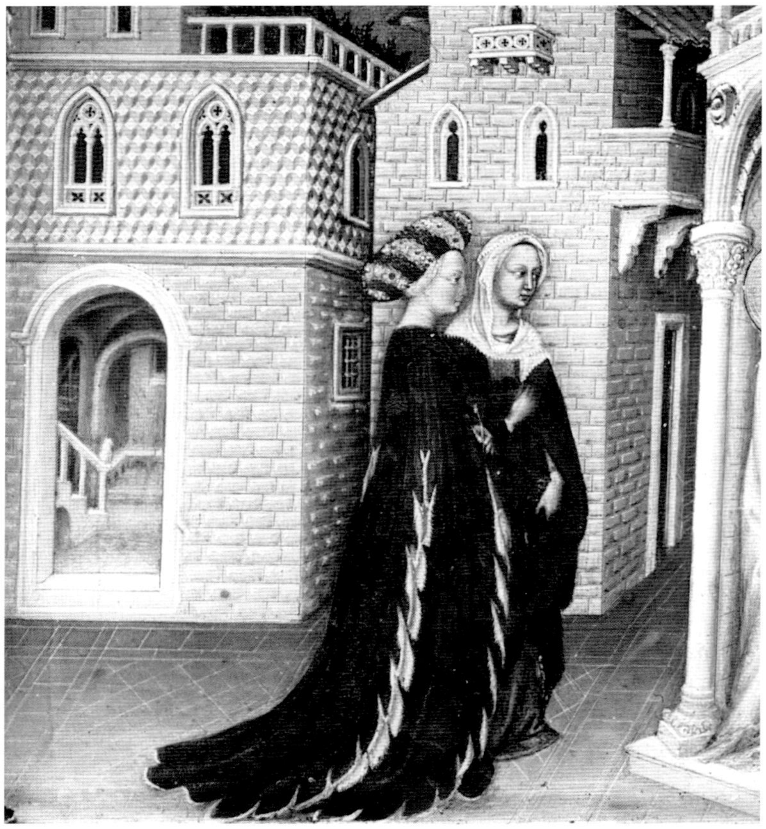

47 Gentile da Fabriano. Darbringung Christi im Tempel. Predellentafel zum Dreikönigsaltar, 1423.

Pavia und Mailand waren die Plätze, an denen Pisanello Schöpfungen der Brüder Limburg kennenlernte (Abb. 34–36, 41–43) und von architektonischen Einzelheiten des Mailänder Doms beeindruckt wurde (Abb. 37). Auch andere frühe Zeichnungen sind Echo seiner Eindrücke in der visconteischen Sphäre (Abb. 31–33, 50).

Keine Sicherheit ist für die aus dem Jahre 1521 stammende Aussage des Mailänder Architekten und Vitruvkommentators Cesare Cesariano (1483–1543) zu gewinnen, Pisanello habe in Pavia im Kastell der Visconti gemalt.[50] Sich auf Cesariano berufend, wiederholte Marcantonio Michiel diese Aussage mit der Ergänzung, die Wandbilder seien durch ihren Glanz aufgefallen.[51] Ihre Themen werden nicht genannt. Durch den Lokalhistoriker Stefano Breventano erfahren wir 1570, nachdem schon 1527 Teile der Dekoration durch Beschuß französischer Artillerie verlorengingen, daß Historien, Jagden, Fischfang, Turniere und andere Vergnügungen der höfischen Gesellschaft an den Wänden, ferner Tiere aus dem Jagdbereich an den Decken dargestellt waren.[52] Zu welchem Zeitpunkt sie entstanden und wer sie gemalt hat, wird nicht erwähnt. Die künstlerische Ausstattung hatte unter dem Erbauer des Kastells, Galeazzo II. (1320–1378), begonnen und wurde durch seine Nachfolger fortgesetzt.[53] Die von Breventano im Jahre 1570 genannten Themen der Wandbilder, die sich wahrscheinlich auf die »Sala grande« im Nordflügel des Kastells bezogen, sind mit dessen Zerstörung im Jahre 1527 zugrunde gegangen. Damit fehlt heute die Möglichkeit, Pisanellos Wirken im visconteischen Kastell von Pavia nachzuweisen. Die Forschung hat für Pisanellos – allein auf Cesarianos Aussage gründende – Tätigkeit dort zwei verschiedene Zeitpunkte in Erwägung gezogen: 1424 und 1440. Vom 2. Mai 1424 datiert eine Nachricht über die Herrichtung des Kastells in Erwartung eines Besuchs des griechischen Kaisers Johannes VIII. Paläologus für eine Nacht.[54] Dem Wortlaut des Dokuments zufolge aber gab damals Filippo Maria Visconti (1392–1447) lediglich Auftrag, mit Sorgfalt das Schönste und Sauberste an Betten und Leinentüchern für den Besuch herzu-

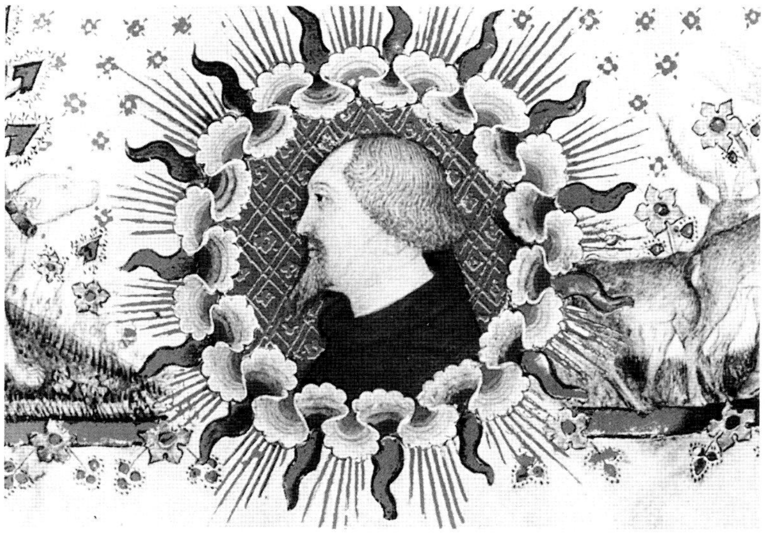

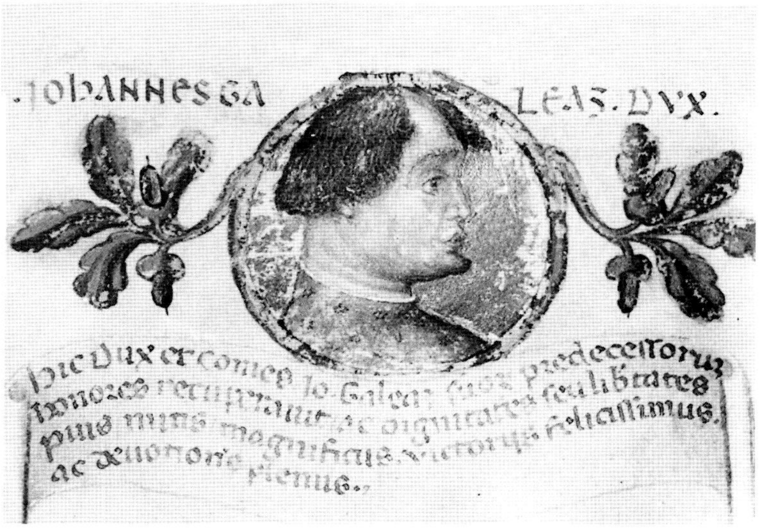

48 Giovannino de' Grassi.
Bildnis des Gian Galeazzo Visconti (1351–1402).
Psalter. Florenz, Biblioteca Nazionale Ms. BR 397,
fol. 115 recto

49 Michelino da Besozzo. Bildnisminiatur des Gian Galeazzo Visconti (1351–1402). Elogio Funebre, Grabrede des Pietro da Castelletto für Gian Galeazzo Visconti. Paris, Bibliothèque Nationale Ms. lat. 5888, fol. 12 verso

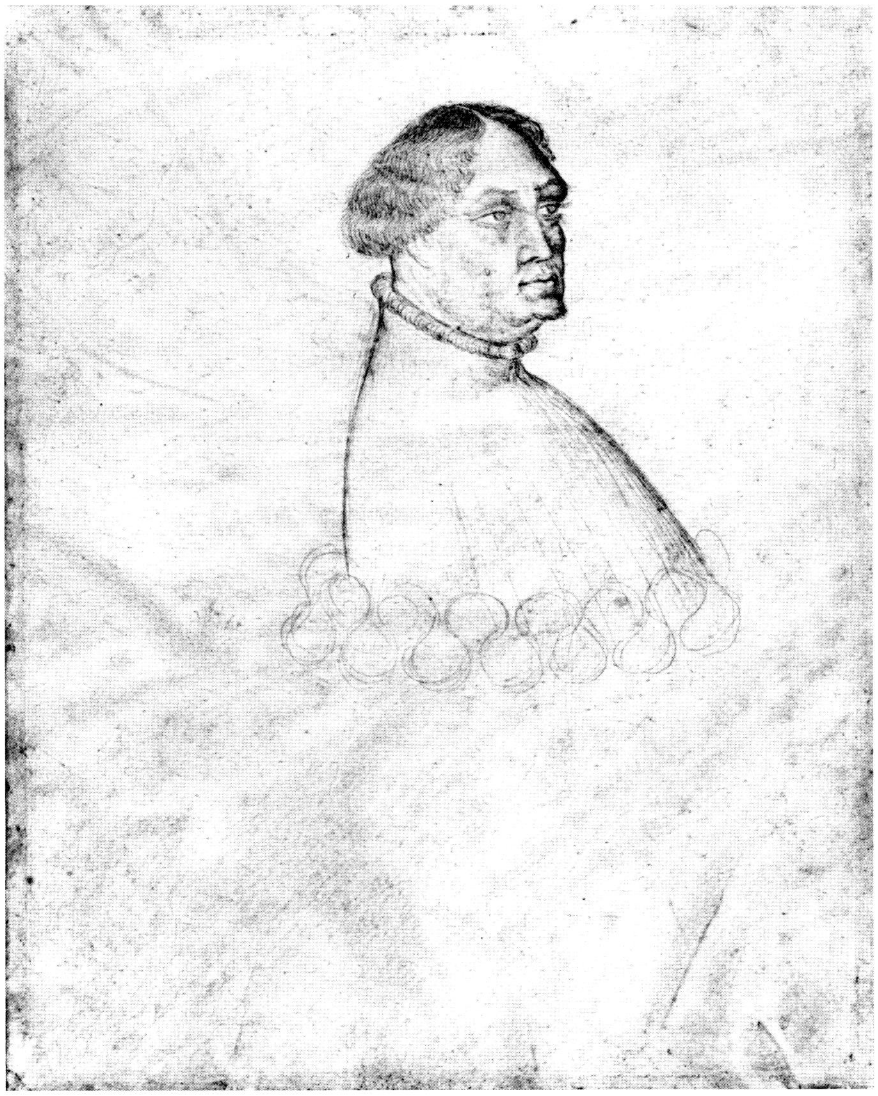

50 Pisanello. Gian Galeazzo Visconti (1351–1402). Silberstift auf Pergament, 14,3 x 11,5 cm. Paris, Louvre 2323 (Originalgröße)

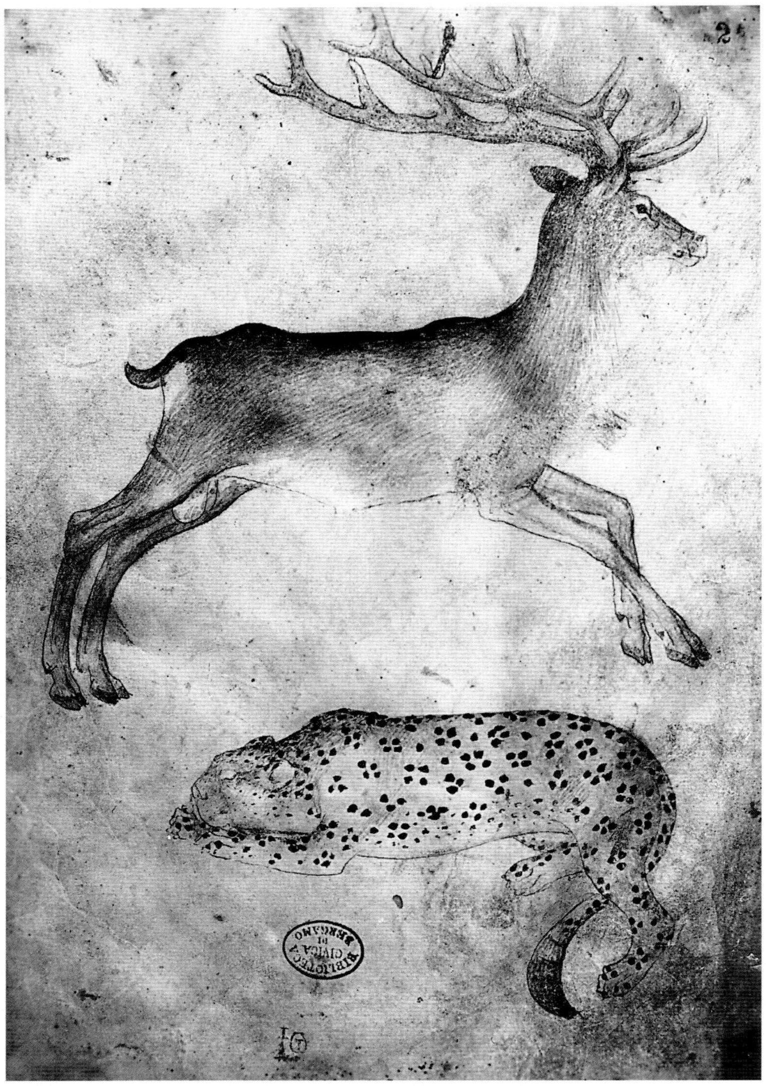

51 Giovannino de' Grassi. Tiermusterblatt. Bergamo, Biblioteca Civica Ms. D. VII. 14, fol. 2 recto

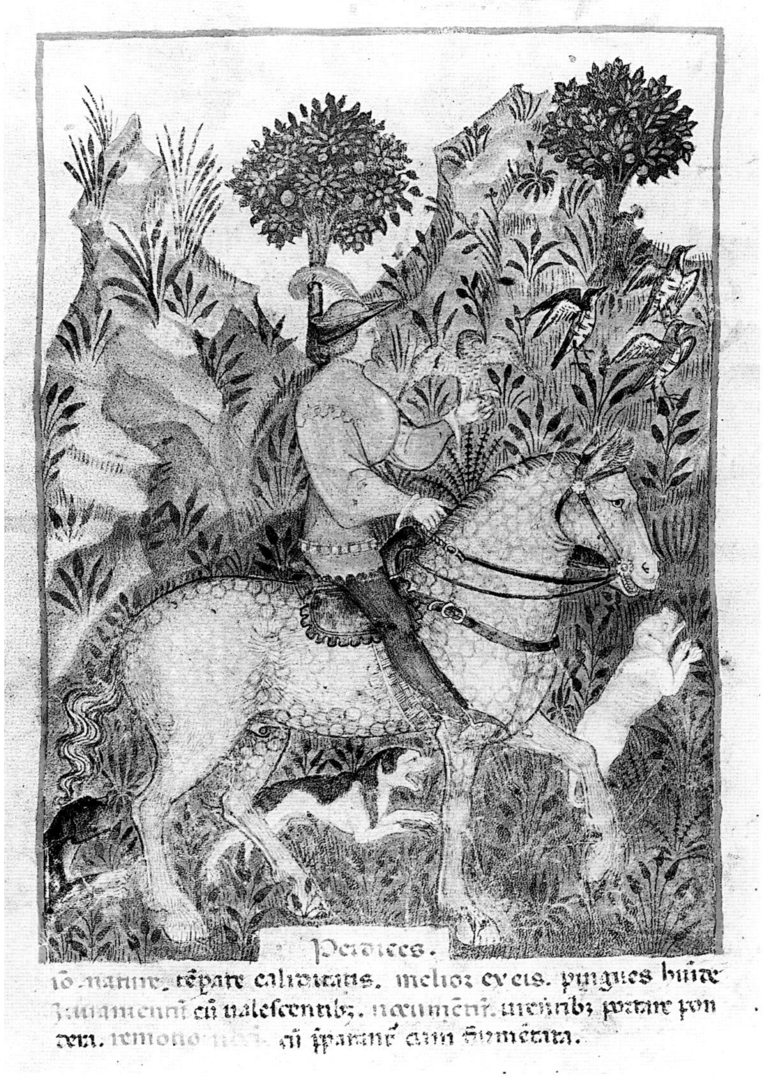

52 Umkreis des Giovannino de' Grassi. Rebhuhnjagd. Tacuinum Sanitatis. Paris, Bibliothèque Nationale Ms. nouv. acq. lat. 1673, fol. 67 verso

richten, damit dieser ehrenhaft empfangen würde. Von einer künstlerischen Ausstattung ist nicht die Rede.[55] Auch das andere Datum von 1440 kann im Zusammenhang mit Pisanellos Wandbildern für Pavia keine Geltung beanspruchen. Nach der kurzen Besetzung Veronas durch mailändische Truppen im November 1439, an der Pisanello teilgenommen hatte, wurde am 11. Mai in seiner Anwesenheit im Palazzo dell'Arengo von Mailand ein diesbezügliches Memoriale abgefaßt. Diese Nachricht gab Anlaß, sie gleichzeitig sowohl auf Pisanellos Tätigkeit in Pavia als auch auf seine Bildnismedaille des Filippo Maria Visconti (Abb. 235–236) zu beziehen. Für die Entstehung beider Werke ist jedoch dieses Datum der Anwesenheit Pisanellos in Mailand aus einem politischen Anlaß kein zwingender Grund. Daß Pisanellos Beziehungen zu Filippo Maria Visconti schon in frühere Zeit zurückreichen, wird durch einen Brief Pisanellos aus Rom an den Fürsten vom 28. Juni 1431 belegt. Darin bittet Pisanello, wegen seiner Arbeit an »Kirchengemälden« (in der Lateransbasilika), den Fürsten um Geduld für ein ihm versprochenes Werk aus Metall.[56] Dieser Auftrag an Pisanello dürfte also noch vor Antritt seiner Romreise, vor 1431, erfolgt sein. Andererseits ist die hier vorgestellte Gruppe der in Pavia und Mailand entstandenen Zeichnungen Pisanellos das sprechendste Zeugnis dafür, daß Pisanello bereits in den frühen zwanziger Jahren mit der Sphäre des visconteischen Hofes vertraut war.

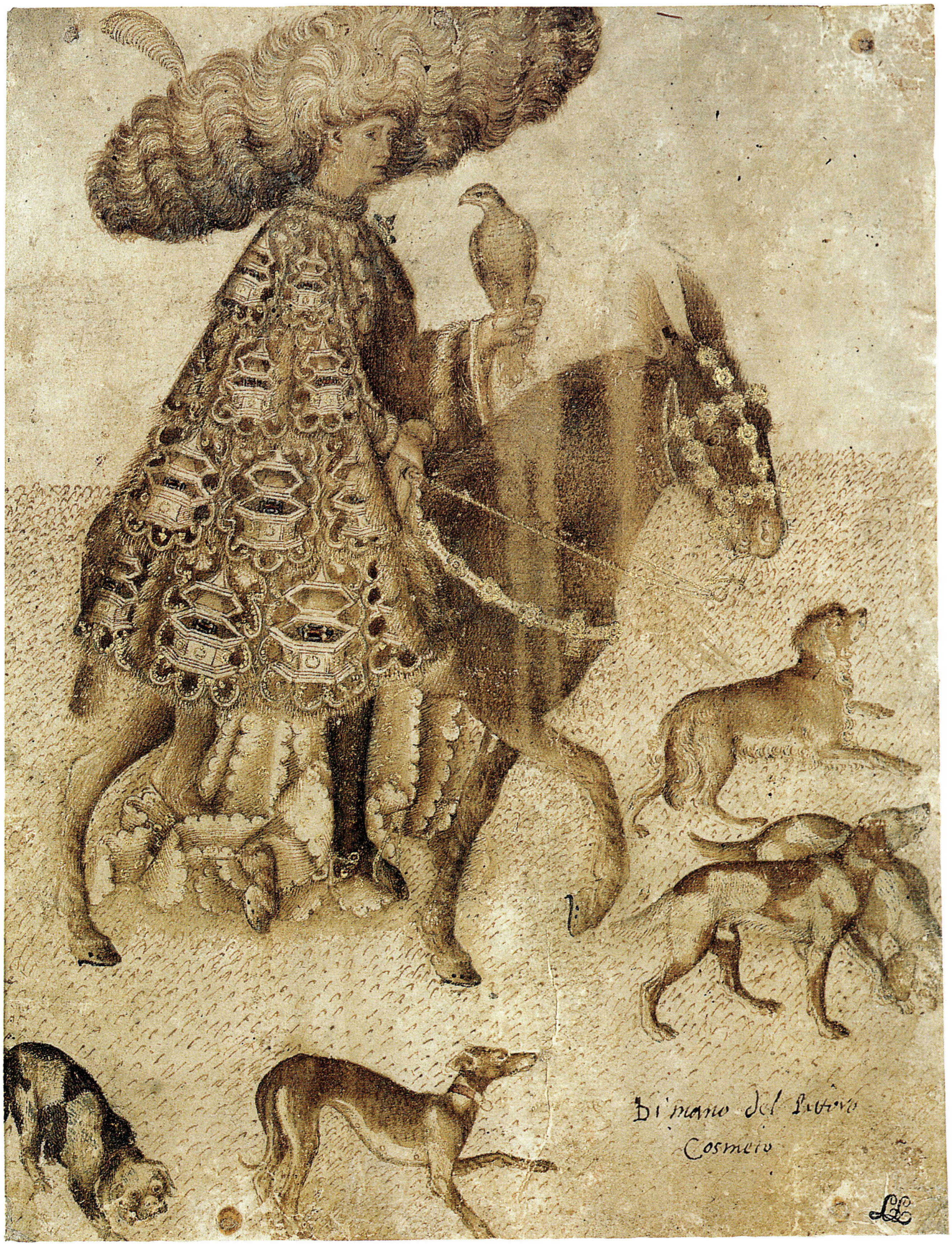

53 Pisanello. Este-Prinz als Falkner. Feder, Pinsel in braun, rot, blau und gold auf Papier, 22,6 x 17,3 cm. Paris, Collection Frits Lugt, Institut Néerlandais 6164 (Originalgröße)

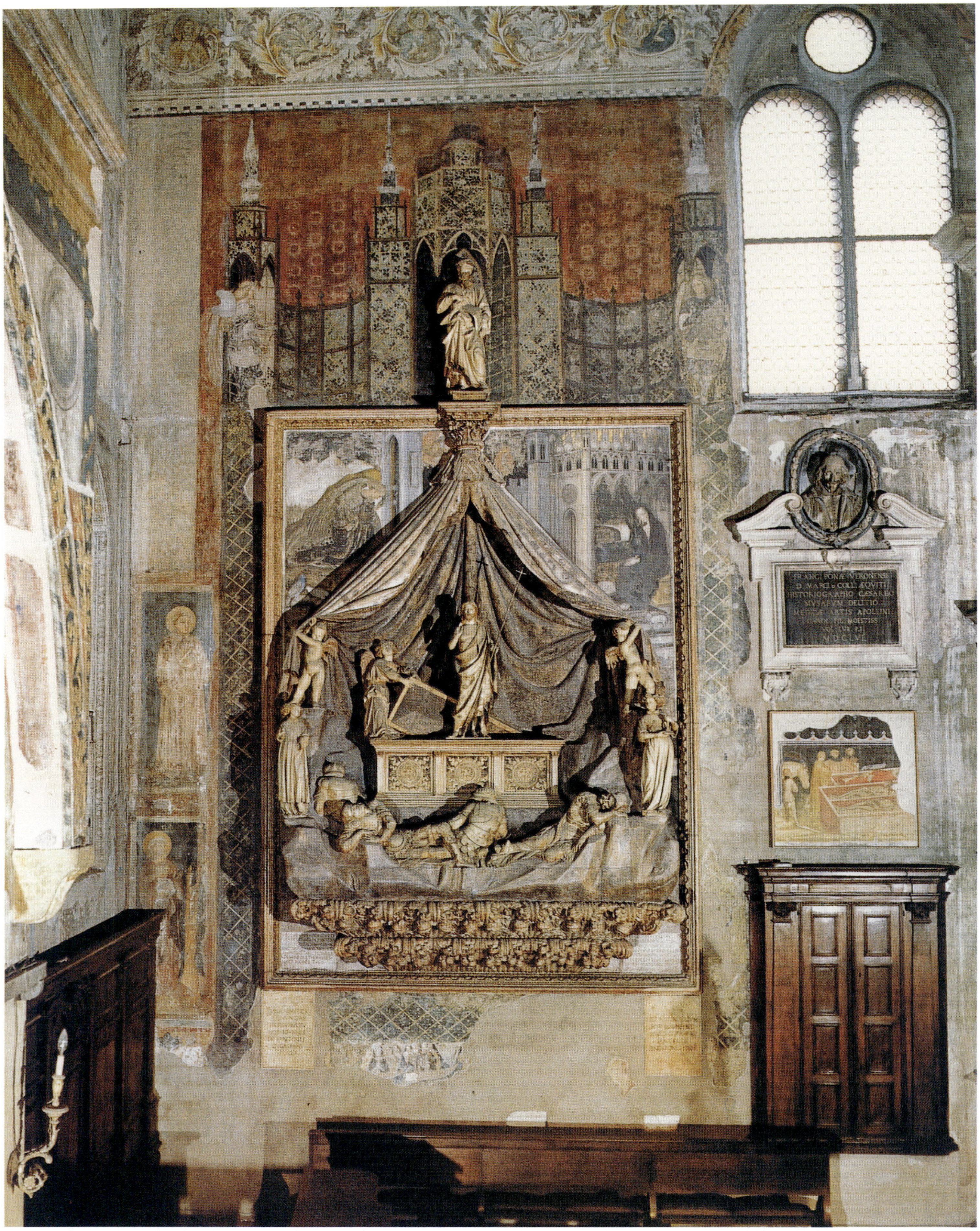

54 Grabmonument des Nicolò Brenzoni, 1426. Auferstehung Christi von Nanni di Bartolo. Verkündigung, Erzengel Raphael und Michael von Pisanello. Verona, San Fermo Maggiore

Pisanellos Wandbild zum Grabmonument des Nicolò Brenzoni in San Fermo Maggiore, Verona

ANNEGRIT SCHMITT

Das früheste erhaltene größere Auftragswerk Pisanellos ist der Bildschmuck zum Grabmonument des Nicolò Brenzoni in San Fermo Maggiore, Verona (Abb. 54). Die Brenzoni waren kleine veronesische Feudalherren. Nicolò starb 1422. Im Auftrag seines Sohnes hat der Florentiner Donatelloschüler Nanni di Bartolo, genannt Il Rosso, das plastische Mittelstück, die Auferstehung Christi unter einem figurenbekrönten Baldachin, geschaffen, die Pisanellos Wandmalerei ins Viereck zu erweitern und mit einer gemalten Rahmung zu umgeben hatte. Als Hauptdarstellung brachte Pisanello rechts und links vom Baldachin über Nannis plastischer Gruppe eine Verkündigung an. Beide Künstler haben ihr Werk signiert. Eine der beiden später entfernten Inschrifttafeln zum Brenzonigrabmonument nennt das Datum 1426 als Vollendungsjahr.[1]

Für die Verbindung eines plastischen Wandgrabes mit einer gemalten Komposition gab es in Verona Vorstufen. Aber keines der vorausgehenden Monumente hatte dem Totengedächtnismal für Nicolò Brenzoni nur annähernd vergleichbare Dimensionen. Erstrecken sich doch bei diesem die dekorativen Teile über die volle Wandhöhe, auf die Pisanello in leuchtendem Rot einen gemusterten Vorhang als eine Plastik und Malerei verbindende Hintergrundsfolie gemalt hat.

Im christlichen Erlösungsglauben besteht zwischen *Verkündigung* und *Auferstehung* ein symbolischer Bezug. Die Botschaft des Erzengels Gabriel an Maria deutet auf den »ersten Eintritt Christi in die Welt, wobei Pisanello sich jenes realistischen Darstellungstypus bediente, der den Eintritt wirklich andeutet, indem er das Kind vom Himmel zu Maria herabschweben läßt«.[2] Die leibliche Auferstehung Christi erfüllte die höchste Heilserwartung, die Auferstehung aller Toten zum ewigen Leben.

Mit seiner Rahmung um das Brenzonimonument in Form eines Rosenspaliers griff Pisanello erneut das Thema Heilserwartung auf (Abb. 54, 77, 79, 81). Rosenhag oder Rosenhecke waren ein seit dem 14. Jahrhundert beliebtes Bildmotiv, vornehmlich in der Verbindung mit der Darstellung der thronenden, gekrönten Maria mit dem Kind oder der am Boden sitzenden »Madonna dell'Umiltà«. Die Rose galt »als Symbol ihrer vom Fluch der Erbsünde nicht berührten Natur«,[3] der sie umgebende Rosenhag verkörperte den verschlossenen Garten des Hohen Liedes, »Hortus conclusus«, und war Sinnbild für das durch die Erbsünde verlorene, aber durch Christi Tod wiedergewonnene Paradies.[4] Mit seiner »Madonna della Quaglia« (Abb. 4) hatte Pisanello selbst, um 1420, eine Variante zum Thema Rosenhag-Madonna geschaffen.[5] Auch die Gegenüberstellung von »Madonna im Rosenhag« und Verkündigung war zur Zeit des internationalen »weichen Stils« beliebt.[6]

Die Rahmenfunktion für das Wandgrab bestimmte Pisanellos spezifische Formgebung des »Hortus conclusus«-Motivs. Drei Seiten sind, einer Bordüre ähnlich, als schmales Lattengitter gebildet, um sich in der Höhe zu einer übergreifenden, betont räumlichen Tabernakelarchitektur zu entfalten. Das Rahmenmotiv wurde zum raumhaltigen »Hortus conclusus«. Die beiden Erzengel Gabriel und Michael in den perspektivisch dargestellten Ecktabernakeln

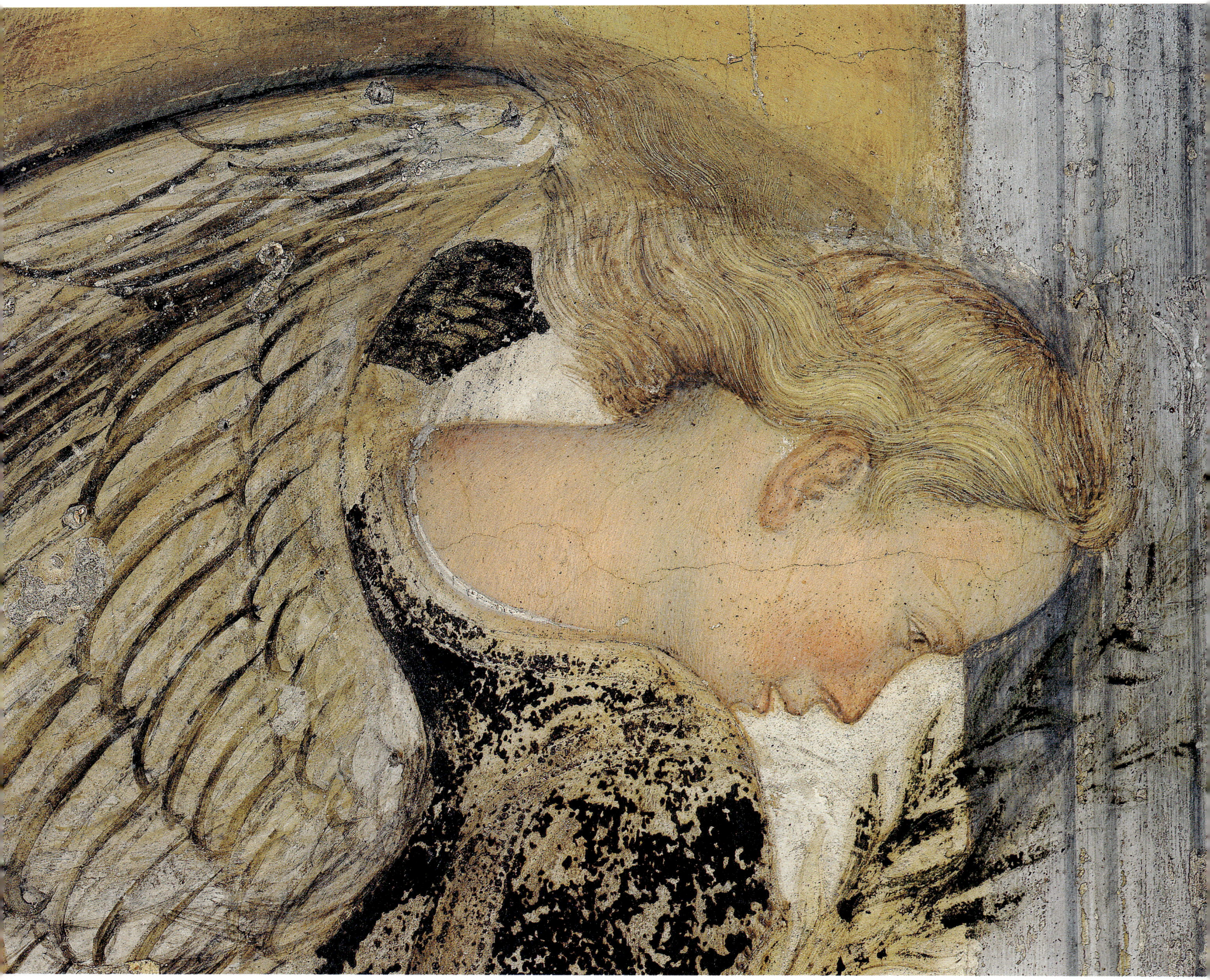

55–56 Pisanello. Verkündigungsengel. Verona, San Fermo Maggiore

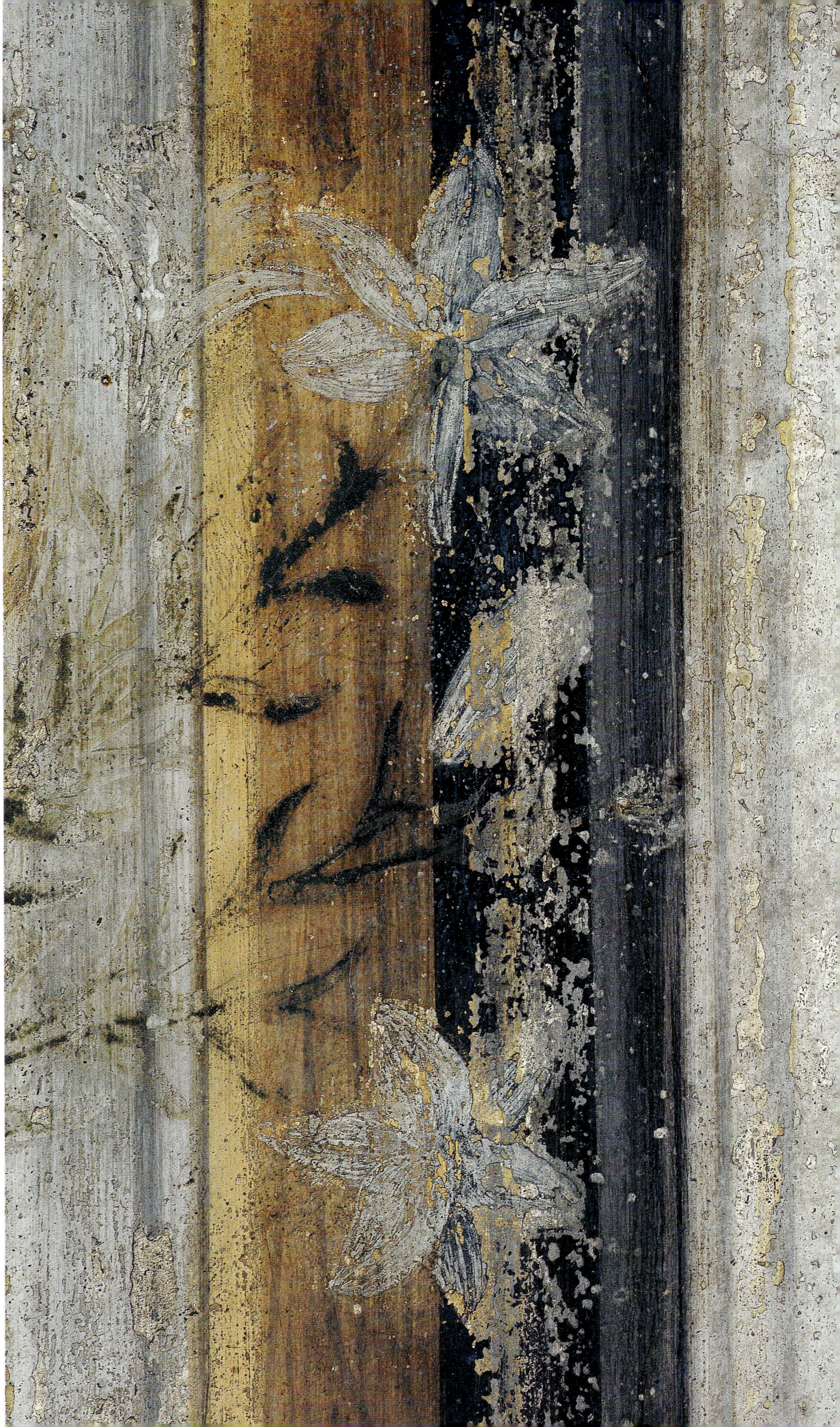

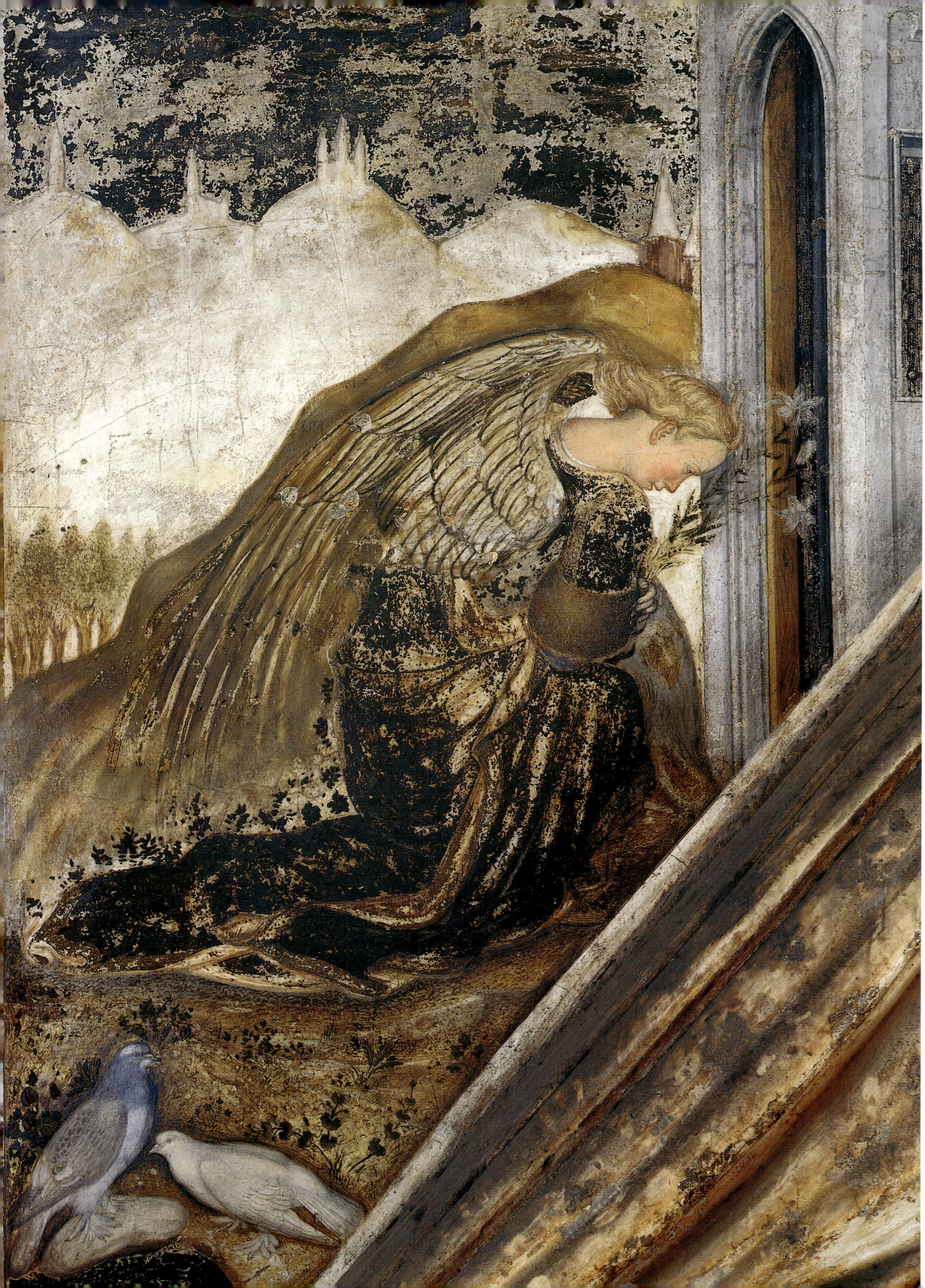

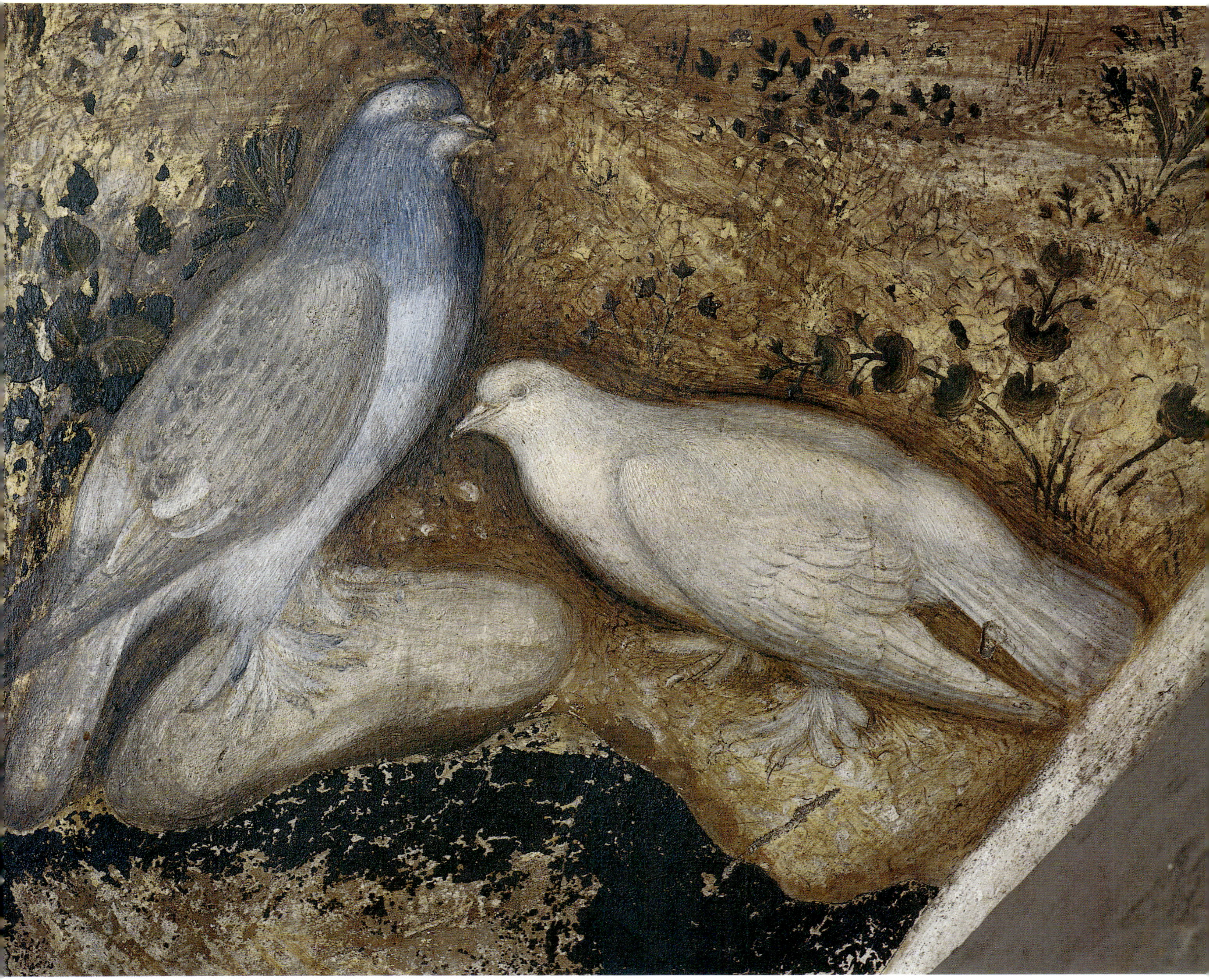

58 Pisanello. Taubenpaar. Verona, San Fermo Maggiore

◁ 57 Pisanello. Verkündigungsengel. Verona, San Fermo Maggiore

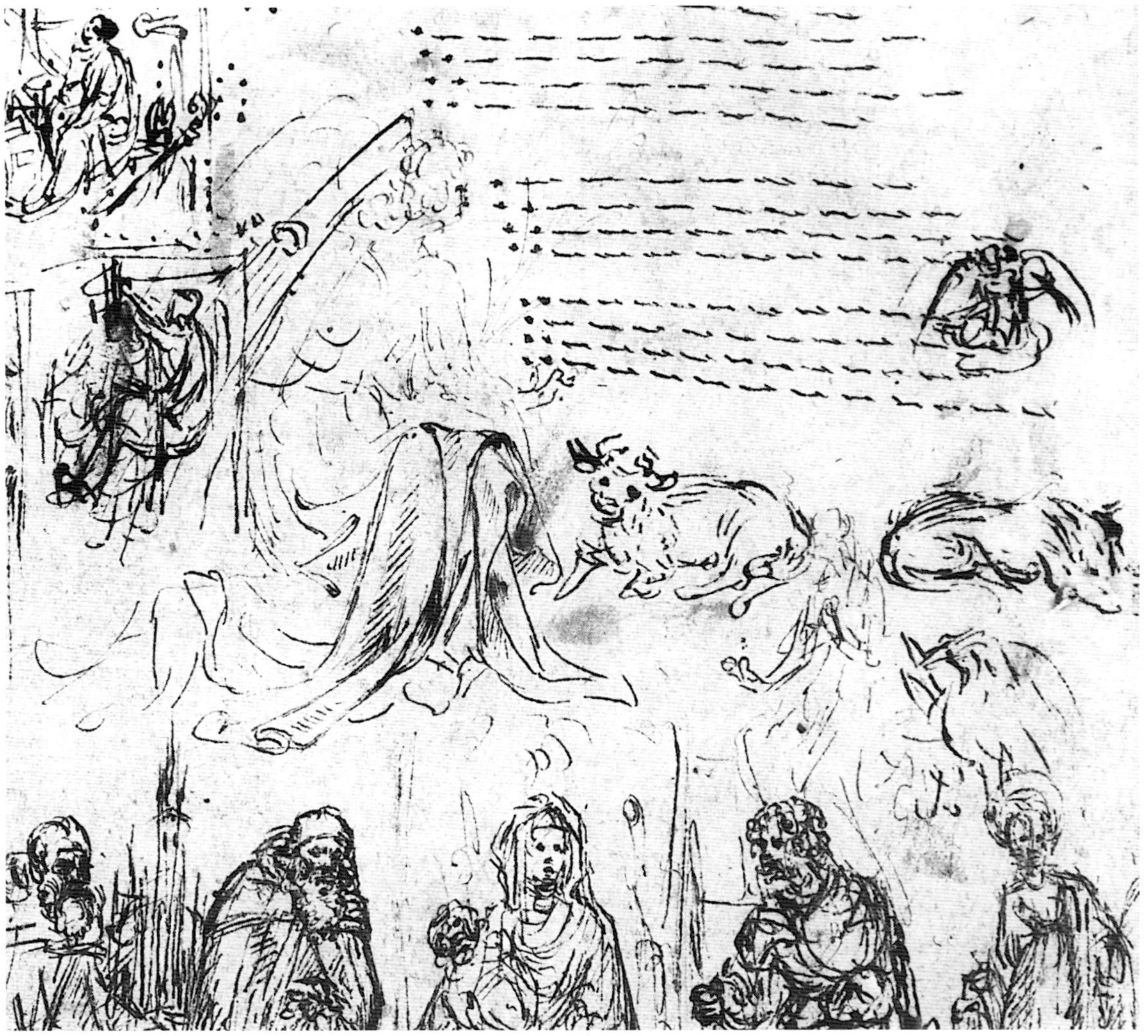

59 Pisanello. Skizze zu einer Verkündigungsszene. Feder auf geröteltem Papier. Paris, Louvre 2631 (Ausschnitt aus Abb. 261)

nehmen in ihrer gemalten Körperhaftigkeit Bezug auf die wirkliche Körperplastik des Propheten im Mitteltabernakel. So führte Pisanello die beiden gegensätzlichen Techniken des Monuments – Plastik und Malerei – gegenständlich und geistig zur künstlerischen Einheit.

Seine besondere und tiefe, schon in frühen Beschreibungen zum Ausdruck kommende Wirkung verdankt das Brenzonimonument im wesentlichen Pisanellos Beitrag der Verkündigungsdarstellung. Das Zusammenspiel von erhabener Geistigkeit und sinnlicher Schönheit beeindruckte Pisanellos Zeitgenossen ebenso wie sie noch heute berührt. Hier erstrahlte in Verona ein Werk in einer neuen Sprache, die das Göttliche durch die eigene spontane Naturbeobachtung vermenschlichte.

Die früheste Beschreibung, die von Pisanellos Wandbild erhalten ist, ein von Vasari überlieferter Augenzeugenbericht des Veroneser Dominikanermönchs Fra Marco de' Medici (gest. 1583), nimmt auf dieses Neue in Pisanellos Kunst Bezug, wenn sie an dem Wandbild besonders die natürliche, lebensnahe Darstellung der Tiere und Vögel rühmt.[7] Die Bewunderung gilt dem Taubenpaar unterhalb des Engels in der Landschaft, dem kleinen Hund, der zu Füßen Mariens die Häuslichkeit ihrer Sphäre verbildlicht, vielleicht auch den heute kaum mehr sichtbaren drei Vögeln außerhalb ihres Wohngemachs, am unteren Bildrand (Abb. 57–58, 65).

Diese intensive, differenzierende Zuwendung Pisanellos an die Welt der Tiere erreichte rund zehn Jahre später einen Höhepunkt in seinem zweiten

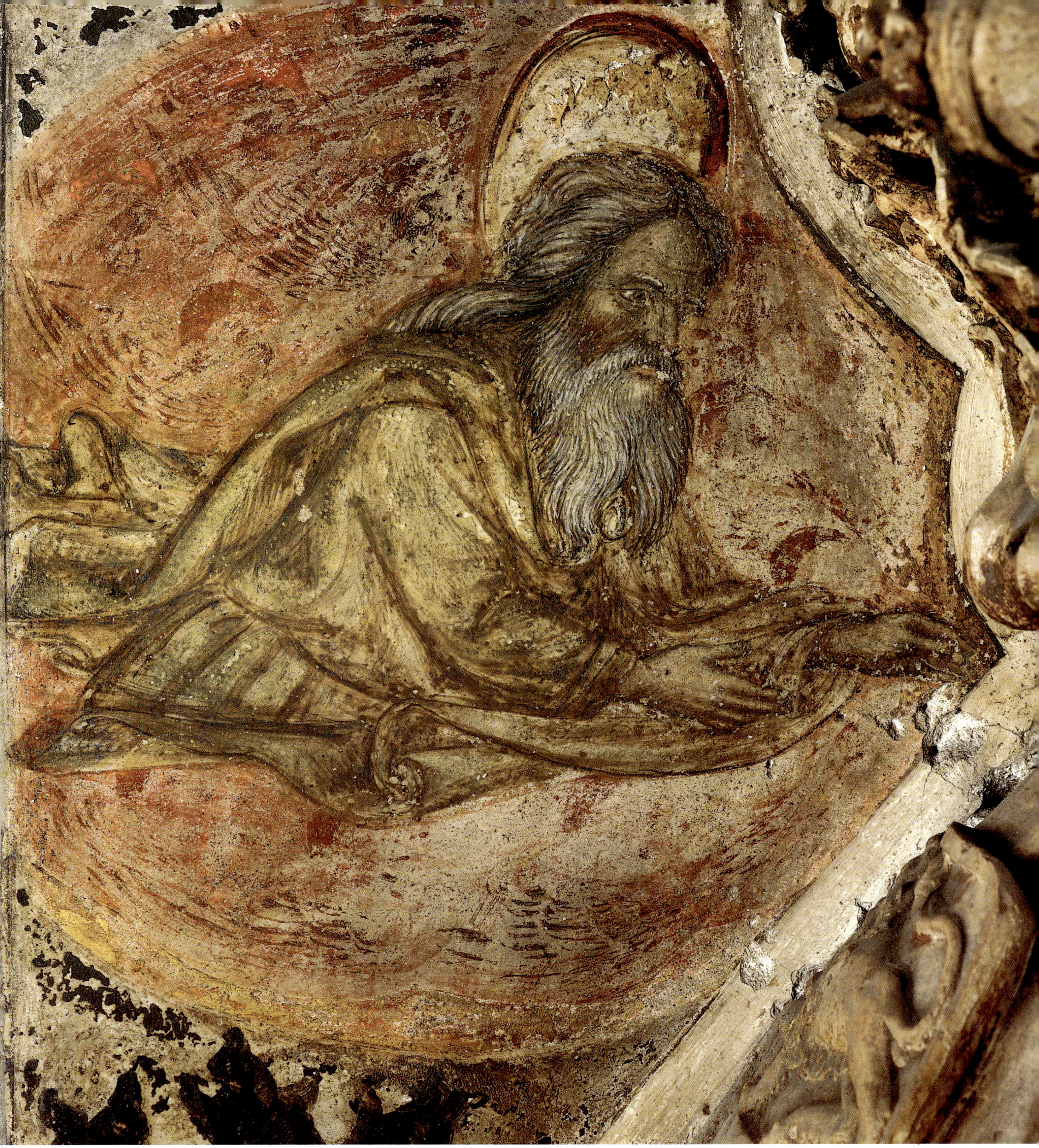

60 Pisanello. Gottvater. Verona, San Fermo Maggiore

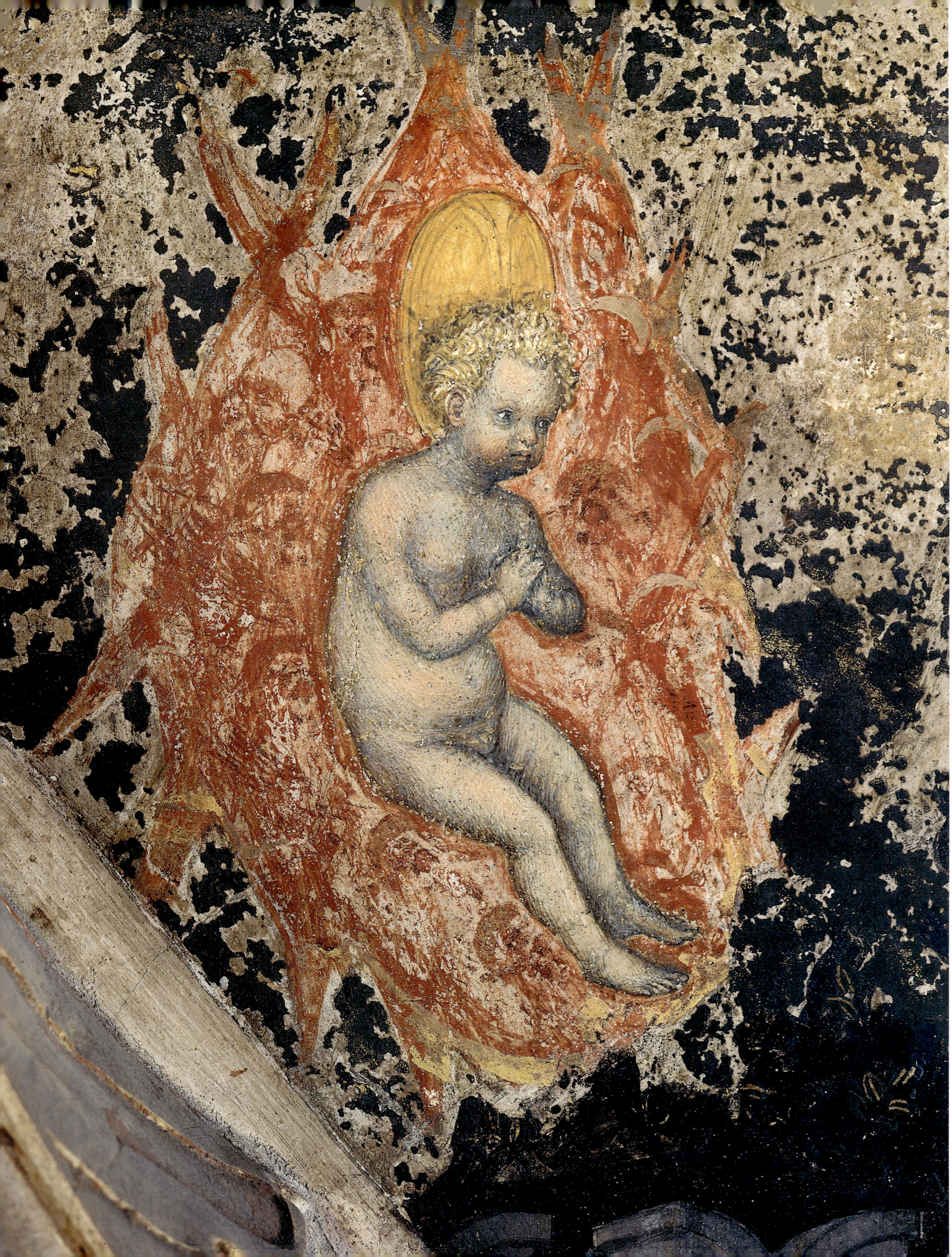

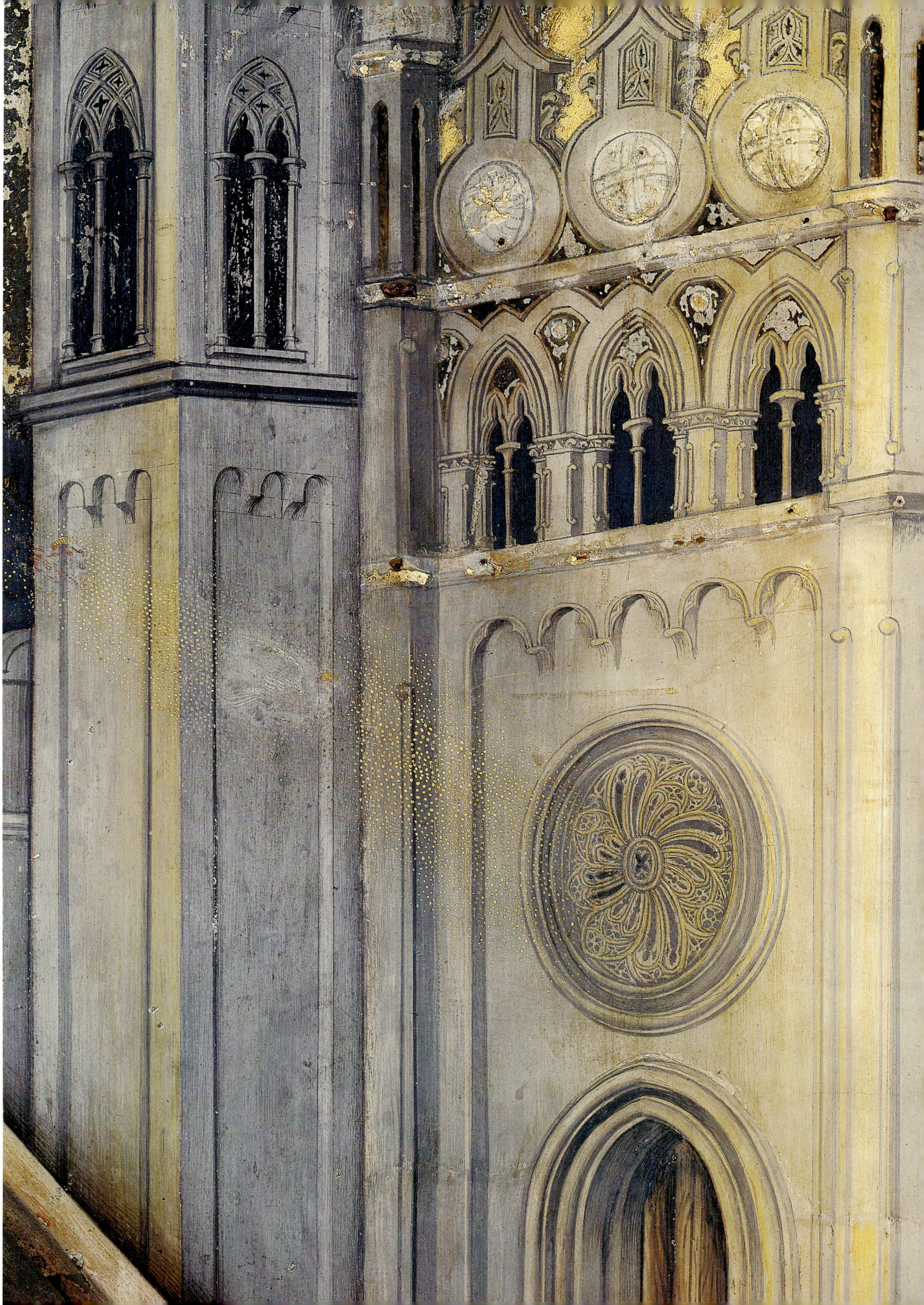

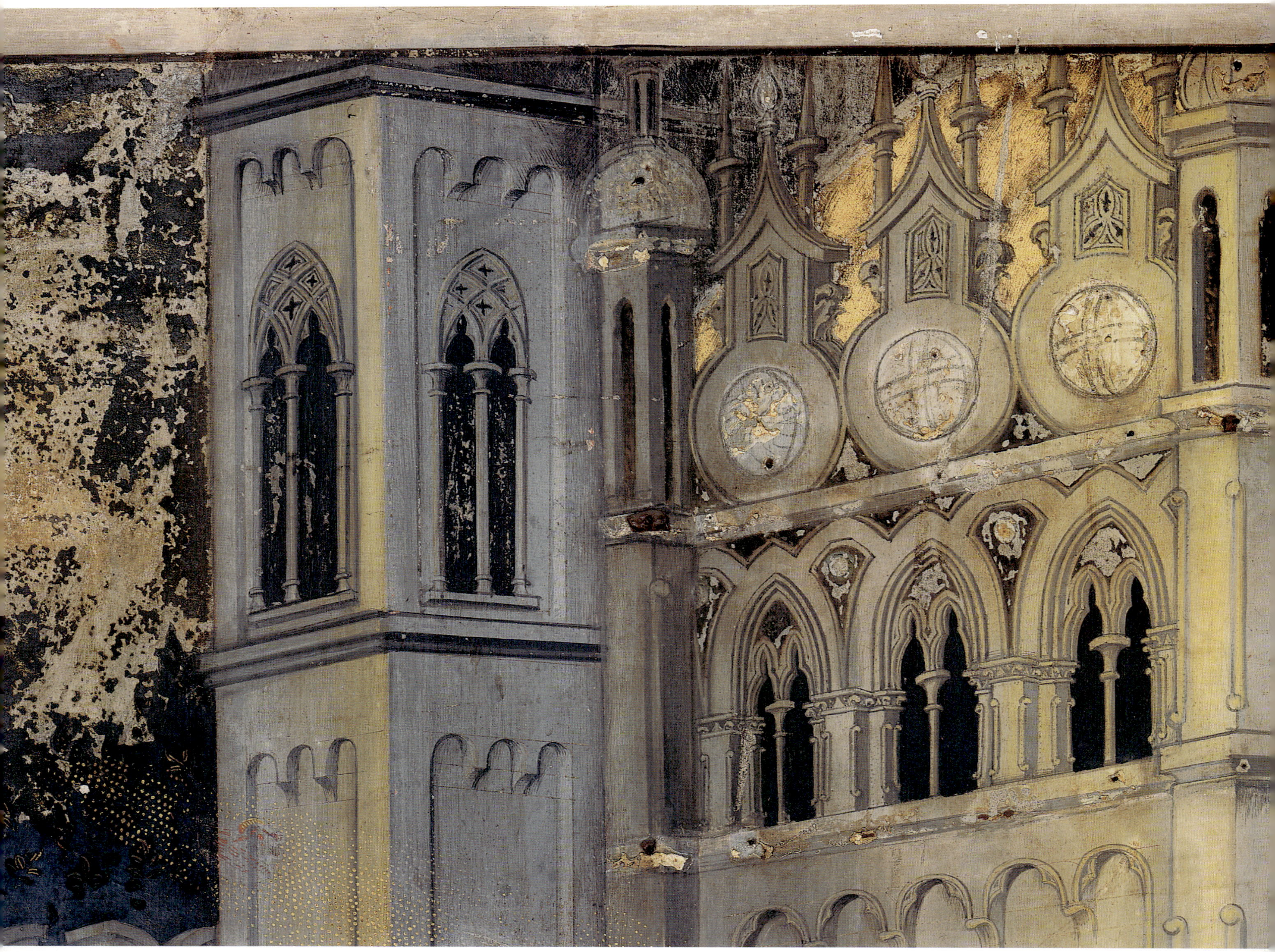

63 Pisanello. Gotische Architektur, Gemach der Maria. Verona, San Fermo Maggiore

◁ 61 Pisanello. Christuskind. Verona, San Fermo Maggiore

◁ 62 Pisanello. Fassade mit gotischer Maßwerkrose, Gemach der Maria. Verona, San Fermo Maggiore

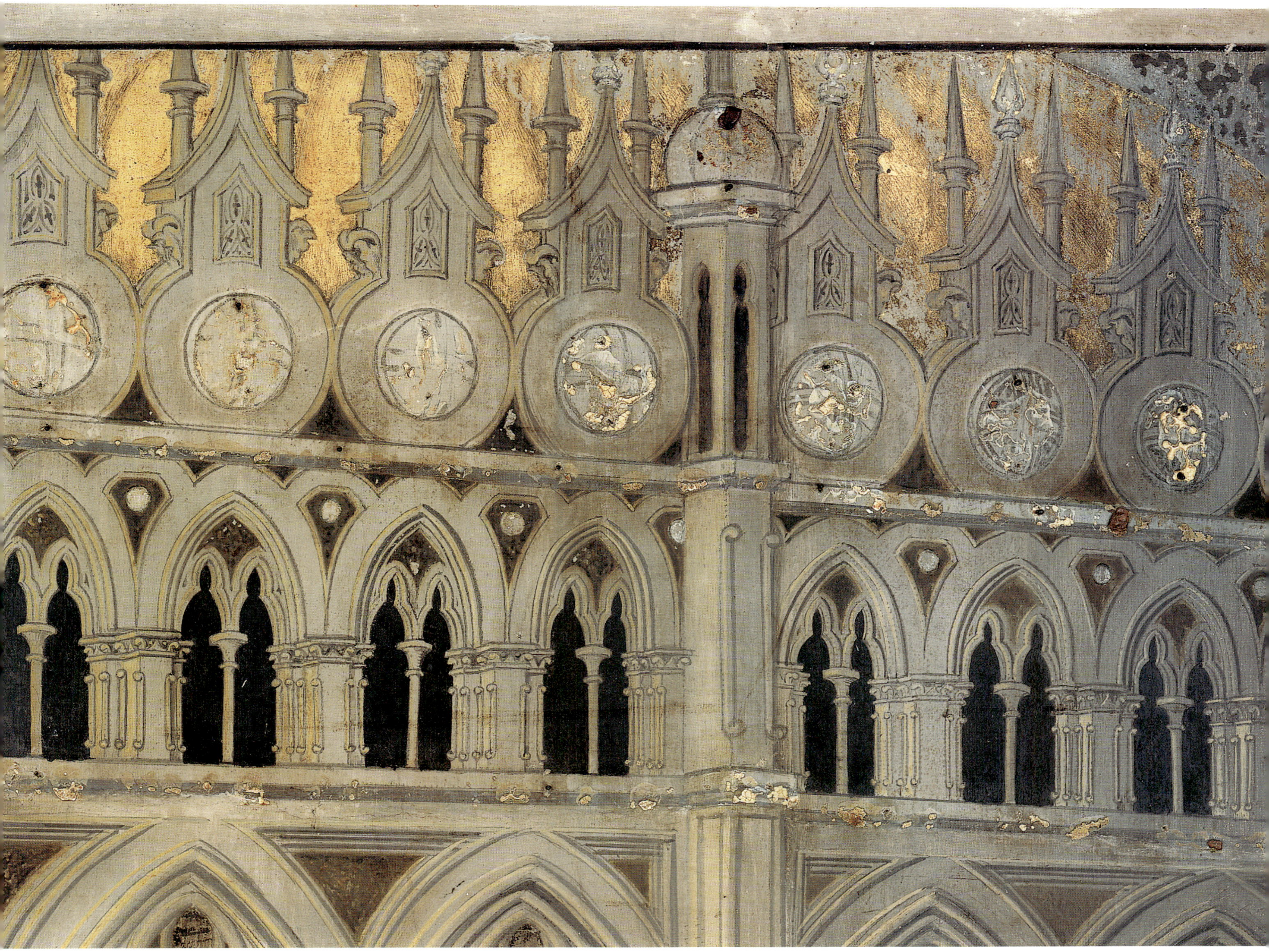

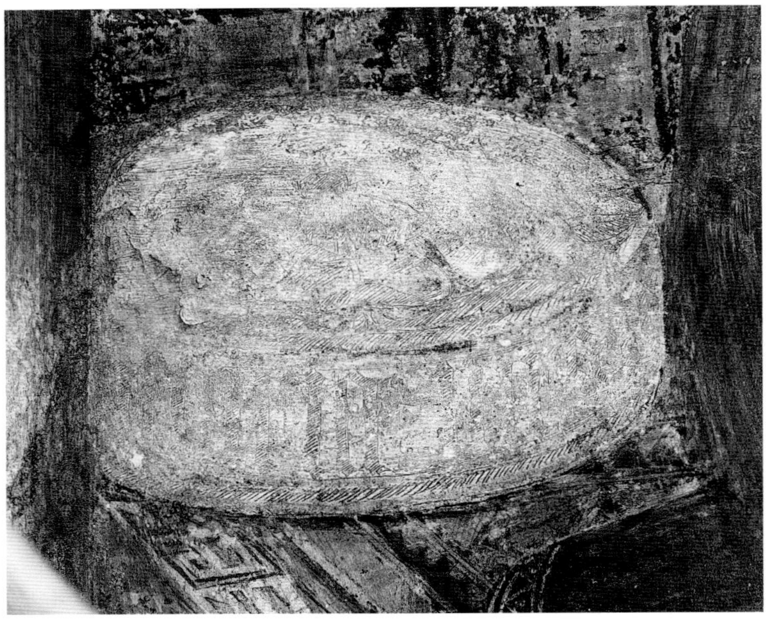

64 Pisanello. Kissen, Gemach der Maria. Verona, San Fermo Maggiore

Veroneser Auftragswerk, dem Georgswandbild von Sant'Anastasia, wo, wenngleich vom Thema her keineswegs erforderlich, eine wahre Musterschau von lebenden und toten Geschöpfen geboten wird (Abb. 138).

Den Tieren, die vor allem durch ihr Auftreten in einer religiösen Szene wie der Verkündigung von San Fermo Beachtung fanden, eignet hier jedoch noch keineswegs jene seelische und lyrische Ausdruckskraft, die Pisanellos gleichzeitige Menschendarstellung auszeichnet. Maria und Gabriel beherrschen kompositionell und seelisch das Bildgeschehen. In natürlicher Jugendlichkeit kniet der Engel vor dem gotischen Portal eines Vorhofs, »der große Zug der Schwingen, das Ausgleiten des Mantels lassen noch das machtvoll überirdische, aber hier im Sinne einer neuen Naturnähe durchaus ›mögliche‹ Heranfliegen spüren... Das tiefe, jugendlich jähe Sichbeugen des Körpers, zu dessen Köstlichkeit der Blick fast unfrei von dem antikisch schönen Nacken weitergeführt wird, das demütig tiefe Neigen des Hauptes mit halbgeöffneten Lippen, so eifrig, daß die blonden Haare in reizvoll irdischer Natürlichkeit nach oben flattern, stehen zu der himmlischen Unantastbarkeit der ganzen Erscheinung im gleichen schönen Gegensatz wie – rein formal betrachtet – die vielen auf Einzelbeobachtungen beruhenden Teile der Darstellung in Gegensatz stehen zum Melodiehaften, im besten Sinn Dekorativen ihres Vortrages« (Abb. 55–57).[8]

Es kennzeichnet die Stellung des Wandbildes von San Fermo als frühes Werk Pisanellos, daß dort die Einflüsse jener drei Persönlichkeiten, die ihn in der Frühzeit als Vorbilder leiteten, unverkennbar ablesbar sind. An das Formempfinden von Michelino da Besozzo erinnert der rhythmische Zusammenklang der beiden Hauptgestalten Maria und Verkündigungsengel (Abb. 57, 76). Beide sind sich gegenseitig entsprechenden Bewegungskurven einbeschrieben. Auf Gentile da Fabriano gehen Pisanellos Tendenzen zurück, seine Geschöpfe seelisch belebend zu durchdringen. Der Erzengel Michael findet in Gentiles Dreikönigsaltar (Florenz, Uffizien) in Form und Geist seine Vorgänger (Abb. 81–82). Im Auftrag des Florentiner Bankiers Palla Strozzi für Santa Trinita in Florenz 1423 entstanden, rund drei Jahre bevor Pisanello sein Wandbild in San Fermo schuf, verkörpert Gentiles Dreikönigsaltar die hochentwickelte verfeinerte höfische Geschmackskultur. Nebenmotive machen die Anbetung zu einem Schauplatz weltlichen Gepränges. Aber die »verweltlichte« Malerei blieb frei von beunruhigenden Störzonen, weil letzte Vollkommenheit alles Dargestellten Gentiles höchstes künstlerisches

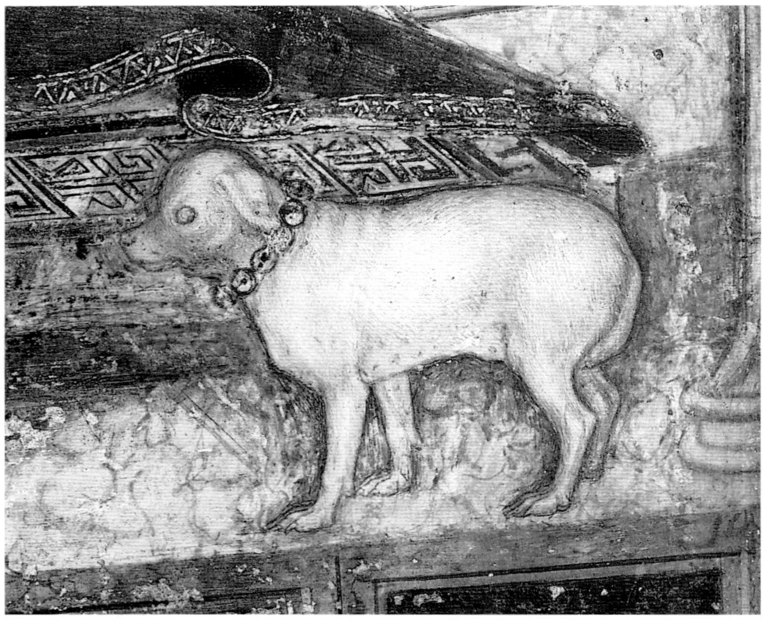

65 Pisanello. Hund zu Füßen Mariens. Verona, San Fermo Maggiore

66 Pisanello. Maria. Verona, San Fermo Maggiore ▷

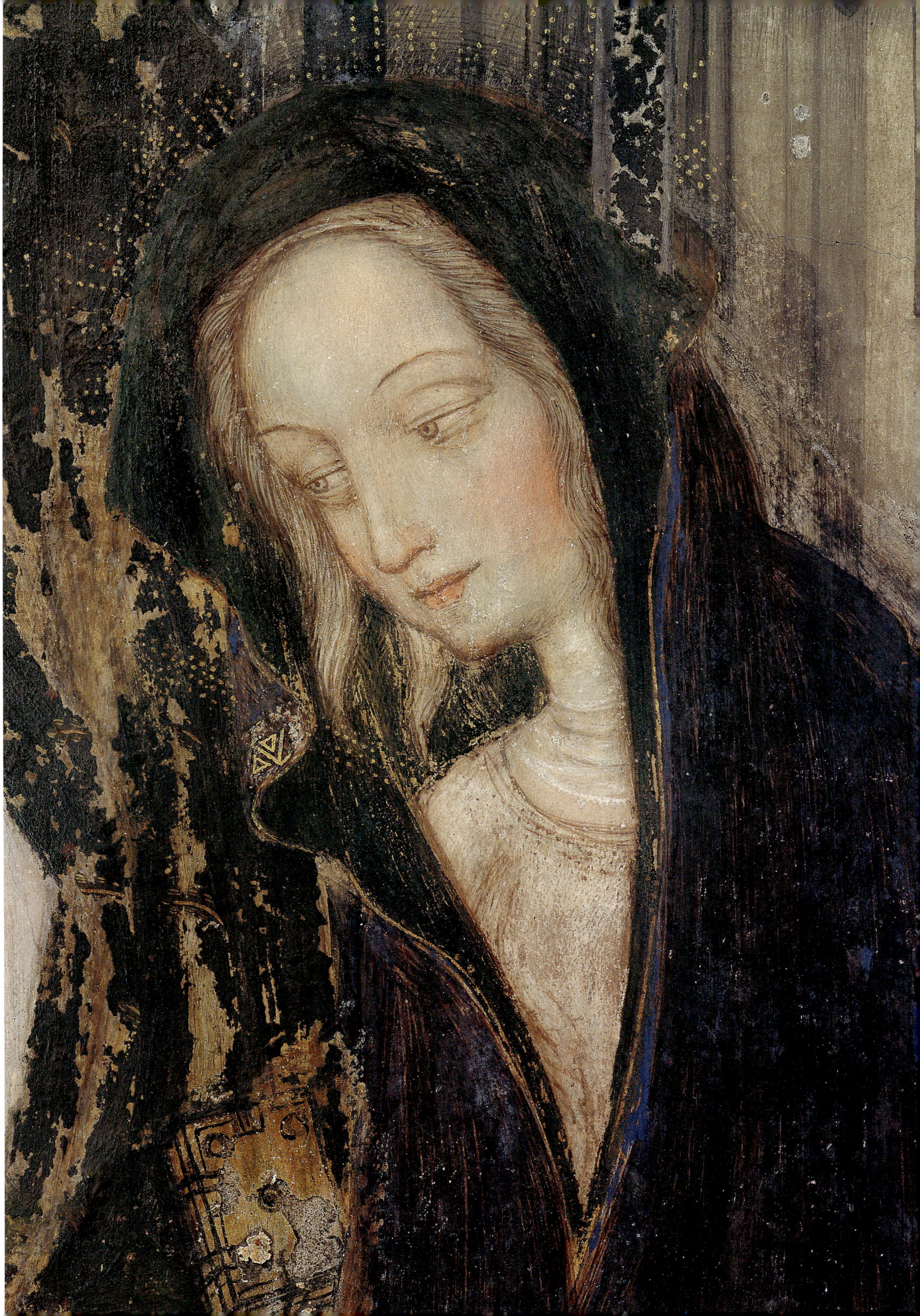

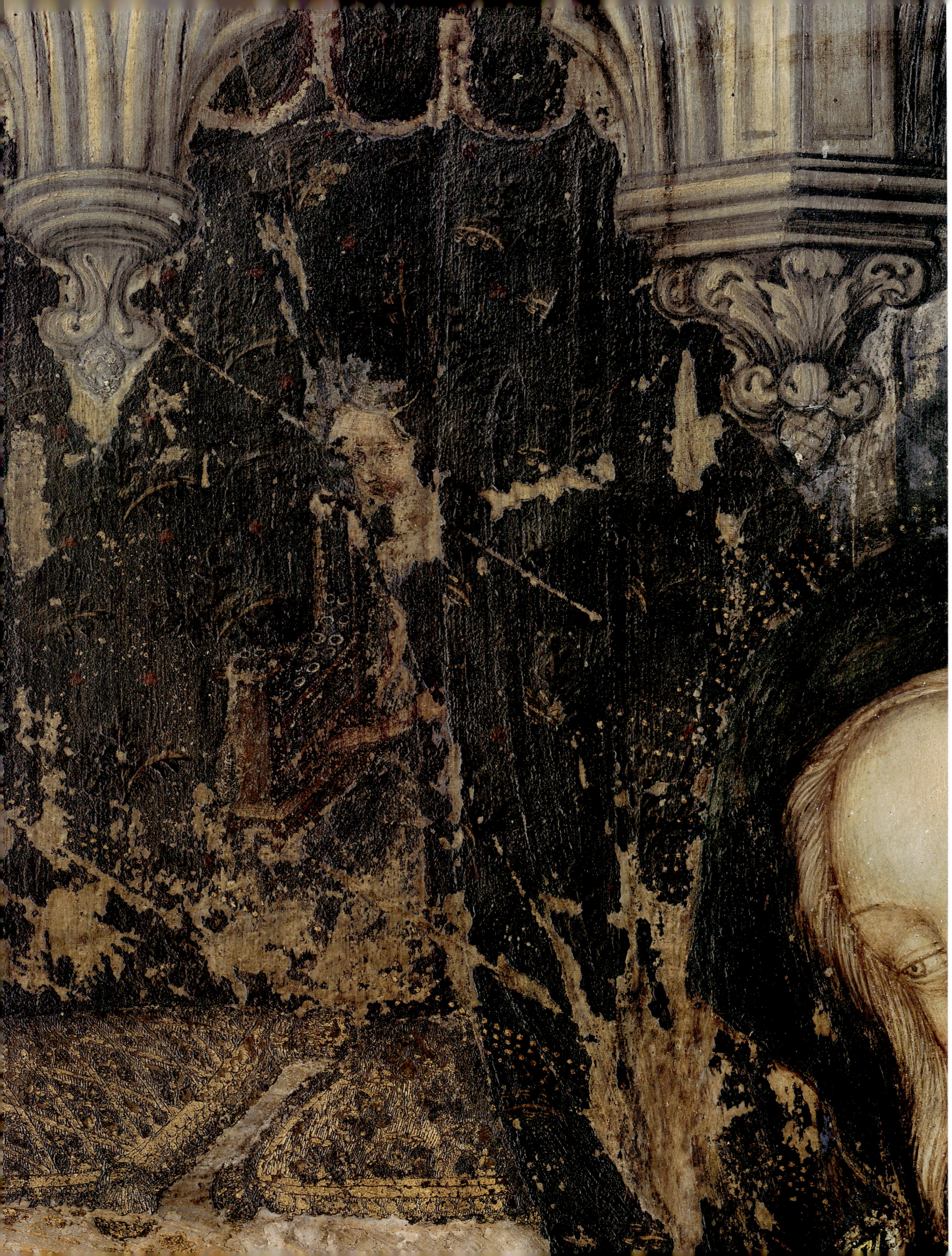

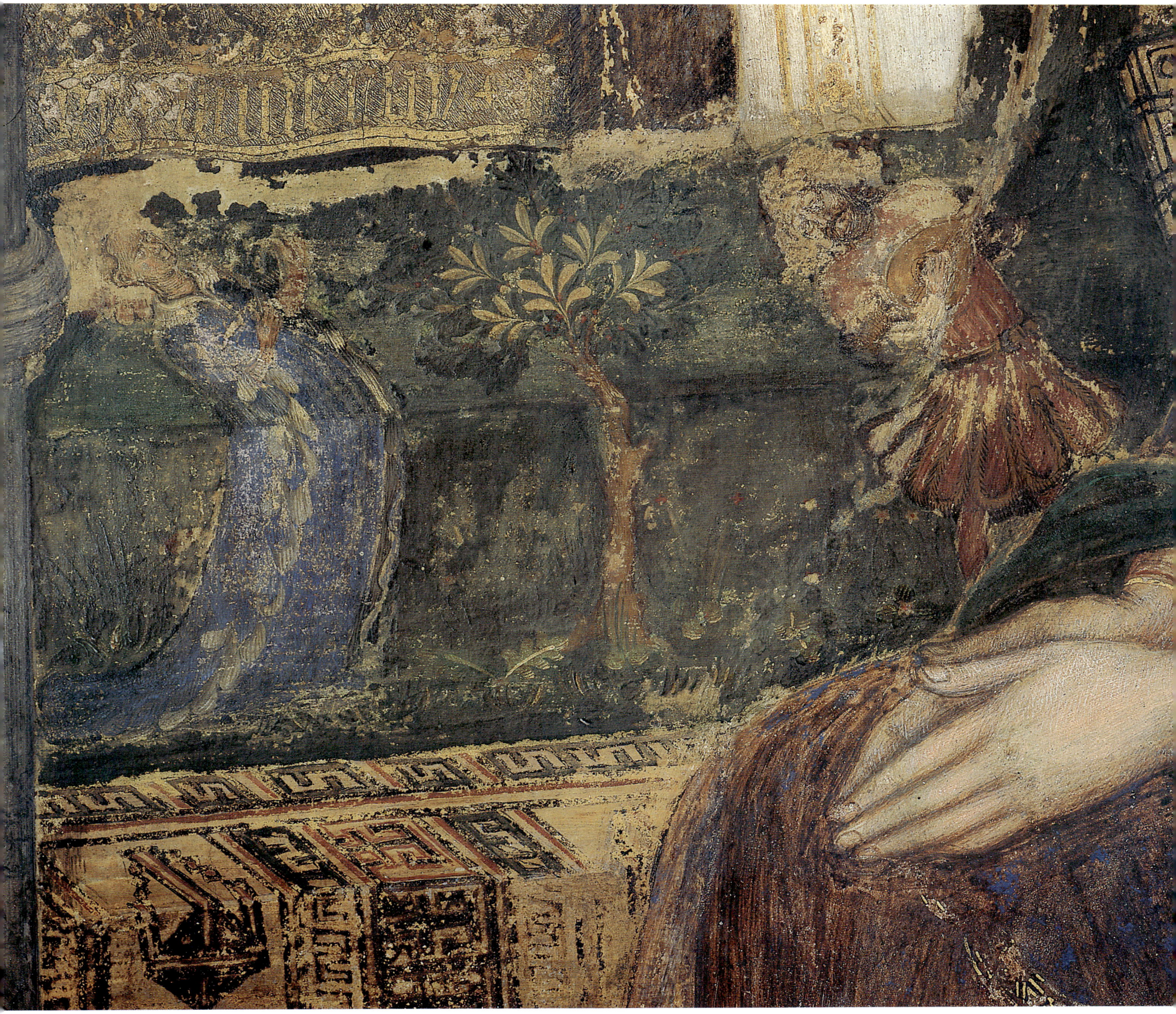

68 Pisanello. Tapisserie im Gemach Mariens mit lautenspielendem Kavalier vor seiner Dame. Schematische Zeichnung siehe Abb. 71. Verona, San Fermo Maggiore

◁ 67 Pisanello. Tapisserie der Bettnische mit Orgelspielerin. Schematische Zeichnung siehe Abb. 70. Verona, San Fermo Maggiore (Ausschnitt)

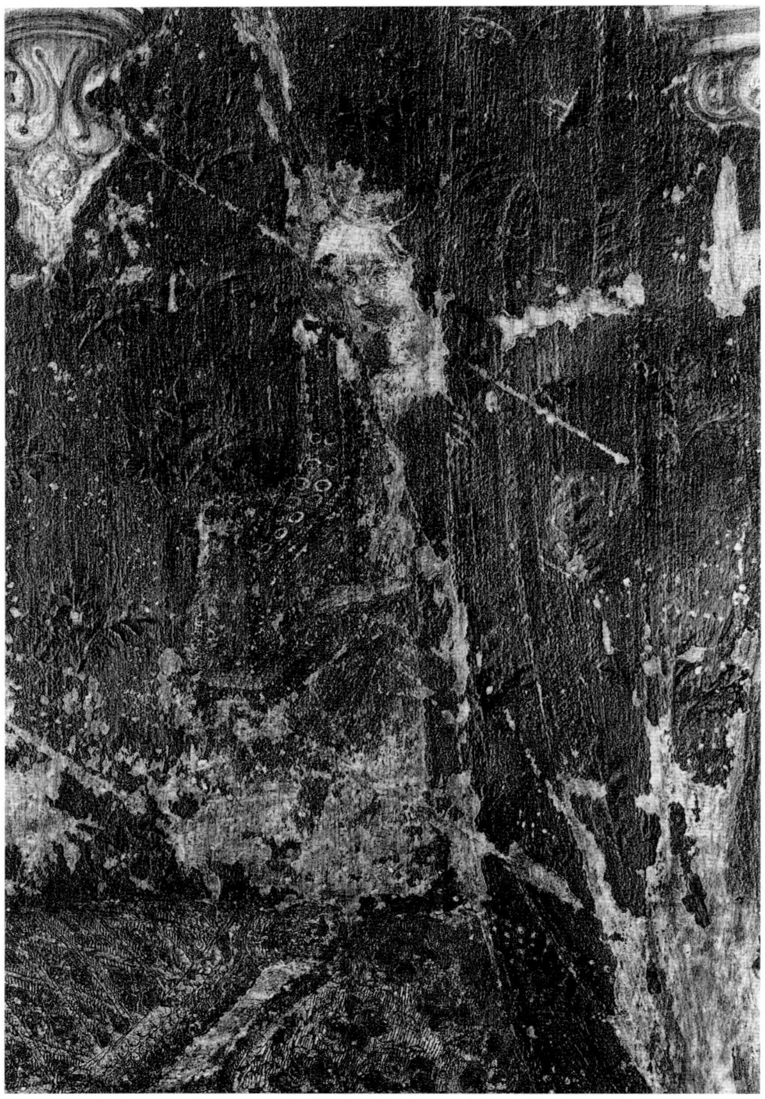

69 Pisanello. Tapisserie der Bettnische mit Orgelspielerin. Verona, San Fermo Maggiore

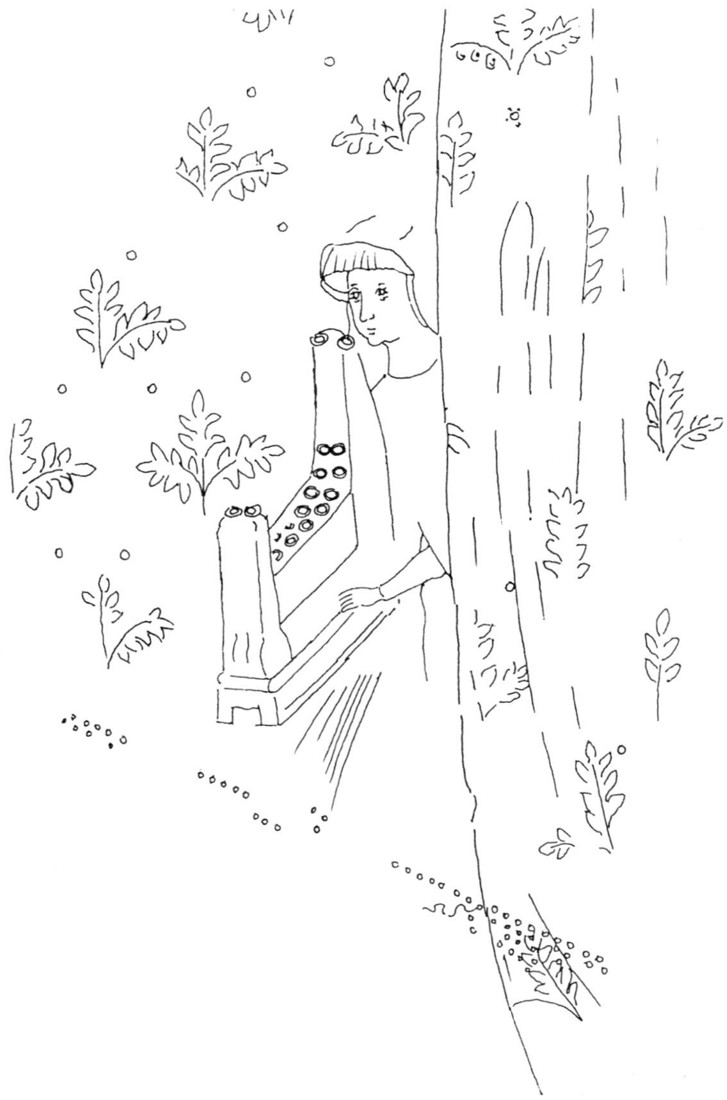

70 Schematische Zeichnung von Jacqueline Blass, nach Abb. 69: Orgelspielerin

Anliegen war. Es ist jene zauberhafte Verbindung von höfischer Eleganz mit Anmut und innerer Größe, die Pisanellos Erzengel Raphael und Michael (Abb. 77–78, 80–81) wie seine eigene, zustimmende Antwort erscheinen läßt auf Gentiles vollendete Lösung, die Sphäre des Sakralen mit der des Aristokratisch-Weltlichen zu vereinen.

Von höfischem Geist geprägt, luxuriös und kostbar, ist auch Mariens Schlafgemach in Pisanellos Verkündigungsdarstellung. Orientteppiche und Tapisserien schmücken ihren Alkoven. Die Truhe vor ihrem Bett ist mit einer Tapisserie bedeckt, deren Bildthema an die Zeit der Troubadours und des Minnesanges erinnert (Abb. 68, 71–74). Ein Kavalier spielt in einem Garten vor seiner Dame zur Laute. Auf einer zweiten, die Rückwand der Bettnische zierenden Tapisserie ist eine Dame mit einer Portativorgel zu erkennen (Abb. 67, 69–70). Das Äußere von Mariens Wohnstätte ist eine Verbindung von Sakralarchitektur und Reliquiar. Eine Maßwerkrose über hohem Portal, ein Glockenturm am linken Eck deuten auf eine Kapelle, während die geöffnete Fassade mit ihren vier Maßwerkbögen den Charakter eines Schreins hat. Tatsächlich wurde Pisanello zu dieser Gestaltung von einer vielbeachteten Schöpfung der Brüder Limburg angeregt: jenem Gehäuse des hl. Hieronymus in der Art eines Metallschreins, das er in seiner Frühzeit in allen Einzelheiten genau kopiert hat (Abb. 34, 36, 76).

Pisanellos Verkündigungswandbild bedeutete für Verona – nach jenen zeitlich unmittelbar vorausgehenden Verkündigungsdarstellungen des Martino da Verona, in denen der Geist Giottos und Altichieros ungebrochen weiterlebte – den Einbruch

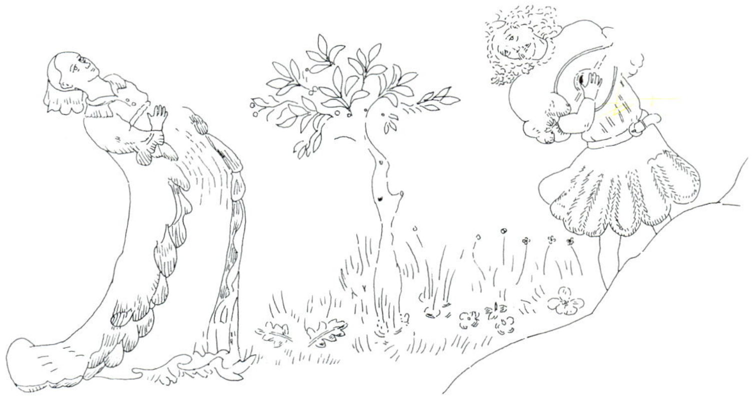

71 Schematische Zeichnung von Jacqueline Blass, nach Abb. 72: Lautenspielender Kavalier vor seiner Dame

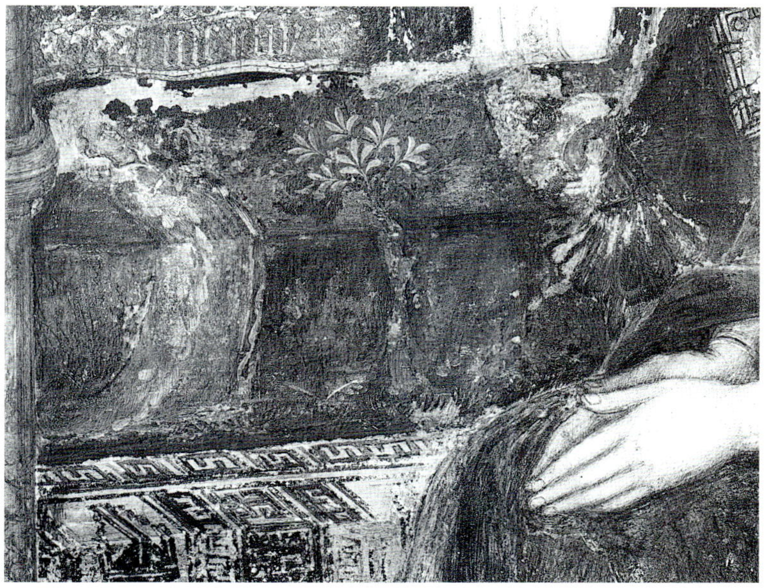

72 Pisanello. Tapisserie im Gemach Mariens mit lautenspielendem Kavalier vor seiner Dame. Verona, San Fermo Maggiore

der höfischen Gotik, deren Ideale auch in seinem zweiten Veroneser Werk aus seinen mittleren Jahren, dem Georgswandbild von Sant'Anastasia, von vorbildhafter Gültigkeit blieben.
Die »Verkündigung an Maria« gehört zu jenen Pisanello stets beschäftigenden Themen, zu denen aus verschiedenen Perioden seiner Tätigkeit Figurenstudien erhalten sind. In keiner der Zeichnungen ist die Verkündigungsgruppe räumlich ambientiert wie in San Fermo; in einigen beschränkt sich die Formfindung auf die Gestalt Mariens. Die frühen Zeichnungen spiegeln noch Einflüsse aus der französischen Buchkunst (Limburg) und des Michelino da Besozzo. Die Zahl an Varianten erhöht sich durch die Verkündigungsstudien seines »discipulus« und Mitarbeiters am Georgswandbild in Sant'Anastasia, Bono da Ferrara, wenn man für sie, in Analogie zu anderen Zeichnungen Bonos, eine Abhängigkeit von Erfindungen Pisanellos annimmt (Abb. 249, 253). Die reifste Lösung ist jene kleine Studie, die Pisanello auf ein bereits voll besetztes Blatt mit Skizzen zu verschiedenen Projekten gesetzt hat, so daß

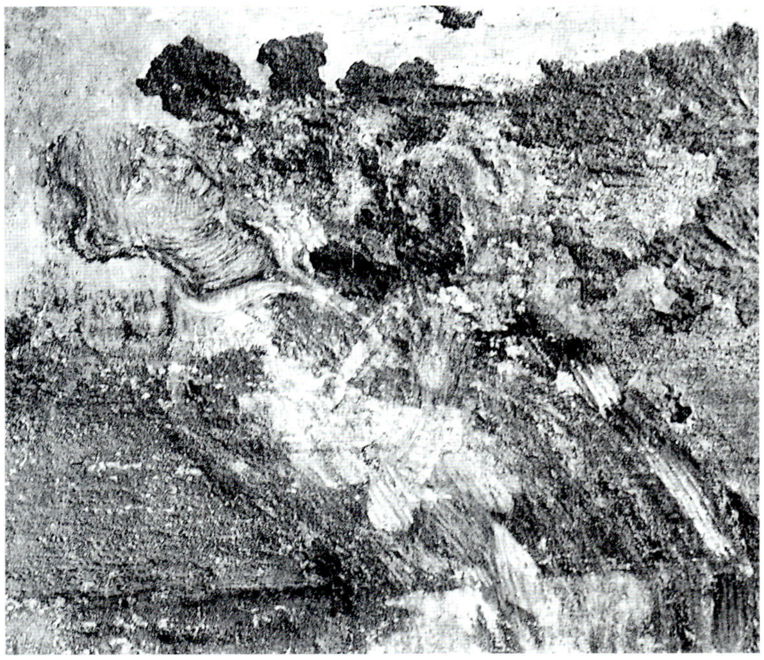

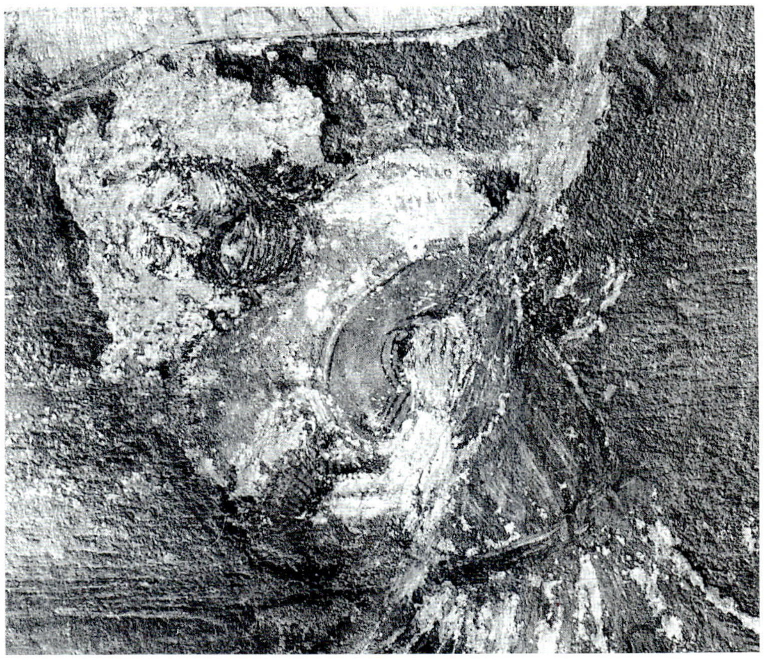

73–74 Pisanello. Tapisserie im Gemach Mariens mit lautenspielendem Kavalier vor seiner Dame. Ausschnitte im Streiflicht. Verona, San Fermo Maggiore

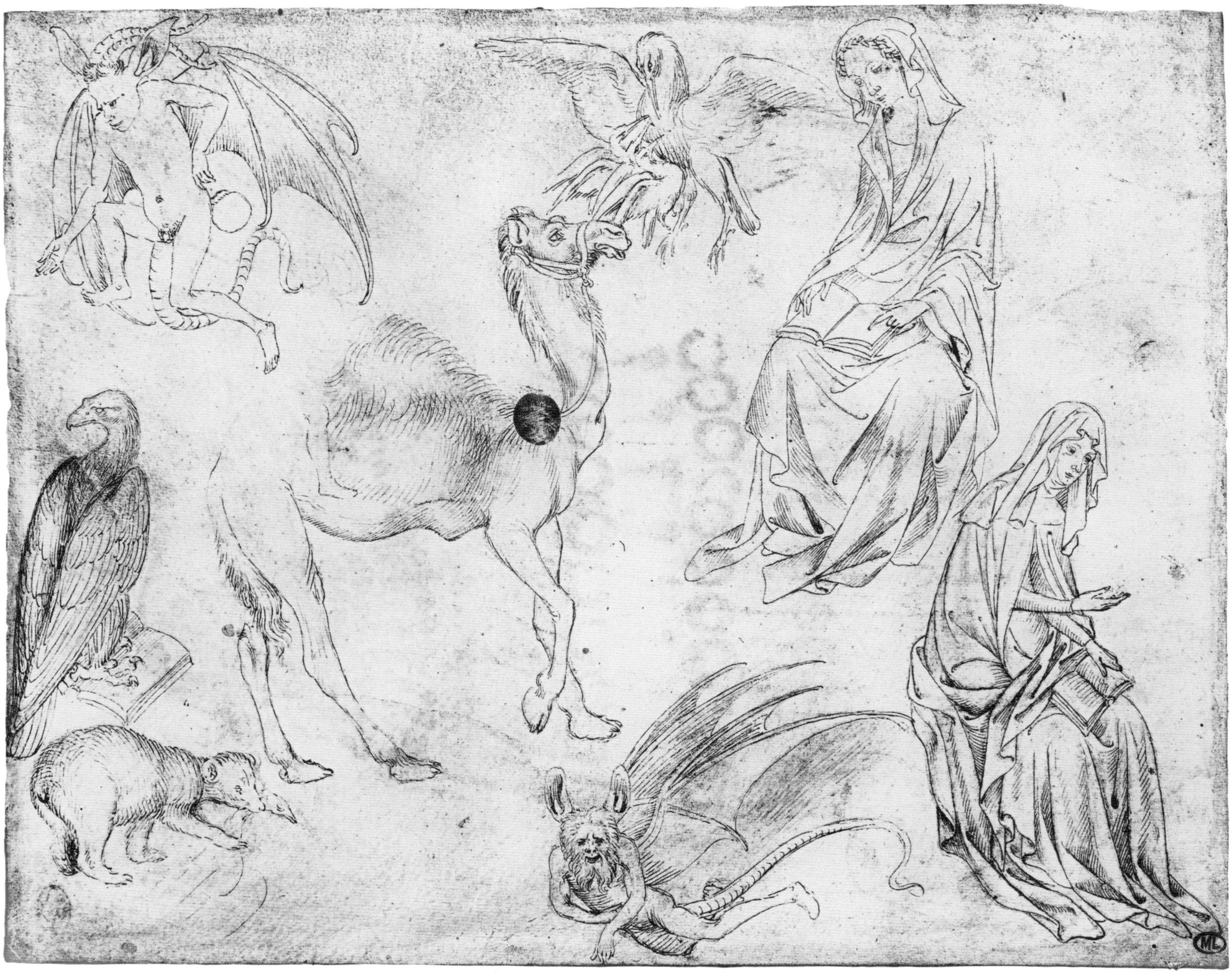

75 Pisanello. Musterblatt mit lesender Maria. Silberstift und Feder auf Pergament, 17,5 x 22,6 cm. Paris, Louvre 2398 (Originalgröße)

76 Pisanello. Maria in ihrem Gemach. Verona, San Fermo Maggiore ▷

77–78 Pisanello. Erzengel Raphael. Verona, San Fermo Maggiore ▷

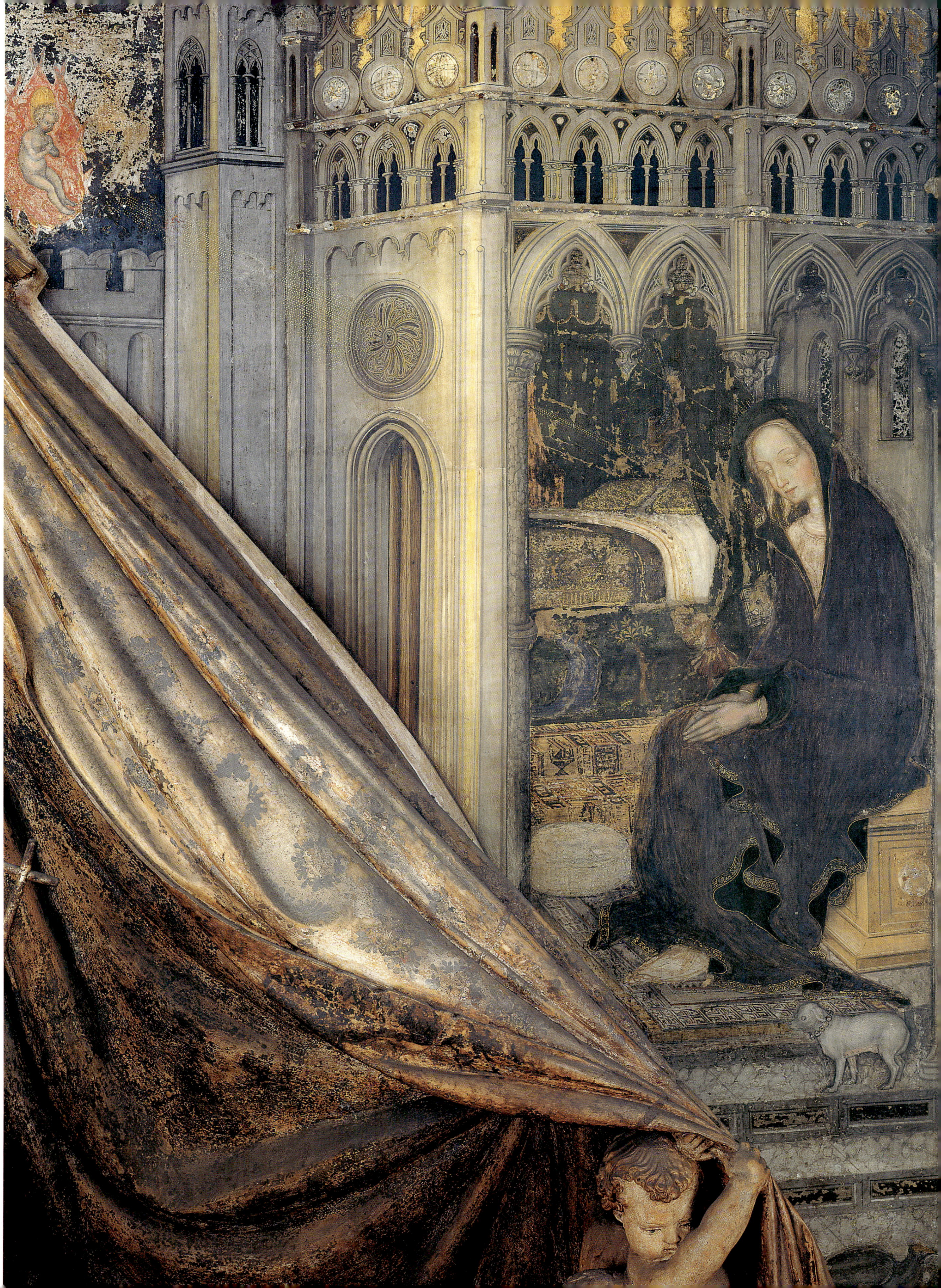

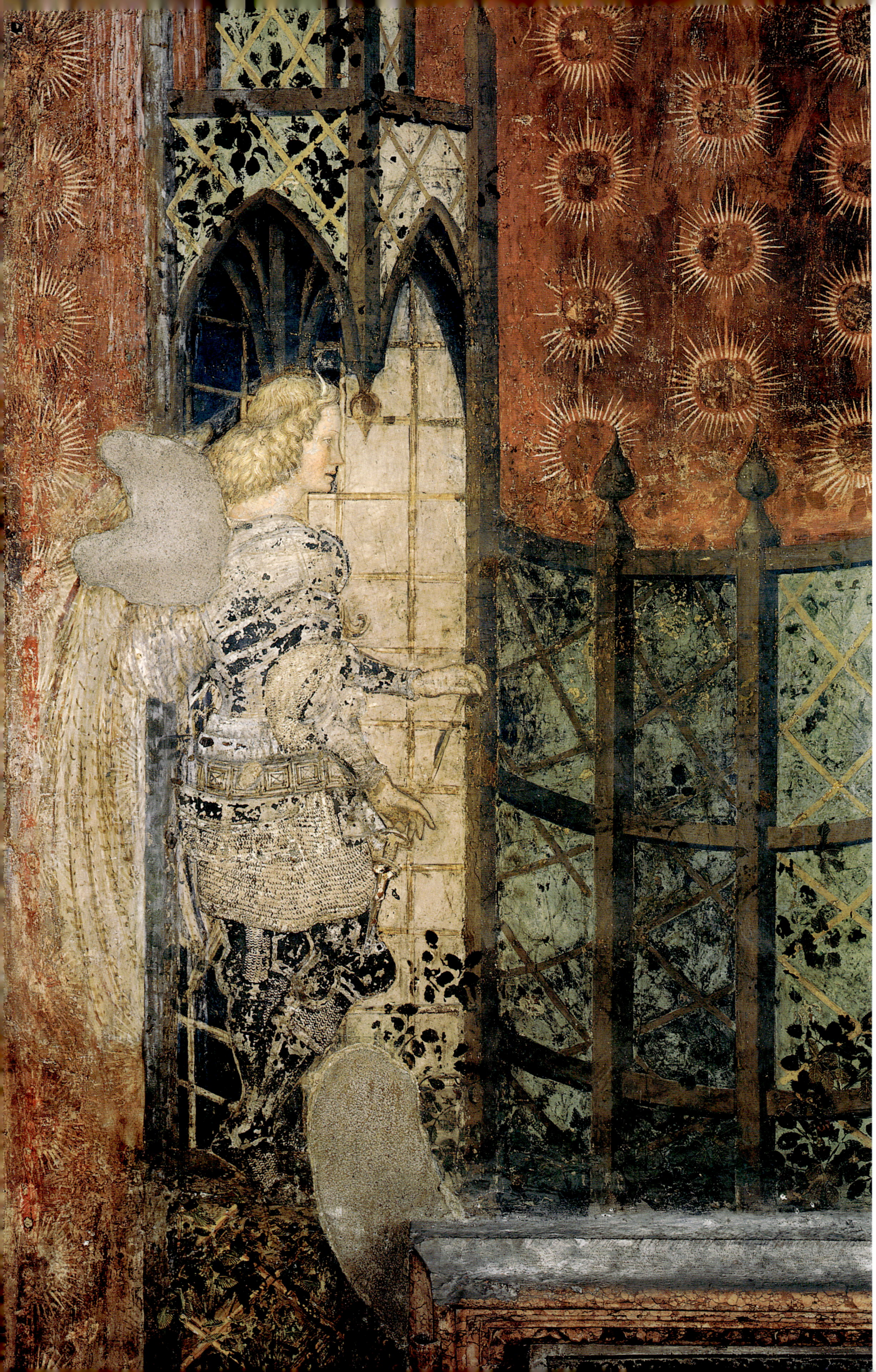

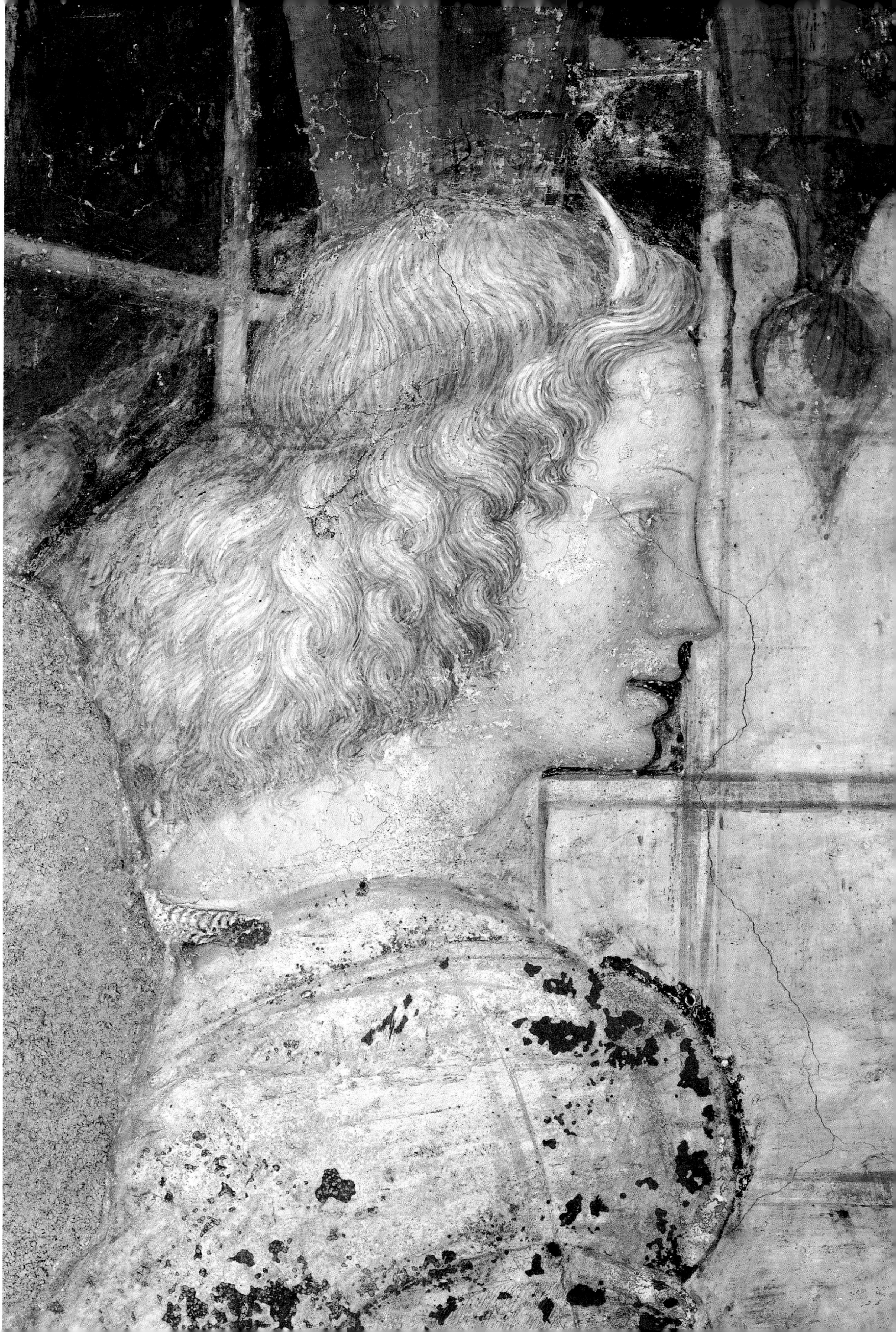

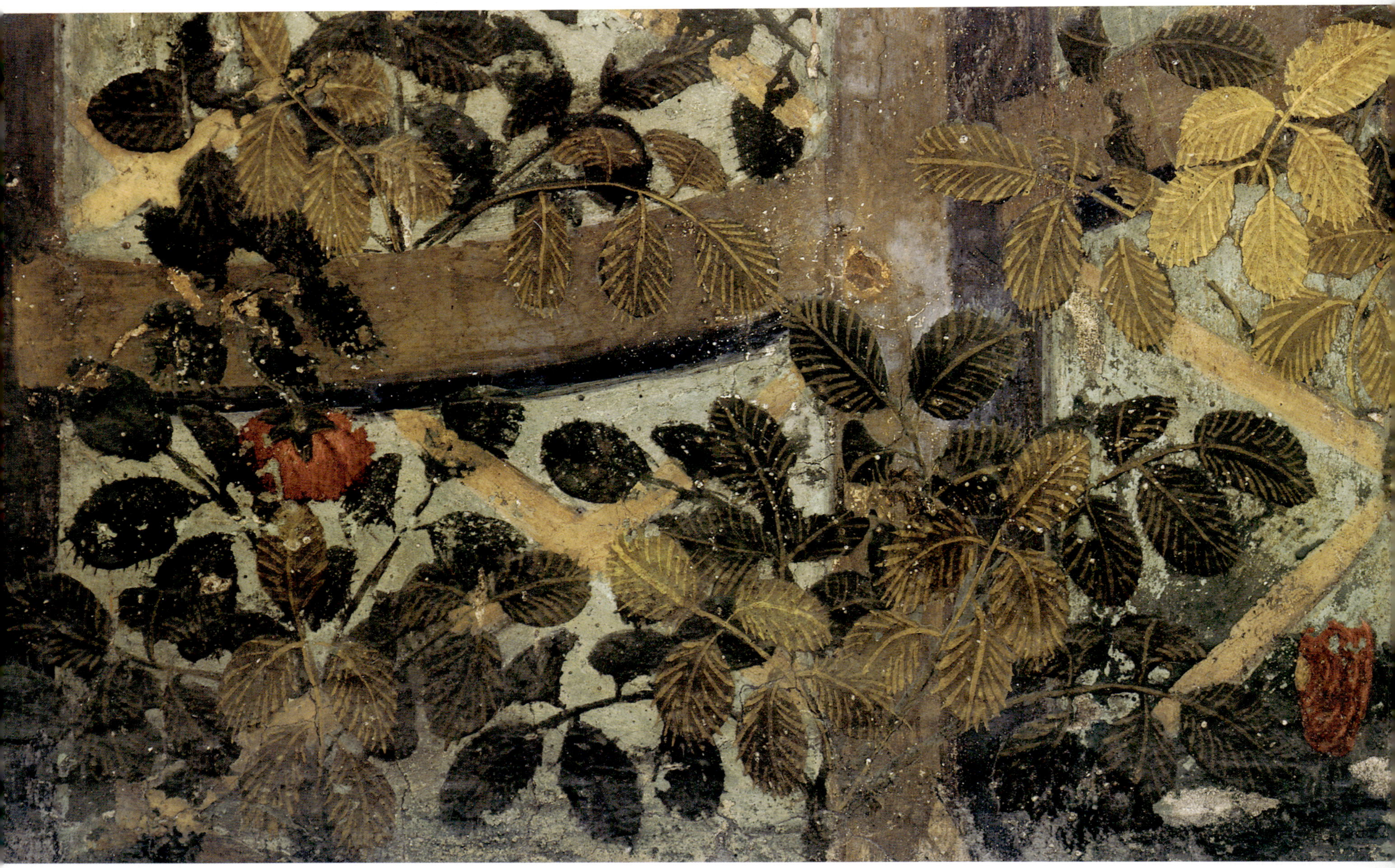

79 Pisanello. Rosenhag. Verona, San Fermo Maggiore

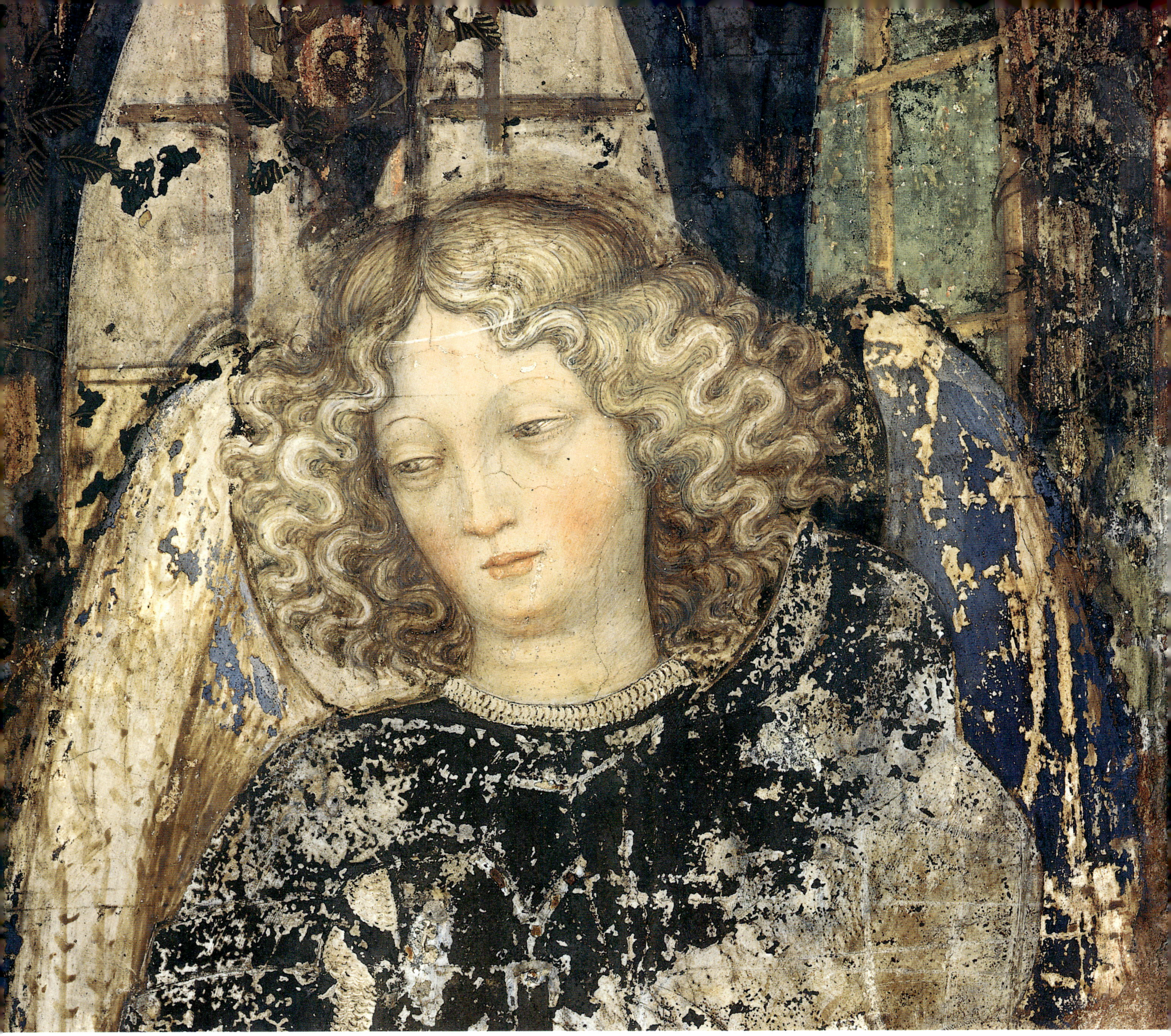

80 Pisanello. Erzengel Michael. Verona, San Fermo Maggiore

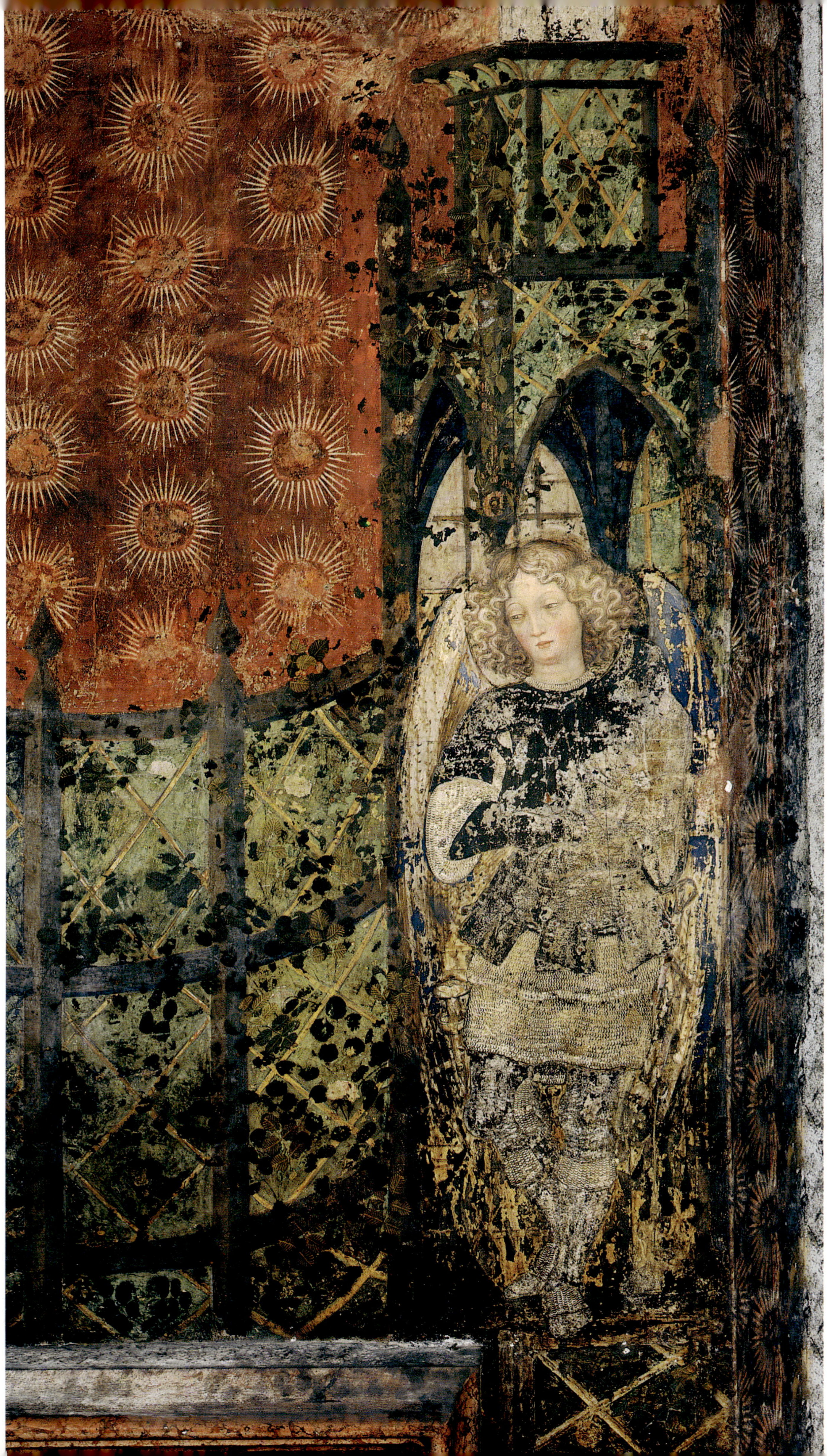

für die Gestalt Mariens fast kein Platz mehr blieb (Louvre 2631, Abb. 59 und 261). Es ist das einzige Mal, daß Pisanello der Jungfrau durch die abwehrende Geste ihrer Hände gegenüber der Botschaft des Engels einen Ausdruck innerer Spannung verlieh. Die Mehrzahl der Zeichnungen zeigt sie beim Lesen (Abb. 75) oder in besinnlichem Nachdenken, wie auch bei der Darstellung in San Fermo. Maria hat das Buch geschlossen neben sich gelegt, ergeben bereit, im Gebetsgestus die Botschaft Gabriels zu empfangen. Eine ähnlich demütige Bereitschaft spiegelt auch jene kleine Skizze, die Pisanello auf ein Pergamentblatt gesetzt hat, das er später, in Rom, mit Aktstudien einer jungen Frau und, auf der Rückseite, mit Antikenkopien gefüllt hat (Rotterdam I. 520 recto: Abb. 113). Diese Zeichnung ist verschiedentlich in Beziehung zu Pisanellos Wandbild in San Fermo gesetzt worden, angeregt durch den in Wandbild und Zeichnung vergleichbaren Kontur des Engels. Für Mariens Haltung im Wandbild jedoch hat Pisanello auf die Formnotiz einer anderen Zeichnung zurückgegriffen (Louvre 2398, Abb. 75).[9] In einer dem Wandbild vergleichbaren Eurhythmie von Linien und Geste kündigt sich hier, in der oberen der beiden musterbuchartig auf einem Blatt vereinten Varianten, seine für das Wandbild Gültigkeit behaltende Konzeption der Mariendarstellung an. Sie ist vom Stilempfinden des »weichen Stils« geprägt, an dessen Erscheinungen auch das Wandbild in San Fermo teilhat.

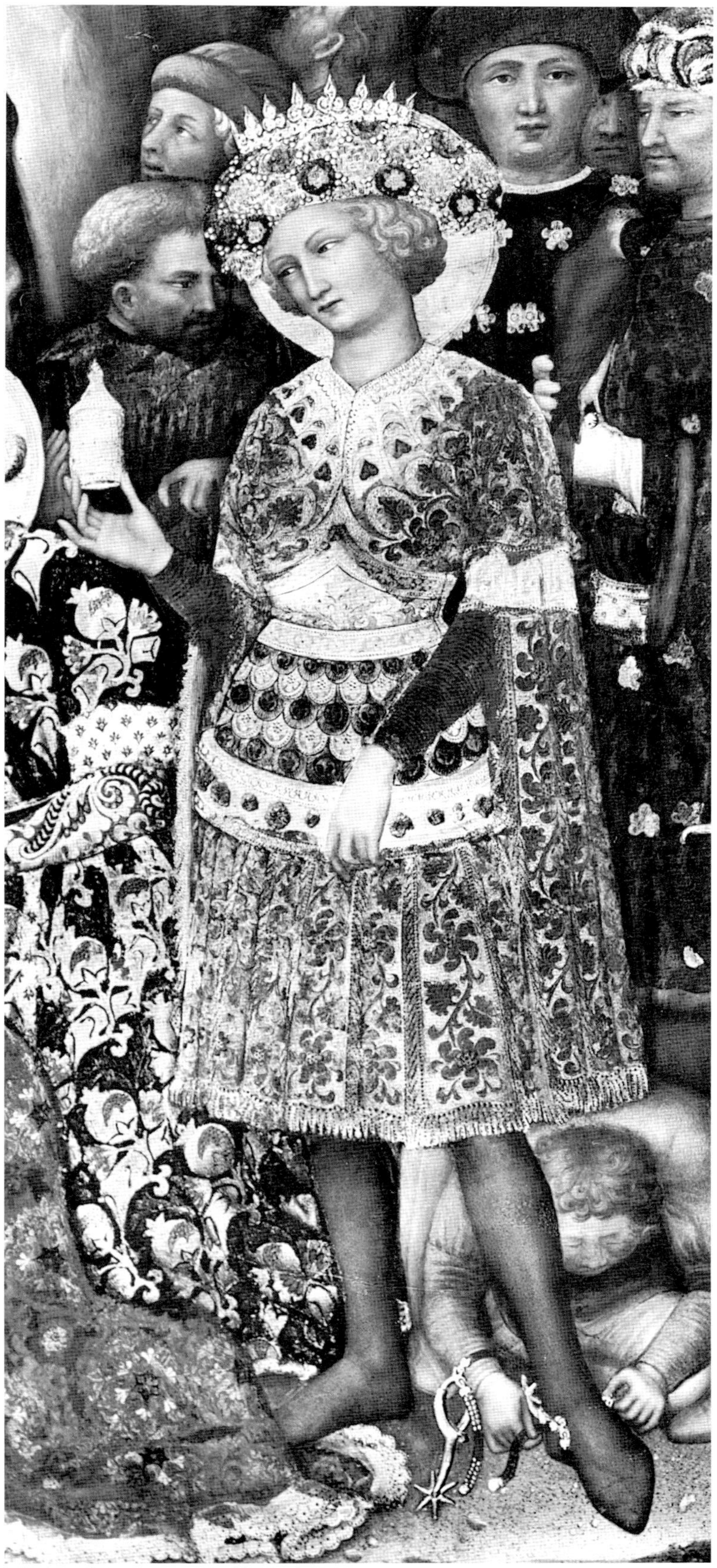

82 Gentile da Fabriano. Hl. König. Ausschnitt aus dem Dreikönigsaltar, 1423. Florenz, Uffizien

◁ 81 Pisanello. Erzengel Michael. Verona, San Fermo Maggiore

Pisanellos Tätigkeit in Rom

BRIGIT BLASS-SIMMEN

1431 erreichte Pisanello ein ehrenvoller päpstlicher Ruf. Mehr als ein Jahr arbeitete er daraufhin 1431/1432 in Rom. Er wurde mit der Ausstattung der Lateransbasilika betraut, die von Gentile da Fabriano 1427 unvollendet hinterlassen worden war. Gentile hatte im Januar 1427, von Papst Martin V. (1417–1431) beauftragt, mit den Wandbildern im Langhaus von San Giovanni in Laterano begonnen; doch noch im gleichen Jahr hatte sein Tod diesem Wirken ein Ende gesetzt.[1] Vier Jahre später, kurz nach der Wahl von Papst Eugen IV. (1431–1447), hat Pisanello die Fortführung der Malereien im Lateran aufgenommen.[2] Die Wiederherstellung der damaligen Kathedralkirche der Päpste und anderer in der Zeit des Schismas verwahrloster römischer Kirchen gehörte zu den kulturellen Leistungen Martins V. Diese Bestrebungen, wie auch die Restaurierung antiker Baudenkmäler, wurden in seiner Nachfolge durch Eugen IV. fortgeführt.[3] Pisanellos Ruf nach Rom kann als Anerkennung seines künstlerischen Ranges gelten.

Doch nicht nur durch seine Tätigkeit an den Wandbildern der Lateransbasilika erhielt diese Berufung Pisanellos künstlerische Bedeutung. Vielmehr lösten Kunst und Geist dieser Stadt bei Pisanello einen Schaffensvorgang aus, welcher seine eigene Tätigkeit richtungweisend ergänzte. In Rom fand Pisanellos Begegnung mit der Antike statt, die er – bahnbrechend, als erster – auf eigenes Schaffen übertrug. Mit der Eindringlichkeit seiner neuartig differenzierenden und akzentuierenden Wiedergabe ihm gegenständlich und formal wichtiger Naturobjekte griff Pisanello auch antike Formen auf, denen er nun in Rom gegenübertrat und deren Wesen und Erscheinung ihn interessierten und bewegten. Wesentlich ist dabei, daß ihn sein Kopieren antiker Formen zu eigenem Gestalten im gleichen Sinne führte und er dieses Konzept auf ein neuartiges Modellstudium des menschlichen Körpers übertrug, den er nicht mehr – im Sinne des Mittelalters – als Typus darstellte, sondern, scharf artikuliert, als Einzelwesen erfaßte und damit eine kühne Wendung von der mittelalterlichen Typisierung zur Naturbeobachtung der Renaissance vollzog. Darin offenbart sich Pisanellos Bedeutung, die sich auf den Ablauf der italienischen Kunst überhaupt auswirkte.

Von den Wandbildern der Lateransbasilika selbst sind nur die Zeugnisse kopierender oder vorbereitender Zeichnungen Pisanellos mit Darstellungen aus der Johanneslegende erhalten geblieben. Sie vermitteln wenigstens eine gewisse Vorstellung von Kompositionsform und Stil des von Gentile da Fabriano begonnenen und von Pisanello vollendeten Werkes, das bei dem 1646 erfolgten Umbau der Kirche durch Francesco Borromini vernichtet wurde (Abb. 89, 92, 95).

Bevor Borrominis Umbau begann, hielt ein Mitarbeiter seiner Werkstatt einen Abschnitt der alten Wandmalerei in einer schematischen Zeichnung fest, die von der formalen Gliederung bis zum inhaltlichen Programm dieser Wandbilder wichtige Aufschlüsse vermittelt (Abb. 83).[4] Sie zeigt den Aufriß der nördlichen Langhauswand vom Triumphbogen bis zum zweiten Fenster beziehungsweise der vierten Arkade. Im Obergaden zwischen den Fenstern waren Propheten in gotischen Maßwerktabernakeln dargestellt. Darunter befand sich ein Fries mit alternierend gemalten Nischen und Draperien, worin Halbfiguren mit Schriftbändern und die Evangelistensymbole dargestellt waren. Die eigentlichen Bildfelder waren fast quadratisch und erstreckten sich über eine Fläche von

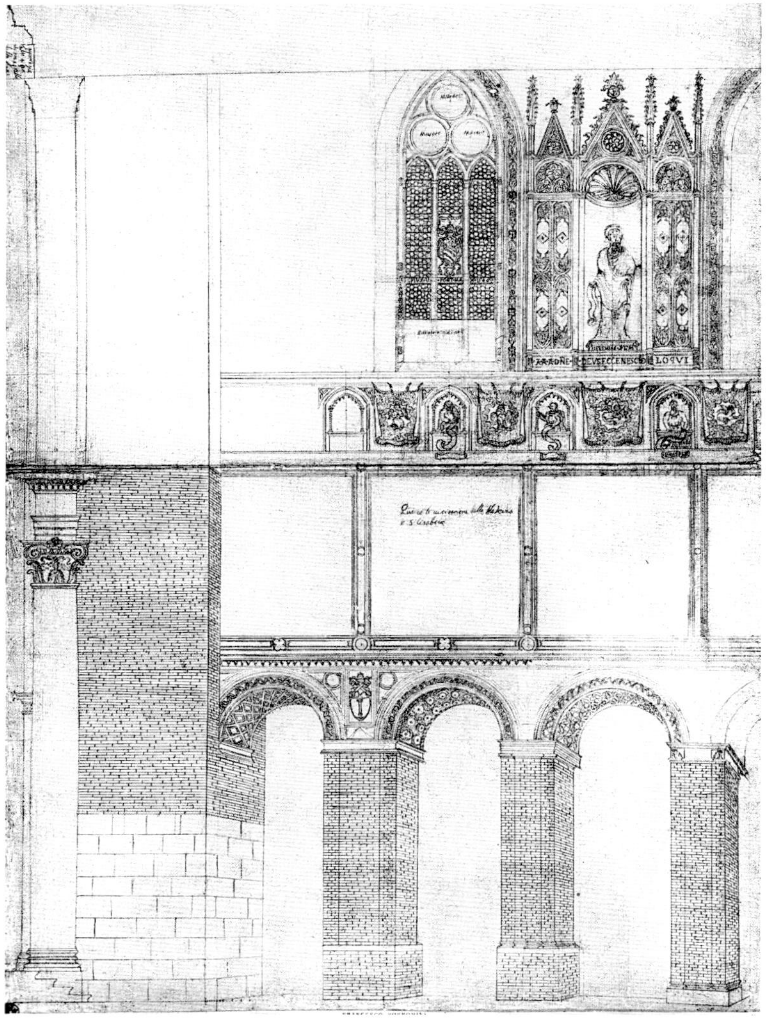

83 Werkstatt des Francesco Borromini. Aufriß der Langhauswand vor dem Umbau der Lateransbasilika von 1646 mit Gliederung der Wandbilder des Gentile da Fabriano und des Pisanello. Berlin, Kunstbibliothek Hdz 4467

etwa 4x4 m. Sie sind in der Aufrißzeichnung leer gelassen und nicht vollständig aufgeführt, da nur der vordere Teil der Langhauswand wiedergegeben ist. Wie der Veroneser Augustiner-Eremit Onofrio Panvinio im 16. Jahrhundert in seiner Beschreibung der Lateransbasilika überlieferte, erstreckte sich die Bemalung über eine Fläche von acht Interkolumnien: »octo inter columnarum spatio Sancti Johannis Baptistae acta«.[5] Dargestellt waren Geschichten aus dem Leben Johannes des Täufers. Durch eine Beschriftung im Aufriß der Borrominiwerkstatt ist die Szene der Heimsuchung Mariens belegt.[6]

Es ist der Genauigkeit der Wiedergabe von Einzelheiten in der Zeichnung der Borrominiwerkstatt zu verdanken, daß die Maßwerkdekoration des Tabernakels für den Propheten Jeremia im Obergaden (Abb. 83, 85) die Hand des Gentile da Fabriano erkennen läßt: Die oblongen Vierpässe haben vorausgehende Entsprechung im Rahmen von Gentiles 1423 datiertem Dreikönigsaltar (Florenz, Uffizien, Abb. 84).

In der Frage nach den Anteilen Gentiles und Pisanellos bei der Ausstattung der Lateransbasilika findet die Zeichnung aus der Borrominiwerkstatt ihre wichtigste Ergänzung durch die früheste Beschreibung der Wandbilder, die der Humanist Bartolomeo Fazio 1456 in seiner Schrift »De viris illustribus« verfaßte. Fazio (wahrscheinlich 1400–1457) lebte seit 1444 in Neapel am Hofe Alfonsos V. von Aragon, wohin auch Pisanello fünf Jahre später einen Ruf erhielt. Von den Wandbildern der Lateransbasilika handelte Fazio sowohl in der Vita Gentiles als auch in der Pisanellos. Seine Differenzierungen innerhalb der beiden Viten sind wegweisend für die Beurteilung der künstlerischen Anteile.

Die Beschreibung von Gentiles Schaffen in der Lateransbasilika schließt Fazio mit den Worten: »In diesem Werk scheint er sich selbst übertroffen zu haben, wie wenn er den Tod vorausfühlte. Manches hinterließ er in diesem Werk auch nur skizziert und unfertig vom Tode überrascht.«[7] Als Arbeiten Gentiles galten Fazio die fünf Propheten im Obergaden, von denen einer, Jeremia, in der Zeichnung der Borrominiwerkstatt dargestellt ist (Abb. 83). Fazio rühmte ihre illusionistische Malerei, sie seien ihm wie aus Marmor gestaltet erschienen.[8] Tatsächlich dürften sie in Grisaille ausgeführt gewesen sein, wie Giorgio Vasari im 16. Jahrhundert feststellte.[9]

In der Vita Pisanellos kam Fazio auf die Wandbilder zurück, indem er einerseits die Aussage machte, Pisanello habe in San Giovanni in Laterano gemalt, was Gentile in der Geschichte des göttlichen Johannes des Täufers nur angefangen hinterlassen habe,[10] und andererseits auf den damals schon durch Feuchtigkeit bedingten schlechten Erhaltungszustand der Malerei hinwies, von dem er durch Pisanello selbst erfahren hatte.[11] Fazio zufolge lag Pisanellos Anteil also in der Fortführung der szenischen Darstellungen aus dem Leben Johannes des Täufers. Gentile empfing für seine Arbeit an den Wandbildern sechs Monatslöhne in der ersten Jahreshälfte 1427; für Pisanello erwähnen die päpstlichen Ausgabenbücher 1431–1432 dreimal Zahlungen, die sich knapp über ein Jahr erstrecken.[12] Zeitlich befaßte sich demnach Pisanello mit dem Projekt sogar länger als Gentile. In den Zeichnungen, die Pisanello in diesem Zusammenhang schuf, werden die verschiedenen künstlerischen Haltungen Pisanellos im Verhältnis zu dem als maßgebliches Vorbild anerkannten älteren Meister einerseits, seiner

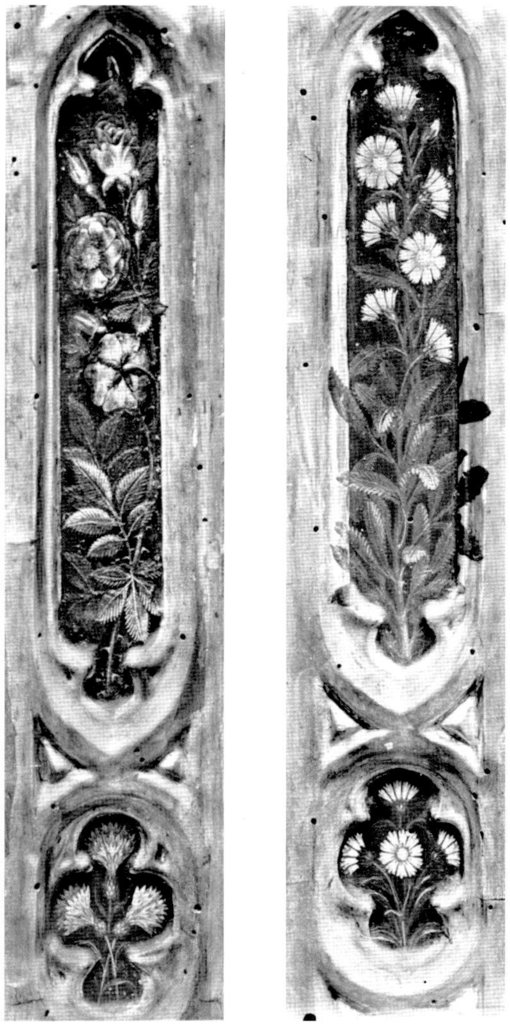

84 Gentile da Fabriano. Rahmenwerk. Ausschnitte aus dem Dreikönigsaltar, 1423. Florenz, Uffizien

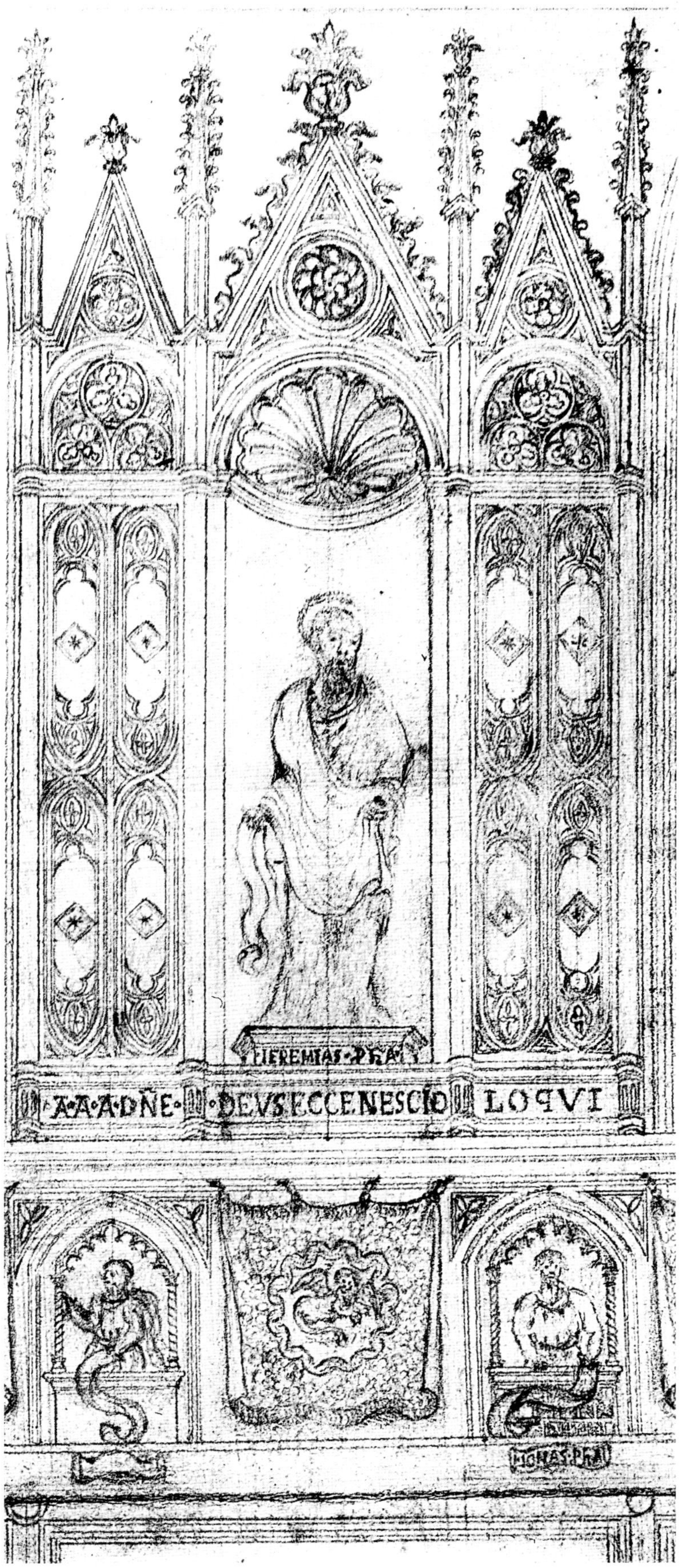

85 Werkstatt des Francesco Borromini. Rahmenwerk in den Wandbildern des Gentile da Fabriano und des Pisanello. Ausschnitt aus Abb. 83

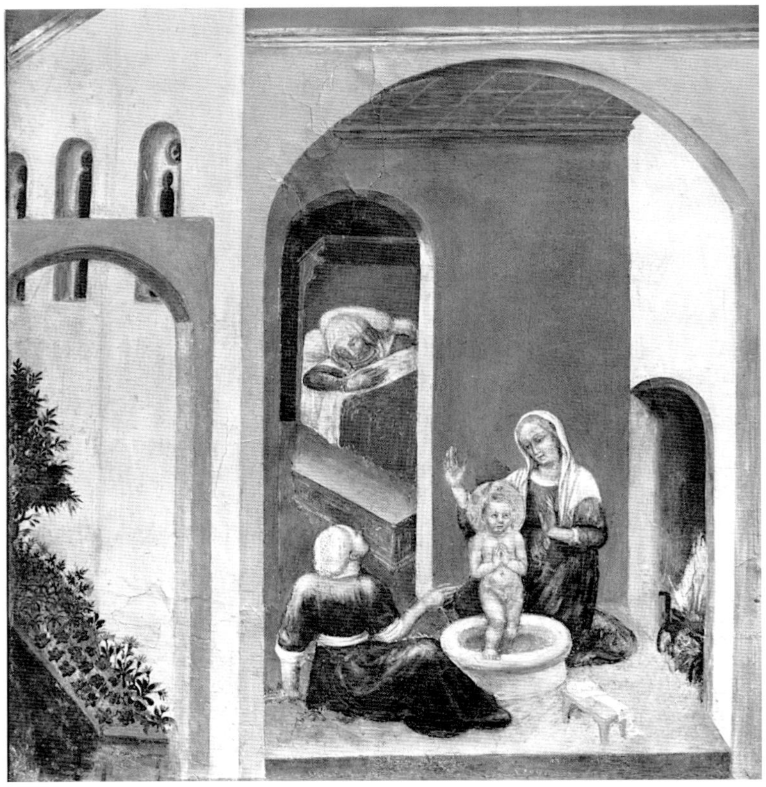

86 Gentile da Fabriano. Geburt des hl. Nikolaus. Predellentafel zum Quaratesialtar, 1425. Rom, Pinacoteca Vaticana

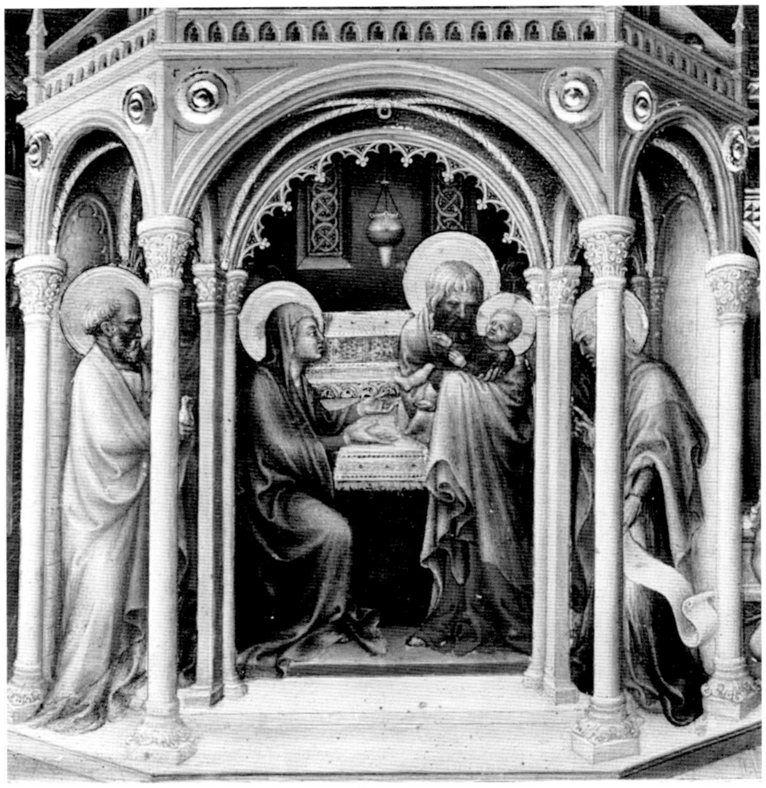

87 Gentile da Fabriano. Darbringung Christi im Tempel. Predellentafel zum Dreikönigsaltar, 1423. Paris, Louvre

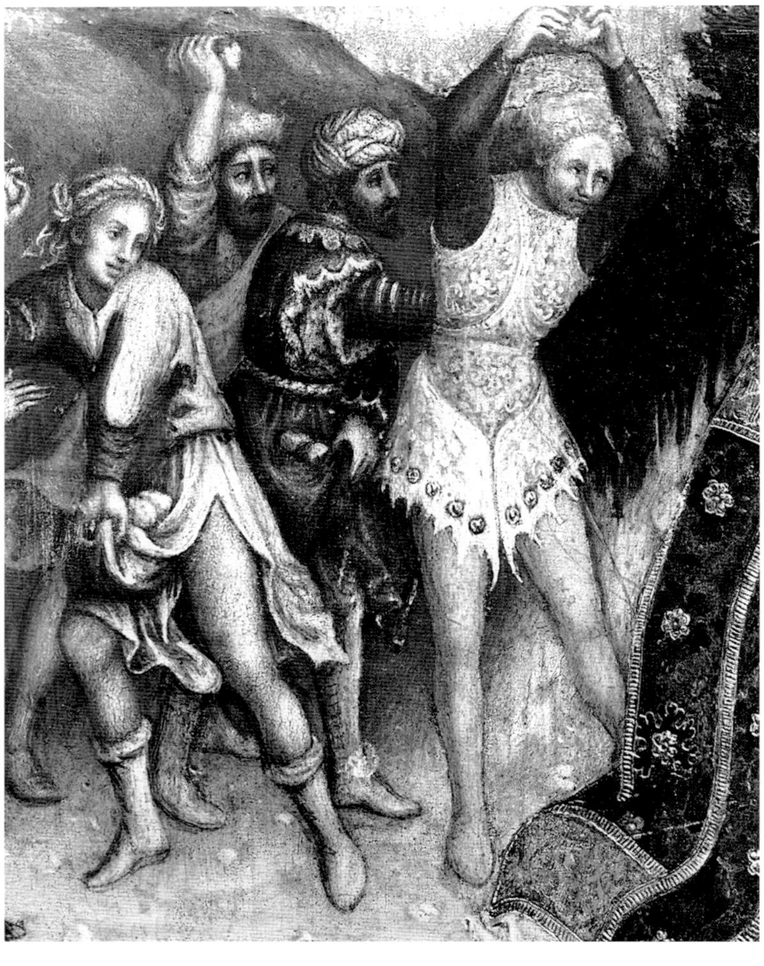

88 Gentile da Fabriano. Steinigung des hl. Stephanus (Ausschnitt). Wien, Kunsthistorisches Museum

eigenen Entwicklung andererseits offenbar. An drei Zeichnungen sei das beispielhaft im folgenden aufgezeigt.

Den Charakter der getreuen Wiedergabe einer in der Lateransbasilika realisierten Bilderfindung Gentiles verkörpert Pisanellos Zeichnung »Johannes vor Herodes« (London, Abb. 89).[13] Sie zeigt den gefangenen Johannes vor Herodes und Herodias.[14] Das Herrscherpaar thront vor der Wand einer flüchtig skizzierten Säulenhalle, während Johannes von Kriegern in antikisierender Rüstung festgehalten wird und ein vom Geschehen abgewendeter Krieger sich an der Tür des Verlieses zu schaffen macht. Die auf perspektivische Wirkung zielende Folge von verschiedenen in die Tiefe gestaffelten Räumen ist ähnlich jener Raumkulisse, die Gentile 1425 für die »Geburt des hl. Nikolaus« (Abb. 86) erfand. Die runden Verzierungen in den Säulenarkaden erinnern an die plastisch aufgesetzten Ornamente am Tempel in Gentiles Dreikönigsaltar von 1423 (Abb. 87). Nur in Gentiles Werk begegnen ferner jene phantastisch gerüsteten Krieger, deren Lendenschutz Drachenflügeln

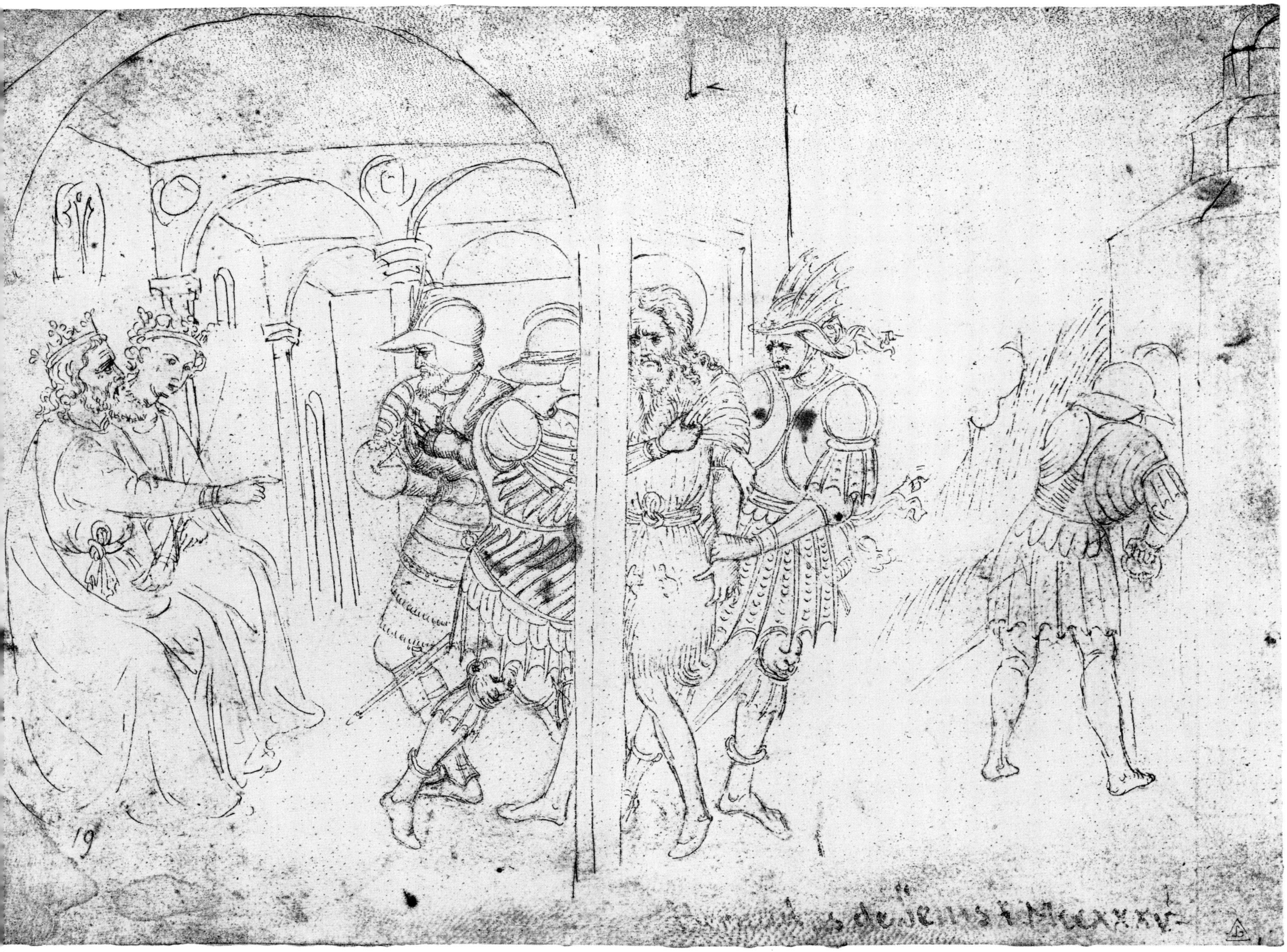

89 Pisanello nach Gentile da Fabriano. Johannes der Täufer vor Herodes. Metallstift und Feder auf Pergament, 18,2 x 24,8 cm. London, British Museum 1947-10-11-20 (Originalgröße)

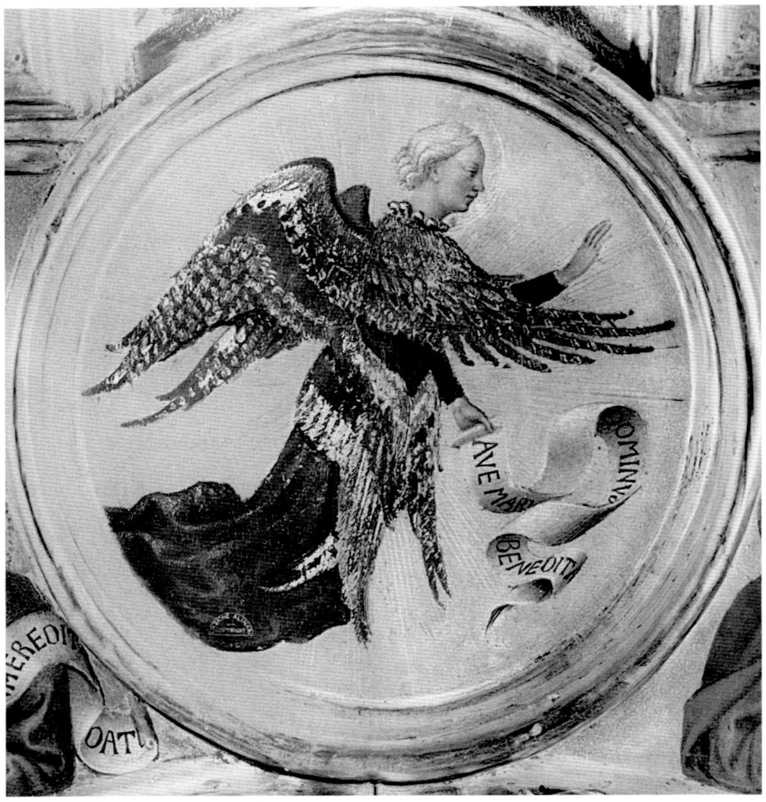

90 Gentile da Fabriano. Verkündigungsengel. Ausschnitt aus dem Dreikönigsaltar, 1423. Florenz, Uffizien

gleicht, so in Gentiles Darstellung einer Steinigung des hl. Stephanus (Wien, Abb. 88).

Gegenüber der rein rezipierenden Haltung von Pisanellos Zeichnung »Johannes vor Herodes« verkörpert eine andere, im Zusammenhang der Wandbilder der Lateransbasilika entstandene Zeichnung Pisanellos beispielhaft die *Überlagerung der Stile Gentiles und Pisanellos* in Rom sowie jenen Stilwandel, den Pisanello in Rom erfuhr, aber auch hervorrief: die Zeichnung der »Taufe Christi« (Louvre, Abb. 92).[15] Im traditionellen Stil Gentiles zeigt sie Christus, bereit, die Taufe zu empfangen, rechts hinter ihm, als zarte Stiftzeichnung, die Figur des knienden Johannes. Die Anordnung von Christus, Johannes und den beiden Engeln entspricht weitgehend Gentiles Komposition auf dem Pluviale des hl. Nikolaus im Quaratesialtar (Abb. 91). Auch dort halten zwei Engel das Tuch für Christus bereit. Der vordere Seraph der Zeichnung mit seinem über der Hüfte gekreuzten Flügelpaar gleicht zudem dem Verkündigungsengel aus Gentiles Dreikönigsaltar (Abb. 90). Ebenfalls Entsprechungen in Gentiles Dreikönigsaltar (Abb. 93) findet der stark verkürzte, von unten gesehene Bärtige aus der Assistenzfiguren-Gruppe der Taufzeichnung.

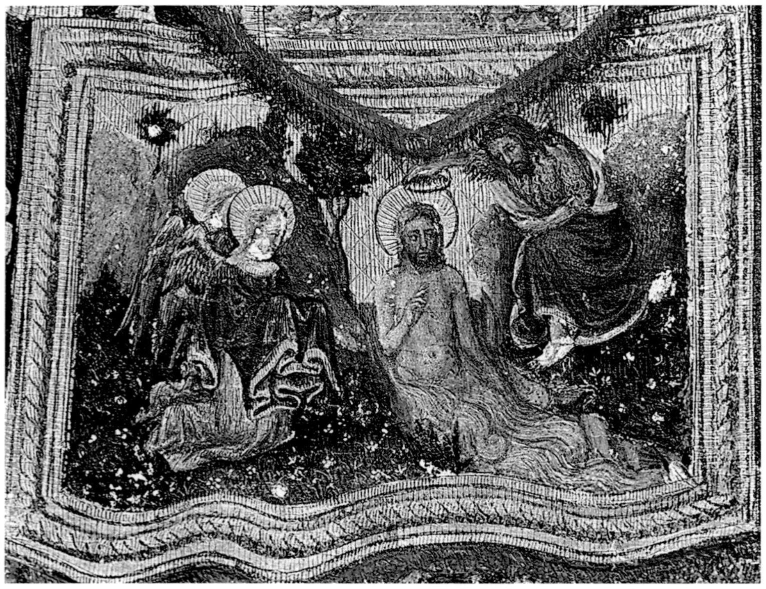

91 Gentile da Fabriano. Taufe Christi. Ausschnitt aus dem Pluviale des hl. Nikolaus, Quaratesialtar, 1425. Florenz, Uffizien

Entscheidend aber ist die neuartige und in der Zeichnung der Taufe am weitesten durchgearbeitete Figur des sich entkleidenden Täuflings.[16] Im Vergleich zu allen anderen Gestalten der Taufzeichnung ist der im Vordergrund sich Entkleidende graphisch hervorgehoben. Er wirkt in der sonst traditionellen Komposition wie ein Fremdkörper, und zwar betont körperhaft unter den der Taufe beiwohnenden Gewandfiguren. Nicht die zeitlosen Tücher biblischer Figuren, sondern ein zeitgenössisches kurzes Hemd streift sich der Täufling ab. Er ist aus einer Modellstudie entwickelt und zeigt Anlehnung an ein römisches Sarkophagrelief mit der Darstellung eines Satyrs, der von Pan in die Mysterien eingeweiht wird (Abb. 94).[17] Ohne die Haltung verändern zu müssen, konnte die gebeugte Gestalt des Satyrs als sich Entkleidender in die Taufszene einziehen. Das den Satyr kennzeichnende Bocksfell um die Lenden wurde zur kurzen Unterhose, und dessen Geste, das Gesicht mit den Händen zu verbergen, ließ sich beim Täufling zwanglos durch jene des Ausziehens ersetzen.

Ein formal und motivisch im Sinne der Antike beobachteter Körper, wie der des sich entkleidenden Täuflings, ist in Gentiles gesichertem Œuvre sonst nicht erhalten und würde einen für ihn unge-

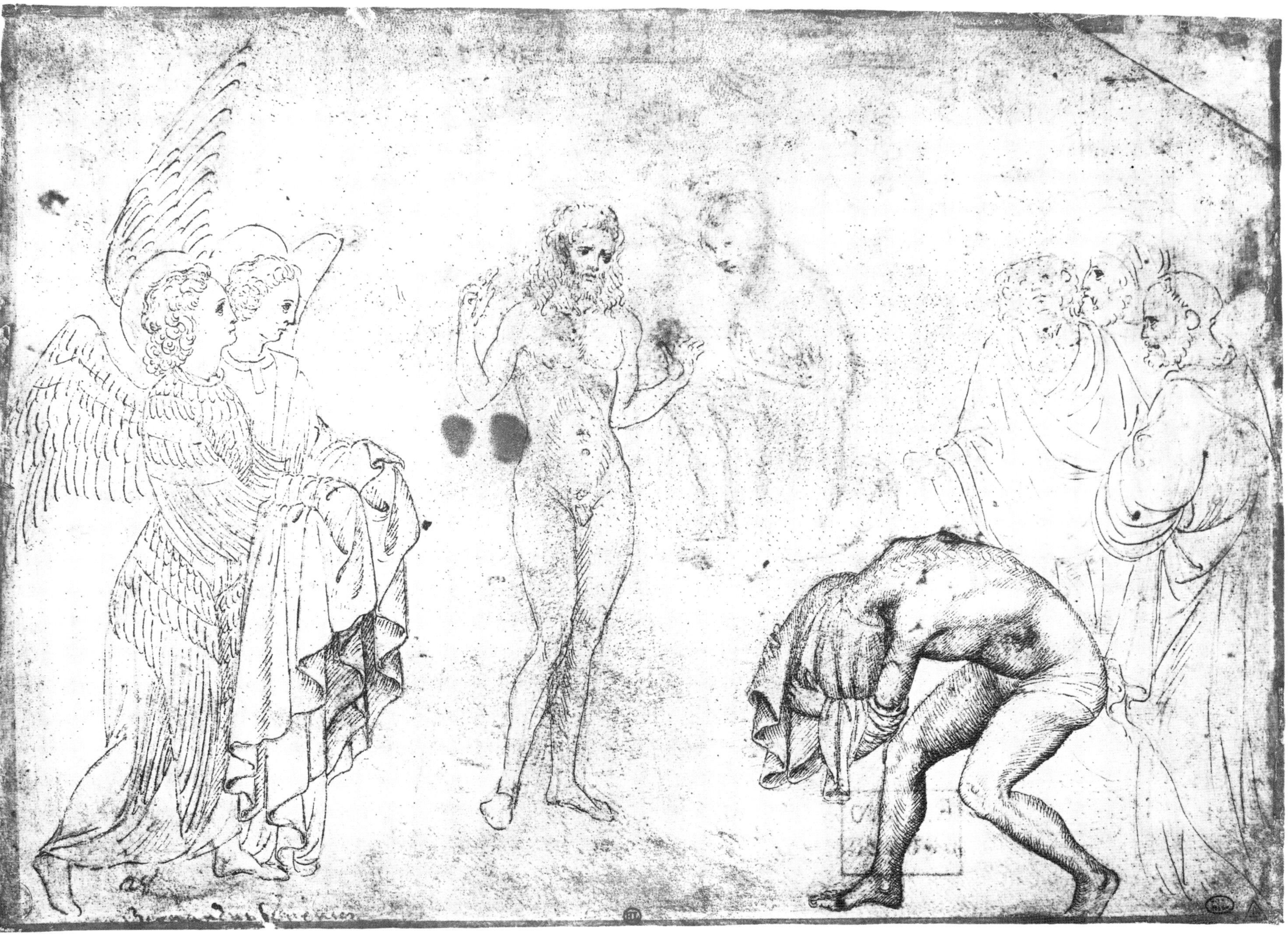

92 Pisanello. »Taufe Christi« nach der Komposition des Gentile da Fabriano, in die Pisanello den sich entkleidenden Täufling einfügte. Metallstiftvorzeichnung und Feder auf Pergament, 18,4 x 25,8 cm. Paris, Louvre R. F. 420 recto

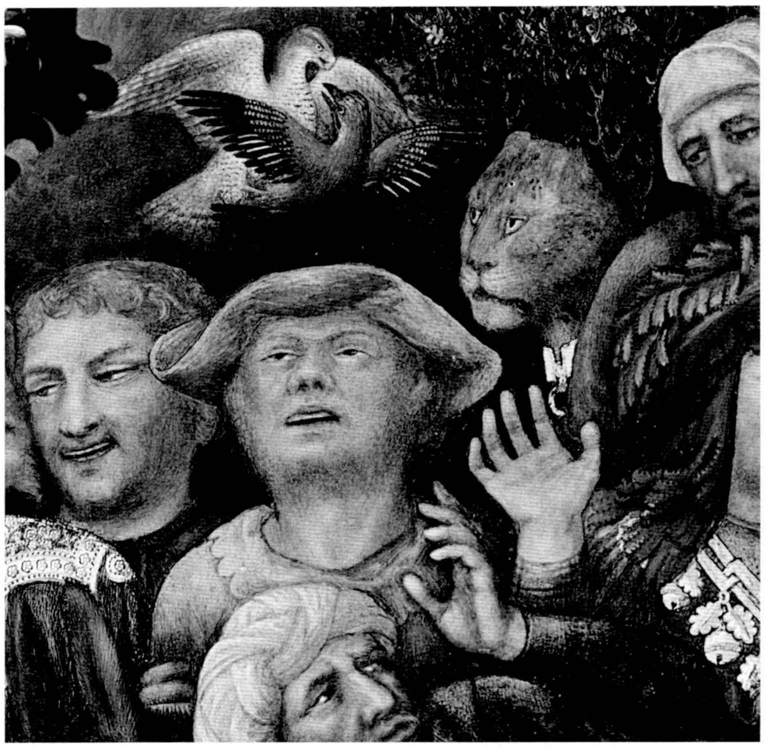

93 Gentile da Fabriano. Dreikönigsaltar, 1423 (Ausschnitt). Florenz, Uffizien

wöhnlichen Schritt zur Frührenaissance bedeuten. Bartolomeo Fazio sprach von einem teilweise nur skizziert (adumbrata) hinterlassenen Werk Gentiles. Der Anteil des erstberufenen Künstlers an den Bildfeldern bleibt ungewiß. Wahrscheinlich hatte Gentile diese zum Teil nur als Sinopia angelegt und war dann darüber gestorben, worauf sie Pisanello mit Veränderungen wie auf der Zeichnung zu Ende führte.

Denn eine in Rom entstandene, umfangreiche Zeichnungsgruppe Pisanellos bilden seine Antikenkopien (Abb. 96–110, 130–131, 136–137). Sie zeugen von seiner intensiven Auseinandersetzung mit den Werken des klassischen Altertums. Zeichnend kopierte Pisanello Einzelgestalten, vor allem Akte aus römischen Sarkophagreliefs. Sie sind der wenn vielleicht nicht erste, so doch zumindest frühest erhaltene Bestand methodischen Antikenstudiums und neben dem Schaffen von Ghiberti, Donatello und Filarete wegbereitende neuzeitliche Formulierungen. Der sich entkleidende Neophyt der Taufzeichnung (Abb. 92) zeigt auch stilistisch die gleiche Körperauffassung wie andere der Antike nachgezeichnete Aktdarstellungen Pisanellos. Als Vergleich mag der eine Keule schwingende männliche Akt neben den sich entkleidenden Täufling gestellt werden (Abb. 124–125). Es handelt sich um die Kopie nach dem Orest aus dem Orestes-Sarkophag im Palazzo Giustiniani, Rom (Abb. 98–99).[18] Beide Aktdarstellungen, Täufling wie Orest, weisen die gleiche, in feinsten Strichlagen modellierte Körperartikulierung auf. Wie beim Täufling hat Pisanello ferner durch Loslösung der Figur aus ihrem Zusammenhang im antiken Relief und durch Beigabe von Attributen den Sinngehalt der Figur neu bestimmt. Was dem Orest der Zeichnung die Keule anstelle des Schwertes ist, wird für den Täufling das neu beigegebene Hemd. Der sich entkleidende Täufling ist das Werk Pisanellos und muß folglich in der Taufdarstellung der Lateransbasilika eine Ergänzung durch den Künstler der jüngeren Generation darstellen. Die von Gentile angelegte Komposition hat Pisanello weitergeführt und durch sein neuartig aufgefaßtes Menschenbild ergänzt.[19]

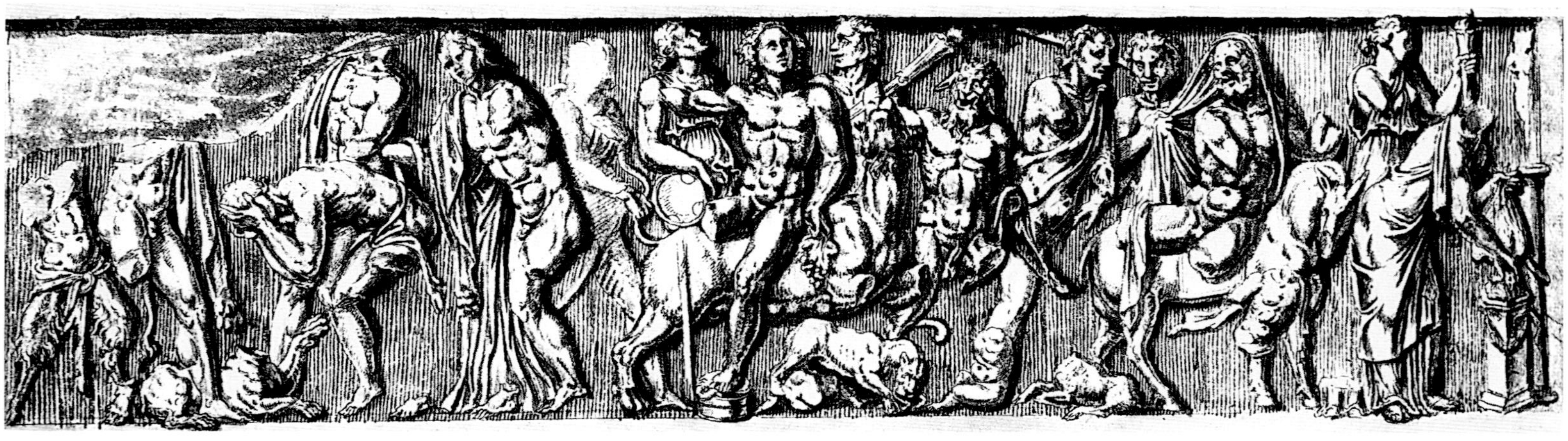

94 Kopie nach einem teilweise verlorenen Dionysos-Sarkophag. Codex Coburgensis, Nr. 165. Coburg, Veste

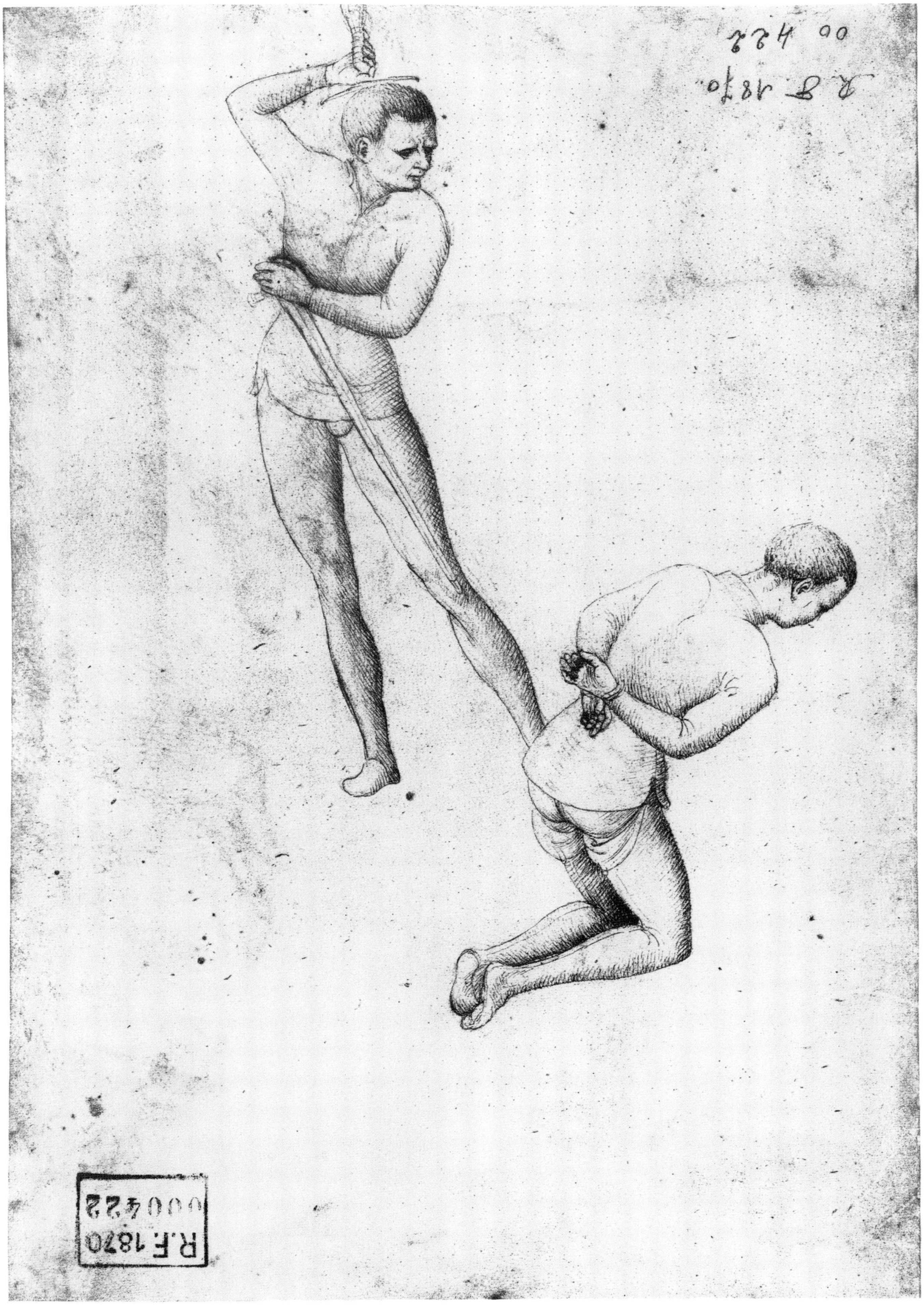

95 Pisanello. Modellstudie zur Enthauptung Johannes des Täufers. Metallstift und Feder auf Pergament, 25,4 x 17,8 cm. Paris, Louvre R. F. 422 verso (Originalgröße)

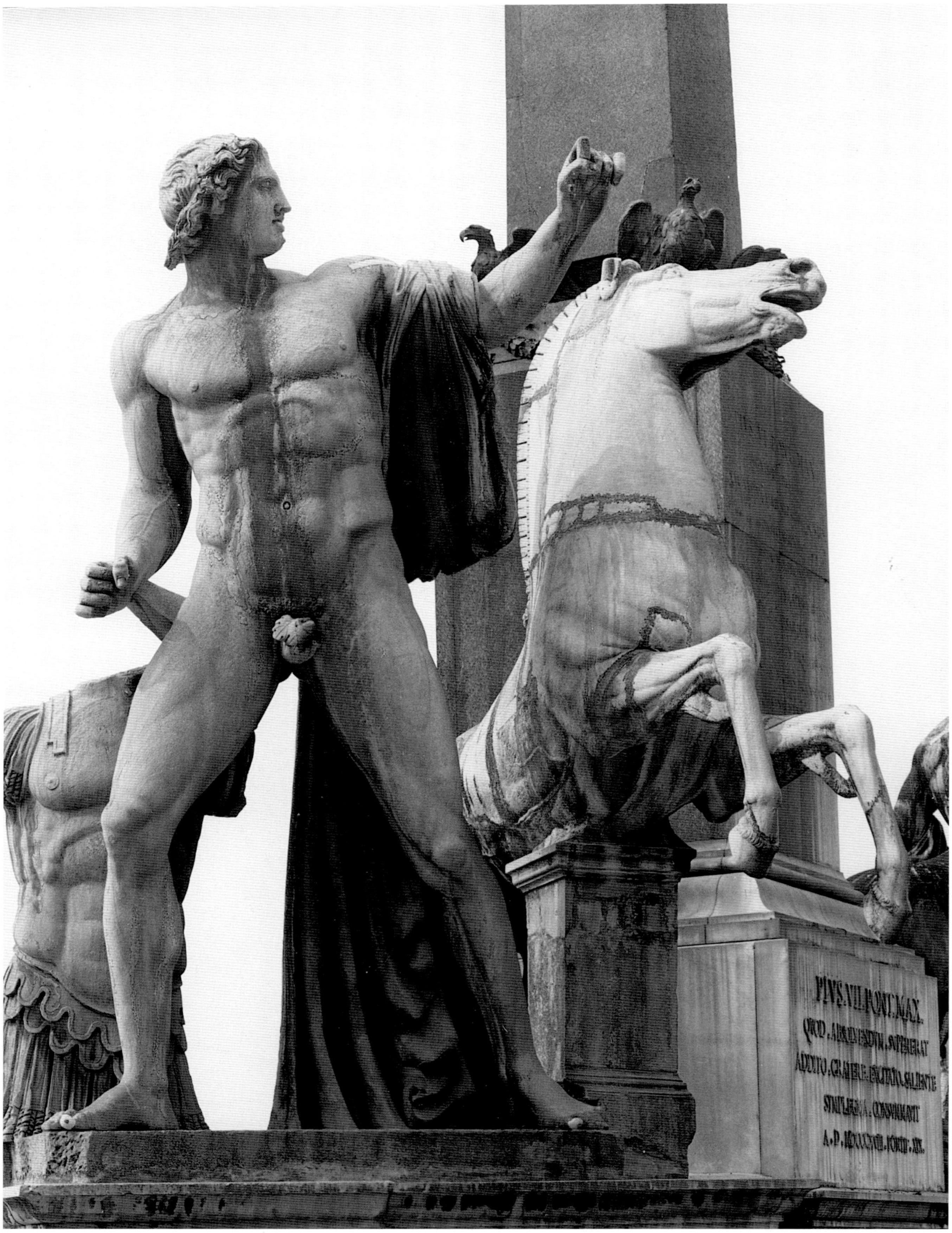

96 Rossebändiger. Rom, Quirinal

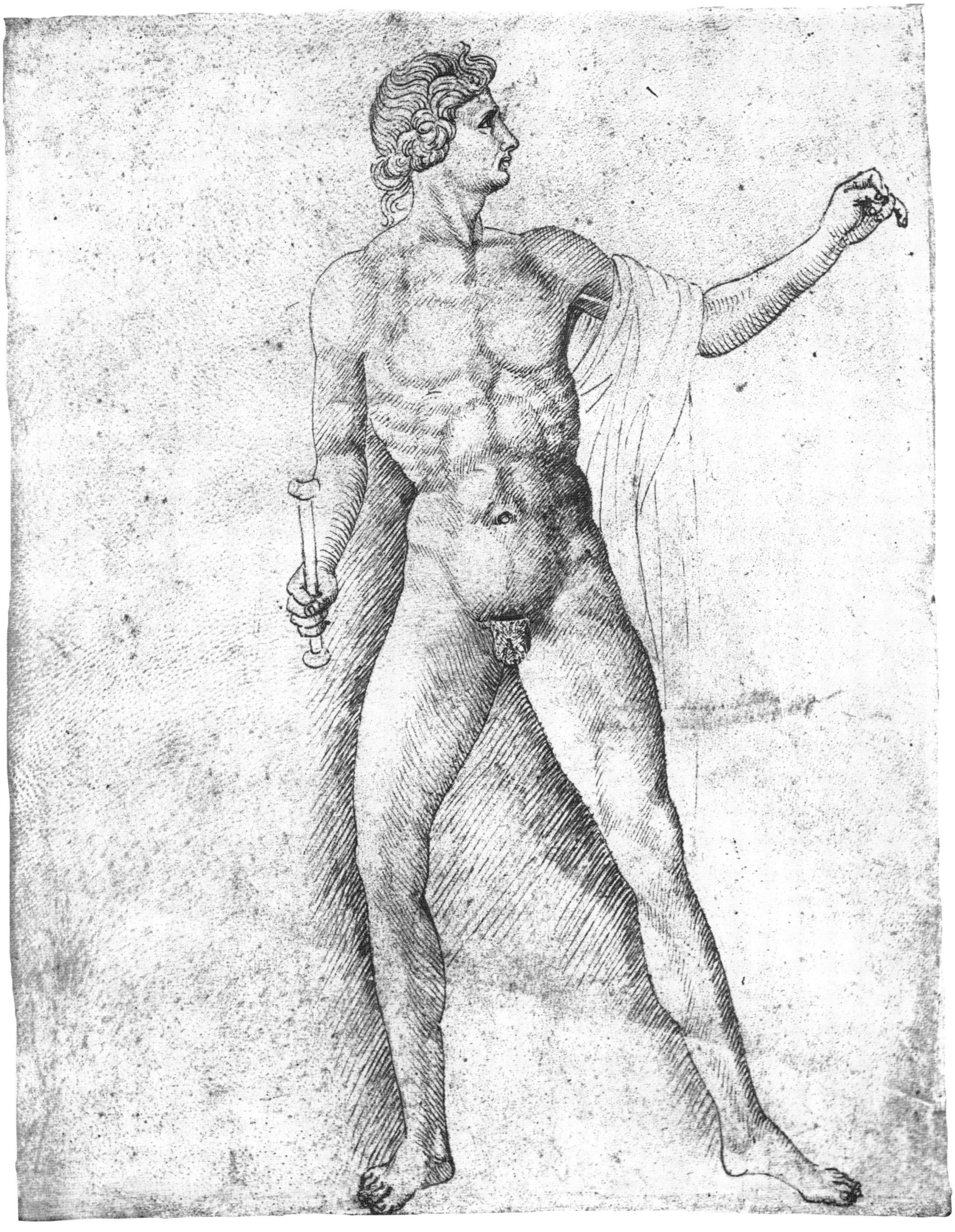

97 Pisanello. Kopie nach dem Rossebändiger: Abb. 96. Metallstift und Feder auf Pergament, 23 x 18 cm. Mailand, Ambrosiana F. 214 inf. 10 verso (Originalgröße)

Rom war der Ort, wo Werken der Antike in größerer Ansammlung zu begegnen war. Zwar entsprach das Bild, das sich dem Besucher zu Pisanellos Zeit vom antiken Rom bot, noch nicht dem heute bekannten. In den Kirchen hatten römische Sarkophage überdauert, da solche im Mittelalter für Bestattungen weiter verwendet wurden. Vornehmlich deren Reliefs dienten Pisanello als Vorbilder (Abb. 98–109, 130–131). Er interessierte sich aber auch für Reliefs römischer Triumphbögen. Und er zeichnete die kolossalen Skulpturen des Tiber (Abb. 136–137) sowie einen der beiden Rossebändiger vom Monte Cavallo (Abb. 96–97) nach. Letztere sind hervorragende Beispiele für den anatomisch genau gegliederten nackten Körper der Antike. Sie haben nicht nur Pisanello zu seiner bildsprengenden Zeichnung, sondern in der Folge auch andere Maler und Zeichner künstlerisch angeregt.[20] Die körperliche Schönheit und Vollkommenheit der »Dioscuri« (Rossebändiger) hatte auch der Humanist Angelo Decembrio vor Augen, als er die Bestrebungen zeitgenössischer Maler, ihre Werke an der Vorbildhaftigkeit der Antike auszurichten, rühmend hervorhob: »Einige Maler hingegen, wenn auch wenige, nehmen sich die Antike zum Vorbild. Zunächst nehmen sie genauestens die Proportionen des [nackten] Körpers, den sie darstellen wollen, auf, so daß keiner seiner Teile länger oder kürzer erscheint als es den Regeln der Natur selber entspricht.«[21] Pisanellos Zeichnung nach einem der beiden Rossebändiger, der als Werk des Phidias galt, zeigt beispielhaft, was er an einer antiken Plastik aufmerksam verfolgte: die Anatomie des Körpers und dessen harmonische Proportionen. Erfaßt wurde er in seiner Bewegung, dem Spiel von Muskeln im angespannten oder im ruhenden Zustand. Selbst in der Haltung der Finger hielt sich Pisanello genau an das Vorbild. Besonders wichtig war ihm die Unterscheidung von Stand- und Spielbein, die klassische Kontrapost-Bewegung antiker Statuen.

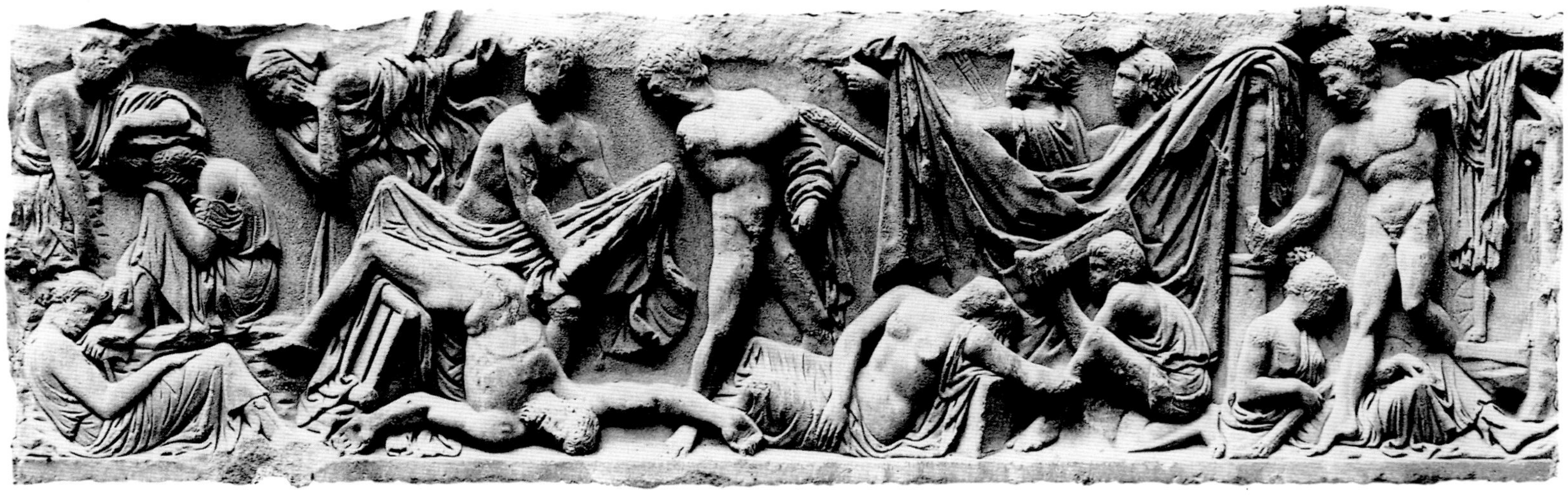

98 Orest und Klytämnestra. Römischer Orestes-Sarkophag. Rom, Palazzo Giustiniani

Wie bei dem vornübergebeugten Täufling (Abb. 92) sind es oftmals Figuren in unüblichen, schwierig darzustellenden Posen, die Pisanello in seinen Antikenkopien festhielt. Die Stellung eines Knienden in ihren Verkürzungen zeigt die Zeichnung Louvre 2397 verso (Abb. 99).[22] Komplizierte Sitz- und Liegehaltungen eignen den mythologischen Motiven eines in Mailand aufbewahrten Blattes: Oceanus und Rhea Silvia, aus einem Mars- und Rhea Silvia-Sarkophag (Abb. 100–101), oder der leblos hingestreckten Klytämnestra aus einem Orestes-Sarkophag (Abb. 98, 101).[23] In drehenden Bewegungen zeigen sich die Nereiden und die Hore der Rotterdamer Zeichnung (Abb. 104–105).[24]
Der bloße Körper war es, der Pisanello an den Antiken, die er in Rom kennenlernte, faszinierte. Mit der Entdeckung der Antike steht Pisanello am Anfang jener Entwicklung, die den menschlichen Körper als Maß des Schönen und Wahren verstand. Sie hing zusammen mit jenen geistigen und gesell-

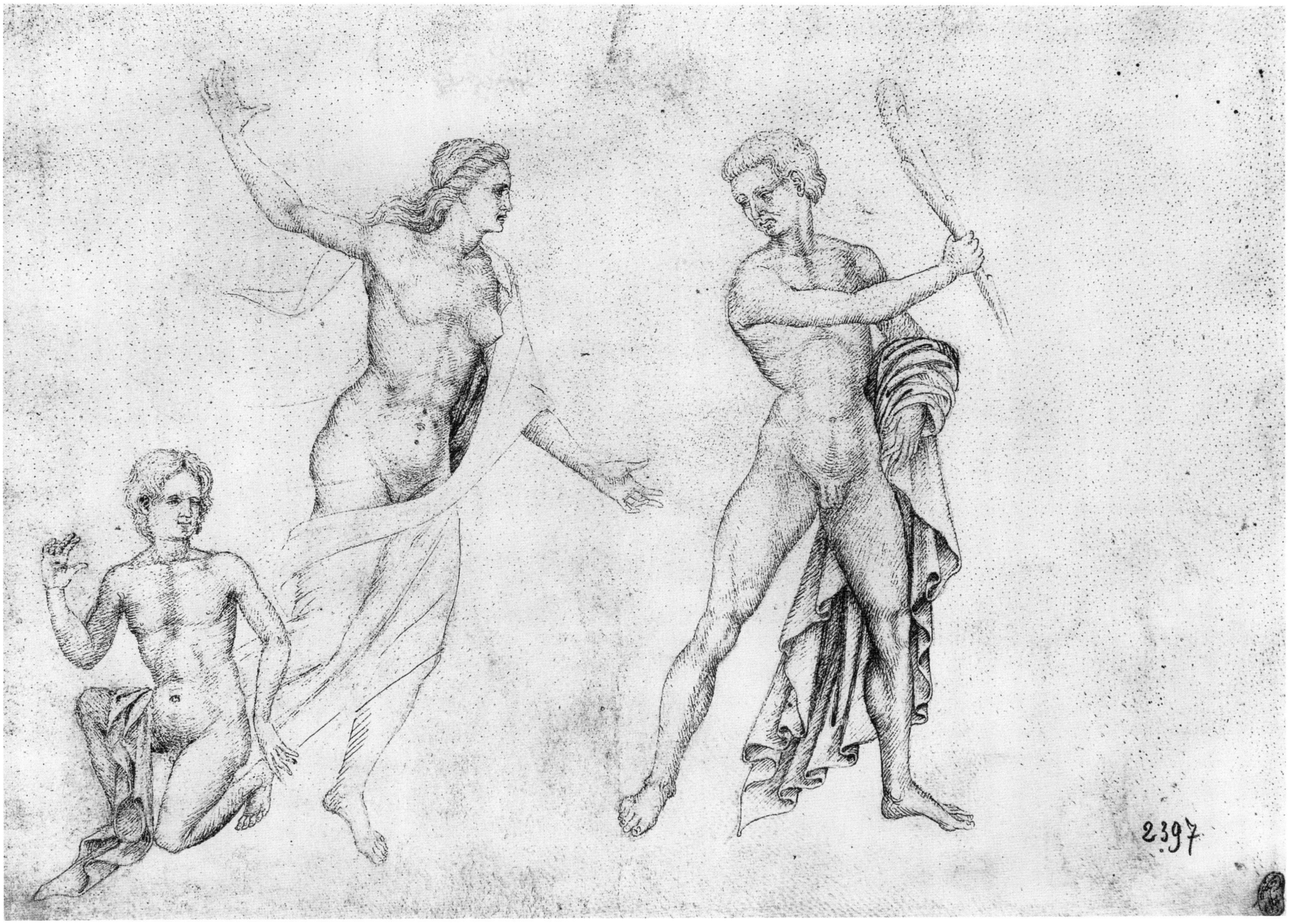

99 Pisanello. Kopien aus drei römischen Sarkophagen: Aphrodite aus dem Adonis-Sarkophag: Abb. 130, Orest aus dem Orestes-Sarkophag: Abb. 98, Kniender Jüngling aus einem Marsyas-Sarkophag. Metallstift und Feder auf Pergament, 19,3 x 27,2 cm. Paris, Louvre 2397 verso

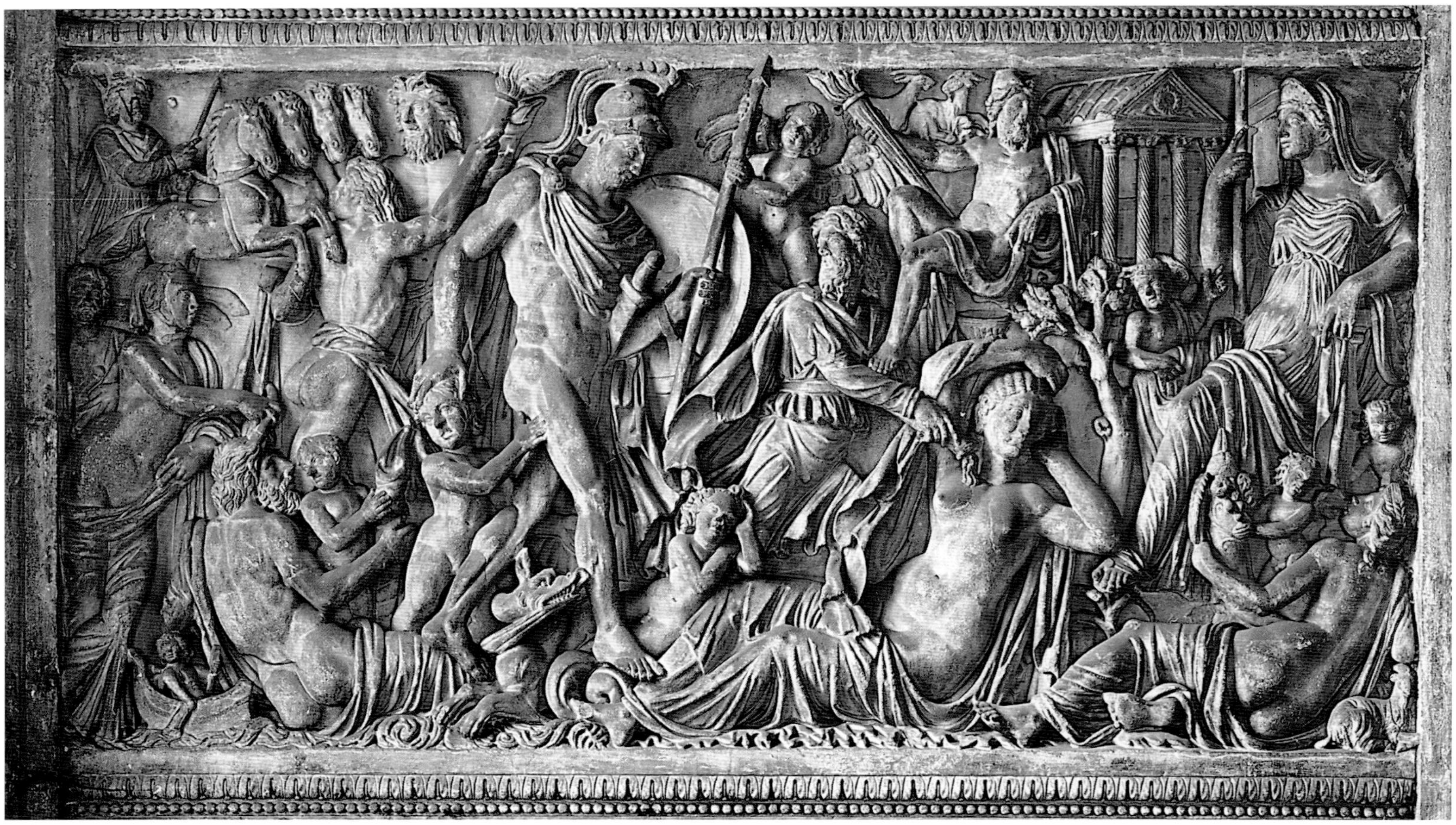

100 Römischer Mars- und Rhea Silvia-Sarkophag. Rom, Palazzo Mattei

schaftlichen Strömungen, die den Menschen als Individuum ins Zentrum der geistigen Anschauung rückte. Den antiken Motiven trat Pisanello wie neu entdeckten Naturvorbildern gegenüber. Das Nachzeichnen der antiken nackten Figur erleichterte dem Künstler den Zugang zur naturgemäßen Darstellung des menschlichen Körpers. Antike Bildwerke waren lebenden Modellen als künstlerisch bereits vorbereitete Modelle überlegen und ließen sich überdies in ihrer Unbewegtheit bequemer nachzeichnen.[25]

Die anatomisch genaue Ausführung des sich entkleidenden Täuflings in Pisanellos Taufzeichnung (Abb. 92) verrät neben der Auseinandersetzung mit der Antike auch das Studium nach dem lebenden Modell. So weist der Oberkörper des Täuflings in Pisanellos Zeichnung eine Torsion auf, die das Antikenvorbild gar nicht hat (Abb. 94), die es ihm nun aber möglich machte, auch den anatomischen Verlauf einer Wirbelsäule darzubieten.

Das methodische Interesse am Zeichnen nach dem lebenden Modell hängt eng mit Pisanellos Antikenbegegnung in Rom zusammen. Sie hat Pisanellos anschauliche Auffassung wesentlich erweitert und seine eigene Beschäftigung mit dem lebenden Modell auf eine neue Grundlage gestellt. Sein bereits vorhandenes Interesse für das Naturvorbild wurde durch Form und Geist der Antike intensiviert. War in der antiken Skulptur das Naturvorbild wiederzuerkennen, so beeinflußten die antiken Bewegungsmotive ihrerseits die Formgebung seiner Modellstudien. Wie das antike Vorbild das lebende Modell ersetzen konnte, so wurden umgekehrt beim lebenden Modell antike Posen gesucht. So ist der nur mit einer kurzen Unterhose bekleidete Rückenakt in Pisanellos Modellstudie des Berliner Kupferstichkabinetts (Abb. 127) im korrekten *contrapposto*, der klassischen antiken Haltung, dargestellt.[26] Die Beinlinge des von hinten gesehenen Aktes sind losgenestelt, damit so auch Ober- und Unterschenkel beobachtet werden konnten. In veränderter Pose ist derselbe Malknabe auf dem Blatt ein zweites Mal wiedergegeben, wiederum auf den fortan in den Künstlerwerkstätten dabei gebräuch-

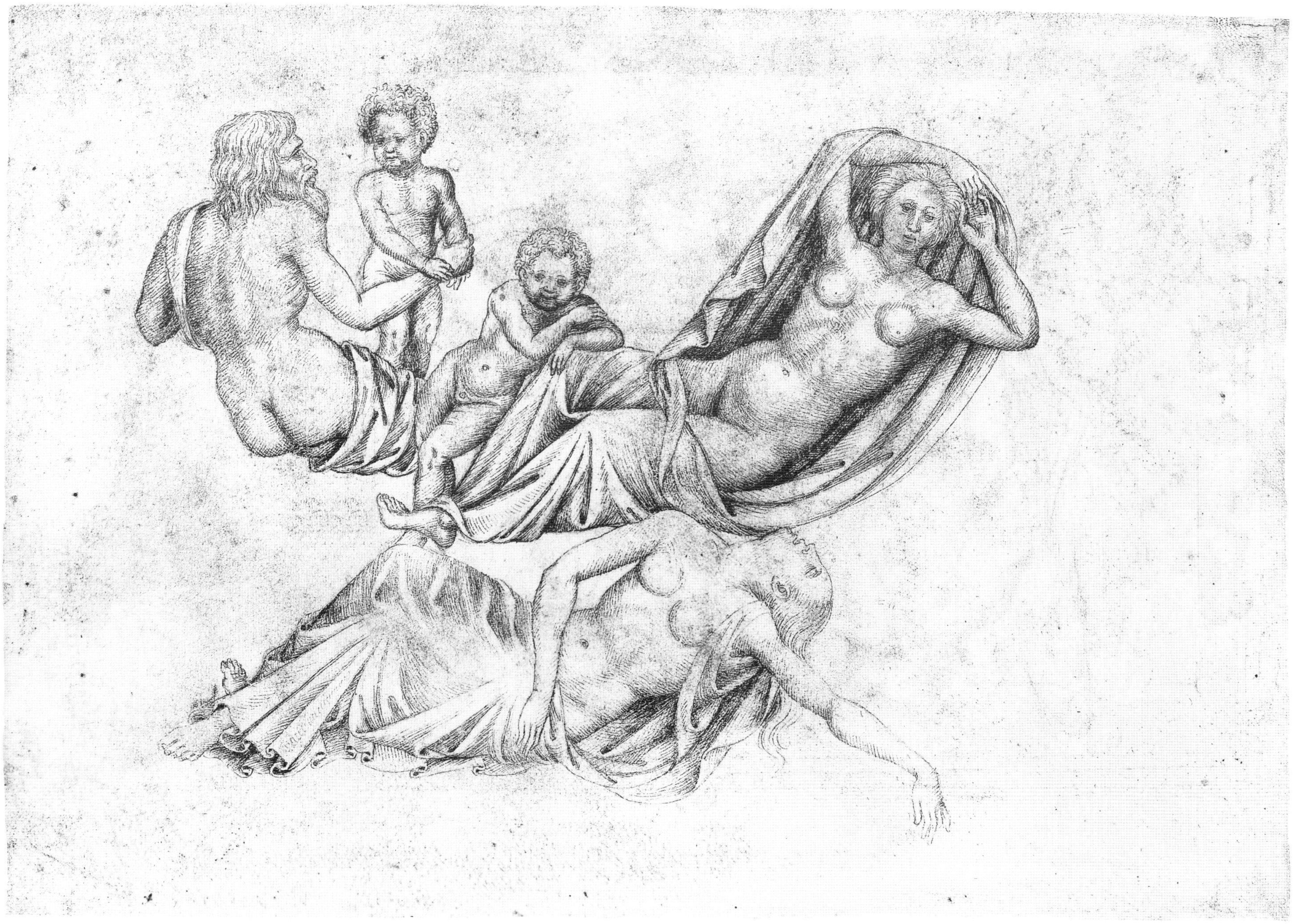

101 Pisanello. Kopien aus römischen Sarkophagen: Oceanus und Rhea Silvia aus dem Mars- und Rhea Silvia-Sarkophag: Abb. 100, Klytämnestra aus dem Orestes-Sarkophag: Abb. 98. Metallstift und Feder auf Pergament, 19,3 x 27,2 cm. Mailand, Ambrosiana F. 214 inf. 13 recto

lichen Modellstab gestützt. Als ob Pisanello um die Figur herumgezeichnet hätte, ist die junge Frau der Rotterdamer Modellstudie von vorne und in drei Rückenansichten dargestellt (Abb. 113).[27] Zweimal ist sie im Wasser schwimmend gezeichnet. Der Bezug zur Antike wird deutlich durch ihre Stellung in Vorderansicht, ist doch die Pose des Sich-die-Haare-Hochbindens von einer Aphrodite Anadyomene inspiriert (Abb. 112).[28]

nes des Täufers« in dem von Gentile da Fabriano begonnenen Zyklus der Lateransbasilika noch fehlte, als Pisanello mit der Weiterführung betraut wurde. Mit seinem neuartigen Modellstudium hat er diese von Grund auf vorbereitet. Als eigene, schöpferische Modellstudie unterscheidet sich die Studie zu einer Enthauptungsszene wesentlich von jenen kopierenden Zeichnungen, die Pisanello nach Kompositionsfindungen Gentiles für seine Vorrats-

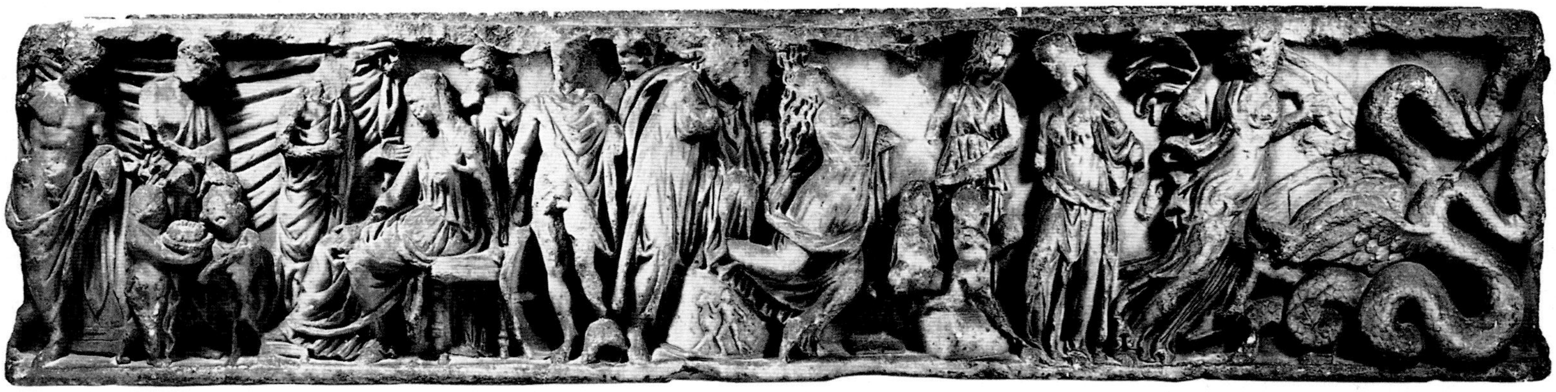

102 Römischer Medea-Sarkophag. Ancona, Museo Archeologico

Die dritte mit dem Johanneszyklus der Lateransbasilika in Verbindung zu bringende Zeichnung Pisanellos stellt eine solche *Studie nach dem lebenden Modell* dar (Abb. 95).[29] Sie zeigt zweimal dasselbe Modell in derselben zeitgenössischen Kleidung und mit demselben modischen Haarschnitt, einmal in gefesselter, kniender Haltung, einmal stehend mit dem Schwert zum enthauptenden Schlag ausholend. So übte Pisanello am lebenden Modell die betont räumliche Körperdarstellung mit ihren Verkürzungen und Überschneidungen. Schon in dieser frühen Zeichnung ist Pisanellos Sinn für lebensnahe Darstellung zu erkennen, etwa in der Art wie die gefesselten Hände verkürzt oder die Zehenstellung eines Fußes angewinkelt werden. Die gleiche Aufmerksamkeit wird Pisanello später den gefesselten Händen in den Modellstudien für die Gehenkten von Sant'Anastasia schenken (Abb. 144–145).[30]
Die beiden zu einer Enthauptungsszene zusammengestellten Modellstudien der Zeichnung (Abb. 95) waren ein erstes Stadium in der Vorbereitung einer Bildkomposition gleichen Themas. Der Schluß liegt nahe, daß die Darstellung der »Enthauptung Johan-sammlung als ihm vorbildhafte Lösungen geschaffen hat. Den Typus der Kompositionskopie vergegenwärtigen die beiden besprochenen Zeichnungen »Johannes vor Herodes« (Abb. 89) und »Taufe Christi« (Abb. 92), letztere mit Ausnahme des Täuflings, der eine kühne Neuerung Pisanellos innerhalb des traditionellen Kompositionsmusters Gentiles bildet.
Eine Vorstellung vom verlorenen Johanneszyklus der Lateransbasilika ist nicht allein über Zeichnungen Pisanellos (Abb. 89, 92, 95) zu gewinnen; es gibt zwei weitere, unabhängig voneinander entstandene Werke, die als Spiegelung einzelner Motive oder auch Kompositionen zu betrachten sind.
Als Kopie aus dem 16. Jahrhundert nach dem Wandbild der »Taufe Christi« ist eine Zeichnung im sogenannten Peruzzi-Taccuino entstanden (Abb. 114–115). Sie gibt den Täufling identisch wieder, mit dem leicht gedrehten vornübergeneigten Oberkörper, das Hemd abstreifend. Auch die diskutierende Männergruppe rechts außen hatte der Zeichner des 16. Jahrhunderts mit kleinen Abweichungen kopiert. Das Taccuino, dessen Schwerpunkt die

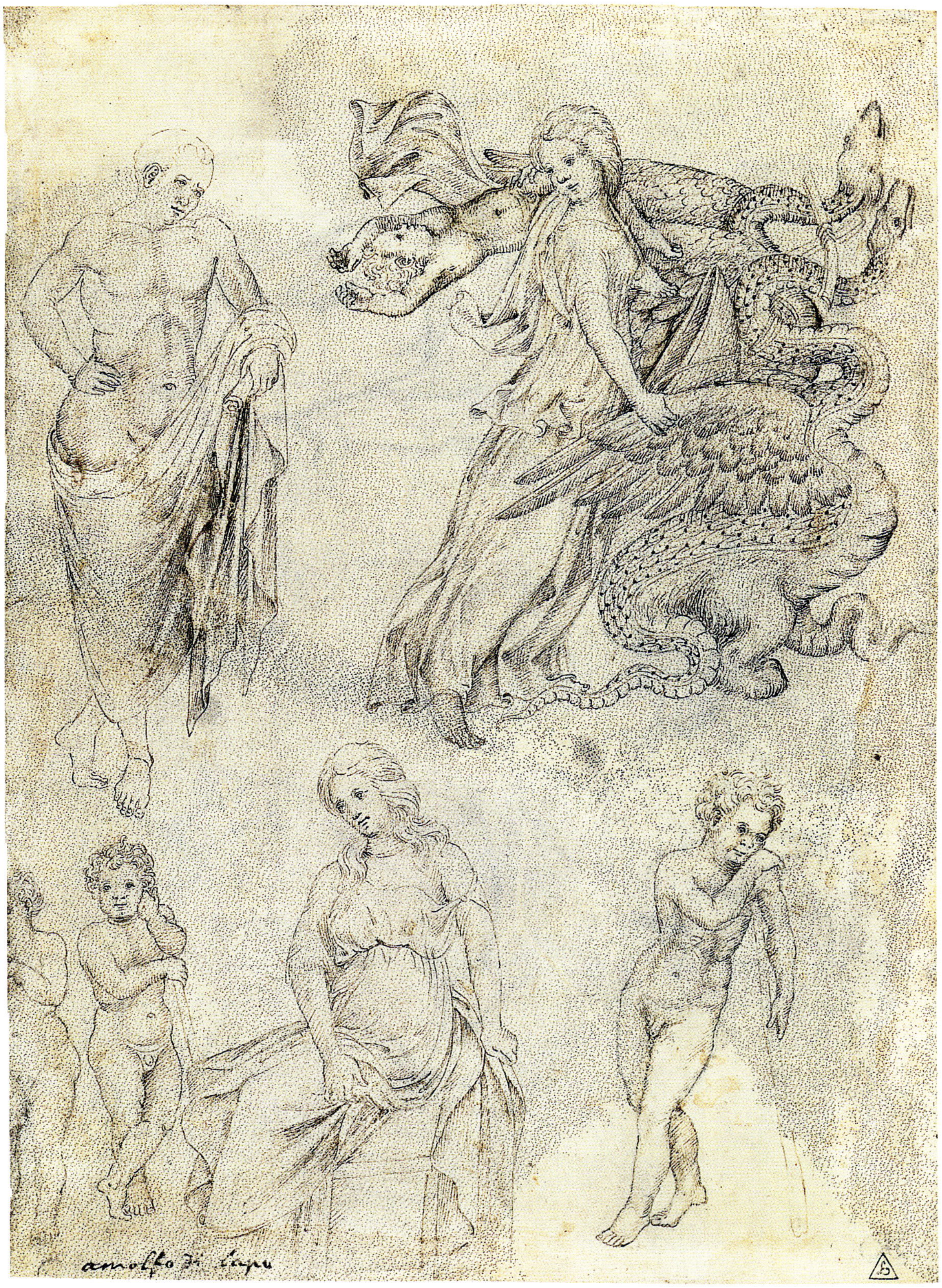

103 Pisanello. Jason, Medea (oben) und Kreusa (unten). Kopie aus römischem Medea-Sarkophag: Abb. 102. Metallstift und Feder auf Pergament, 21,2 x 15,6 cm. Rotterdam, Museum Boymans-van Beuningen I. 523 recto (Originalgröße)

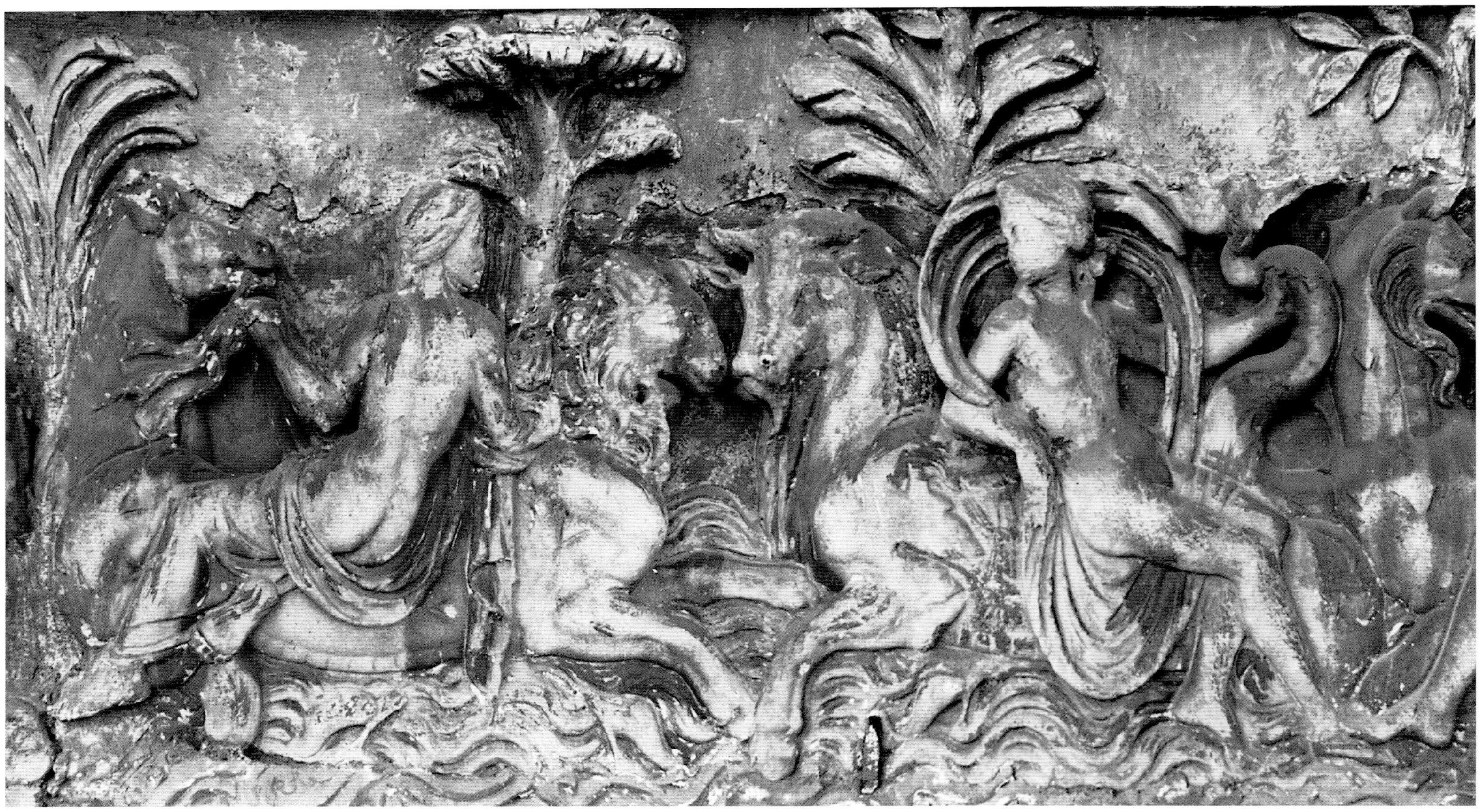

104 Auf einem Meerlöwen und einem Seestier reitende Nereiden. Römisches Sarkophagfragment. Rom, Villa Medici

Denkmäler Roms bilden, enthält auch andere Motive aus dem Lateran.[31] Auszuschließen ist daher jene Erklärung, der Zeichner des Taccuino habe damals Zugang zu Pisanellos Zeichnungsbestand gehabt und nicht nach dem Wandbild der »Taufe«, sondern nach Pisanellos Zeichnung kopiert.[32]
Auch Masolino hat sich eher an den Wandbildern der Lateransbasilika orientiert denn an Pisanellos Zeichnungen, als er in seine Johannesdarstellungen in Castiglione d'Olona Motive aus Gentiles und Pisanellos Johanneszyklus der Lateransbasilika einziehen ließ. Die von Pisanello stammende Idee des sich entkleidenden Neophyten hat er dort aufgegriffen, im Sinne der Frührenaissance aber selbständig variiert und weiterentwickelt. Weitestgehende Übereinstimmungen mit dem römischen Vorbild zeigt Masolinos Taufdarstellung ferner in der Raum- und Figurenanordnung, und vor allem in der Stellung des knienden Johannes und den das Tuch haltenden Engeln (Abb. 92 und 116).[33]

Masolinos Fresken in Castiglione d'Olona sind inschriftlich 1435 datiert, entstanden also kurz nach den Wandbildern im Lateran. In den Jahren von Pisanellos römischem Aufenthalt war auch Masolino in Rom tätig, und es ist anzunehmen, daß beide Künstler gegenseitig das Schaffen des anderen verfolgt haben. Für den Kardinal Branda, den Auftraggeber in Castiglione d'Olona, hatte Masolino in Rom bereits die Ausmalung der Katharinenkapelle von San Clemente geschaffen.[34] Im Auftrag der mächtigen Familie Colonna, der Papst Martin V. entstammte, malte Masolino zusammen mit Masaccio das Triptychon für Santa Maria Maggiore. Im Palazzo am Monte Giordano des Kardinals Giordano Orsini vollendete er wahrscheinlich 1432 eine Weltchronik mit über 300 annähernd lebensgroßen Figuren. Sie stellte den Ablauf der Ereignisse von der Weltschöpfung bis zur damaligen Gegenwart in einer Abfolge von Persönlichkeiten aus Sage, Geschichte und Bibel dar.[35]

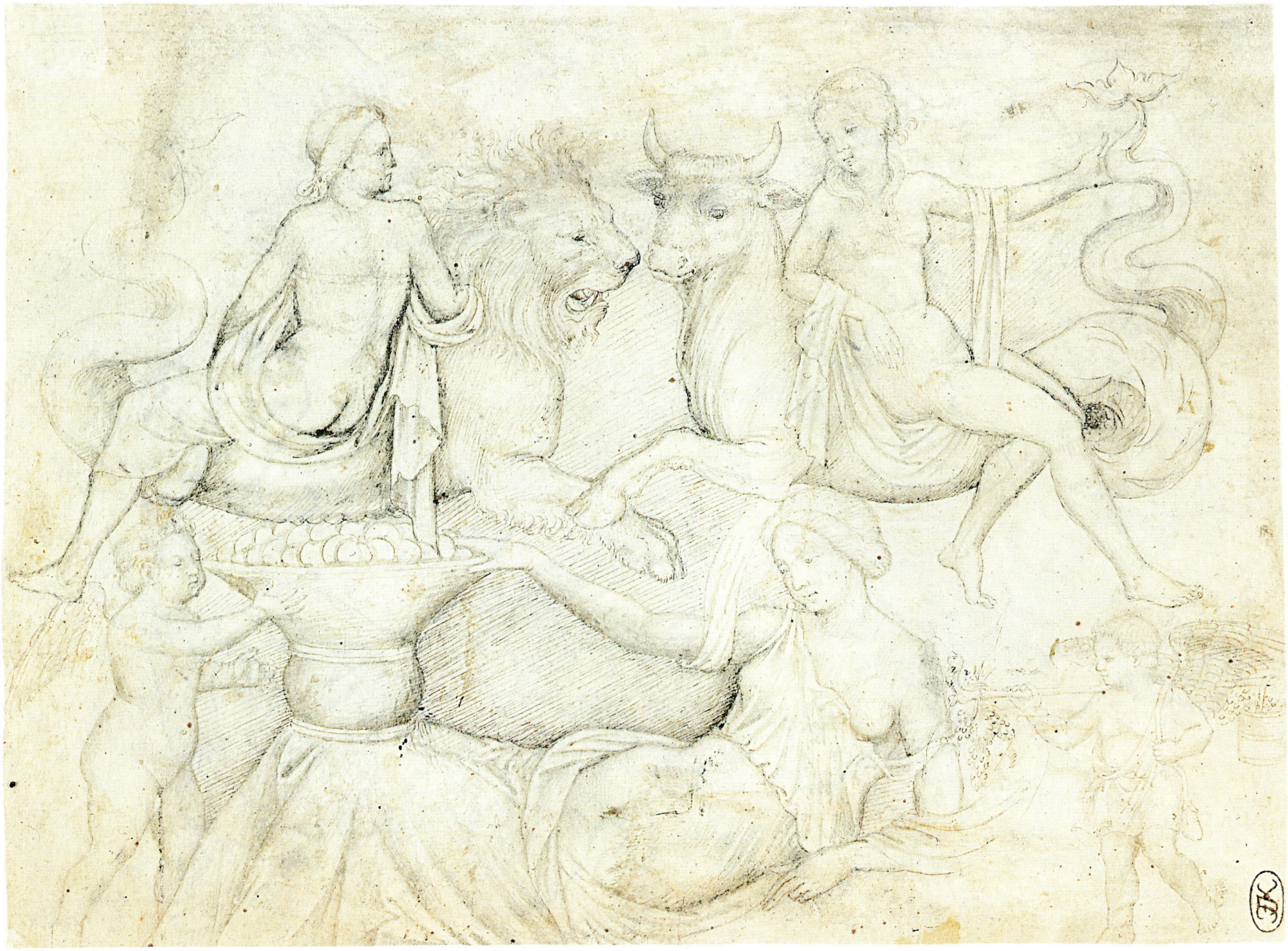

105 Pisanello. Auf einem Meerlöwen und einem Seestier reitende Nereiden. Kopie aus römischem Sarkophagfragment: Abb. 104. Hore mit zwei Putten nach römischem Relief. Metallstift, Feder und brauner Pinsel auf Pergament, 15,6 x 21,2 cm. Rotterdam, Museum Boymans-van Beuningen I. 523 verso (Originalgröße)

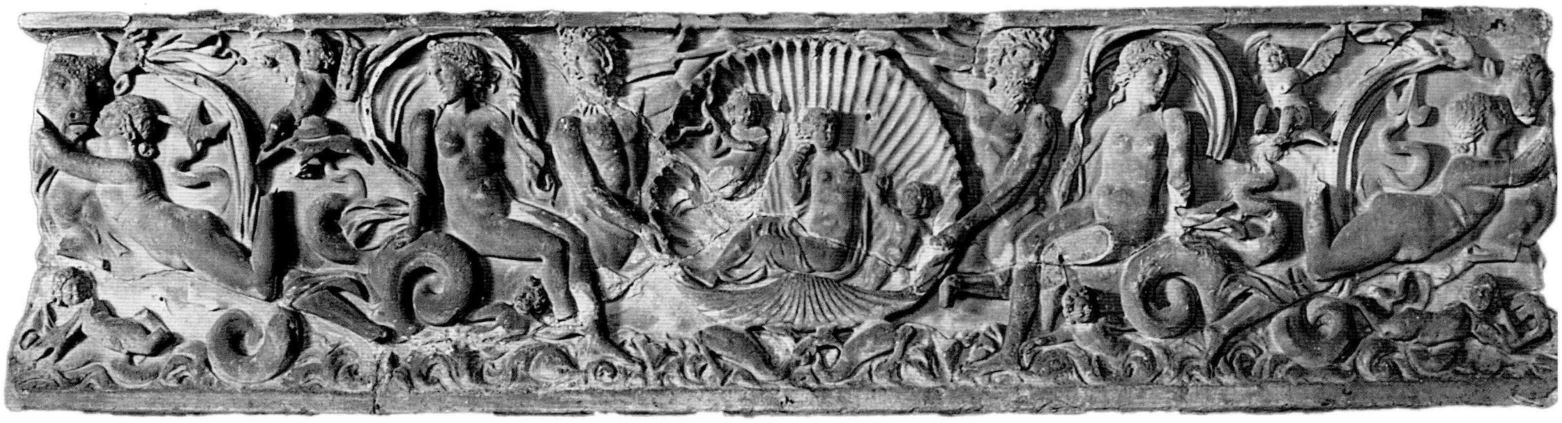

106 Römischer Aphrodite-Sarkophag. Rom, Vatikan, Museo Profano Lateranense

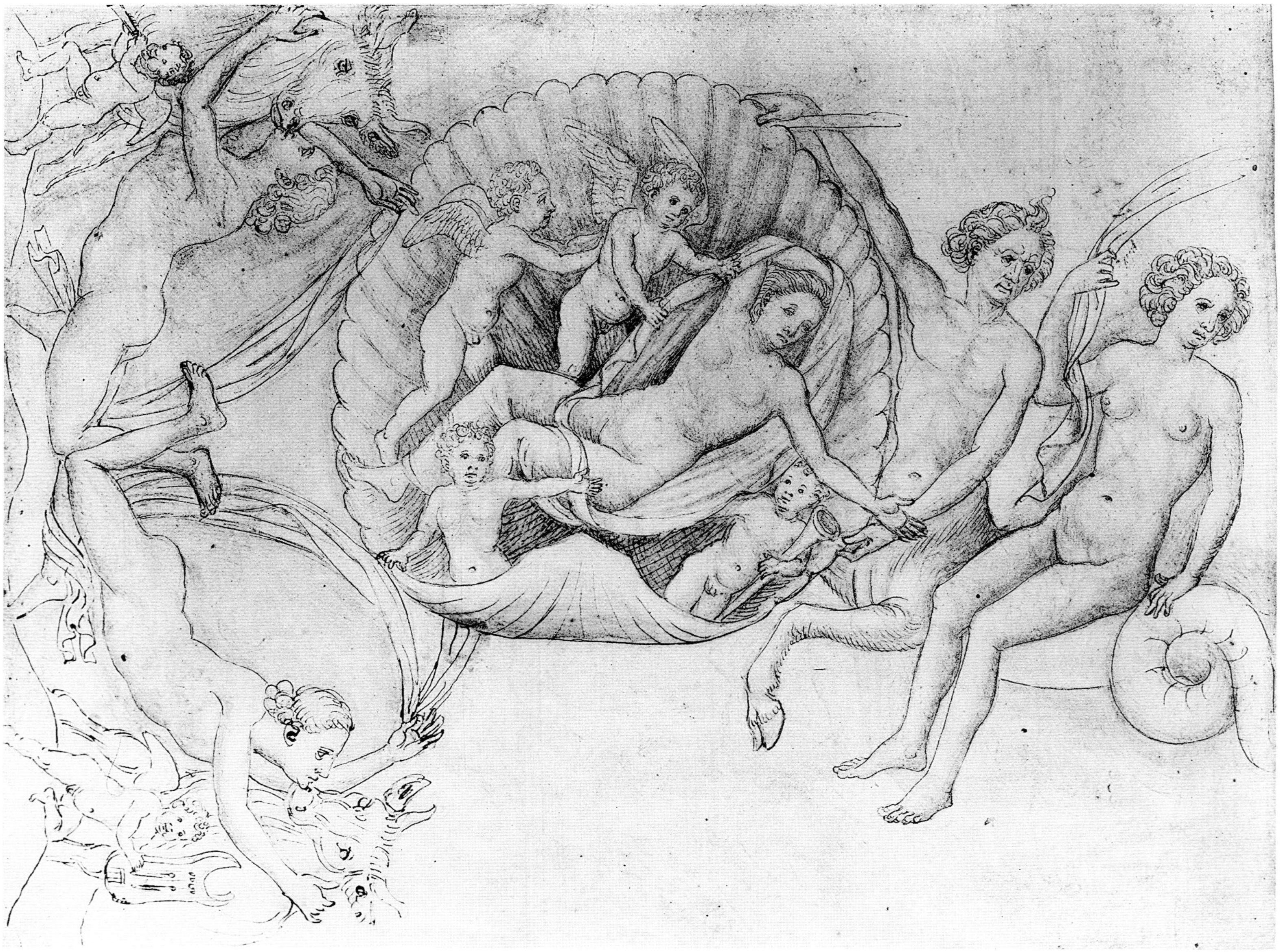

107 Pisanello. Aphrodite in der Muschel, Seekentaur und Nereide, Seestiere umarmende Nereiden. Kopie aus dem römischen Aphrodite-Sarkophag: Abb. 106. Metallstift, Feder und brauner Pinsel auf Pergament, 16,3 x 22 cm. Mailand, Ambrosiana F. 214 inf. 14 verso

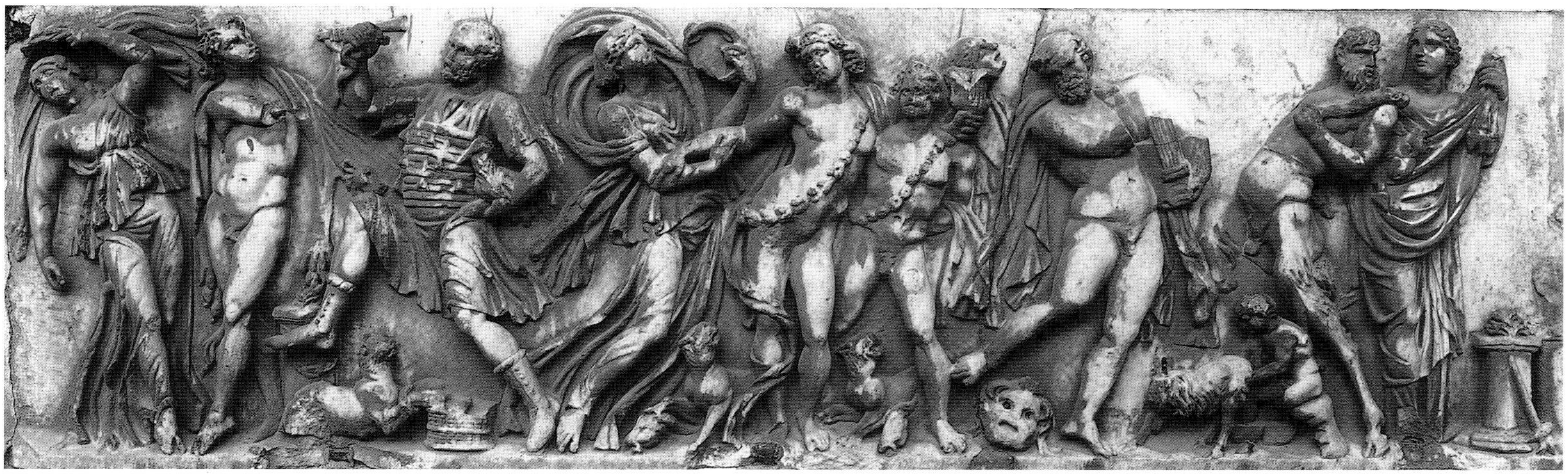

108 Römischer Dionysos-Sarkophag. Rom, Vatikan, Belvederehof

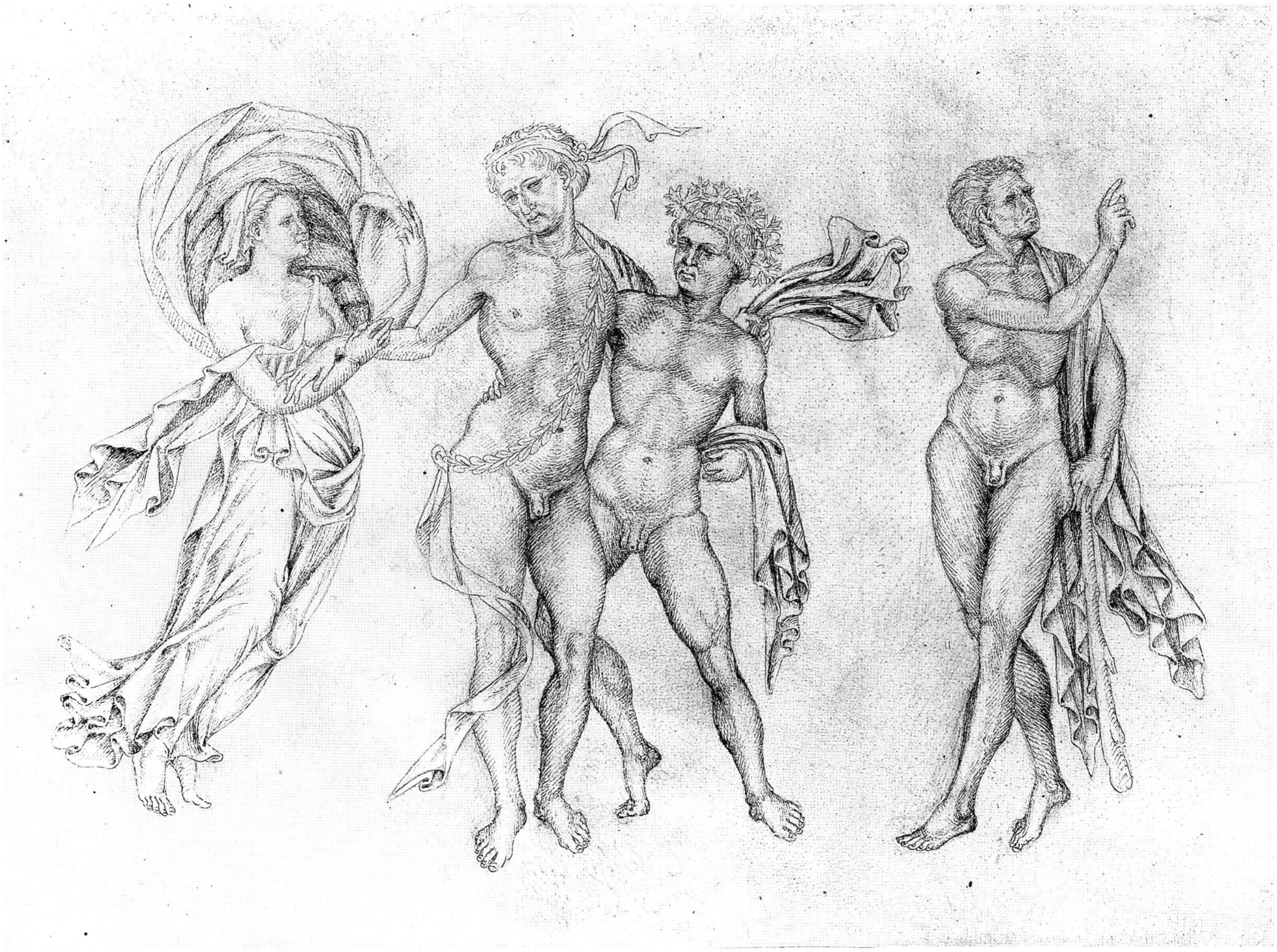

109 Pisanello. Trunkener Dionysos, gestützt von einem Satyr, Mänade und tanzender Satyr.
Kopie nach römischem Dionysos-Sarkophag: Abb. 108. Metallstift und Feder auf Pergament, 19,3 x 27,1 cm.
Mailand, Ambrosiana F. 214 inf. 15 recto

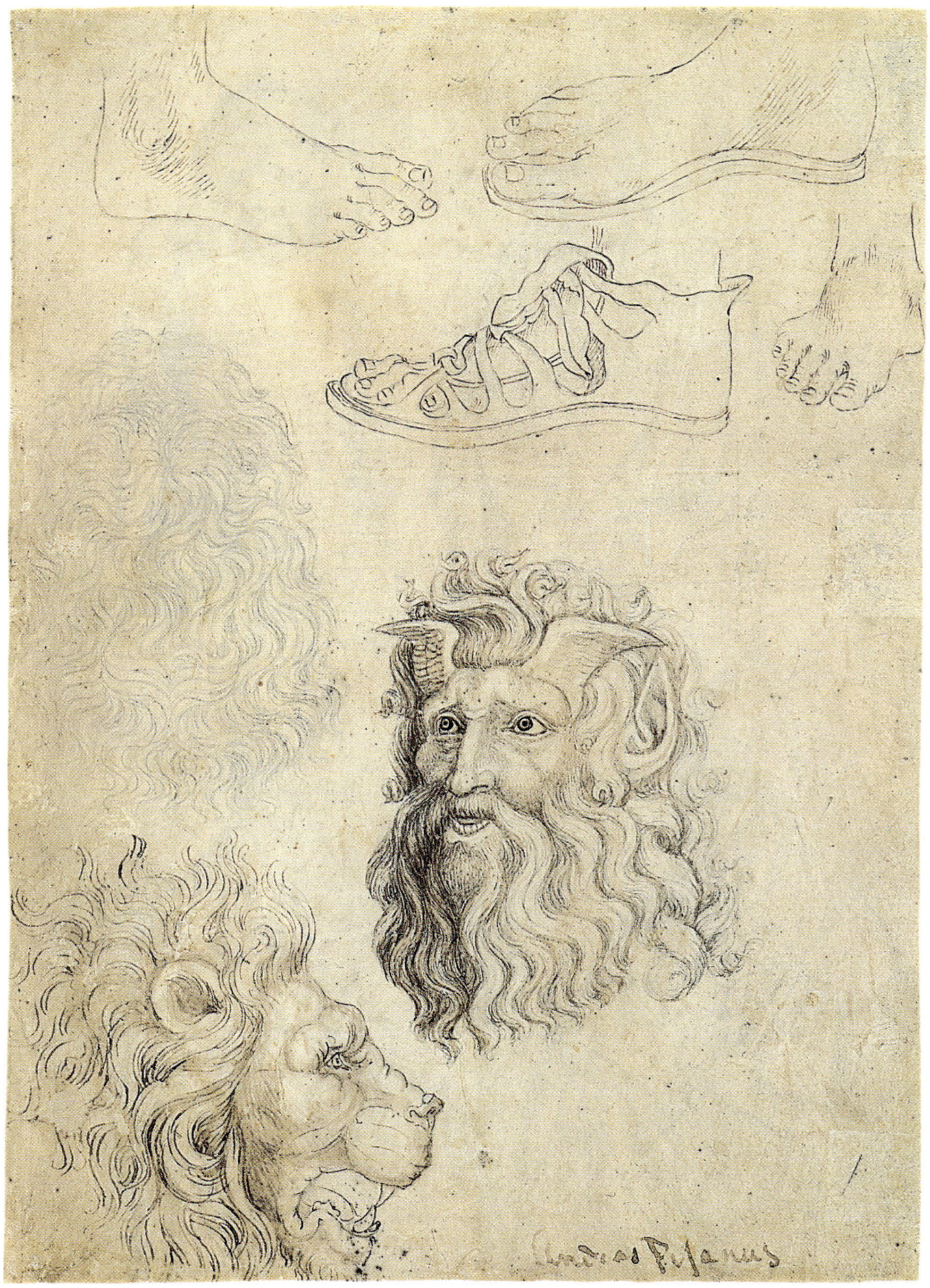

110 Pisanello. Antikenkopien. Metallstift, Feder und brauner Pinsel auf Pergament, 17,9 x 12,8 cm. Rotterdam, Museum Boymans-von Beuningen I. 521 recto (Originalgröße)

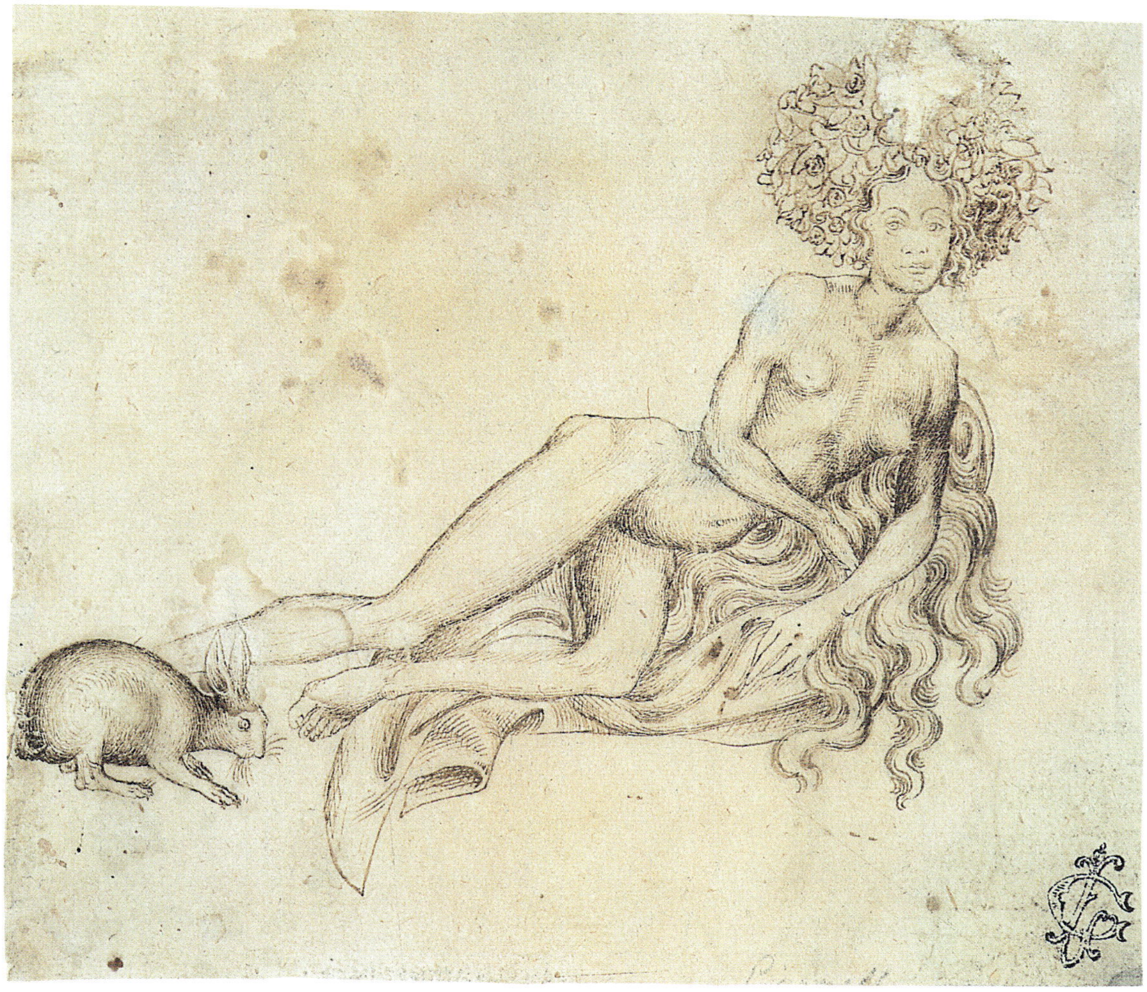

111 Pisanello. »Luxuria«. Feder auf geröteltem Papier, 13 x 15,1 cm. Wien, Albertina Inv. 24018 recto (Originalgröße)

Die Zusammenhänge von Masolinos Wandbildern in Castiglione d'Olona mit Gentiles und Pisanellos verlorenem Johanneszyklus der Lateransbasilika sind ähnlich über Pisanellos Zeichnungen »Johannes vor Herodes« und »Enthauptung« feststellbar geblieben. Der den Kerker öffnende Scherge wie auch das thronende Königspaar in Castiglione d'Olona sind in ihrer Haltung und Gestik von den entsprechenden römischen Vorbildern beeinflußt (Abb. 117–118, 120–121). Selbst das erhobene Szepter des Herodes fehlt bei Masolino nicht. Auch in der Szene der »Enthauptung Johannes des Täufers« hat Masolino auf das entsprechende Wandbild im Lateran zurückgegriffen (Abb. 122–123). Die Studie, die dazu von Pisanello erhalten blieb, ist jene Zeichnung nach dem lebenden Modell (Abb. 95). Daß sie als Vorlage für die monumentale Bildfindung der »Enthauptung des Johannes« diente, mit der der Johanneszyklus in der Lateransbasilika wahrscheinlich ausklang, wird wiederum durch ihren formalen Bezug zu Masolinos »Enthauptung des Johannes« in Castiglione d'Olona bestätigt. Bei Masolino wie bei Pisanello beschreibt der in der gleichen Stellung von Stand- und Spielbein gegebene Scharfrichter eine ähnlich ausholende, halbkreisförmige Bewegung mit dem hinter den Körper gesenkten Schwert.[36]

Das Verbindende zwischen Pisanellos genannten Antikenkopien und Modellstudien einschließlich seiner sich auf den Johanneszyklus der Lateransbasilika beziehenden Zeichnungen ist die in den dargestellten Körpern geradezu signaturhaft wiederkehrende betonte Bildung der Gelenke – etwa an Schultern und Hüften. Übereinstimmend gehandhabt ist auch die Linienführung, die feinen Schraffenverbände, die besonders auf eine nuancierende Oberflächendarstellung zielen (Abb. 124–126). Beide Eigenschaften sind als Nachklänge des internationalen gotischen Stils zu begreifen, der Pisanellos Schaffen der Frühzeit geprägt hatte. Trotz seines Bemühens um das Naturgemäße bleibt Pisanello an Ausdrucksformen gotischen Linienempfindens gebunden. So wird die Einschnürung der Taille mit der hochangesetzten Brust bei weiblichen Akten von hier aus verständlich (Abb. 101, 113). Eine Gestalt wie die »Luxuria« in Wien (Abb. 111), welche der gleichen Entstehungszeit wie die hier genannten römischen Antikenkopien Pisanellos angehört und mit ihrem sinnlichen Körper- und Gesichtsausdruck vielleicht von einer antiken Nereide angeregt ist, bildet in ihrer übertriebenen Körperartikulierung in Verbindung mit einem ornamental sich verselbständigenden Linienfluß geradezu einen gotischen Gegenpol zum Naturgemäßen antiker Bildwerke.[37] Auch im Kompositionellen, in der schwingenden Verbindung einander zugeordneter Figuren klingt sowohl in Pisanellos Modellstudien als auch in seinen Antikenkopien

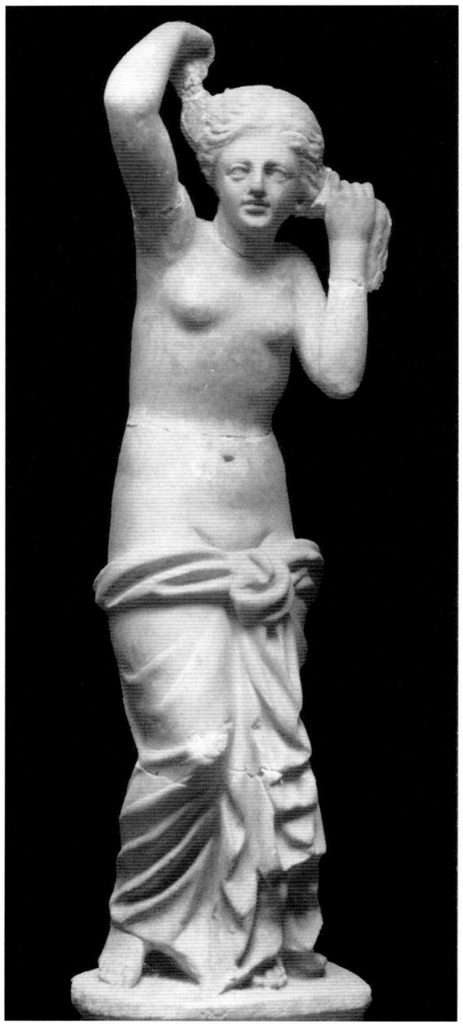

112 Aphrodite Anadyomene.
Rom, Museo Nuovo

ein schönlinig gotisches Stilempfinden nach. Ein ähnliches Zusammenklingen von Haltung und Gebärde wie bei der Modellstudie in Rotterdam

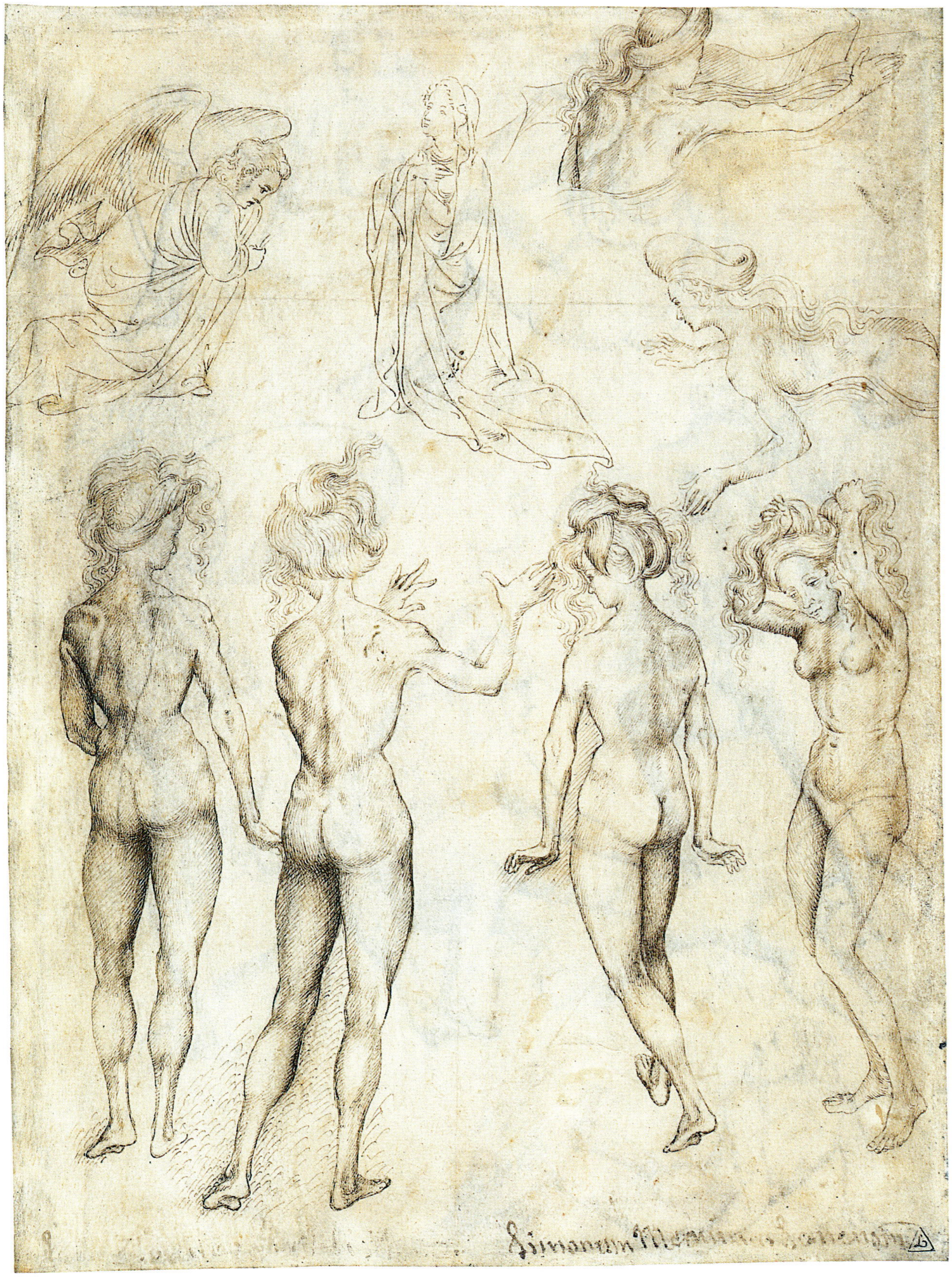

113 Pisanello. Modellstudien einer jungen Frau beim Baden, Verkündigung. Metallstift und Feder auf Pergament, 22,2 x 16,5 cm. Rotterdam, Museum Boymans-van Beuningen I. 520 recto (Originalgröße)

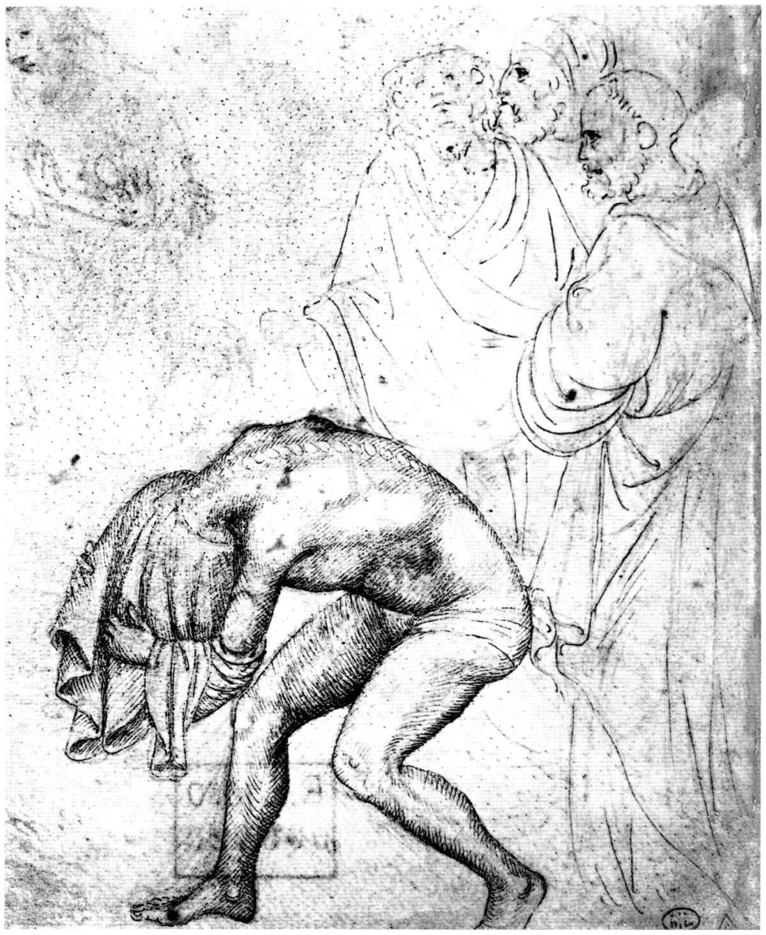

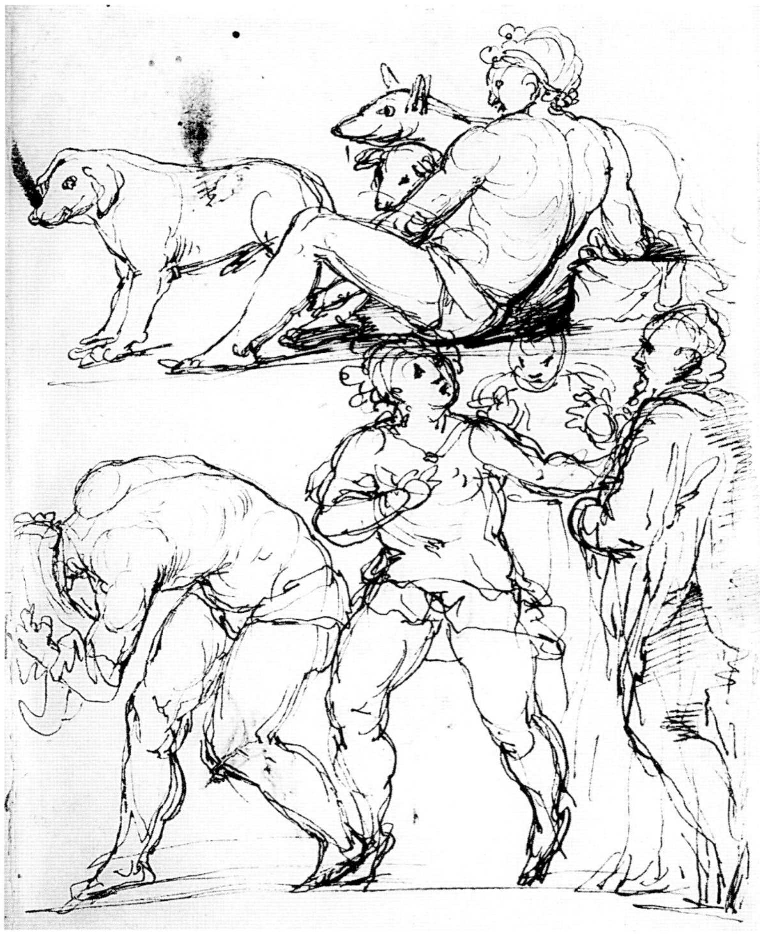

114 Pisanello. Taufe Christi, Ausschnitt aus Abb. 92

115 Kopie nach Pisanellos Täufling aus dem verlorenen Wandbild »Taufe Christi« in der Lateransbasilika. Peruzzi-Taccuino. Siena, Biblioteca Comunale S IV 7, fol. 26 verso

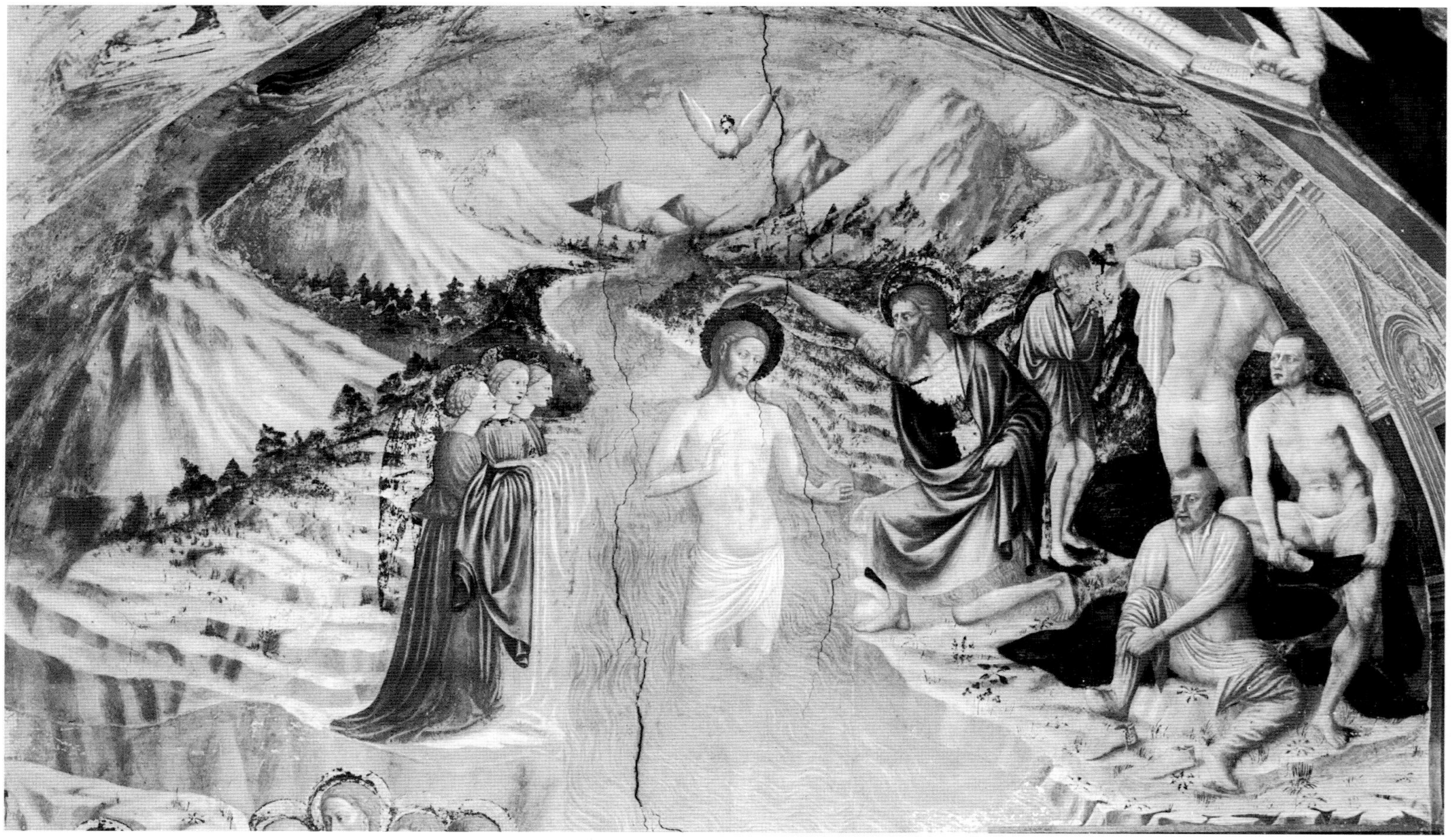

116 Masolino da Panicale. Taufe Christi. Castiglione d'Olona

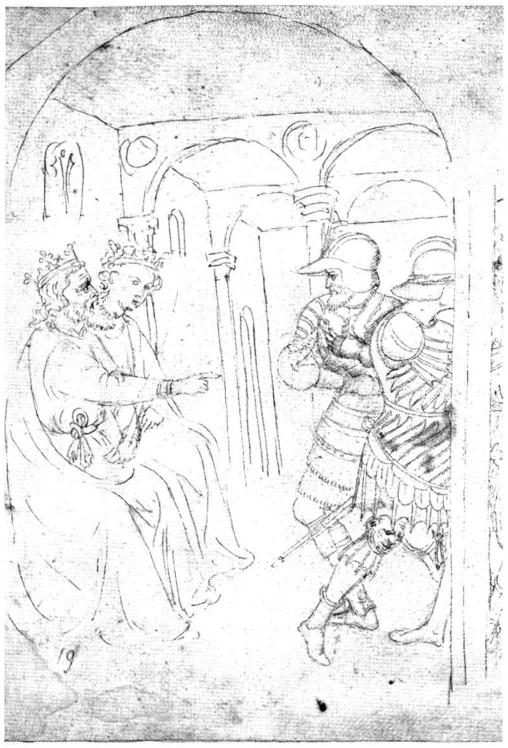

117 Pisanello. Johannes der Täufer vor Herodes. Ausschnitt aus Abb. 89

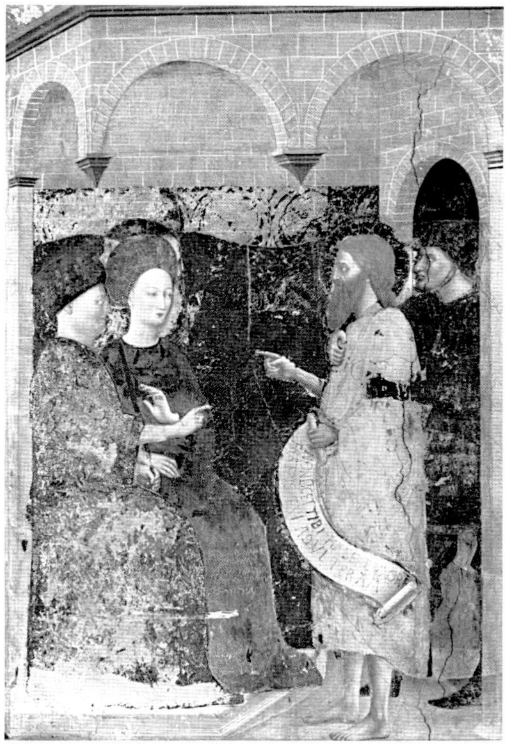

118 Masolino da Panicale. Johannes der Täufer vor Herodes. Castiglione d'Olona, Baptisterium

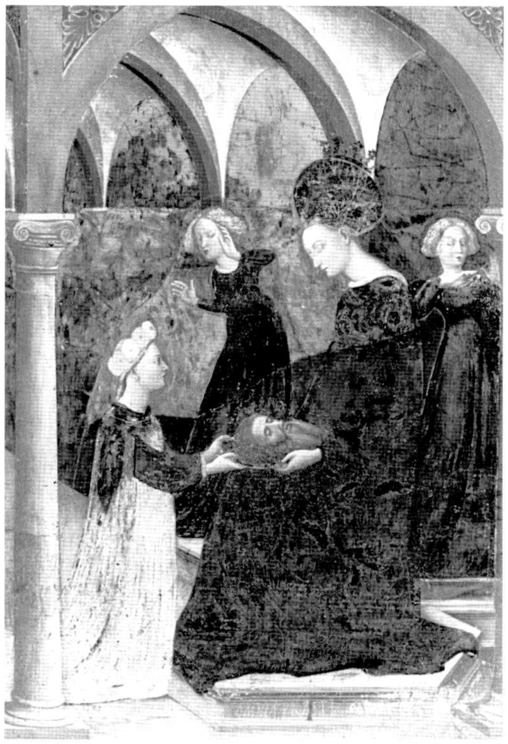

119 Masolino da Panicale. Salome überreicht Herodias das Haupt von Johannes. Castiglione d'Olona, Baptisterium

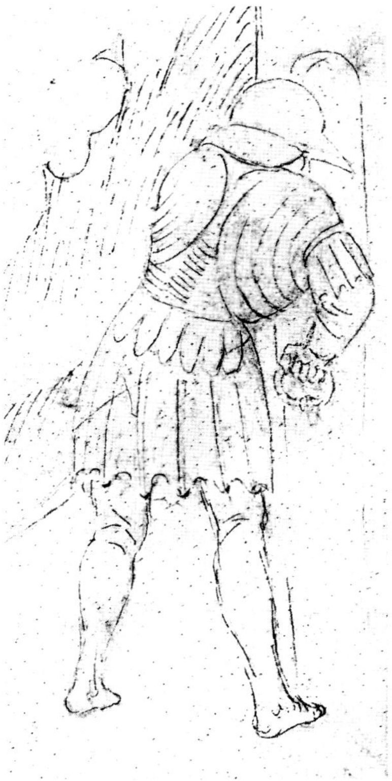

120 Pisanello. Scherge am Kerker des Johannes. Ausschnitt aus Abb. 89

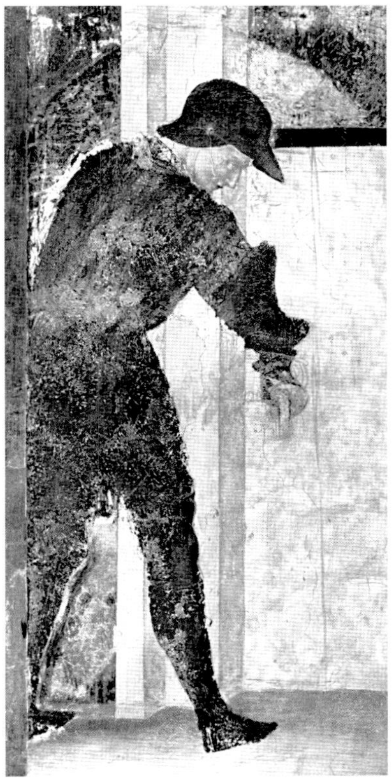

121 Masolino da Panicale. Einkerkerung Johannes des Täufers. Castiglione d'Olona, Baptisterium

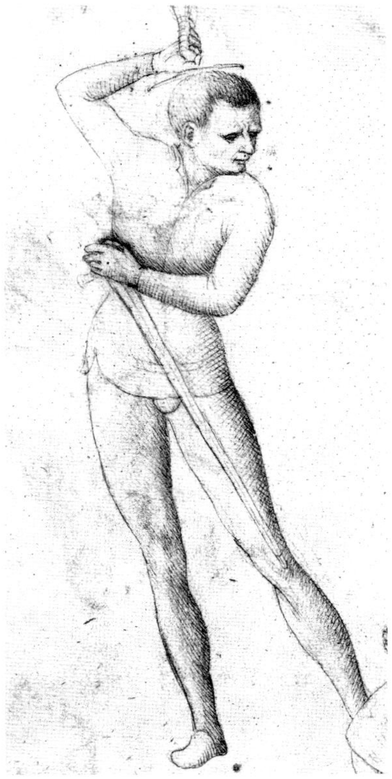

122 Pisanello. Modellstudie zur Enthauptung Johannes des Täufers. Ausschnitt aus Abb. 95

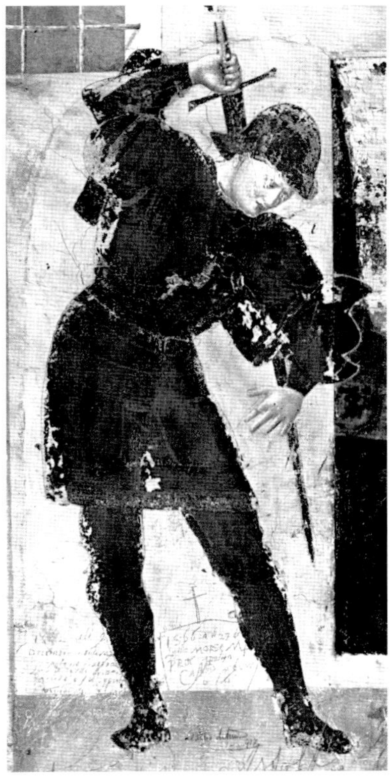

123 Masolino da Panicale. Enthauptung Johannes des Täufers. Castiglione d'Olona, Baptisterium

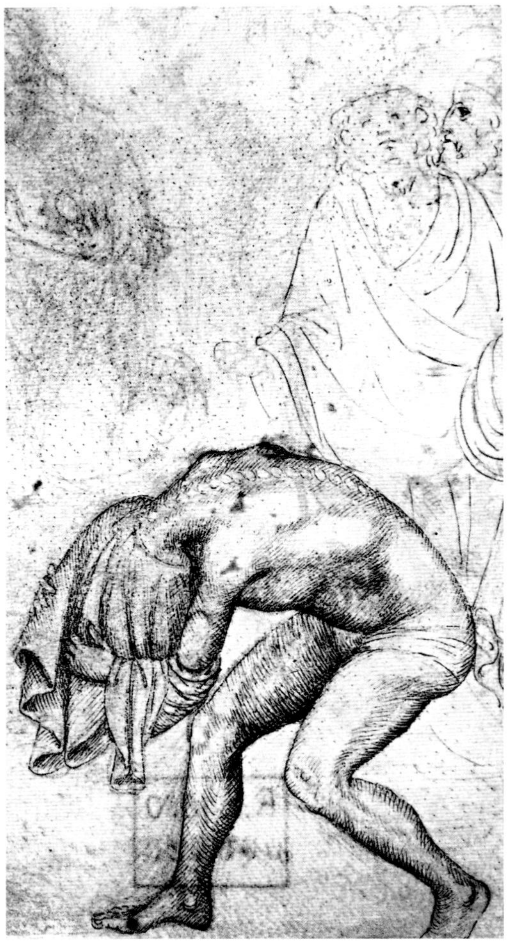

124 Pisanello. Sich entkleidender Täufling. Ausschnitt aus Abb. 92

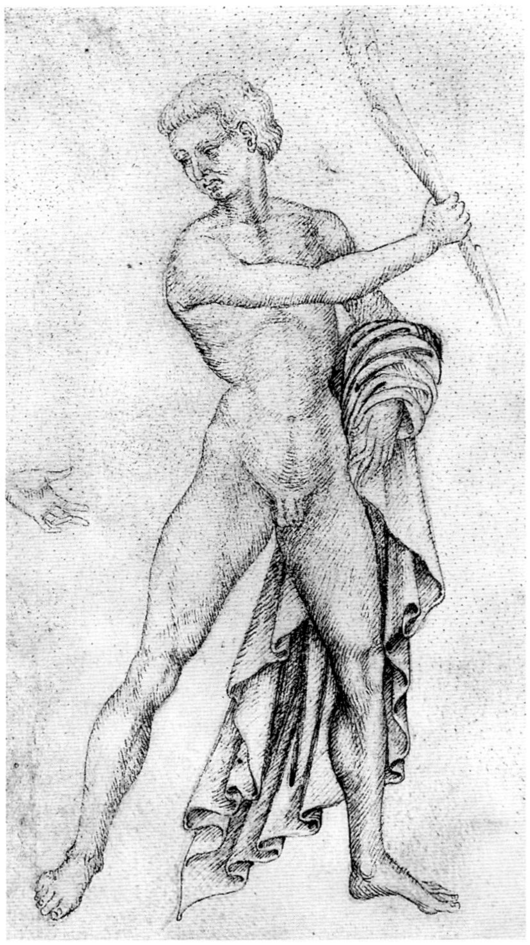

125 Pisanello. Orest, Kopie aus einem Orestes-Sarkophag. Ausschnitt aus Abb. 99

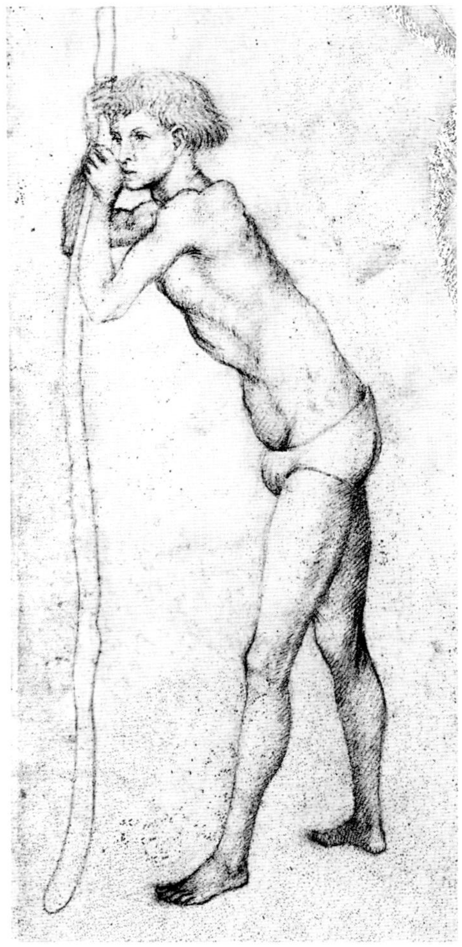

126 Modellstudie eines Jünglings. Ausschnitt aus Abb. 127

(Abb. 113), wo vier Körperstellungen auf eine schwingende Gruppierung abgestimmt sind, besteht bei Figurenverbindungen, die Pisanello aus antiken Vorbildern entwickelte (Abb. 99, 105).

Nicht der inhaltlich-archäologische Zusammenhang interessierte Pisanello bei den Antikennachzeichnungen. Die Figuren wurden vielmehr rein formal, nach rhythmischen Gesichtspunkten neu kombiniert. So brach Pisanello in seiner Kopie nach dem Sarkophag mit der Aphrodite in der Muschel die friesartige Anordnung des Vorbildes auf (Abb. 106–107).[38] Im längsrechteckigen Sarkophagrelief befinden sich die beiden Nereiden, die den Stier umarmen, an den äußeren Enden. Pisanello verband die beiden symmetrischen Figurengruppen zum schaukelnden Kreissegment und setzte sie quer zum übrigen Geschehen ins Blatt. Die ganze Komposition erhält so eine neue Melodik. In einer anderen Zeichnung wurden sogar Figuren aus verschiedenen Sarkophagen zusammengebracht (Abb. 98, 100–101).[39] Auch dort bestimmte die Symmetrie die Zusammenstellung ähnlich gelagerter Gestalten.

Gegenüber der differenzierten Ausführung jener Zeichnung mit den drei liegenden Figuren (Abb. 101), ihrer Körpermodellierung in Licht- und Schattenzonen mit feinsten parallelen Schraffenverbänden, zeigt die Kopie nach dem Aphrodite-Sarkophag (Abb. 107) eine andere Art der Technik. Sie ist energischer und kommt mit weniger Schraffur aus. Diese beiden unterschiedlichen Zeichnungstypen, die feinstrichelnde, sorgfältige und die mehr flüchtig umreißende Technik, erklären sich wesentlich aus der Beschaffenheit von Haar- und Fleischseite des Pergaments als Zeichnungsträger. Die glatte, zartere Fleischseite ließ ein fließendes Zeichnen zu, während die Haarseite mit ihren Unebenheiten ein stetes Ab- und Neuansetzen der Feder zur Folge hatte.[40]

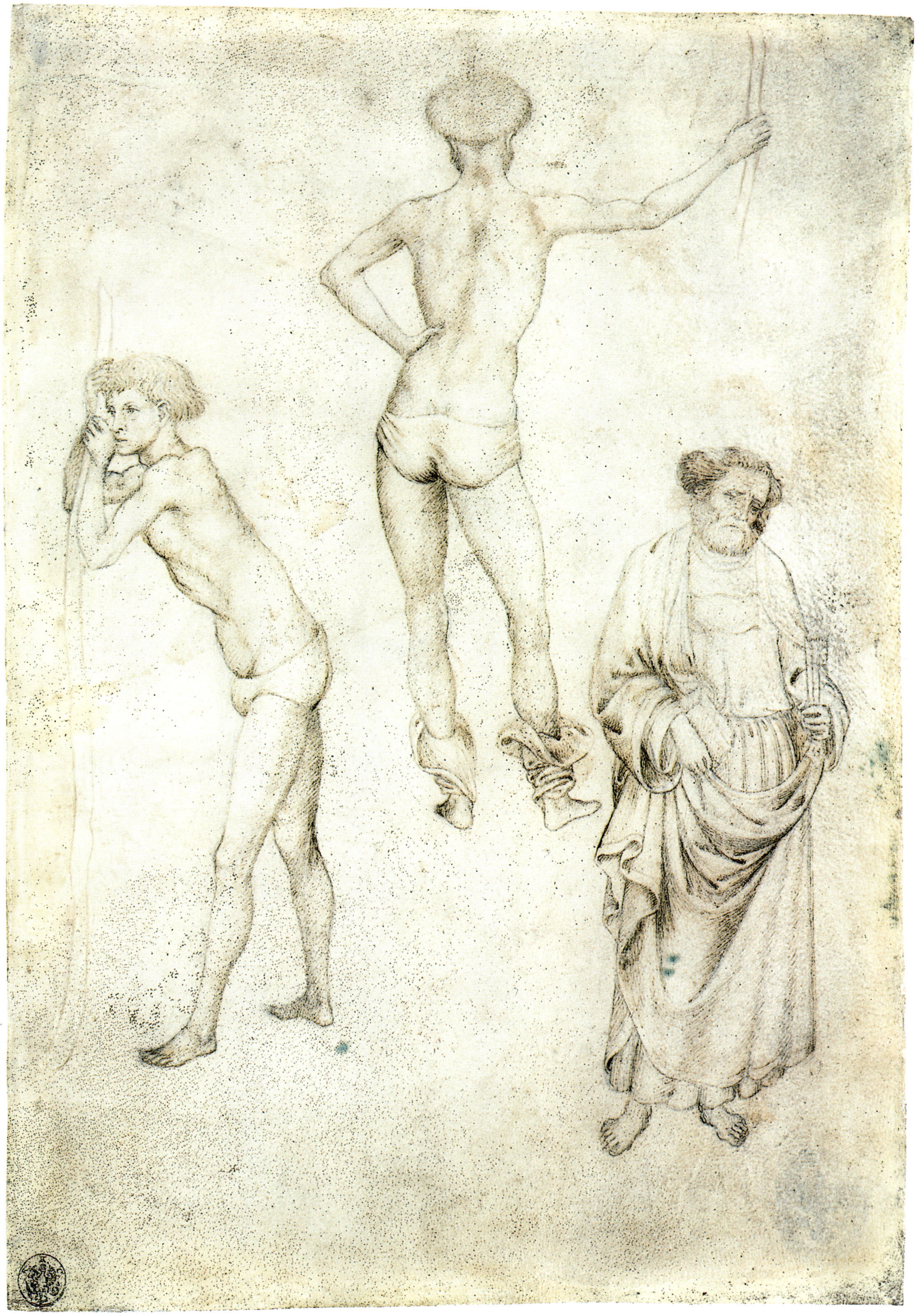

127 Pisanello. Zwei Modellstudien eines Jünglings, hl. Petrus. Metallstift und Feder auf Pergament, 26,9 x 18,8 cm. Berlin, Kupferstichkabinett 487 recto (Originalgröße)

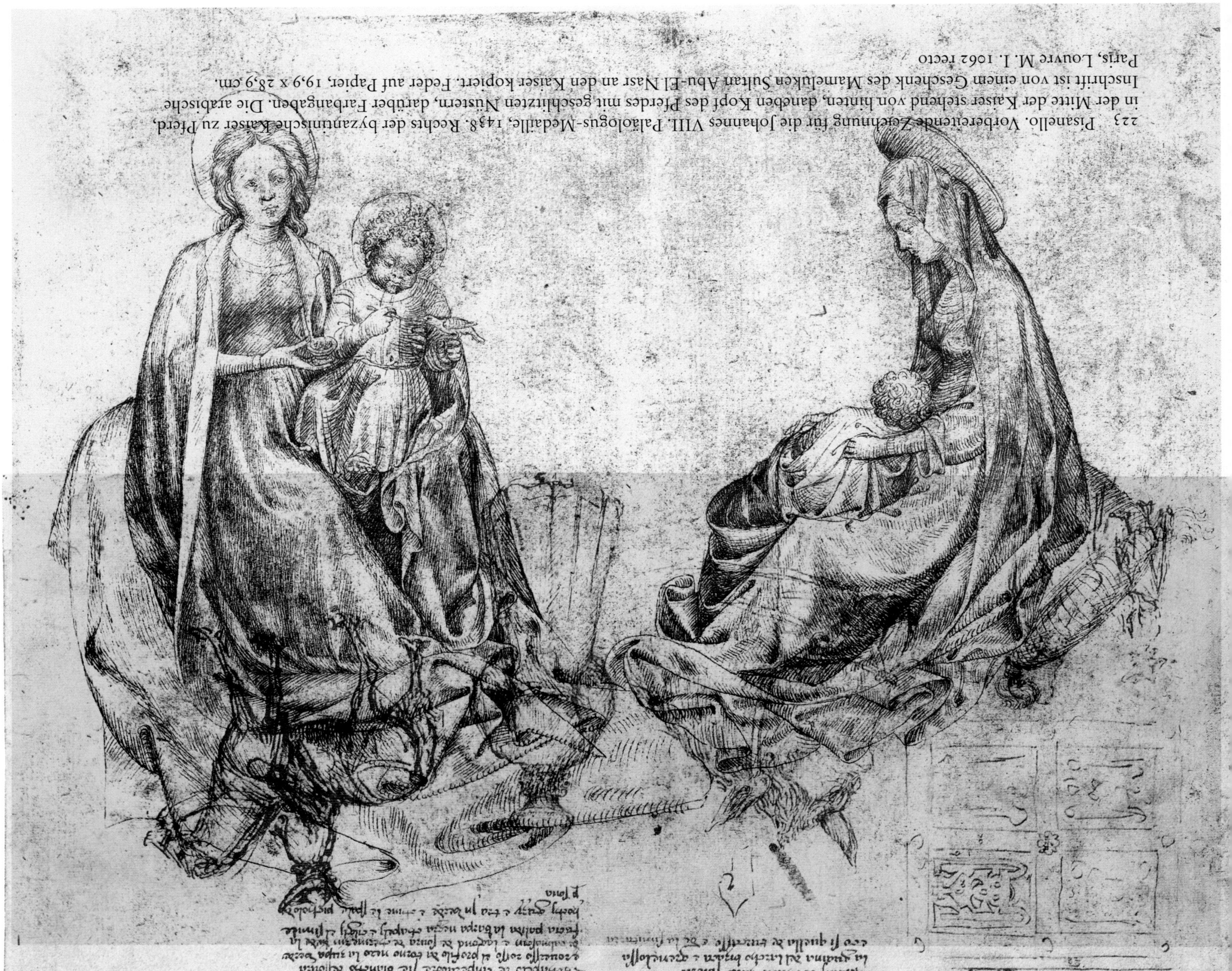

128 Pisanello. Zwei Madonnenstudien. Metallstift und Feder auf geröteltem Papier, 19,9 x 26 cm. Mailand, Ambrosiana F. 214 inf. 8

keiner seiner drei Zeichnungen trat Bellini in Wettstreit zu der lyrisch-poetischen Anschauung, die Pisanello dem Thema gab.

Dieses Werk Pisanellos macht verständlich, warum er bereits zu Lebzeiten wie kein anderer Meister seiner Zeit mit Lobeshymnen bedacht wurde. Die Verkünder seines Ruhmes waren die Hofdichter und -historiographen, jener Kreis von Humanisten um den Fürsten, der das Geistesleben des Hofes prägte. Bei den Este war nach Guarino da Verona, der über dreißig Jahre, von 1429 bis 1460, das geistige Klima in Ferrara bestimmte, auch dessen Schüler Tito Vespasiano Strozzi (1424–1505) ein großer Verehrer Pisanellos.[18] Beide rühmten die »täuschende Lebendigkeit« seiner Landschafts- und Tierdarstellungen. Ein Epigramm des Tito Vespasiano Strozzi nennt unter den von ihm bewunderten Bildmotiven auch den vom raschen Windhund verfolgten Hasen, als habe er dabei Pisanellos Eustachius vor Augen gehabt.[19]

Die Verbindung höfischer Kunst mit humanistischem Geist am Este-Hof gipfelt in Pisanellos Medaillen für Leonello d'Este. Dieser ließ von Pisanello um oder kurz nach 1441 fünf Medaillen mit seinem Bildnis anfertigen.[20] In ihrem Bildnischarakter erinnern diese Schöpfungen an römische Münzporträts mit ihrer strengen Begrenzung auf den Profilkopf und Klarheit des Ausdrucks (Abb. 229).[21] Da aber die Leonellos Personenkult huldigenden Vorderseiten der Medaillen mit seinem Bildnis untereinander nur geringfügige Verschiedenheiten aufweisen, ist der Grund für die ungewöhnliche Mehrzahl ähnlicher Bildnismedaillen in deren Rückseiten zu suchen, von denen jede eine andere humanistische Botschaft vorstellt. Das Verbindende ist ihr allegorischer Inhalt, der aus Kombinationen von Bildmotiven, Sprachbildern (Metaphern), besteht und damit auf die Hofhumanisten als die das Medaillenprogramm bestimmenden Geister hinweist. An einem Beispiel (Abb. 230) sei das hier veranschaulicht: Auf der bloßen Erde lagert ein nackter Mann. Hinter ihm, unverhältnismäßig groß, ein Gefäß, aus dem ein Strauch herausragt. Dessen Wurzeln haben den Leib des Gefäßes durchbohrt. Von den beiden Ankern, die an den Henkeln befestigt sind, ist einer gebrochen. Die Idee für das Thema der Medaille fußt auf Cicero, der in der Frührenaissance zu den einflußreichsten römischen Schriftstellern gehörte. In den »Tusculanae Disputationes«, den »Gesprächen in Tuskulum«, prägte Cicero im Zusammenhang mit der ihn beschäftigenden Frage nach dem Leib-Seele-Verhältnis die Metapher: »Denn der Körper ist gleichsam nur ein Gefäß oder irgendwie ein Behälter der Seele«.[22] Diese eindrucksvolle Vorstellung Ciceros bot die Elemente für Pisanellos bildliche Allegorie: Das Gefäß steht in Analogie zum Menschen. Ähnlich wie ein Strauch imstande ist, mit seinen Wurzeln den Gefäßleib zu durchbohren oder mit seinen Ästen hoch aufzuragen, hat der Mensch die Fähigkeit, über seine Physis hinauszuwachsen; die Seele vermag sich von den Fesseln des Körpers zu befreien und das Ewig-Göttliche zu erkennen. Die beiden Anker an den Gefäßhenkeln bedeuten die beiden Pole menschlichen Schicksals. Der heile Anker verkörpert die Tugend, »Virtus«, das heißt die beseligende Kraft, Gutes zu tun. Der zerbrochene Anker versinnbildlicht die zerstörende Macht des launischen Glücks, »Fortuna«. Die beiden Anker stehen also hier für die seit der Antike beliebte Antagonie von »Virtus« und »Fortuna«. Petrarca hatte das Thema »Virtus-Fortuna« in seiner 1366 vollendeten Schrift »De remediis utriusque fortunae« (»Trostspiegel in Glück und Unglück«) als erster unter den Humanisten aufgegriffen, und für den Künstlerhumanisten Leon Battista Alberti (1404–1472) war derselbe Stoff nahezu achtzig Jahre später noch so aktuell, daß er den Inhalt seiner Schrift »Teogenio« bildete.[23] Alberti widmete sein Werk Leonello d'Este. Den Anlaß dazu gab der Tod von Leonellos Vater Nicolò im Jahre 1441. Damit schließt sich der Kreis unserer Betrachtung. Denn der Gedanke an Tod und Vergänglichkeit war auch für den Bildgehalt von Pisanellos kurz danach entstandener Leonellomedaille bestimmend. Zwei Jahre vor Nicolòs Tod hatte Leonello seine erste Gattin Margherita Gonzaga verloren, und seitdem spielten die Themen seiner Embleme auf die Be-

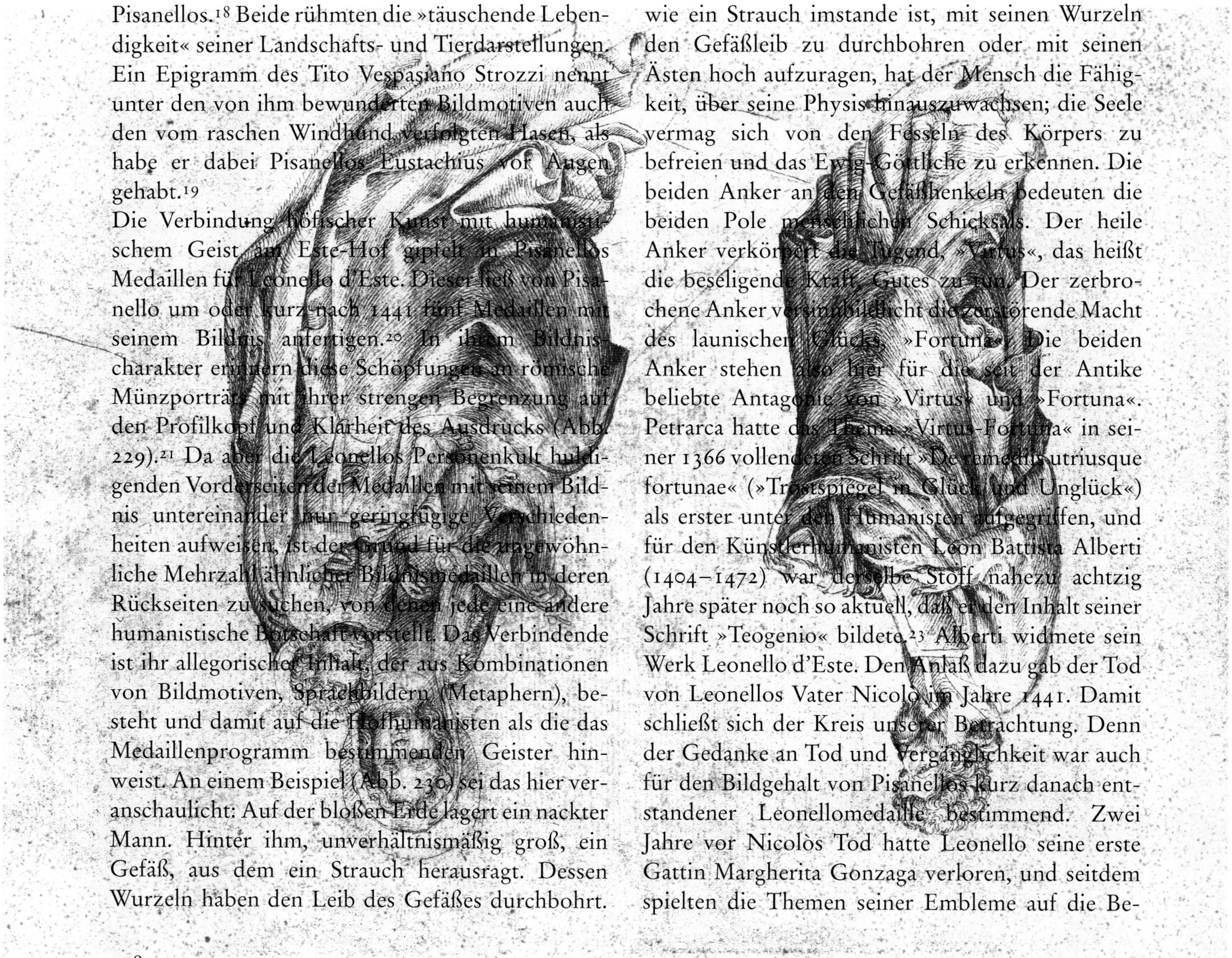

129 Pisanello. Madonna und Heiliger, Metallstift und Feder auf gerötetem Papier, 19,6 x 24,9 cm. Mailand, Ambrosiana F. 214 inf. 7

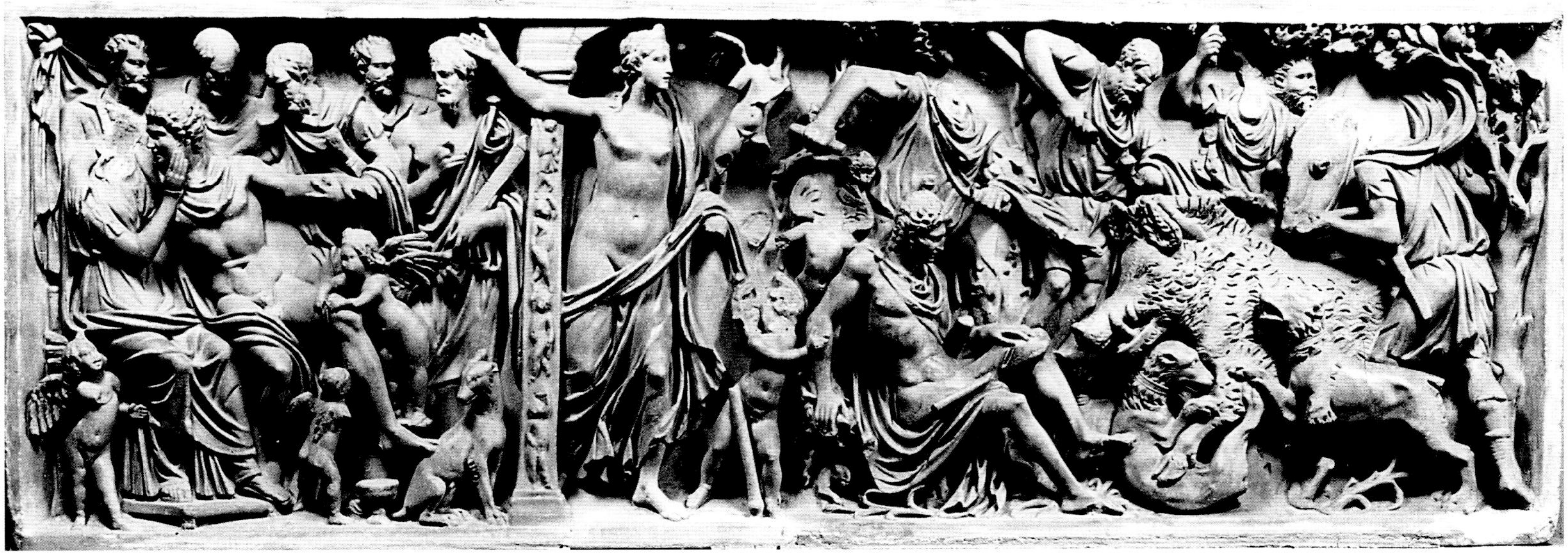

130 Römischer Adonis-Sarkophag. Mantua, Palazzo Ducale

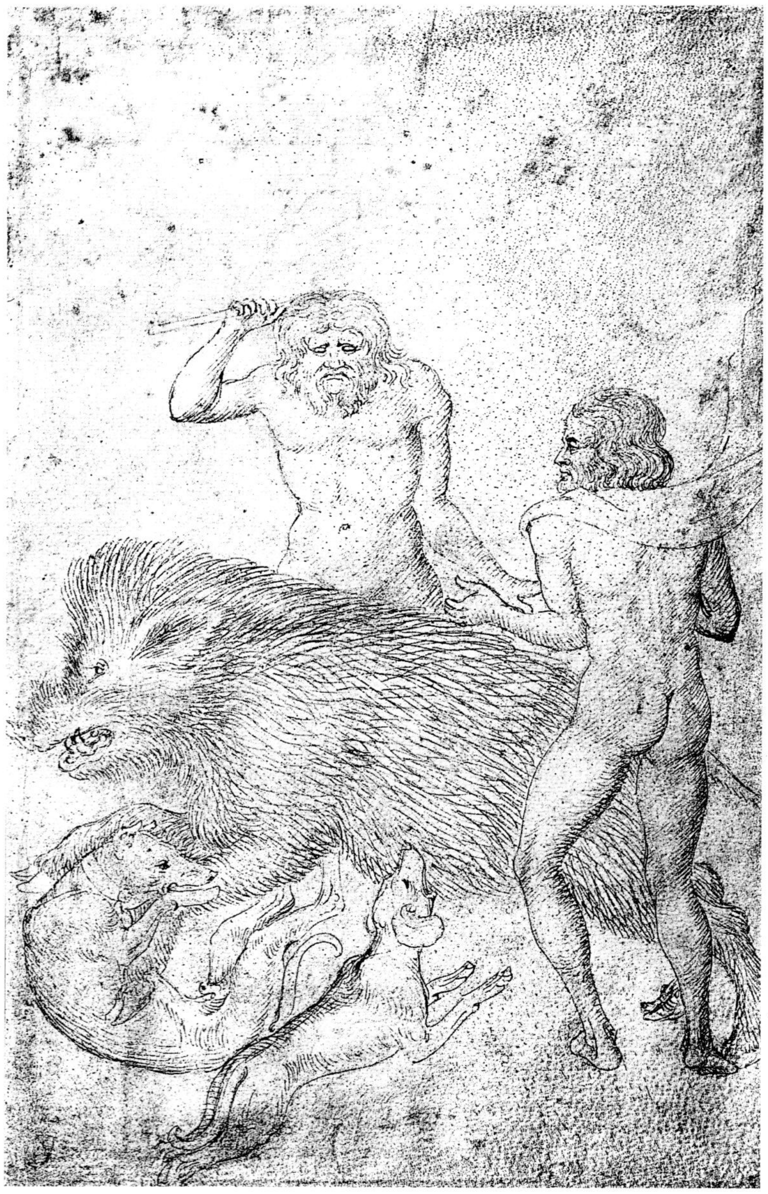

131 Pisanello. Eberjagd. Kopie aus römischem Adonis-Sarkophag: Abb. 130. Metallstift und Feder auf Pergament, 19 x 11,9 cm. Berlin, Kupferstichkabinett 1358 recto

Der römischen Stilphase Pisanellos zuzuordnen sind auch die beiden Madonnenzeichnungen in Mailand (Abb. 128–129).[41] Ihre formale und graphische Haltung verbindet sie mit Pisanellos römischen Antikenkopien und Modellstudien. Nicht anders bestimmen Körper- und Gewandbewegungen auch ihre Komposition. Sie zeigen einerseits die

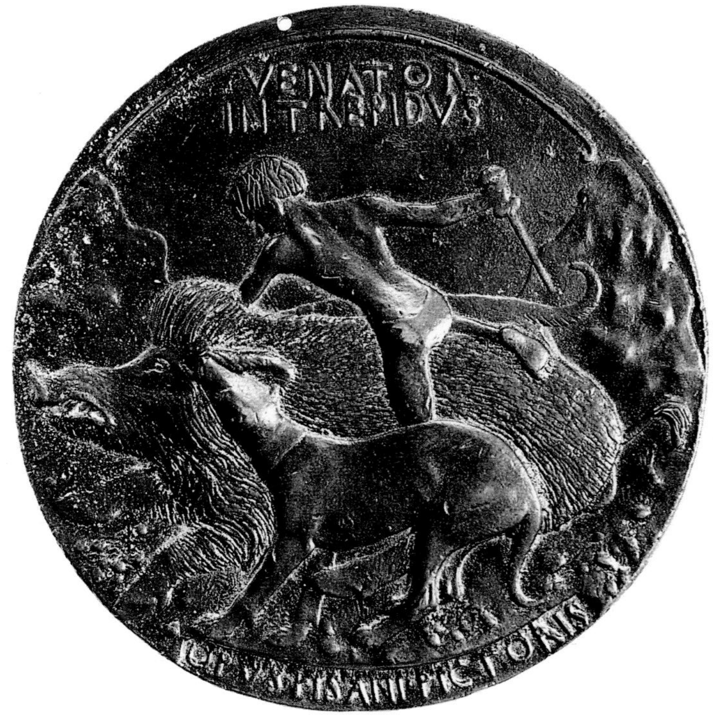

132 Pisanello. »Venator intrepidus«. Rückseite der Medaille für Alfonso V. von Aragon, König von Neapel und Sizilien, um 1449. London, British Museum

Wandlungen, die Pisanello in Rom durch Antiken- und Modellstudium erfahren hatte, andererseits nehmen sie noch, allein schon durch ihr traditionelles Thema bedingt, an der Formgesinnung des internationalen höfischen Stils teil. Die Bewegung der Heiligenfigur links in ihrer geschwungenen Feingliedrigkeit ist noch dem Linienfluß des »weichen Stils« verpflichtet, ähnlich wie die Faltengebung, insbesondere die Tütenfalten, an Gewandbildungen wie diejenigen der hl. Katharina in Michelinos »Madonna del Roseto« (Abb. 3) erinnern. Gegenüber der früheren, 1426 entstandenen Madonna im Wandbild von San Fermo (Abb. 76) ist in diesen Mailänder Madonnen die Wirklichkeitsauffassung weiterentwickelt, eine betontere Objekttreue realisiert. Körperlichkeit und ein individueller Gesichtsausdruck sind mit dem natürlichen Leben abgeschauten Handlungen, etwa dem Löffeln des Breis, verbunden. In drei verschiedenen Augenblicken vertrauter Zärtlichkeit ist dieselbe Mutter-Kind-Gruppe dargestellt. Die Fähigkeit, Figuren in ihrer Körperlichkeit, in einer betont leiblichen Existenz zu erfassen, diese von verschiedenen Ansichten wiedergebend, ja buchstäblich um sie herumzeichnend, ist auf Pisanellos eingehendes Modellstudium in Rom zurückzuführen.

Seine Vorratssammlung an eigenen Zeichnungen (zum Beispiel die Modellstudien, Abb. 95, 113, 127) durch Nachzeichnungen nach Erfindungen anderer Meister zu ergänzen (zum Beispiel den Zeichnungen nach Gentiles Kompositionen in der Lateransbasilika, Abb. 89, 92 mit Ausnahme des Täuflings), war zeitlebens ein wichtiges künstlerisches Anliegen Pisanellos. Die vielen neuen Eindrücke in Rom führten ihn gerade dort zu einer gesteigerten Tätigkeit des Kopierens und Nachzeichnens. Außer den Bildwerken der Antike entdeckte Pisanello auch die Größe eines Giotto, sein Mosaik der Navicella in Alt-St. Peter, von dem er für seine Vorbildersammlung eine Nachzeichnung anlegte.[42] Zu dieser noch in der Traditon des Musterbuches, aber auch am Anfang des individuellen Skizzenbuches stehenden Sammlung gehörten auch einige vor und nach dem römischen Aufenthalt entstandene Zeichnungen.[43] Gemeinsam ist ihnen allen ein fast ausschließlich kopierender Charakter und eine häufig musterbuchartige Reihung ihrer Motive. Der Zufall der Geschichte wollte es, daß ein wesentlicher Teil dieser Kopiensammlung über lange Zeit zusammengeblieben ist. Noch in der Sammlung des Marquis de Lagoy (1764–1829) waren sie vereint, um dann teilweise über die Sammlung Moriz von Fries

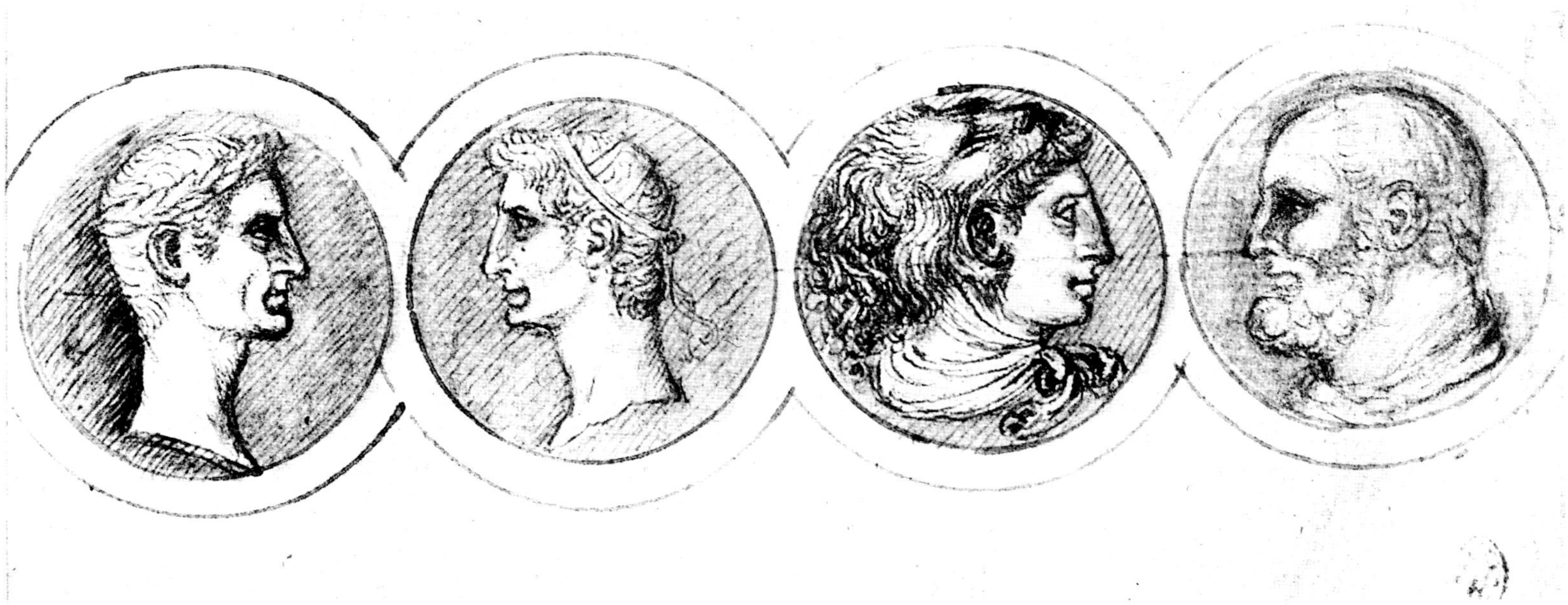

133 Pisanello. Kopien nach Münzen von Caesar, Augustus, Alexander d. Gr. und einem kaiserzeitlichen Herkuleskopf. Metallstift und Feder auf geröteltem Papier, 21,7 x 19,5 cm. Paris, Louvre 2315 recto

(1777–1826) in verschiedene Zeichnungskabinette Europas verstreut zu werden. Neben der Sammlermarke Lagoy – und oftmals auch Fries – verbinden die Musterblätter ferner Merkmale, die von vorausgehenden Besitzern stammen. Zum einen sind es die Pseudosignaturen, die ein Sammler des 17. oder 18. Jahrhunderts unten am Blattrand anbrachte, zum anderen tragen viele Blätter links unten kleine Ziffern, die – heute zwar mit Lücken – eine fortlaufende Numerierung ergeben und ebenfalls eine lange währende Zusammengehörigkeit bekunden.[44]

Die Auseinandersetzung mit der Antike und ein an dieser orientiertes, in Rom einsetzendes Modellstudium sind nicht nur für den sich entkleidenden Täufling (Abb. 92) oder die »Enthauptung« (Abb. 95) wesentliche Voraussetzungen. Sie führen auch zu Pisanellos Medaillen, mit denen er Jahre später seinen einzigartigen Beitrag zur Kunst der Renaissance leisten sollte. Diese Medaillen sind ohne seine überlieferten Antiken- und Modellstudien nicht vorstellbar. In der römischen Münzkunst mit ihrem heroischen Profilporträt und dem rückseitigen Motto hat Pisanellos Medaille ihren Vorläufer. Auch hat Pisanello antike Münzen wiederholt kopiert (Abb. 133).[45] Darüber hinaus finden Pisanellos in Rom entstandene Zeichnungen nicht nur motivische, sondern auch stilistische Entsprechungen in seinen emblematischen Medaillenrückseiten. So hat Pisanello für das Motto des »venator intrepidus« der 1449 zu datierenden Medaille Alfonsos V. von Aragon (1396–1458) aus seiner fast zwei Jahrzehnte früher in Rom angelegten Vorratssammlung geschöpft und auf seine kopierende Zeichnung nach dem Adonis-Sarkophag mit der Eberjagd zurückgegriffen (Abb. 130, 132).[46] Das Motto des »mutigen Jägers« spielt an auf Alfonsos Jagdleidenschaft und zeigt den Triumph des Menschen über wilde, triebhafte Natur. Die fünf im antiken Vorbild bekleideten Männer hatte Pisanello schon in seiner gezeichneten Kopie auf zwei reduziert und nackt dargestellt. In der Medaille wird die Handlung noch mehr auf das Wesentliche verdichtet. Pisanellos Aufmerksamkeit konzentriert sich auf den nackten Jüngling, der den Rücken des Ebers bespringend zum tödlichen Dolchstoß ausholt. Er beschreibt dabei eine ausgewogen-fließende Bewegung und erinnert in seiner Statur, mit den kurzen, kräftigen Oberschenkeln und der sich verjüngenden Taille, wie auch in seiner Haartracht an den Jüngling der Berliner Modellstudie (Abb. 127).

Unverkennbar ist die Verwandtschaft von Pisanellos in Rom entstandenen Zeichnungen nackter Körper mit den mageren, kantigen Aktdarstellungen

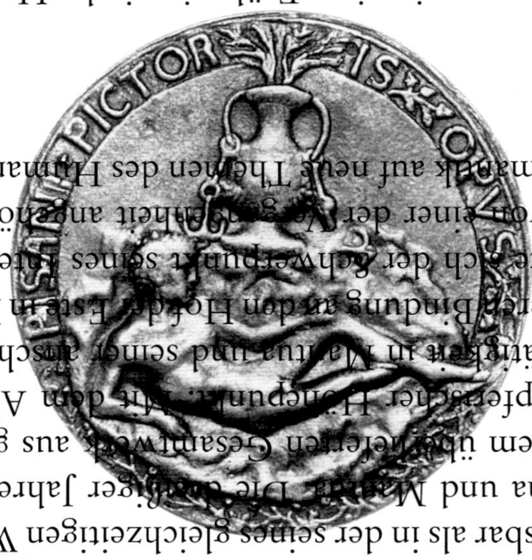

134 Pisanello: Liegender Akt mit Vasenemblem. Rückseite der Leonello d'Este-Medaille. Privatbesitz

etwa auf den Rückseiten der Medaillen für Leonello d'Este, der liegenden Männergestalt mit dem Vasenemblem oder den beiden Korbträgern (Abb. 134–135). Sie alle sind von ähnlich lyrischer, zerbrechlicher Statur. Für die Darstellung des In-sich-Ruhens der liegenden Aktfigur (Abb. 134) hat sich Pisanello an die Pose der antiken Tiberplastik erinnert, deren Kopie von seiner Hand in der Berliner Zeichnung erhalten blieb (Abb. 136–137).[47]

Kaum anders als bei seinen Antikenkopien und Modellstudien wird bei den Medaillen lyrisch-rhythmisch komponiert. Steigende und fallende Linien, eine schwingende Melodik bestimmen hier die Bildfelder. Was bei den Kompositionen auf Pergament der Rechteckform entspricht, wird bei den Medaillen ins Rund gesetzt. Als eines vieler Beispiele soll der Vergleich zwischen Pisanellos

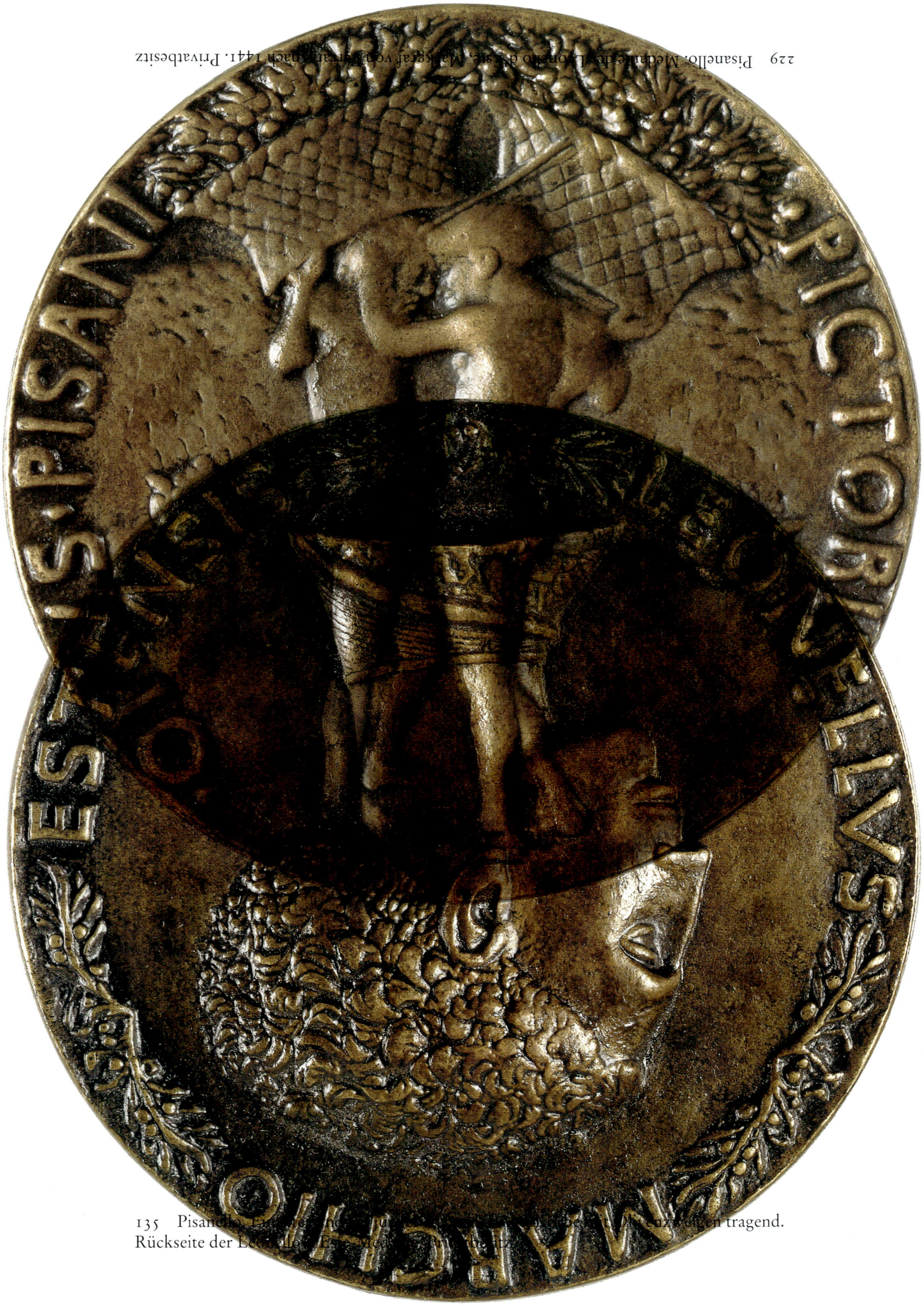

229 Pisanello, Medaille des Leonello d'Este, Markgraf von Ferrara, nach 1441. Privatbesitz

135 Pisanello, Ein [illegible] Olivenzweigen tragend.
Rückseite der Leonello d'Este-Medaille. Privatbesitz

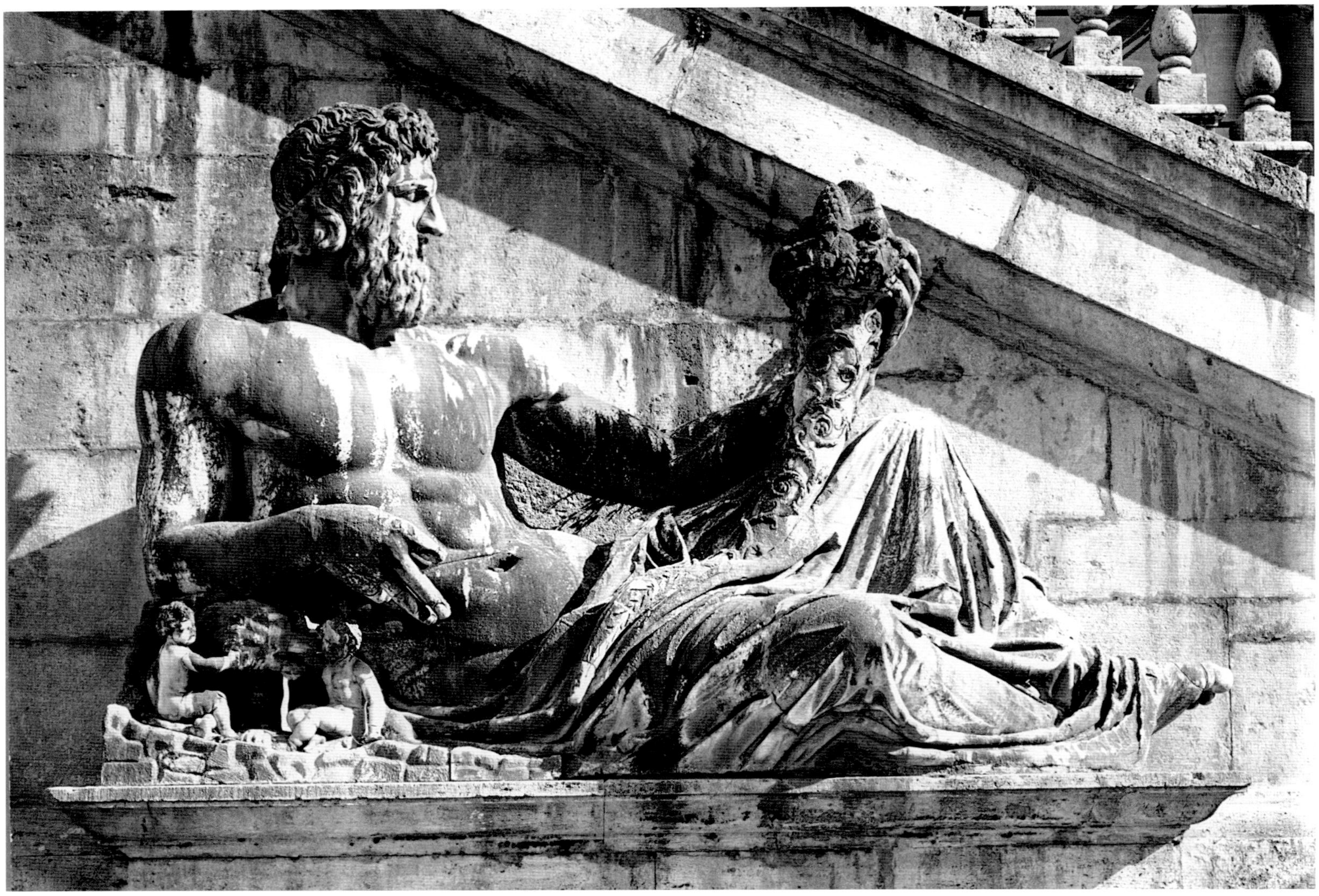

136 Tiber. Rom, Kapitolsplatz

Mailänder Zeichnung mit den lagernden Gestalten des Oceanus und der Rhea Silvia (Abb. 101) und den beiden Rückseiten der Medaillen Leonellos d'Este stehen (Abb. 134–135). Auch bei den Medaillen bleibt die Überlagerung von antikischen Elementen im Geiste der Frührenaissance mit der höfischen Komponente des internationalen gotischen Stils bestimmend.

An dem Akt des sich Ausziehens, den der Täufling vorführt (Abb. 92), läßt sich rückblickend Pisanellos römisches Schaffen zusammenfassen. Nicht nur, daß an ihm die Erfahrungen mit der Antike in Rom und das davon abgeleitete neuartige Modellstudium nachzuvollziehen sind, in ihm ist auch Pisanellos Anliegen der Wesenserfassung seiner dargestellten Kreaturen bereits verwirklicht. Indem Pisanello in die von Gentile da Fabriano stammende traditionelle Darstellung der Taufe Christi eine Figur einführte, die eine der alltäglichsten Handlungen, das Sich-Ausziehen, zur Schau stellte, brachte er in die heilige Handlung eine betont sachlich-menschliche Komponente ein. Ein ähnliches Vorgehen läßt sich bei Pisanellos Modellstudie für die das Wandbild der Lateransbasilika vorbereitende Szene »Enthauptung des Johannes« verfolgen (Abb. 95). Die gleiche Vermenschlichung einer sakralen Thematik war bei den beiden Mailänder Madonnen festzustellen (Abb. 128–129). Sie wird ihren Höhepunkt im Georgsfresko von Sant'Anastasia finden, das die anschließende Stilphase Pisanellos kennzeichnet.

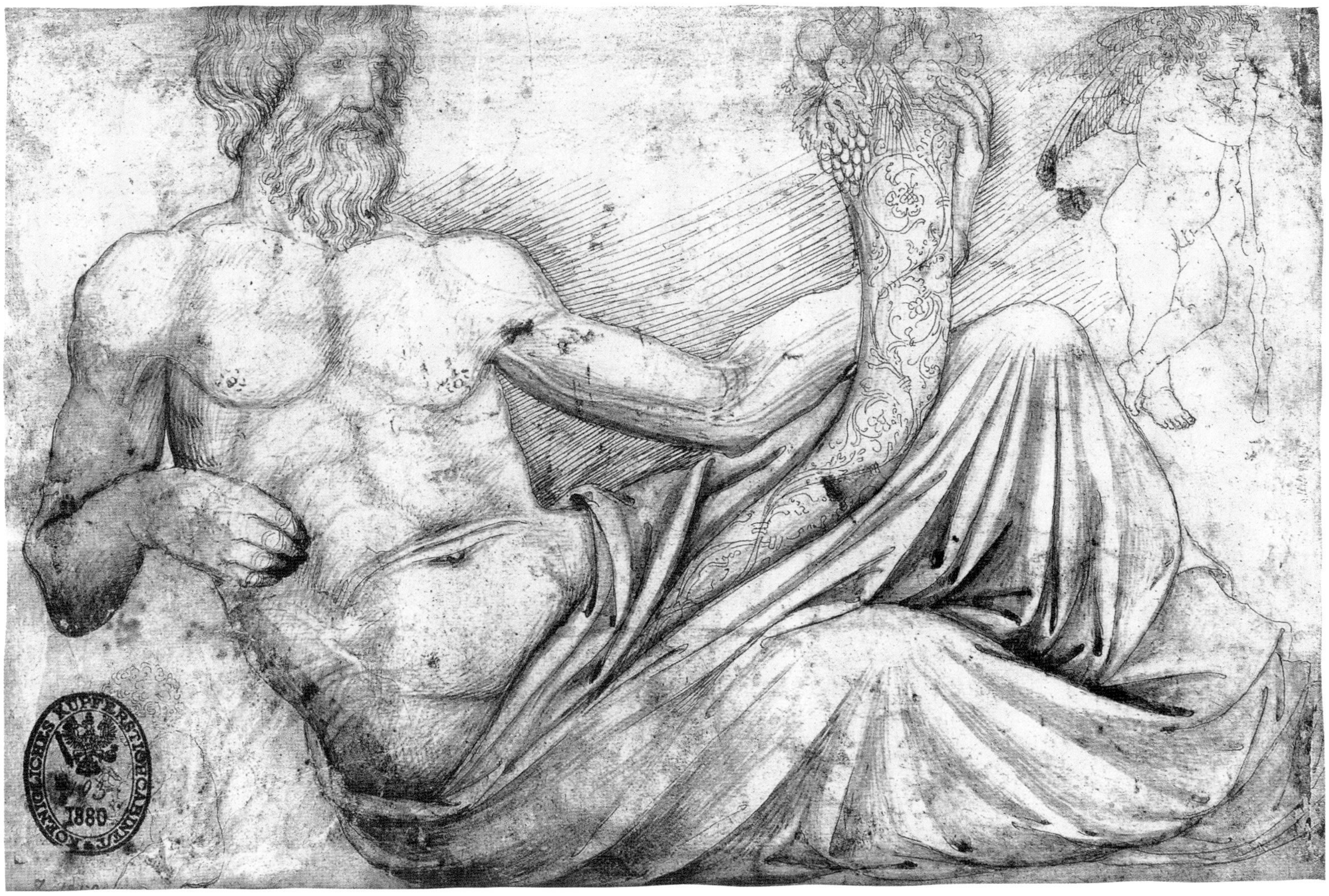

137 Pisanello. Kopie nach dem Tiber: Abb. 136. Metallstift, Feder und brauner Pinsel auf Pergament, 13,5 x 20,2 cm. Berlin, Kupferstichkabinett 1359 verso (Originalgröße)

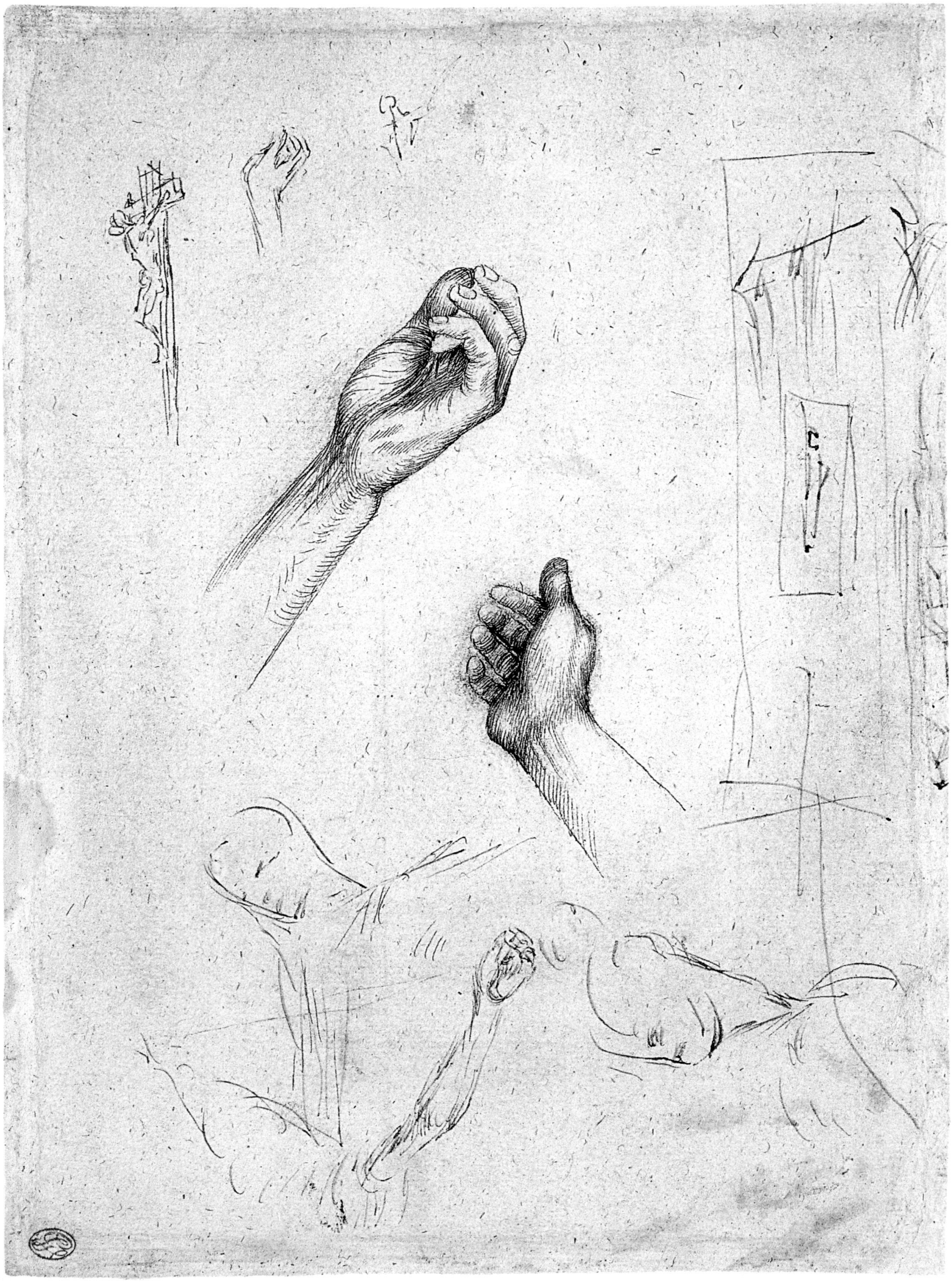

227 Pisanello. Studien zum Kruzifixus der »Vision des hl. Eustachius«. Metallstift und Feder auf Papier, 26 x 19,4 cm. Paris, Louvre 2368 verso

Pisanellos Georgswandbild in Sant'Anastasia, Verona

ANNEGRIT SCHMITT

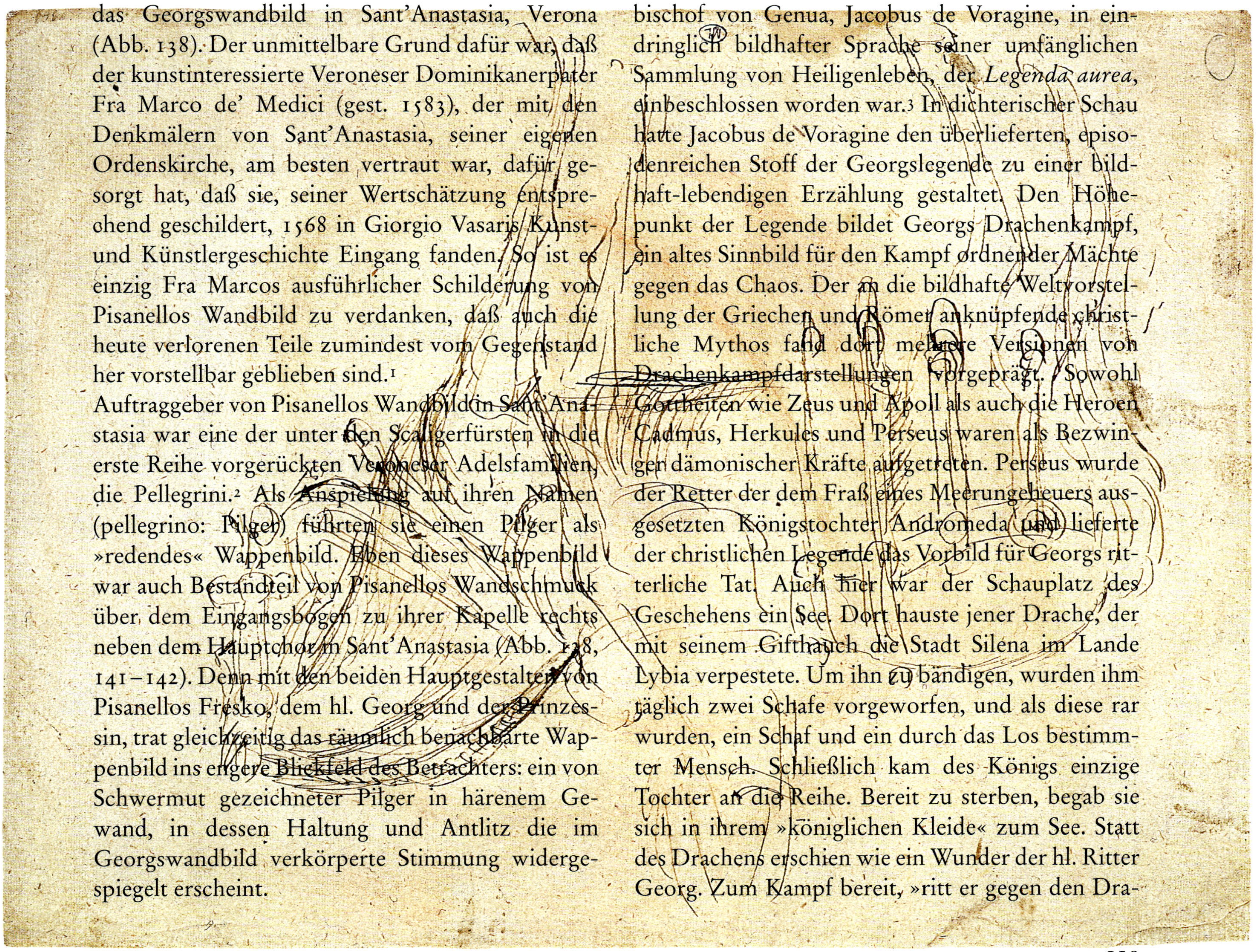

226 Pisanello. Studie zum hl. Eustachius. Feder auf Papier, 19,4 x 26 cm. Paris, Louvre 2368 recto

Keines der großen Werke Pisanellos hat in der älteren, Quellenwert besitzenden Kunstliteratur eine vergleichbar ausführliche Würdigung gefunden wie das Georgswandbild in Sant'Anastasia, Verona (Abb. 138). Der unmittelbare Grund dafür war, daß der kunstinteressierte Veroneser Dominikanerpater Fra Marco de' Medici (gest. 1583), der mit den Denkmälern von Sant'Anastasia, seiner eigenen Ordenskirche, am besten vertraut war, dafür gesorgt hat, daß sie, seiner Wertschätzung entsprechend geschildert, 1568 in Giorgio Vasaris Kunst- und Künstlergeschichte Eingang fanden. So ist es einzig Fra Marcos ausführlicher Schilderung von Pisanellos Wandbild zu verdanken, daß auch die heute verlorenen Teile zumindest vom Gegenstand her vorstellbar geblieben sind.[1]

Auftraggeber von Pisanellos Wandbild in Sant'Anastasia war eine der unter den Scaligerfürsten in die erste Reihe vorgerückten Veroneser Adelsfamilien, die Pellegrini.[2] Als Anspielung auf ihren Namen (pellegrino: Pilger) führten sie einen Pilger als »redendes« Wappenbild. Eben dieses Wappenbild war auch Bestandteil von Pisanellos Wandschmuck über dem Eingangsbogen zu ihrer Kapelle rechts neben dem Hauptchor in Sant'Anastasia (Abb. 128, 141–142). Denn mit den beiden Hauptgestalten von Pisanellos Fresko, dem hl. Georg und der Prinzessin, trat gleichzeitig das räumlich benachbarte Wappenbild ins engere Blickfeld des Betrachters: ein von Schwermut gezeichneter Pilger in härenem Gewand, in dessen Haltung und Antlitz die im Georgswandbild verkörperte Stimmung widergespiegelt erscheint.

Thema des Wandbildes ist eine Episode aus der Georgslegende, die im ausgehenden 13. Jahrhundert von dem Dominikanermönch und späteren Erzbischof von Genua, Jacobus de Voragine, in eindringlich bildhafter Sprache seiner umfänglichen Sammlung von Heiligenleben, der *Legenda aurea*, einbeschlossen worden war.[3] In dichterischer Schau hatte Jacobus de Voragine den überlieferten, episodenreichen Stoff der Georgslegende zu einer bildhaft-lebendigen Erzählung gestaltet. Den Höhepunkt der Legende bildet Georgs Drachenkampf, ein altes Sinnbild für den Kampf ordnender Mächte gegen das Chaos. Der an die bildhafte Weltvorstellung der Griechen und Römer anknüpfende christliche Mythos fand dort mehrere Versionen von Drachenkampfdarstellungen vorgeprägt. Sowohl Gottheiten wie Zeus und Apoll als auch die Heroen Cadmus, Herkules und Perseus waren als Bezwinger dämonischer Kräfte aufgetreten. Perseus wurde der Retter der dem Fraß eines Meerungeheuers ausgesetzten Königstochter Andromeda und lieferte der christlichen Legende das Vorbild für Georgs ritterliche Tat. Auch hier war der Schauplatz des Geschehens ein See. Dort hauste jener Drache, der mit seinem Gifthauch die Stadt Silena im Lande Lybia verpestete. Um ihn zu bändigen, wurden ihm täglich zwei Schafe vorgeworfen, und als diese rar wurden, ein Schaf und ein durch das Los bestimmter Mensch. Schließlich kam des Königs einzige Tochter an die Reihe. Bereit zu sterben, begab sie sich in ihrem »königlichen Kleide« zum See. Statt des Drachens erschien wie ein Wunder der hl. Ritter Georg. Zum Kampf bereit, »ritt er gegen den Dra-

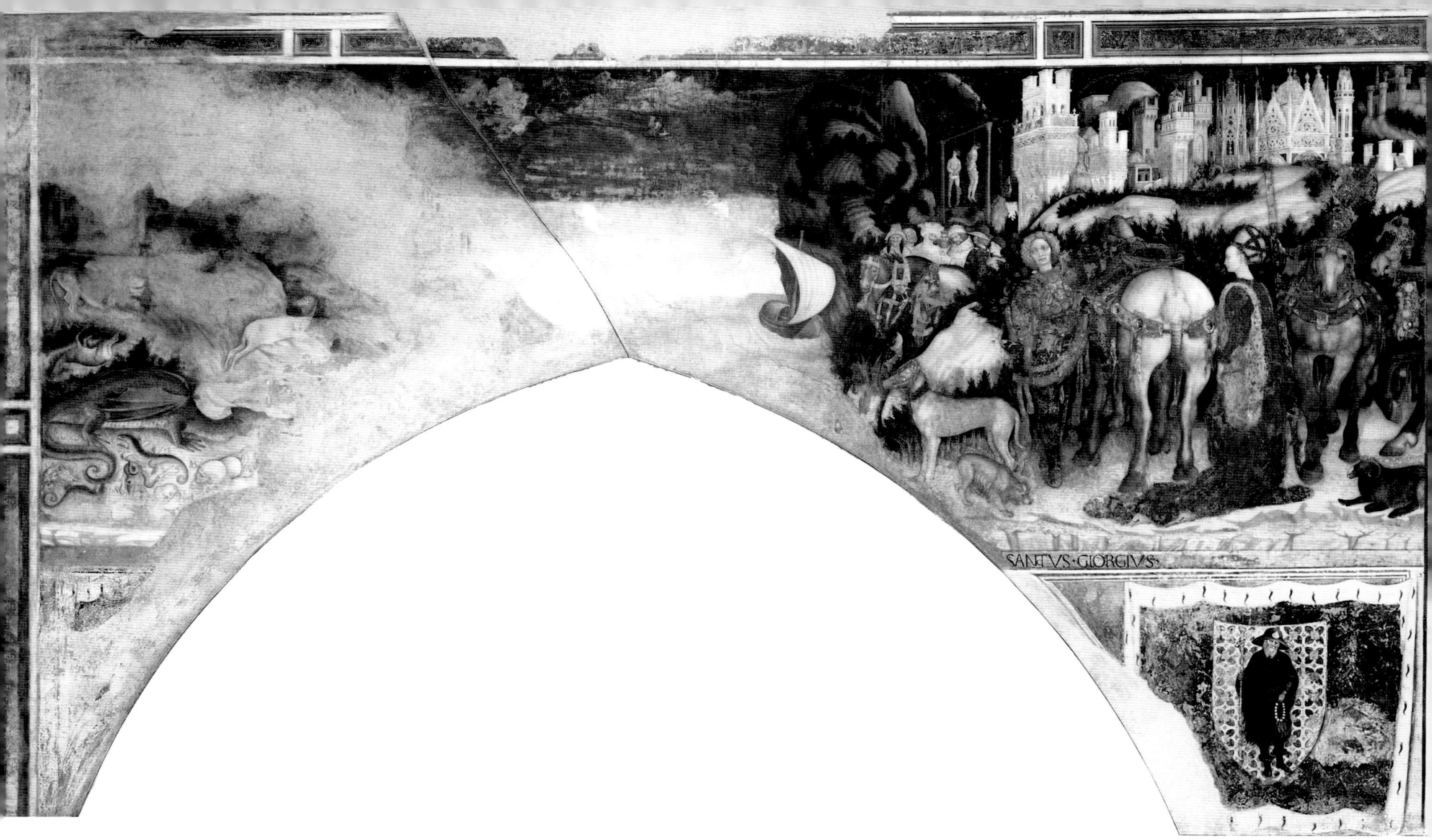

138 Pisanello. Georgswandbild. Photomontage des Freskos mit seinen beiden Zwickeln. 223 x 620 cm. Verona, Sant'Anastasia

chen, der wider ihn kam; er schwang die Lanze mit großer Macht, befahl sich Gott, und traf den Drachen also schwer, daß er zu Boden stürzte«.4 Dann hieß Georg die Prinzessin den Drachen »wie ein zahm Hündlein« an ihrem Gürtel in die Stadt führen, und nachdem sich dort der König und sein Volk zu Georgs christlichem Glauben bekehrt hatten, tötete er den Drachen. Die alte Perseus- und Andromeda-Mythe hatte so durch Jacobus de Voragine ihre moralisch-christliche Ausdeutung erfahren: Als Streiter der Christenheit bezwang Georg den Drachen, der dem Volk von Silena wegen seines Götzendienstes als Strafe gesandt war.
Die Kunst des 14. und 15. Jahrhunderts ist beredtes Zeugnis dafür, daß die künstlerische Phantasie sich vornehmlich der Drachenkampfepisode der Legende zuwandte. Und die Großen der Frührenaissance, an der Spitze Donatello und Uccello, zeigen, wie durch ein perspektivisches Kraftfeld, in das die Komposition gespannt ist, die Wirkung des Zusammenstoßes dramatisch zu steigern war. Anders Pisanello: Es entsprach seiner Geistigkeit, daß er sich nicht für eine Darstellung mit dramatischem Zentrum entschied, vielmehr sich von einer Situationsschilderung der Legende leiten ließ, um das Thema zu vermenschlichen und ihm durch eine poetische Ausdeutung von Leben und Tod einen neuen Sinngehalt zu geben. Die Legende bot ihm diesen Stoff im Gespräch der Prinzessin mit Georg am See: Worte, die sensibel den Gegensatz umschrieben: Todesangst und Verzweiflung einerseits, Manneskraft und geistige Stärke andererseits.5 Die Tat, die Georg zum Helden erhebt, folgt in der Legende erst nachher. Nicht einmal als Nebenmotiv erscheint der eigentliche Kampf in Pisanellos Wandbild.
Dieses gliedert sich in zwei inhaltliche Schwerpunkte. Links vom Eingangsbogen zur Pellegrinikapelle die Einöde mit der Drachenbrut und deren Opfern, Knochen von Mensch und Tier. Rechts

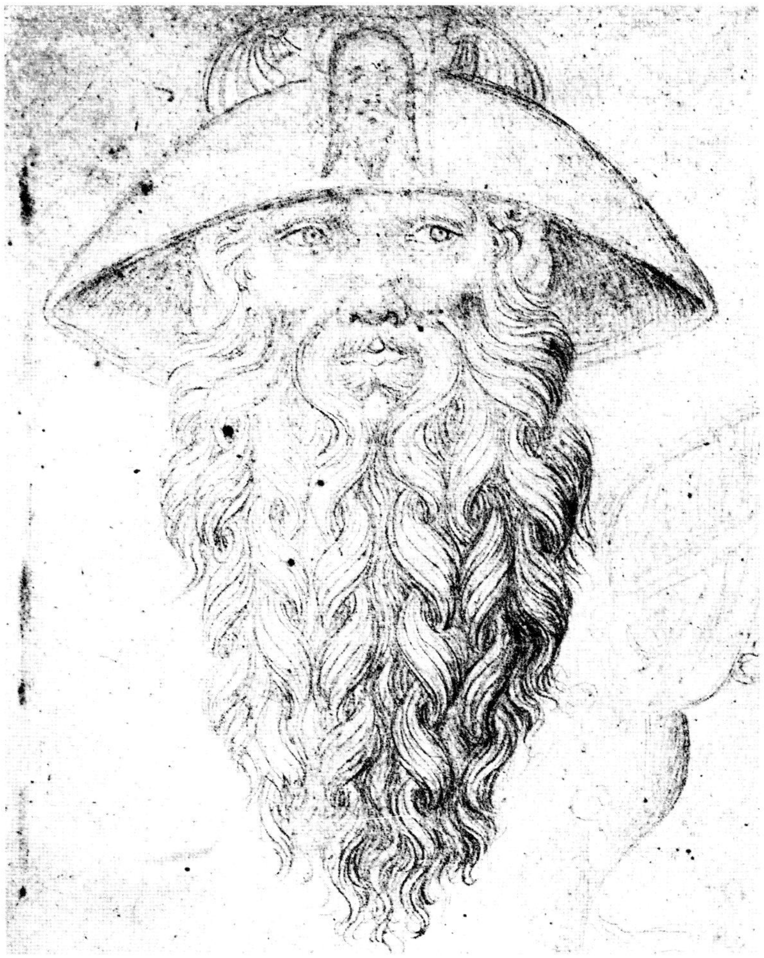

139 Pisanello. Kopf eines Pilgers. Ausschnitt aus Abb. 173

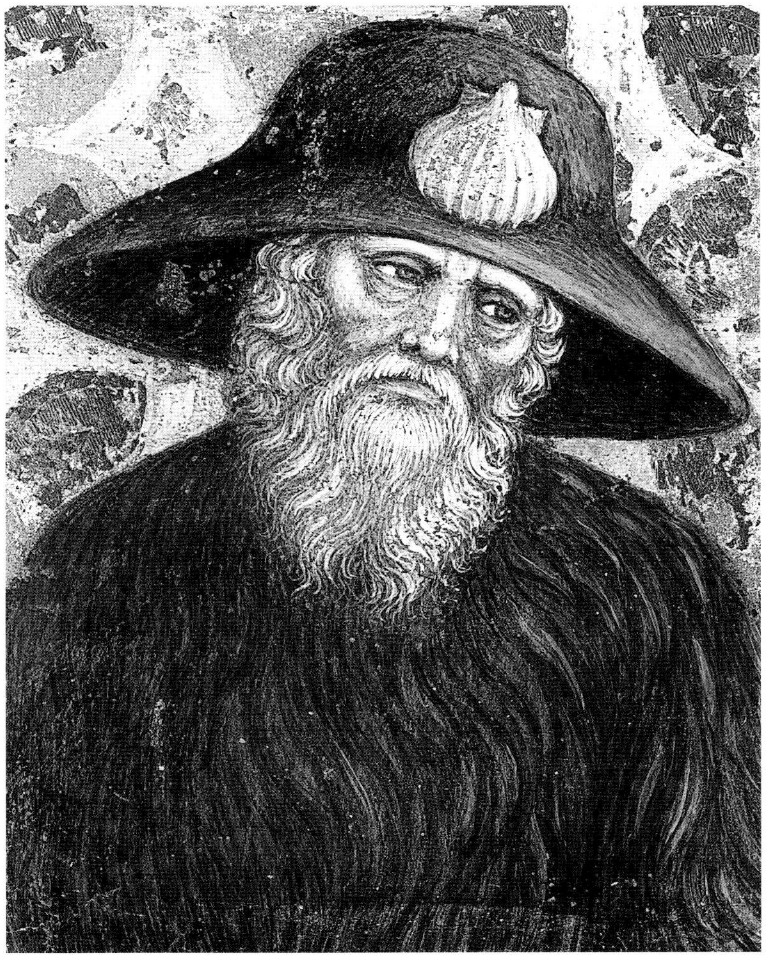

140 Pisanello. Kopf des Pilgers. Verona, Sant'Anastasia

vom Eingangsbogen Personen und Motive, die auf den Drachenkampf hinführen. Im Vordergrund Georg, im Begriff, sein Kampfroß zu besteigen, neben ihm die Prinzessin und ein Kampfgenosse, links hinter ihm der Vater des Mädchens, der König von Silena, von bestürzten Getreuen umringt. Über ihnen ragt ein Galgen mit zwei Gehenkten empor, mit denen der Wind sein unheimliches Spiel treibt. Am Horizont darüber erscheint ein Regenbogen, das einzige Symbol in Pisanellos Wandbild, das auf den glücklichen Ausgang der Legende anspielt; denn schon das Alte Testament schildert den Regenbogen als versöhnliches Zeichen Gottes nach der Sintflut (Moses I, 9, 13). Weiterhin eine Hügel- und Berglandschaft, von Menschenhand kultiviert, eine Stadt, deren Reichtum und Glanz an Bauwerken in deutlichem Kontrast zur Wüstenlandschaft um den Drachen steht, dazwischen, die beiden gegensätzlichen Welten verbindend, der See, in der Nähe des Ufers ein Schiff mit geblähtem Segel, darüber Wolken und Vögel. Der heutige schlechte Zustand weiter Teile dieses verbindenden Mittelstücks, vor allem aber die starken Schäden der an den See angrenzenden Teile der Dracheneinöde, schränken die von Pisanello beabsichtigte Wirkung nunmehr beträchtlich ein.

Der erzählerischen Breite entsprechend, auf die Pisanellos Darstellung zielt, erscheinen in seinem Georgswandbild eine Reihe zusätzlicher Randfiguren, die in der Legende nicht vorkommen, die Pisanello aber als Stimmungsfaktoren wichtig waren. So vervollständigte er die Episode von Georgs Aufbruch zum Drachenkampf durch einen schwer bewaffneten Gefährten zu Pferd, zwei rechts ins Bild drängende, unruhig auf ihrer Kandare kauende Rosse, zwei Hunde, einen liegenden Widder. Wesentliche, erzählerisch die Szene aufbauende Elemente haben höfischen Charakter. Auch der illustrierte Ritterroman der visconteischen Buchkunst kannte das Motiv des sein Pferd zum Aufbruch

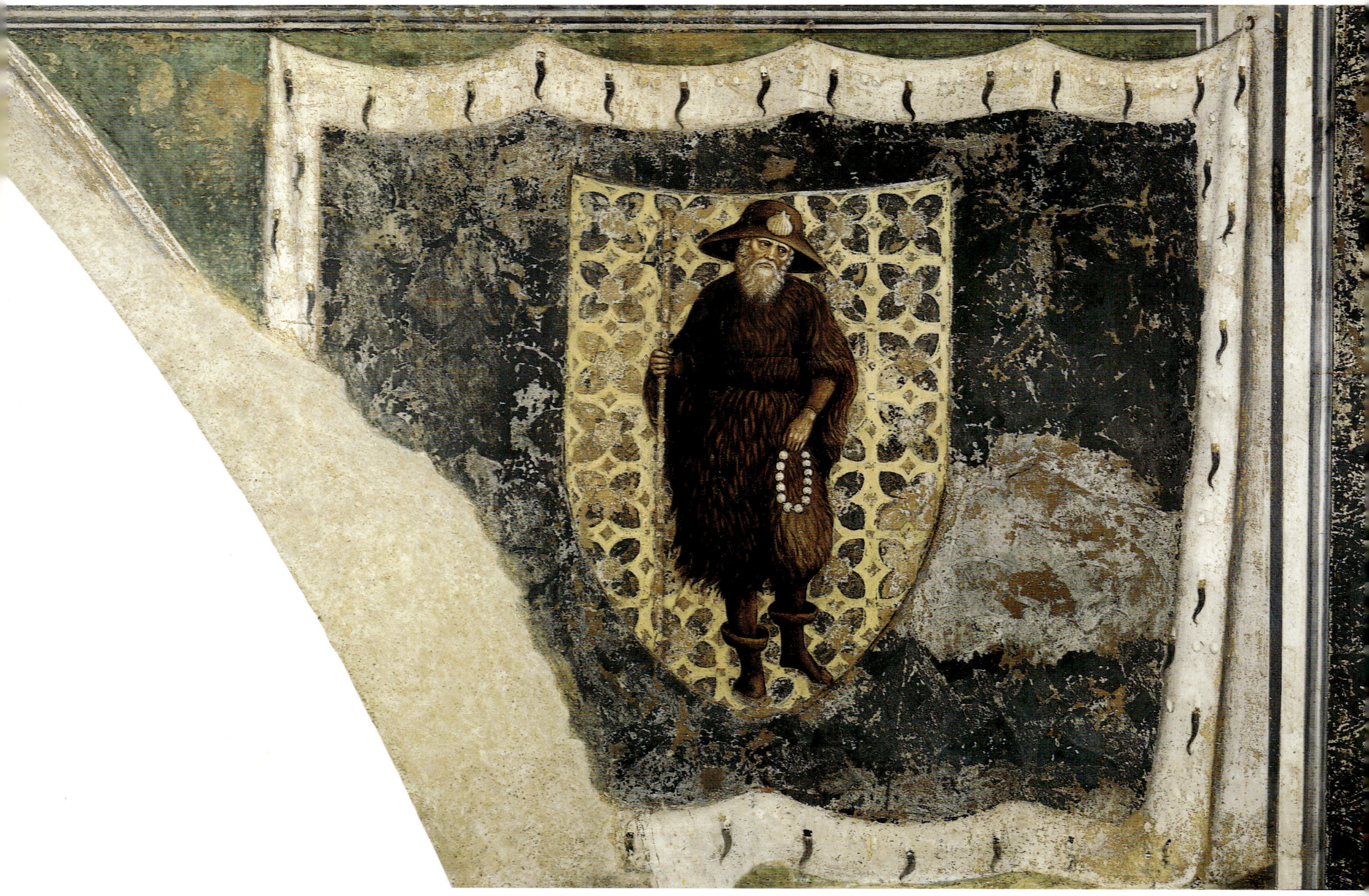

141 – 142 Pisanello. Pilger (Pellegrino) als Wappenbild der Familie Pellegrini. Georgswandbild. Verona, Sant'Anastasia

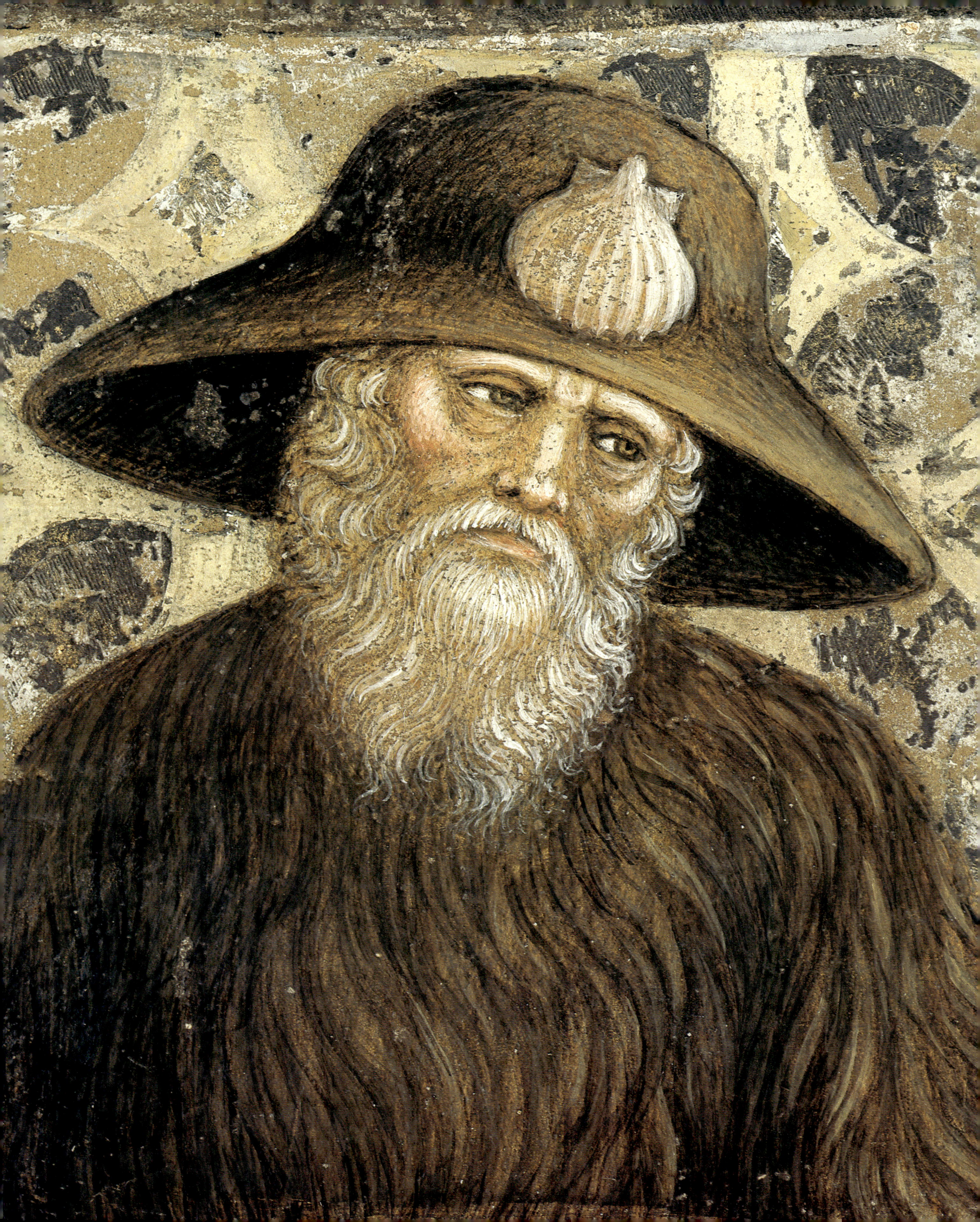

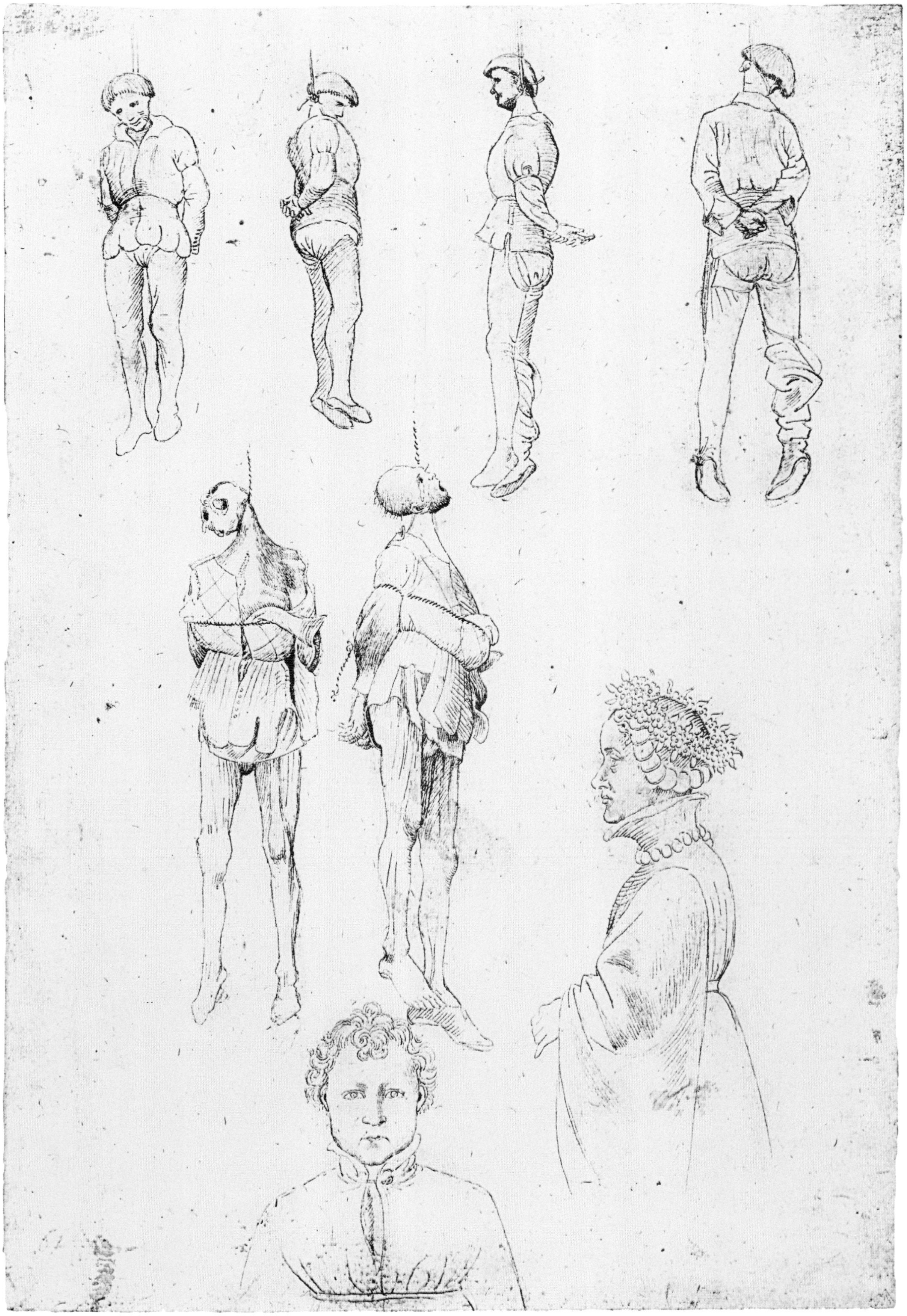

143 Pisanello. Musterblatt mit drei Gehenkten in jeweils zwei Ansichten. Metallstift und Feder auf Papier, 28,3 x 19,3 cm. London, British Museum 1895-9-15-441

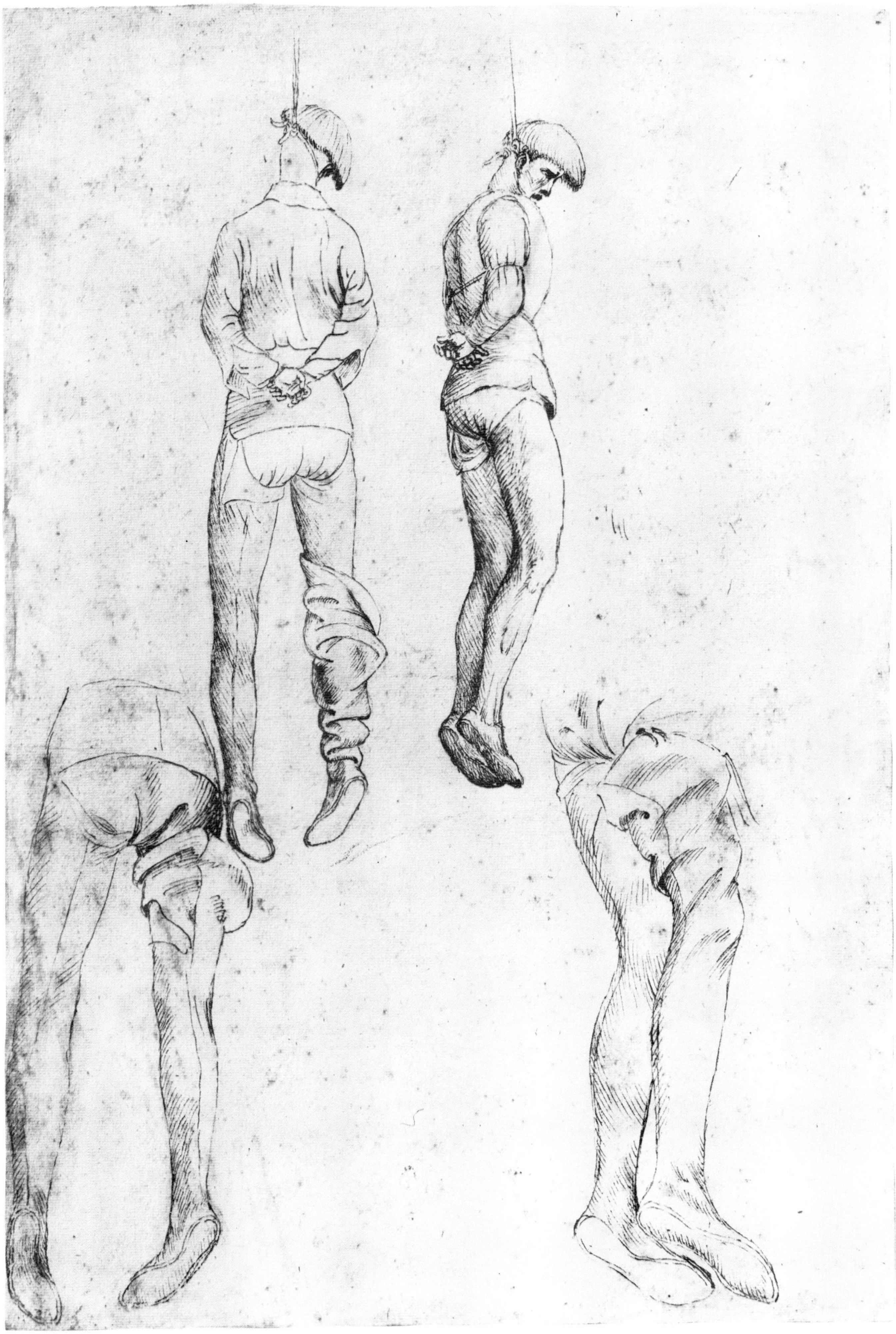

144 Pisanello. Studien zu den zwei Gehenkten im Georgswandbild. Metallstift und Feder auf Papier, 26,2 x 17,7 cm. New York, Frick Collection A 413 (Originalgröße)

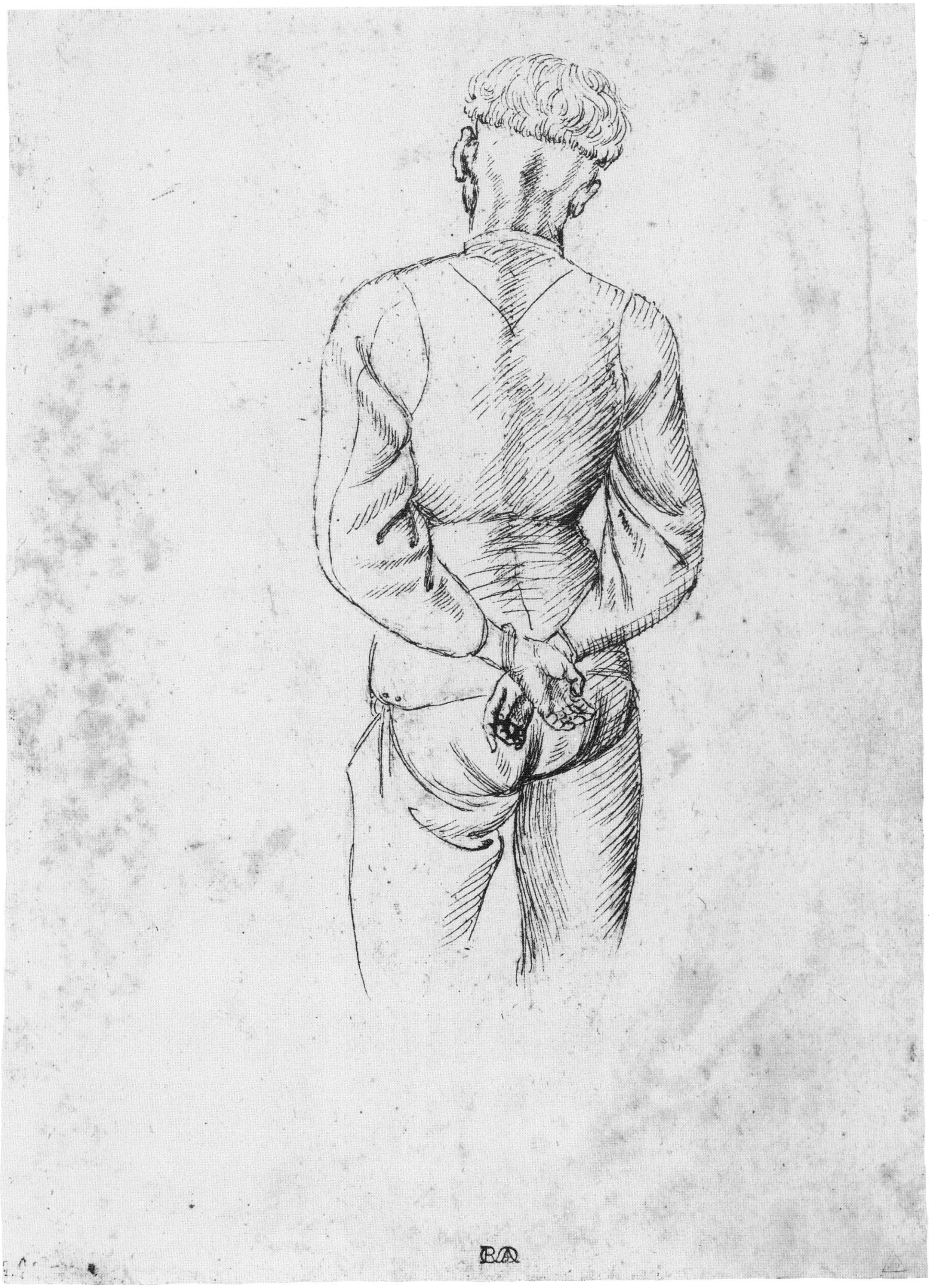

145 Pisanello. Ein Gefesselter. Modellstudie für das Georgswandbild. Metallstift und Feder auf Papier, 26,8 x 18,4 cm. Edinburgh, National Gallery of Scotland D. 722 (Originalgröße)

146 Pisanello. Gehenkte. Verona, Sant'Anastasia ▷

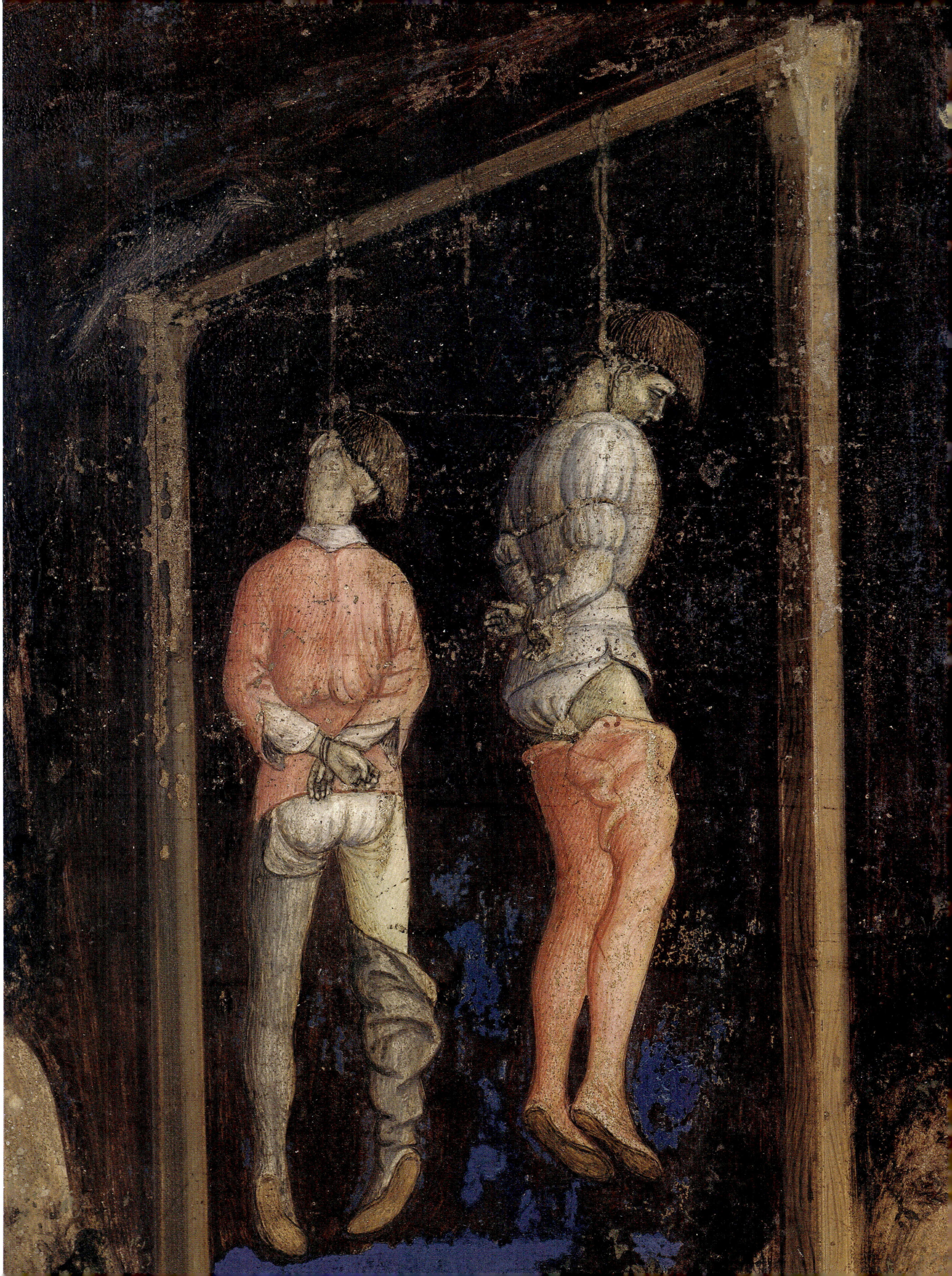

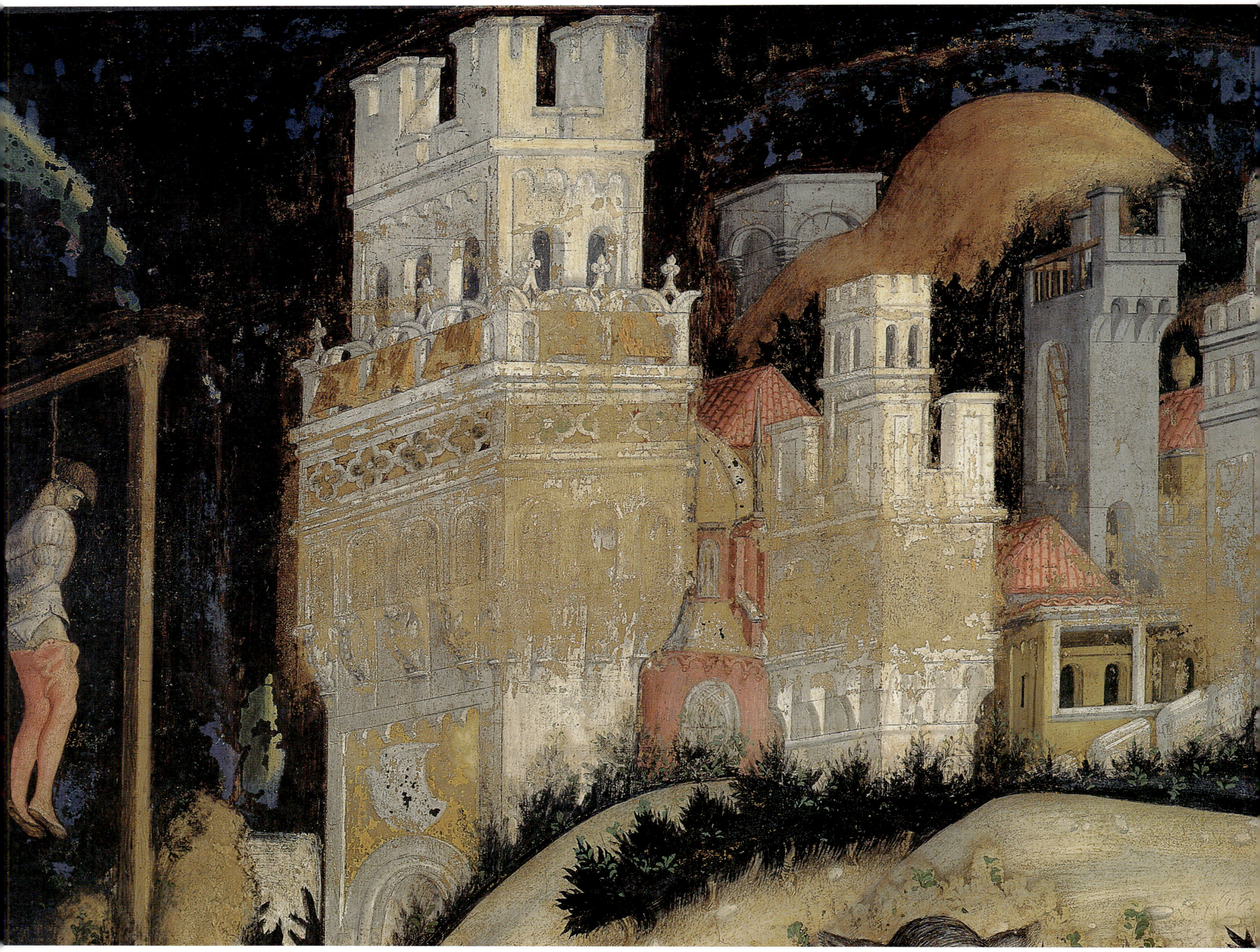

147 Pisanello. Georgswandbild. Verona, Sant'Anastasia

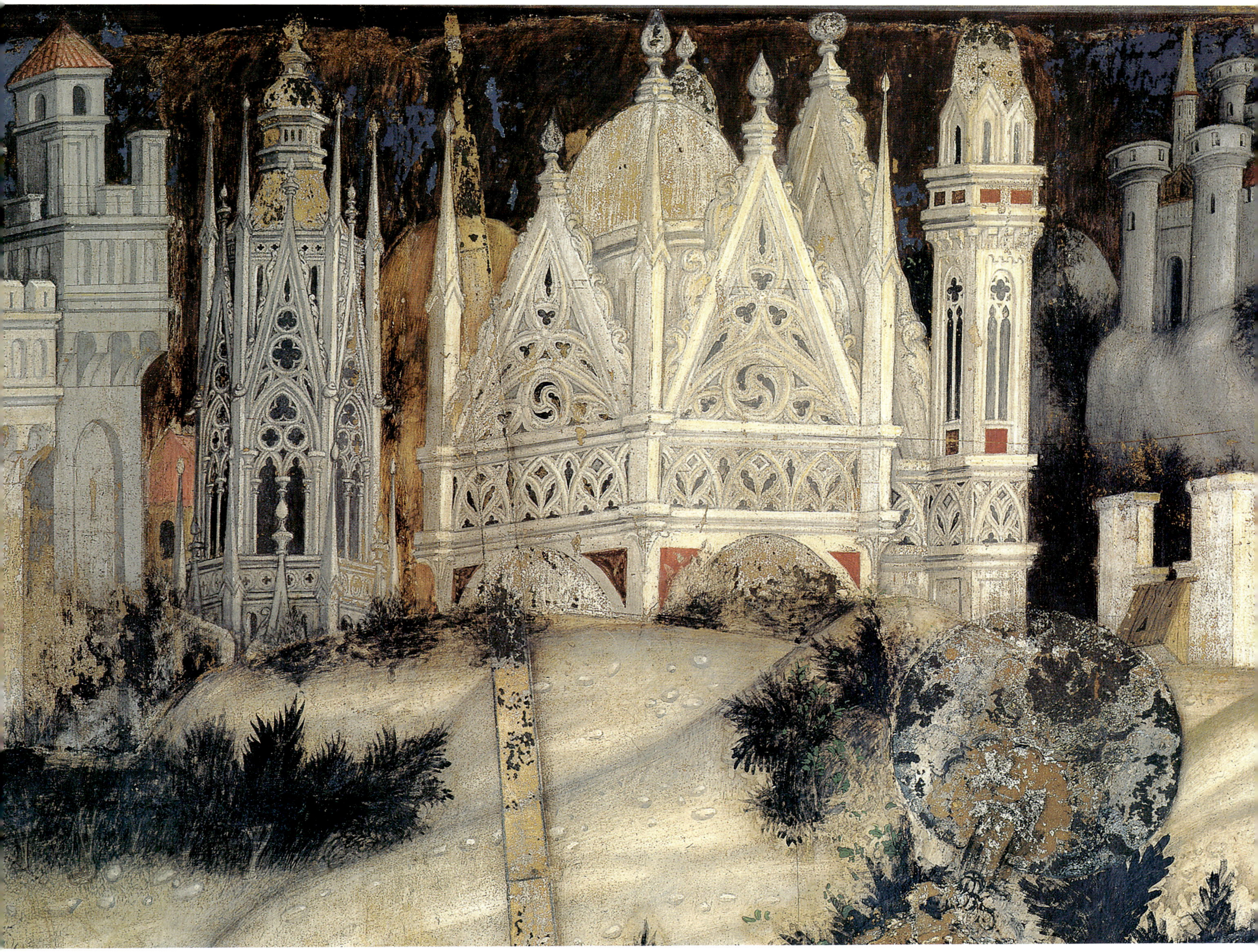

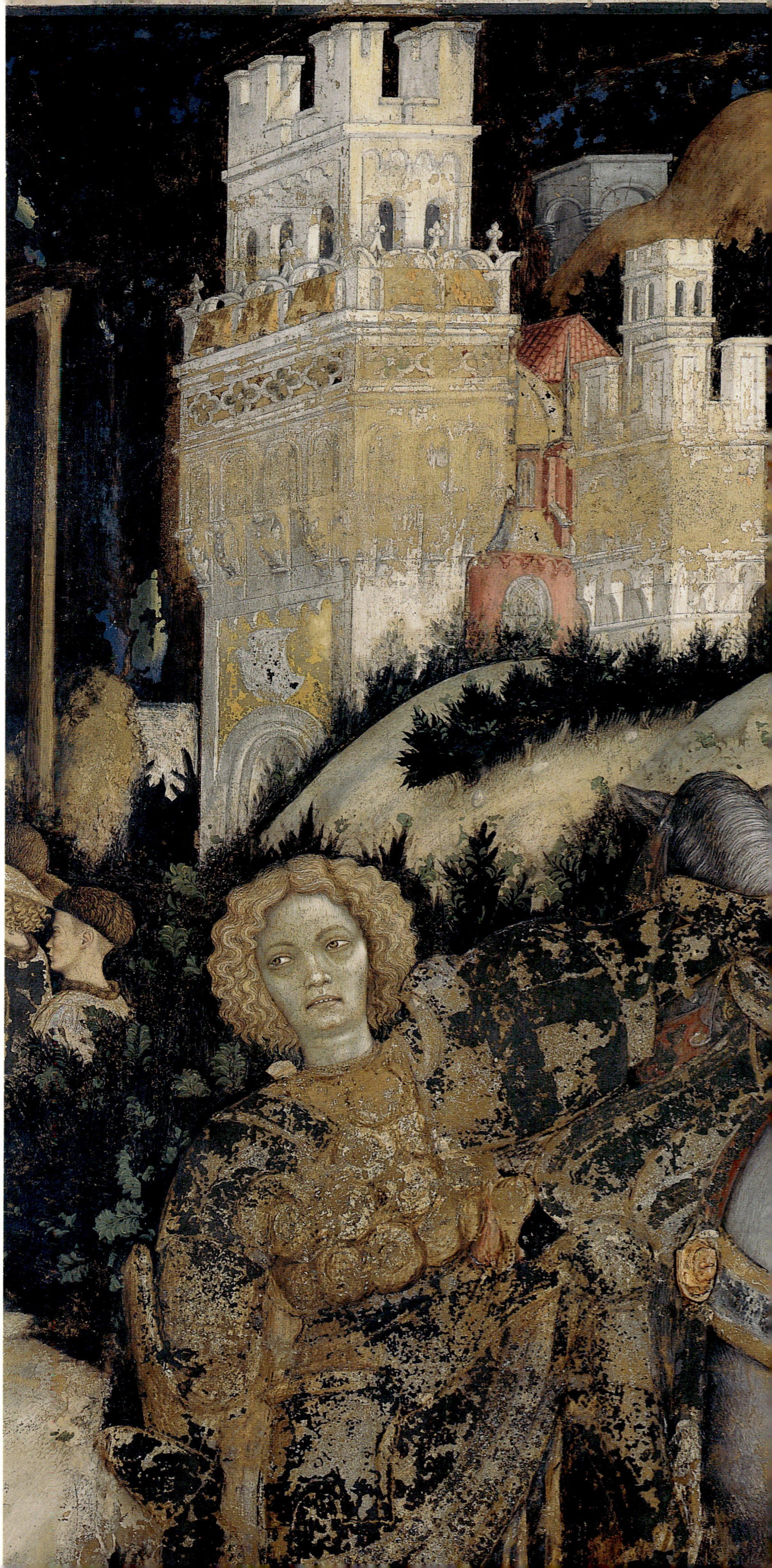

148 Pisanello.
Georg und die
Prinzessin.
Verona,
Sant'Anastasia

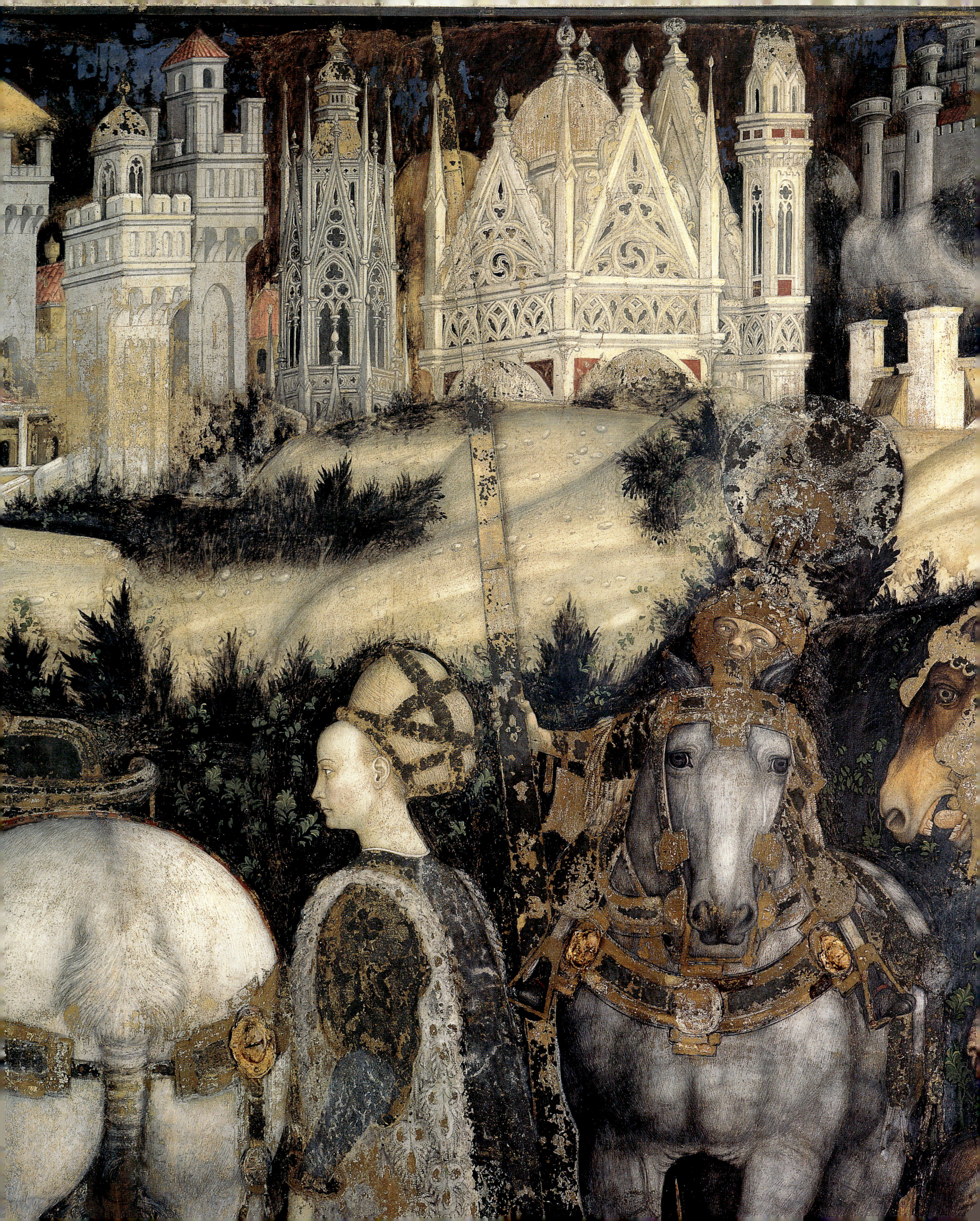

besteigenden Ritters.[6] Aristokratischer Lebensstil prägt die Kleidung der Prinzessin, die Rüstungen und Waffen Georgs und seines Gefährten. Und daß dieser Gefährte ein Zwerg ist, dessen Helmzier und Lanze die ihm mangelnde Körpergröße und Kraft wettmachen sollen, hat als unmittelbare Anspielung auf die Rolle von Zwergen an italienischen Fürstenhöfen zu gelten. Als Begleiter Gian Francesco Gonzagas oder Filippo Maria Viscontis erscheint der gewappnete Zwerg auf Medaillen Pisanellos (Abb. 210, 236).

Die materielle Kostbarkeit, die auch maltechnisch die Vordergrundsfiguren prächtig erstrahlen läßt, in Verbindung mit ihrem betont höfischen Charakter mag dazu geführt haben, daß von Fra Marco de' Medici, und ihm folgend Vasari, die Szene nicht als Vorspiel zu Georgs Tat, vielmehr als triumphale Episode nach seinem Sieg über den Drachen gedeutet worden ist.[7] Die vielen Nuancen in Pisanellos Wandbild, die auf das Drohende hinweisen, wie die Gehenkten, die unruhigen Pferde, die Anspannung des Windhundes, der die Bewegung des Drachens am jenseitigen Ufer fixiert, und, vor ihm, der witternd eine Fährte verfolgende zweite Hund blieben von Fra Marco, und ihm folgend Vasari, unbeachtet, weil nach der Legende nur der vollbrachte Sieg Georgs für die christliche Heilsvorstellung, der Sieg des Guten über das Böse, wesentlich war. Vielleicht gab aber auch nur die Tatsache, daß Einzelheiten des Wandbildes durch die Anbringung über dem hohen Eingangsbogen der Kapelle dem bloßen Auge entzogen waren, den Ausschlag zu Fra Marcos Interpretation. Erst jetzt, seitdem das Wandbild von seinem ursprünglichen Platz entfernt und aus der Nähe zu betrachten ist, kommen die Motive, die seinen lyrisch-poetischen Charakter ausmachen, zur Geltung.

Pisanello hatte eine Vorliebe für das kleine Format, was ihn mit den Künstlern der internationalen Gotik in ihrer Tendenz für das Zarte, Verfeinerte, Kostbare verbindet. Ungewöhnlich ist nur, daß er auch bei seinem nur aus der Entfernung zu betrachtenden Wandbild konsequent im kleinen Maßstab die zarten Ausdruckswerte seiner Kunst realisierte und dabei dem Mittel- und Hintergrund nicht weniger Präzision zuteil werden ließ als dem Geschehen im Vordergrund. Selbst im Hintergrund besitzt jedes Objekt die Klarheit und Schärfe des aus der Nähe gesehenen Gegenstandes. Auf den Entstehungsvorgang des Wandbildes bezogen bedeutet dies, daß Pisanello daran gelegen war, seine dem Wandbild vorausgehenden Zeichnungen als Resultat langjähriger Seherfahrungen in seiner Malerei möglichst identisch auszuwerten.

Aus dem Reichtum der erhaltenen Zeichnungen Pisanellos lassen sich wesentliche Einsichten in seine Arbeitsweise im allgemeinen und den kompositionellen Aufbau des Wandbildes von Sant'Anastasia im besonderen gewinnen. Eine Reihe von Zeichnungen, aus denen Motive im Wandbild wiederkehren, waren zu einem Zeitpunkt entstanden, als Pisanello mit diesem noch gar nicht beschäftigt war, und zwar unabhängig von jeder späteren Verwendungsabsicht aus intensivem Interesse an den Erscheinungen sowohl der lebenden als auch der toten Natur.

An zwei Motiven des Wandbildes, den Gehenkten und dem Kopf der Prinzessin, seien die Wandlungen der Formgewinnung von seinen zeichnerischen Anfängen bis hin zur werkbezogenen Studie verfolgt.

Zum Thema »Gehenkte« sind drei Studien aus verschiedenen Entwicklungsphasen nachweisbar geblieben: London 1895-9-15-441, New York, Frick A 413, Edinburgh D. 722 (Abb. 143–145).[8] Die Londoner Zeichnung steht am Anfang der Reihe; formal ist sie vom Wandbild am weitesten entfernt, ihre Stilmerkmale deuten auf die Entstehungszeit in einer früheren Schaffensperiode. Ohne unmittelbare Verwendungsabsicht hat Pisanello auf dem Londoner Blatt die Studien von drei Gehenkten in jeweils zwei Ansichten mit Studien zu einer höfischen Frauenfigur und einem Knabenkopf zusammengestellt (Abb. 143). Die Zeichnung vertritt jenen *Typus von Musterblättern*, in denen Pisanello eine Vielfalt von Vorlagen, darunter wie hier eigene *Naturstudien* in gegenständlich fixierenden *Reinzeichnungen* zu einem Vorrat zusammenstellte, um

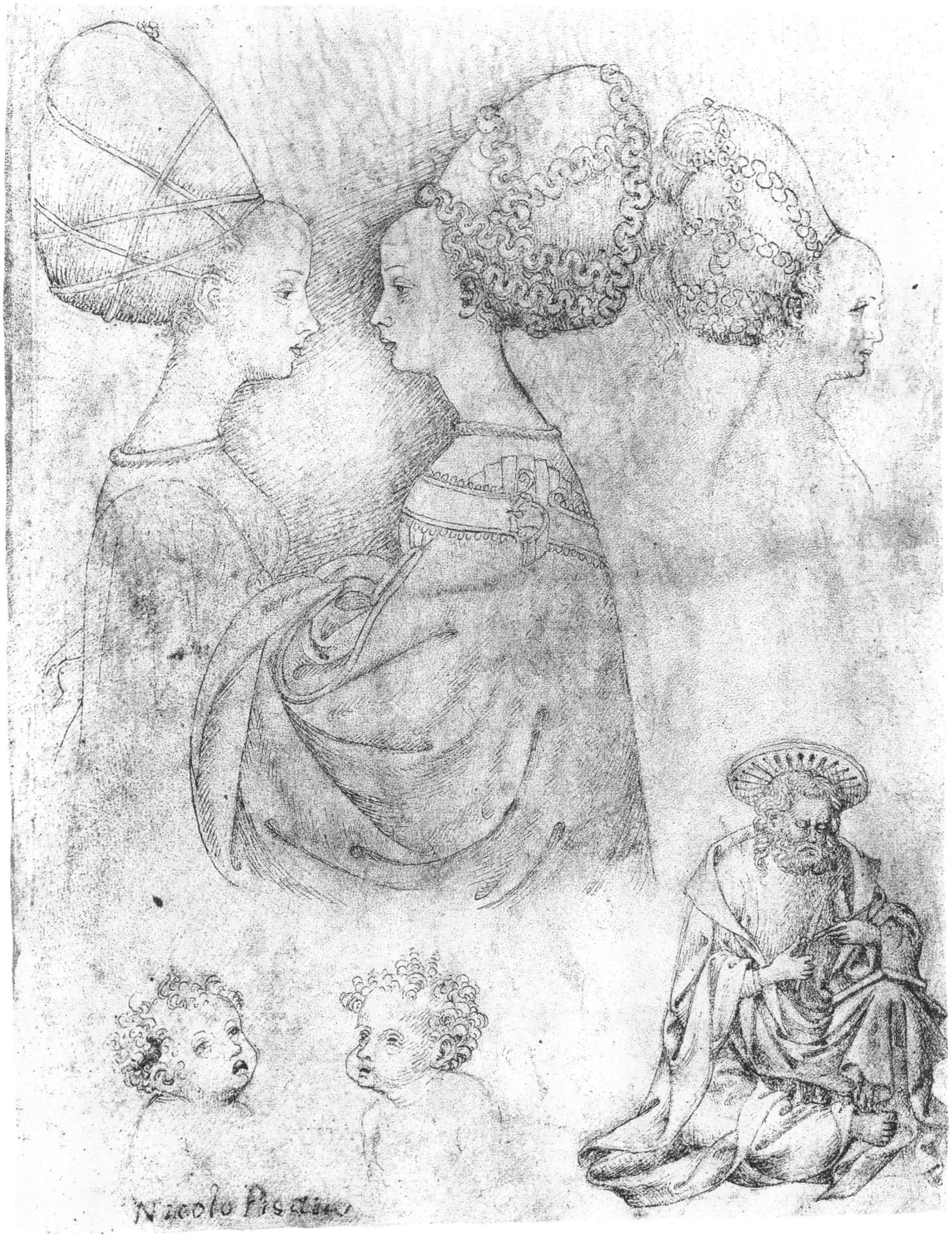

149 Pisanello. Musterblatt mit drei Damenprofilen in modischem Kopfputz. Metallstift und Feder auf Pergament, 21,6 x 16,3 cm. Wien, Albertina Inv. 5 recto (Originalgröße)

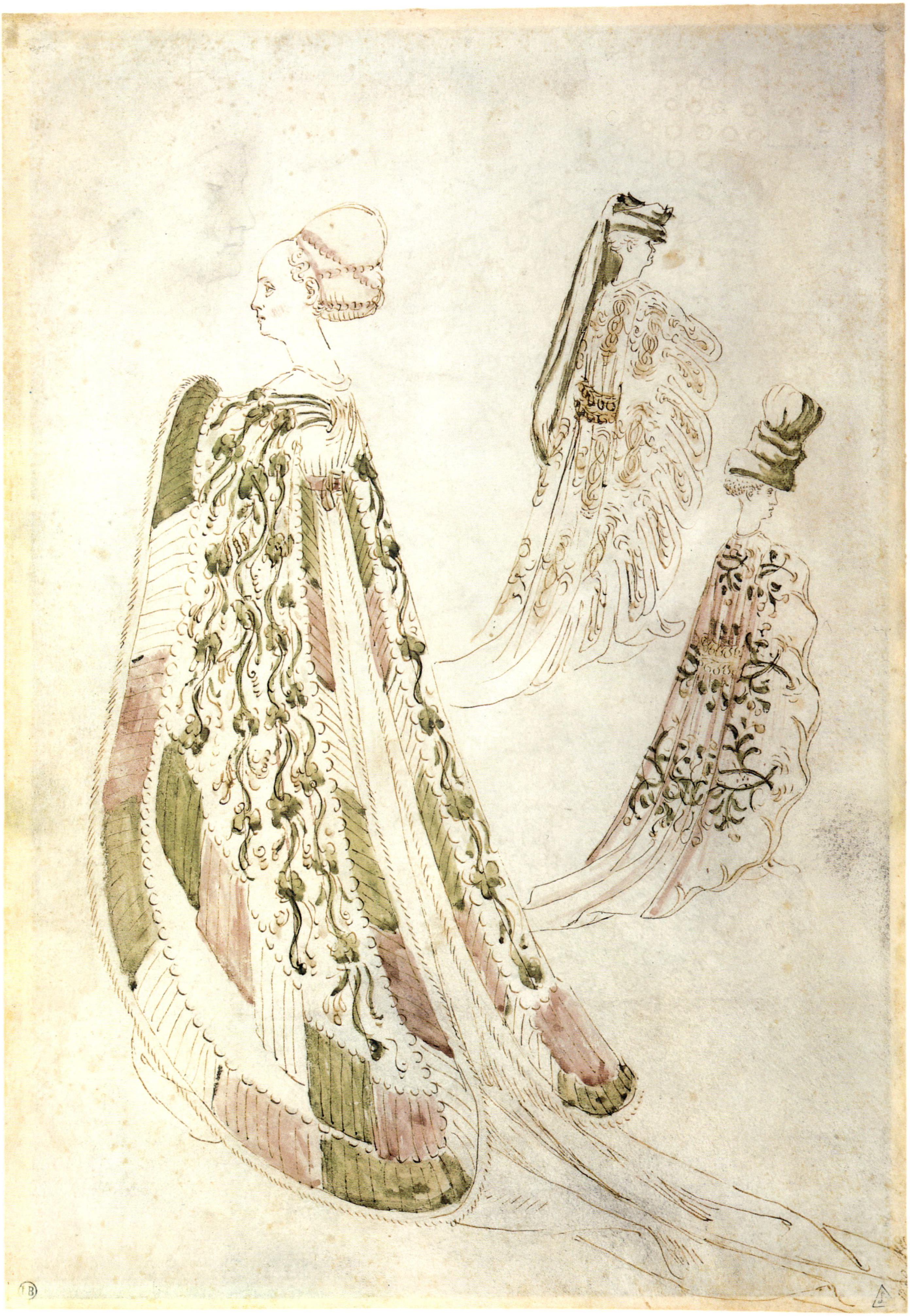

150 Pisanello. Kostümstudien. Metallstift, Feder und farbiger Pinsel auf Pergament, 26,2 x 18 cm. Bayonne, Musée Bonnat 1693 (alt 141 recto) (Originalgröße)

151–153 Pisanello. Verona, Sant'Anastasia ▷
152 Pisanello. Georg. Verona, Sant'Anastasia ▷
153 Pisanello. Prinzessin. Verona, Sant'Anastasia ▷

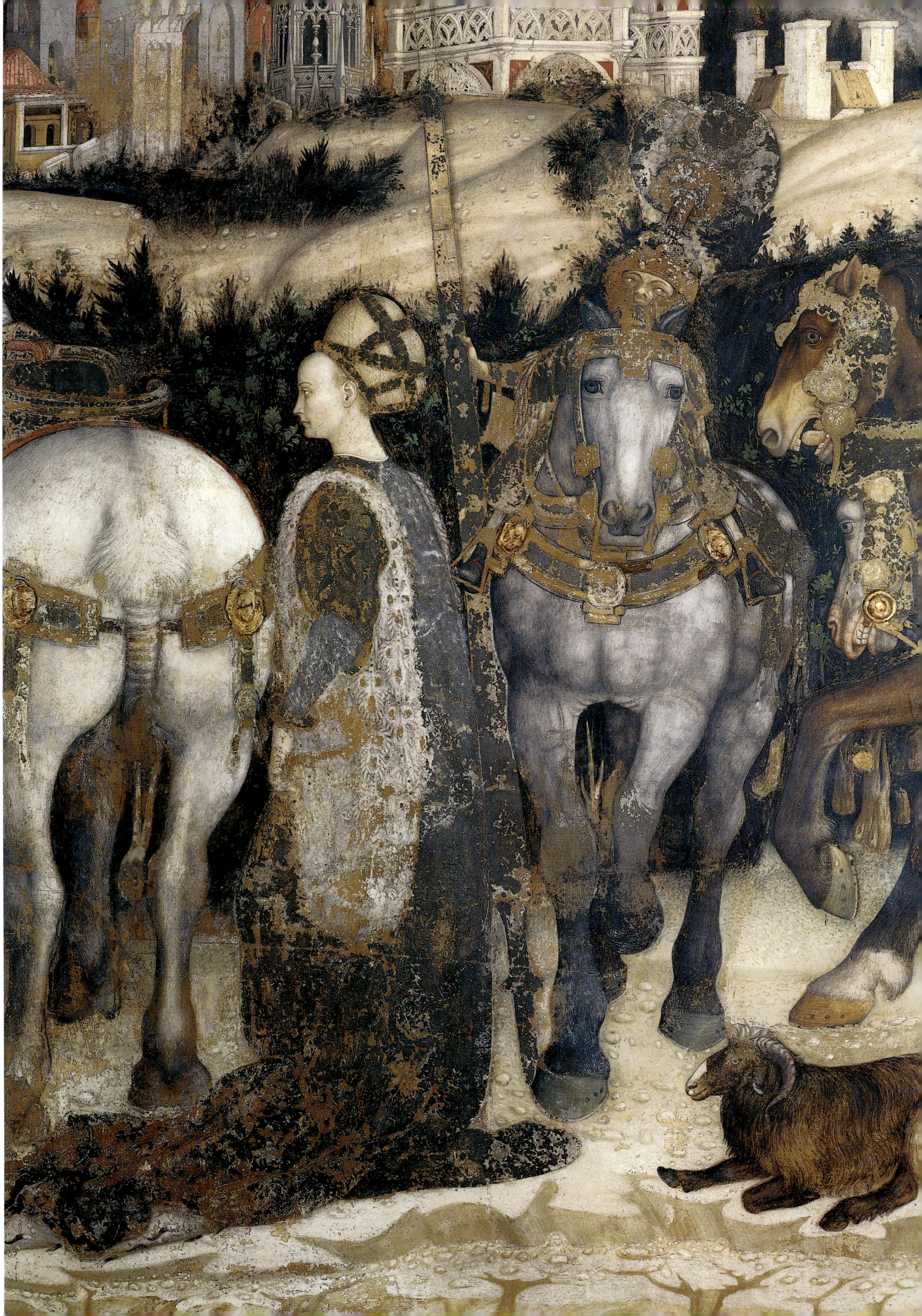

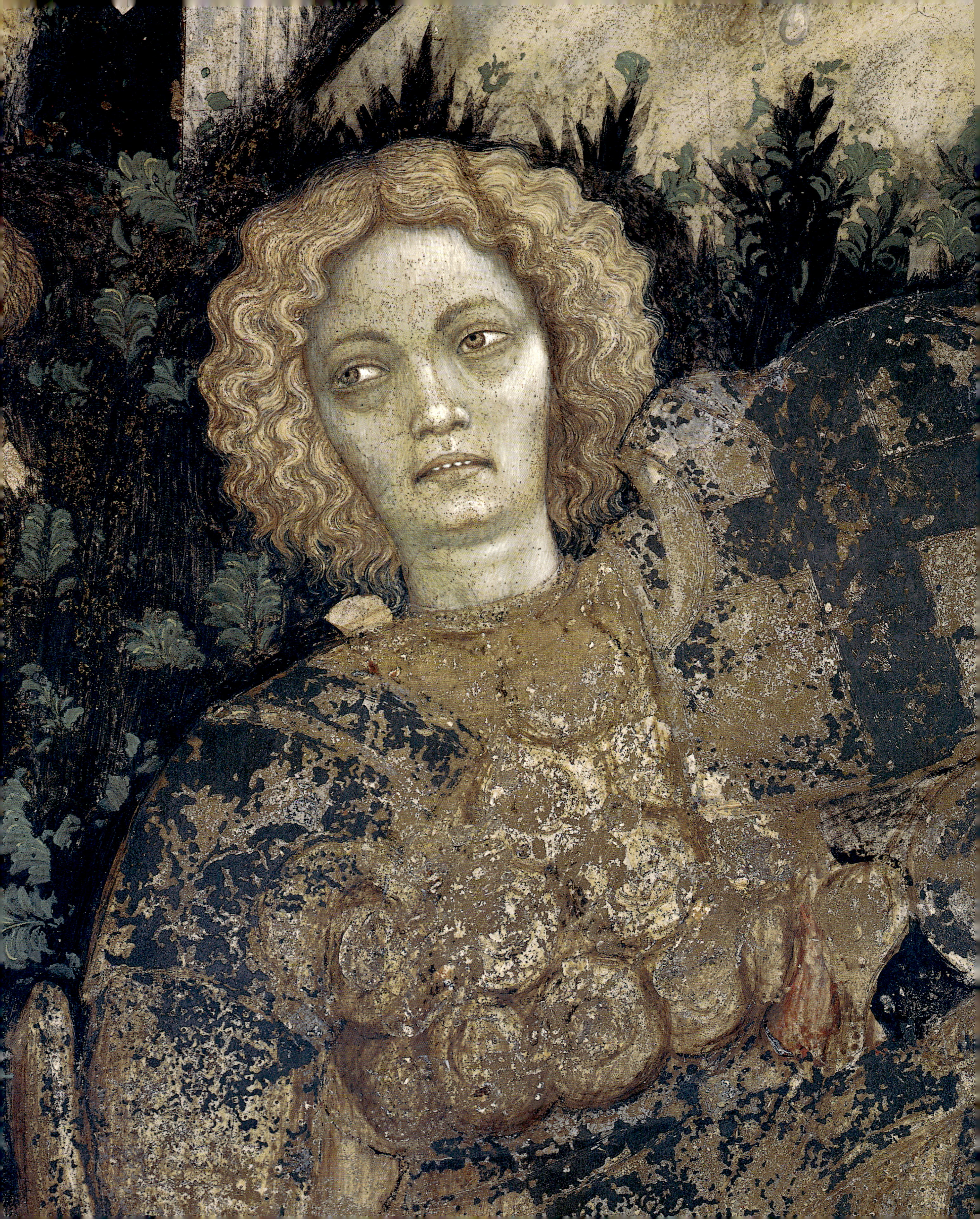

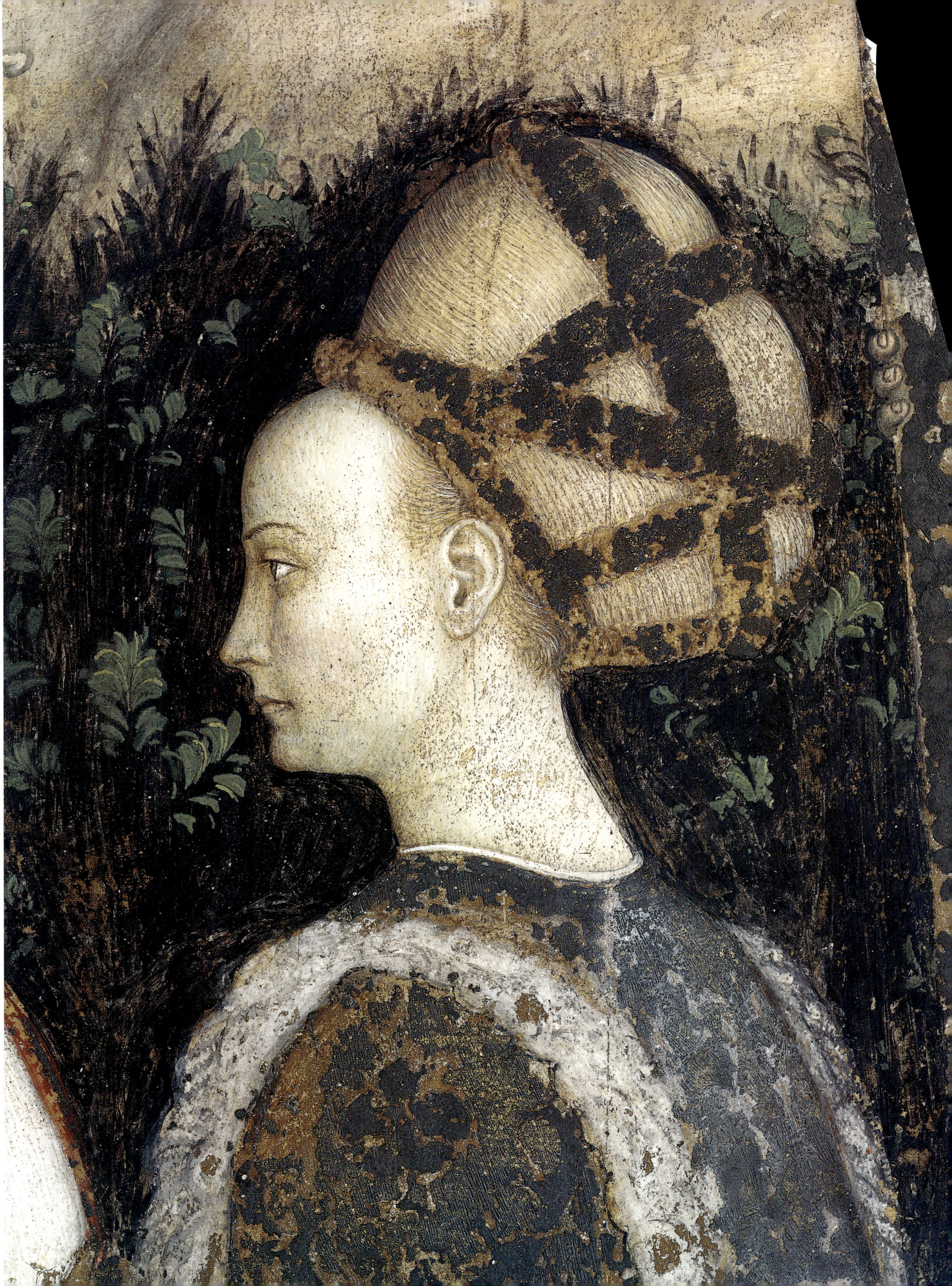

◁ 152
153

daraus jederzeit für seine Bildfindungen schöpfen zu können. Wie sich der Arbeitsvorgang der Anlage einer Vorratssammlung von Motiven auch in der Einteilung des einzelnen Vorratsblattes spiegelt, wird in dem Londoner Musterblatt deutlich. Die sechs Darstellungen der drei Gehenkten sind paarweise, variierend aus spontanen Skizzen unterm Galgen methodisch ausgewählt, durch ihre zeilenartige Reihung im Musterblatt leicht überblickbar, gewissermaßen lesbar zur wahlweisen Wiederverwendung angeordnet. Mit der gleichen Absicht wurden dann die beiden Modestudien auf der freigebliebenen Blattfläche übersichtlich angebracht.

Auf dieser zunächst nicht werkgebundenen Motivsammlung des Londoner Musterblattes fußen zwei weitere Zeichnungen, die nun zur unmittelbaren Werkvorbereitung benutzt wurden: die Blätter in New York und Edinburgh. Die New Yorker Zeichnung (Abb. 144) enthält den Entwurf für die Gruppe der Gehenkten in ihrer endgültigen Anordnung und Haltung (Abb. 146). Dabei griff Pisanello auf sein älteres Musterblatt (Abb. 143) zurück, welches die Reinzeichnungen von den drei Gehenkten in jeweils zwei Positionen festhält. Aus der oberen Reihe dieses Musterblattes wählte er die zweite und vierte Gestalt aus, um nun neue künstlerische Absichten auf sie zu übertragen. Zunächst steigerte Pisanello die unheimliche Wirkung der Körper durch ihre Streckung, aber auch durch größere Nahsicht. Dann veränderte er über Teilstudien deren Beinhaltungen, vor allem die des rechten der beiden Gehenkten, um Körpervolumen und Raumillusion zu mehren. Die leichte Öffnung der schräg von hinten gesehenen Beine, die durch senkrechte Nähte betonte Beinkleidung, deren reicheres Faltenrelief in differenzierten Licht- und Schattenwerten, sind Neuerungen, die zur Fortschrittlichkeit der New Yorker Zeichnung gegenüber dem älteren Londoner Musterblatt beitragen. Von den beiden Teilstudien des New Yorker Blattes nahm Pisanello jedoch nur die rechte Beinstudie in sein Wandbild auf (Abb. 146).

Dagegen widmete er in einem neuen Arbeitsgang dem im Wandbild ganz von rückwärts gesehenen Gehenkten eine weitere Studie. Es ist die Zeichnung in Edinburgh, ein unmittelbares *Naturabbild* (Abb. 145). Ein modellstehender Malknabe mit modischem Haarschnitt diente hier dazu, Einzelheiten, wie Haltung und Formgebung der Hände, zu verbessern, auch gewisse Proportionsschwächen auszugleichen, die aus den ersten Naturskizzen von Gehenkten in Unteransicht resultierten und vom Londoner Musterblatt ohne weitere Korrektur ins New Yorker Blatt übernommen waren. Die ganze Armpartie mit den zu kleinen Händen, dort noch nach oben gedrängt, erhielt mit der neuen Modellstudie ein natürliches Größenverhältnis zum Gesamtkörper. Was die Rolle der Modellzeichnung des stehenden Malknaben als letzte Vorstufe des Veroneser Wandbildes geradezu signaturhaft beweist, ist die Verschiedenartigkeit der Darstellung der gebundenen Hände in der Modellzeichnung gegenüber jener im Londoner Musterblatt und in der New Yorker Zeichnung. Die Edinburgher Modellzeichnung zeigt sie größer, in anderer, funktionsgerechter Haltung und deutlich mit einem senkrecht verlaufenden Strick gebunden. Identisch ist gerade diese Lösung schließlich ins Georgswandbild eingegangen.

Die aus drei aufeinander folgenden Arbeitsstadien erhaltenen Zeichnungen gewähren beispielhaften Einblick in den Entstehungsprozeß der Gehenkten-Gruppe im ausgeführten Wandbild. Zunächst offenbart Pisanello dabei seine Größe als subtiler Menschenschilderer: Die gebundenen, schlaff nach unten hängenden Hände sind in dieser Prägung das Ergebnis intensiver optischer Bestandsaufnahme und zugleich Ausdruck seiner auch der Einzelheit zugewandten Wesenserfassung. Entwicklungsgeschichtlich wichtig ist, daß die beiden für das Wandbild angefertigten und ihm unmittelbar vorausgehenden Zeichnungen in New York und Edinburgh (Abb. 144–145) auch in ihrem Zeichenstil eine Einheit bilden, während dem älteren Londoner Musterblatt (Abb. 143) graphische Kennzeichen von Pisanellos Frühstil eignen. Der flächigen, ja manchmal silhouettenhaften Gestaltbildung im Londoner Musterblatt (so der höfischen Frauenfigur und dem

154 Pisanello. Georg und die Prinzessin. Verona, Sant'Anastasia ▷

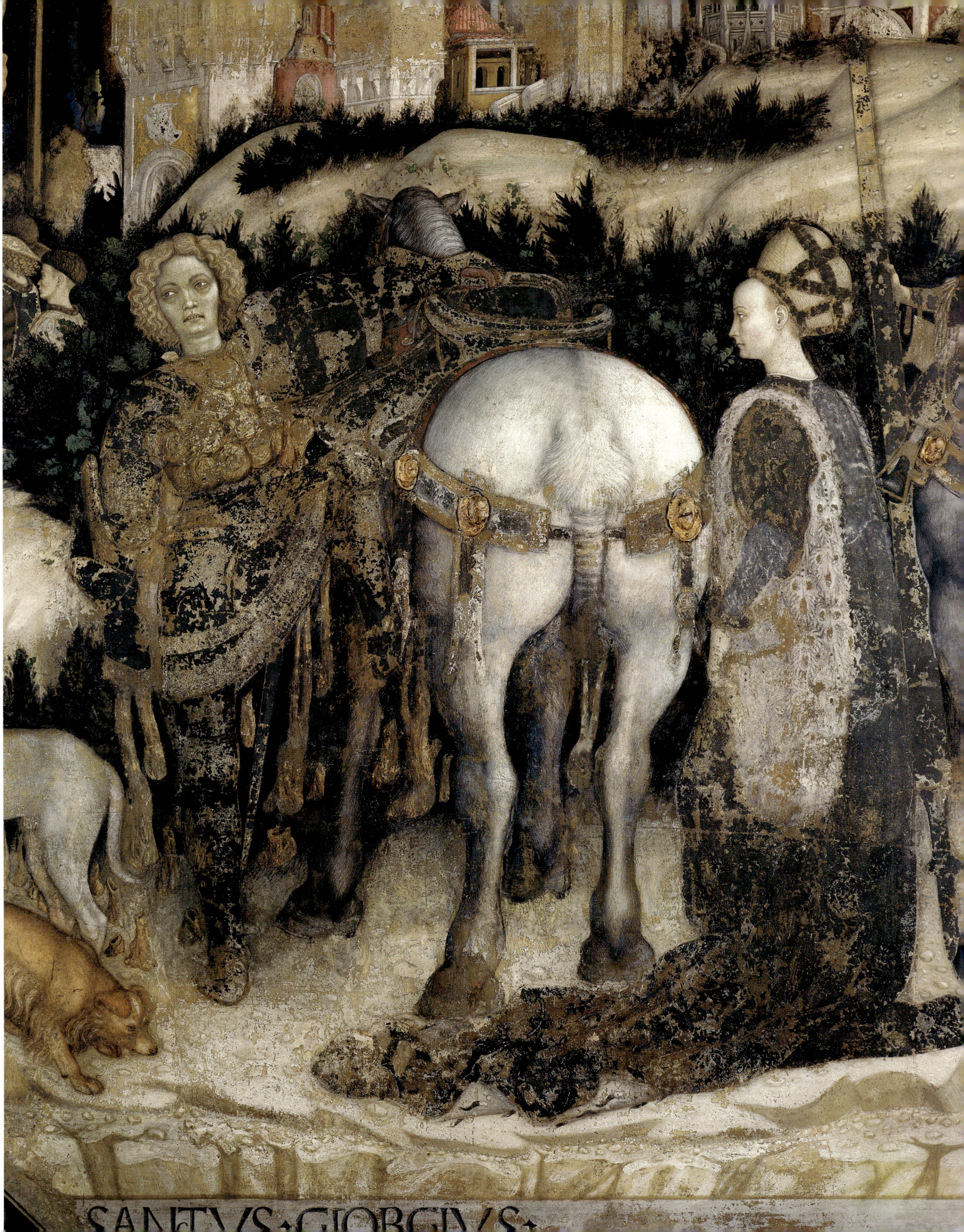
SANCTVS·GIORGIVS·

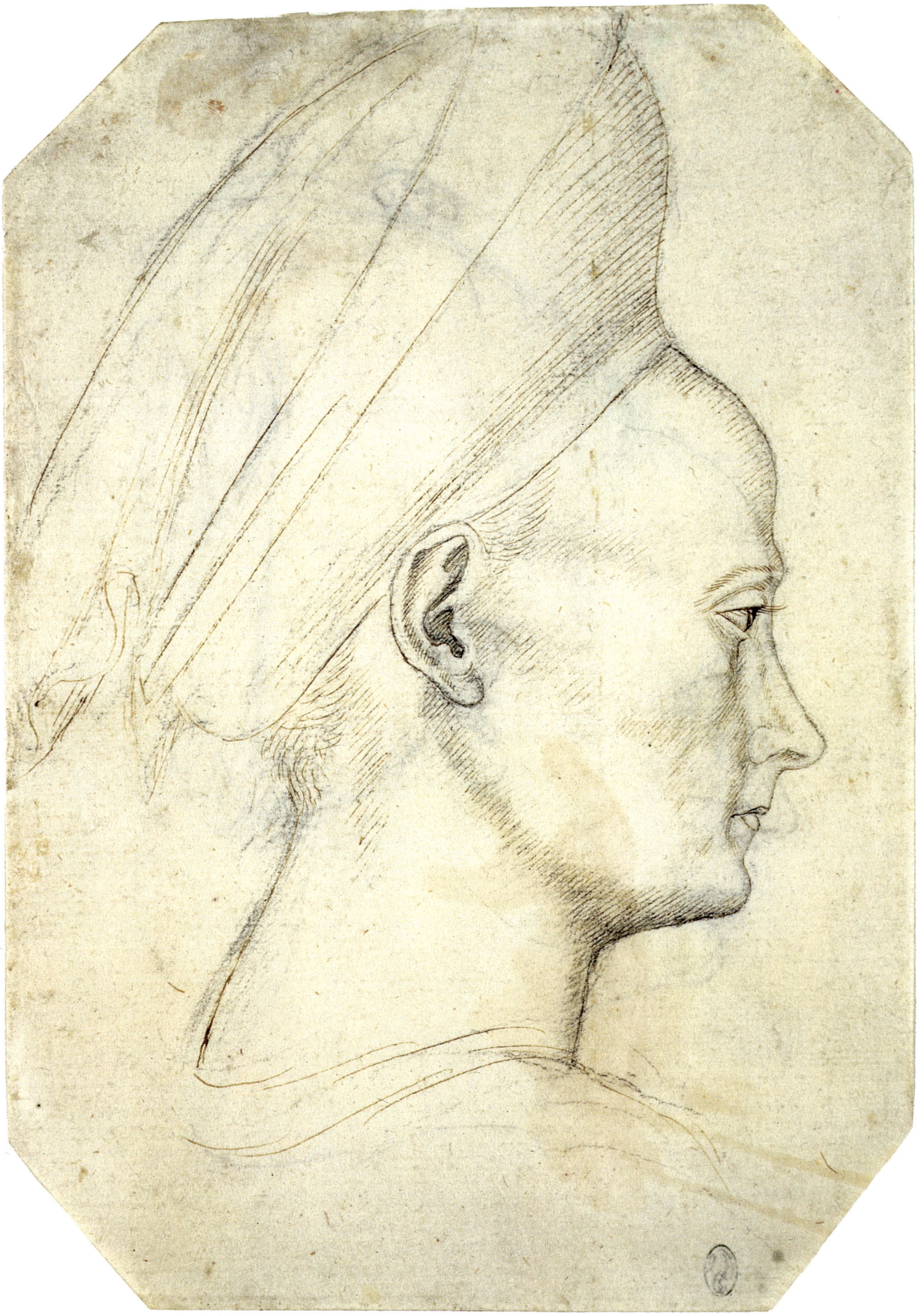

155 Pisanello. Modellstudie eines Frauenkopfes mit Haube. Metallstift und Feder auf Papier, 24,6 x 17,3 cm. Paris, Louvre 2342 recto (Originalgröße)

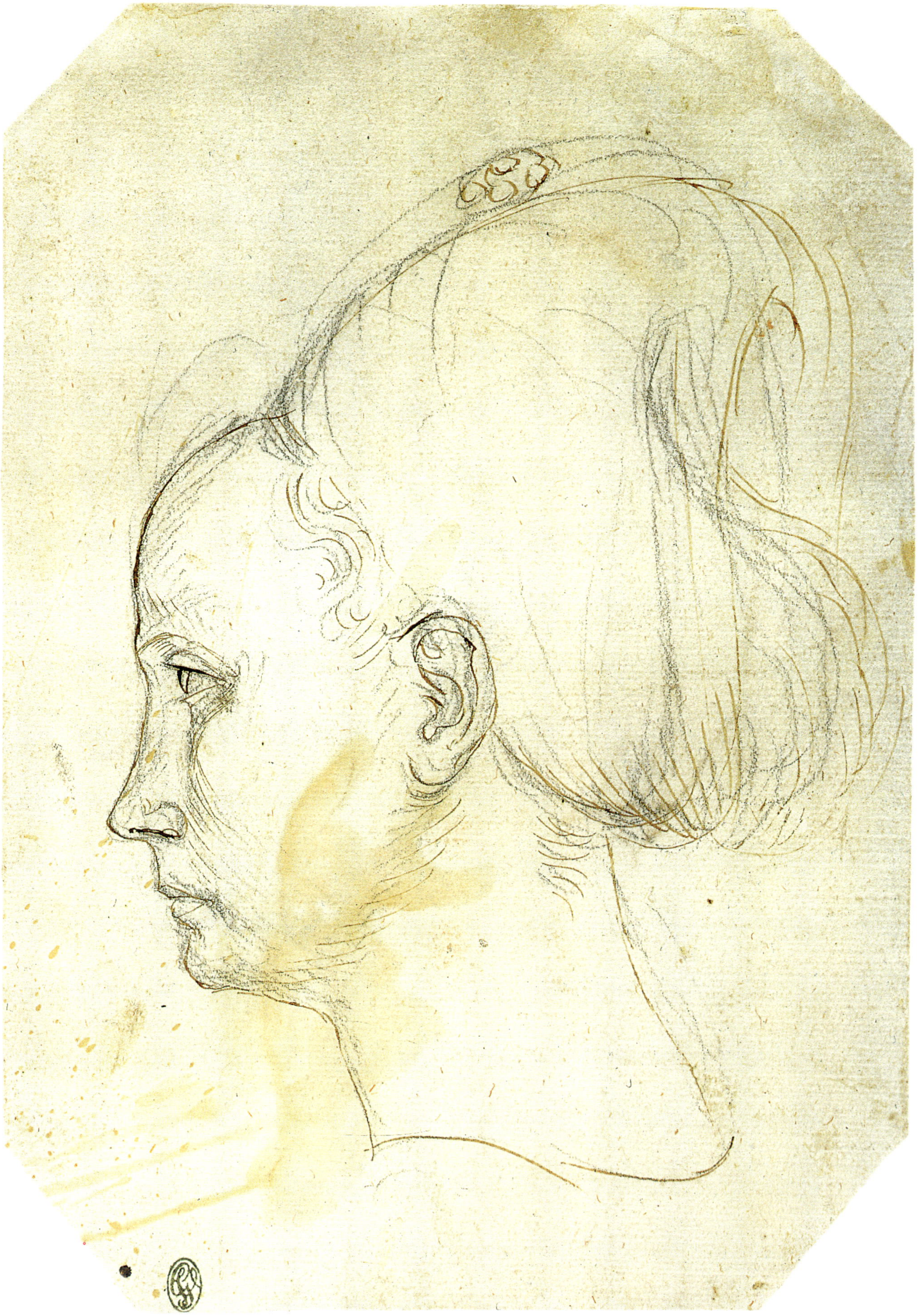

156 Pisanello. Skizze einer jungen Frau mit Kopfputz. Metallstift und Feder auf Papier, 24,6 x 17,3 cm. Paris, Louvre 2342 verso (Originalgröße)

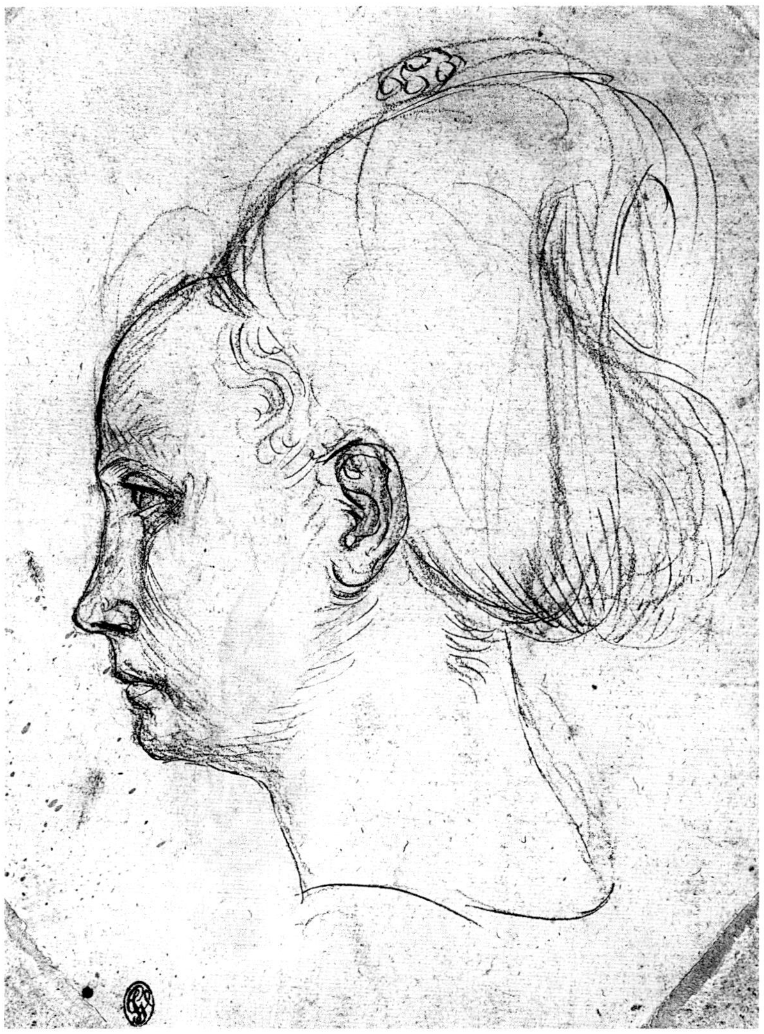

157 Pisanello. Skizze einer jungen Frau mit modischem Kopfputz. Metallstift und Feder auf Papier, 24,6 x 17,3 cm. Paris, Louvre 2342 verso

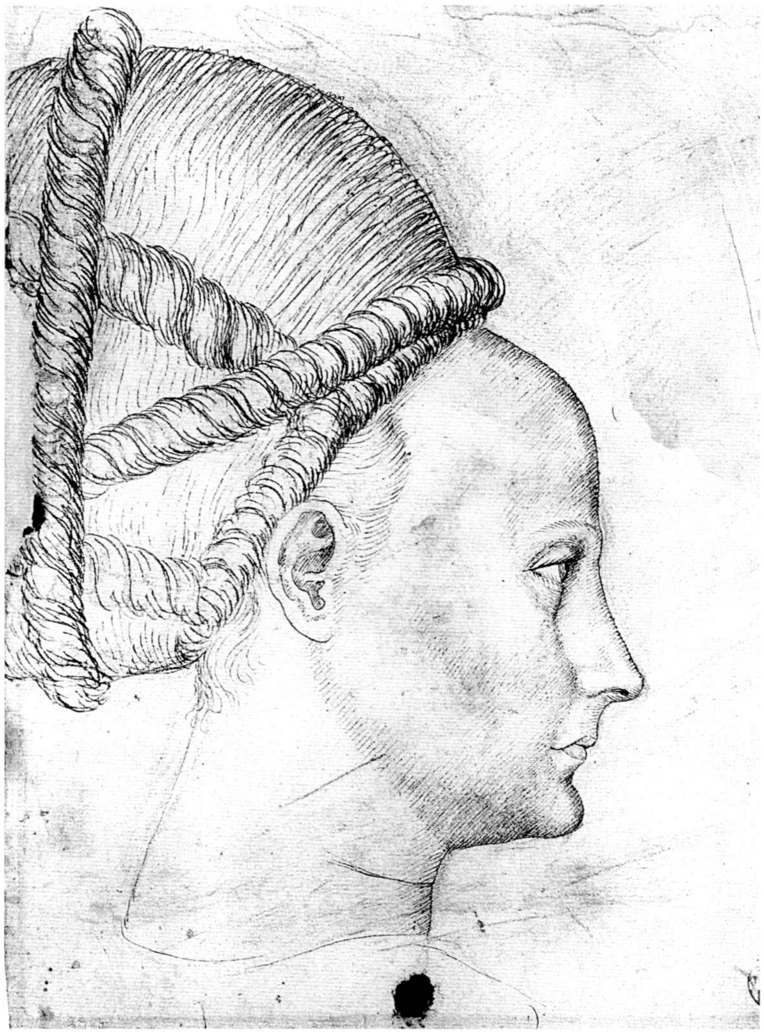

158 Pisanello. Kopf der Prinzessin. Reinzeichnung zum Georgswandbild. Metallstift und Feder auf gerötеltem Papier, 24,4 x 18,1 cm. Paris, Louvre 2343 recto

Knabenkopf) entspricht dort eine betont feingliedrige, sorgfältig trennende, gleichwertige Linienführung, während Pisanello später, in den Zeichnungen von New York und Edinburgh, zu einer großförmigen, die Körperformen herausholenden, Licht- und Schattenwerte kontrastierenden Strichführung fortschreitet.

Zeitlich sind die Zeichnungen in New York und Edinburgh um oder gegen 1435 anzusetzen. Das Londoner Musterblatt geht ihnen etliche Jahre voraus, denn es teilt mit anderen frühen Musterblättern seine transparente Flächigkeit. Als Vergleiche seien zwei Musterblätter in Wien genannt (Inv. 16 und 5, Abb. 33, 149).

Differenziertere Einblicke noch als die Entwicklungsreihe der Zeichnungen zu den Gehenkten im Georgswandbild gewährt jene umfängliche Gruppe von höfisch-modischen Damenstudien im Profil, die auf die Prinzessin im Wandbild zuführen. Wiederum reichen die frühesten greifbar gebliebenen Zeugnisse dieser Art in Pisanellos Frühzeit zurück. Sein Interesse für das Seltsame, Raffinierte von Modeerscheinungen hatte aber zeitlebens Bestand. Mit einzigartiger Phantasie *entwarf* er sogar in feinsten Nuancierungen des farbigen Aquarells höfische Gewänder (Abb. 150). Daß auch die Prinzessin des Wandbildes aus der Geisteshaltung dieser sensiblen Phantasie erwuchs, zeigt die Gegenüberstellung der Abbildungen 150 und 151.

Der Profilkopf der Prinzessin im Wandbild hat seine eigene Entwicklungsreihe von Zeichnungen. Schon am Beginn der zwanziger Jahre hatte Pisanello den Profilkopf mit modischem Kopfputz als *seinen* Idealtypus für die eigene Vorratssammlung entwickelt. Als Beispiel sei die Zeichnung Wien Inv. 5 genannt (Abb. 149).[9] Paradigmatisch sind hier

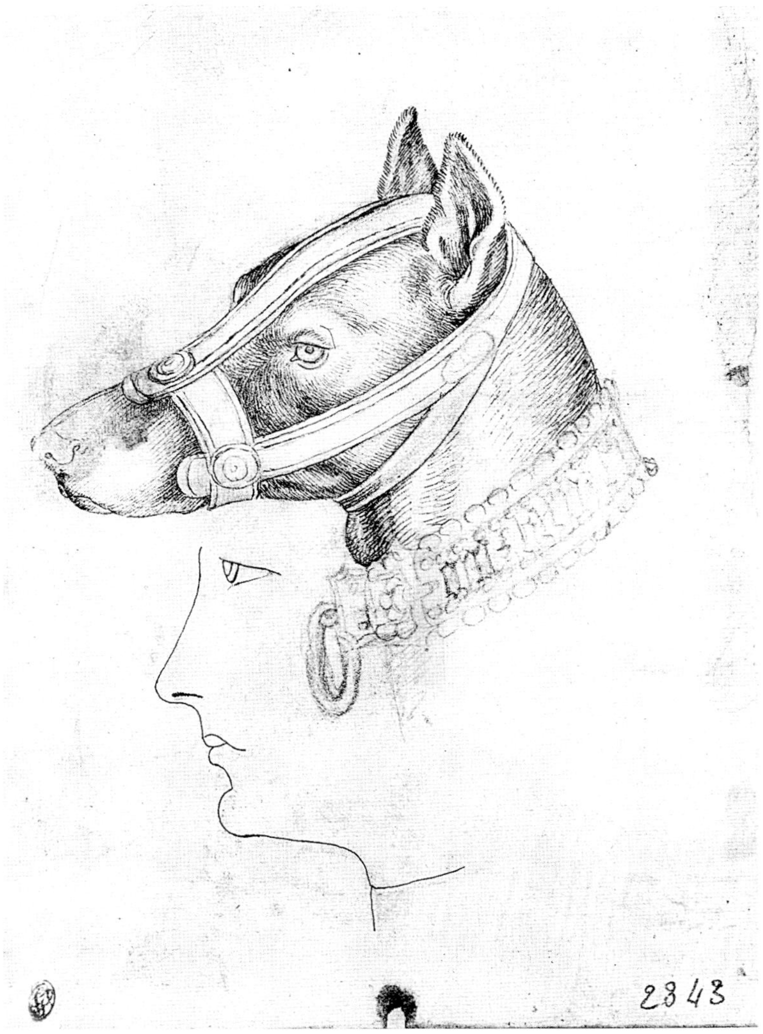

159 Pisanello. Hundekopf zum Georgswandbild: und – hier als schematische Zeichnung von Jacqueline Blass – der von Pisanello gepauste Prinzessinnenkopf: Abb. 158. Paris, Louvre 2343 verso

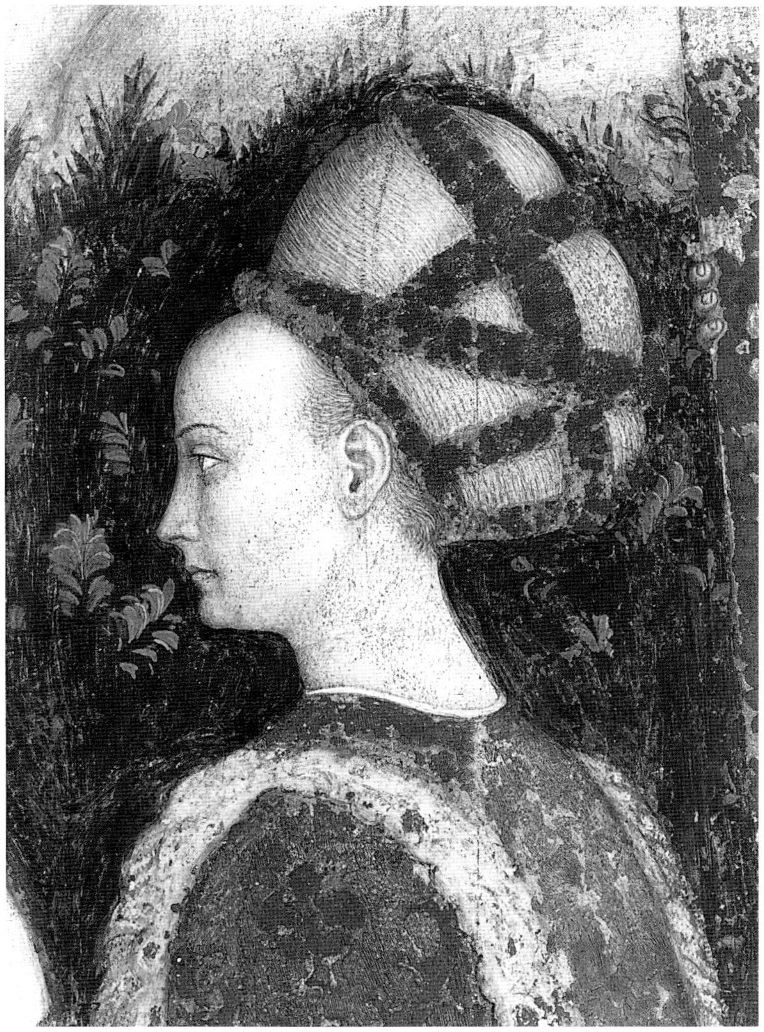

160 Pisanello. Prinzessin. Verona, Sant'Anastasia

drei Frauenprofile auf *einem* Blatt in spiegelbildlicher Umkehr gegenübergestellt. Es ist dies ein Schaffensprinzip Pisanellos, in seinem rhythmisch symmetrischen Wechsel vergleichbar der Metrik eines Gedichts oder einer Melodie.[10] Aus solcher Umkehr ist der Kopf der Prinzessin im Georgswandbild von Sant' Anastasia hervorgegangen.

Vier Zeichnungen blieben als unmittelbare Vorstufen zum Kopf der Prinzessin im Wandbild bewahrt: die beidseitig bezeichneten Blätter Louvre 2342 und 2343 (Abb. 155–159, 162). Zwei der Zeichnungen stimmen in ihrer Richtung mit dem Wandbild überein (Abb. 156, 159, 160), die beiden anderen sind spiegelbildlich angeordnet (Abb. 155, 158). Als Abfolge von vier verschiedenen Arbeitsgängen und Entwicklungsstadien machen sie bewußt, daß solcher Richtungswechsel des Motivs bis zuletzt ein schöpferisches Formsuchen blieb.

Formal dem Wandbild am entferntesten steht Louvre 2342 recto (Abb. 155). Die Zeichnung ist eine Studie nach dem lebenden Modell. Sowohl der Gesichtsausdruck als auch die alltägliche Kopfbedeckung deuten in diese Richtung. Der energisch prägnante Strich, mehr zur klaren Formfixierung als zur Schönlinigkeit tendierend, weist auf Reinzeichnung nach Naturstudie.

Die Rückseite desselben Blattes (2342 verso, Abb. 156) trägt, dem Wandbild schon ganz ähnlich, die Skizze des vornehmen Damenbildnisses mit hohem modischem Kopfputz. Gegenüber den frühen, nur als »Typus« für die eigene Vorratssammlung angelegten kleinformatigen Studien des modischen Profilkopfes (Abb. 149) ragt die nun deutlich auf das Wandbild zielende Skizze allein schon durch ihre Größe heraus (Abb. 156). Das Format des Blattes voll auswertend, entfaltete Pisa-

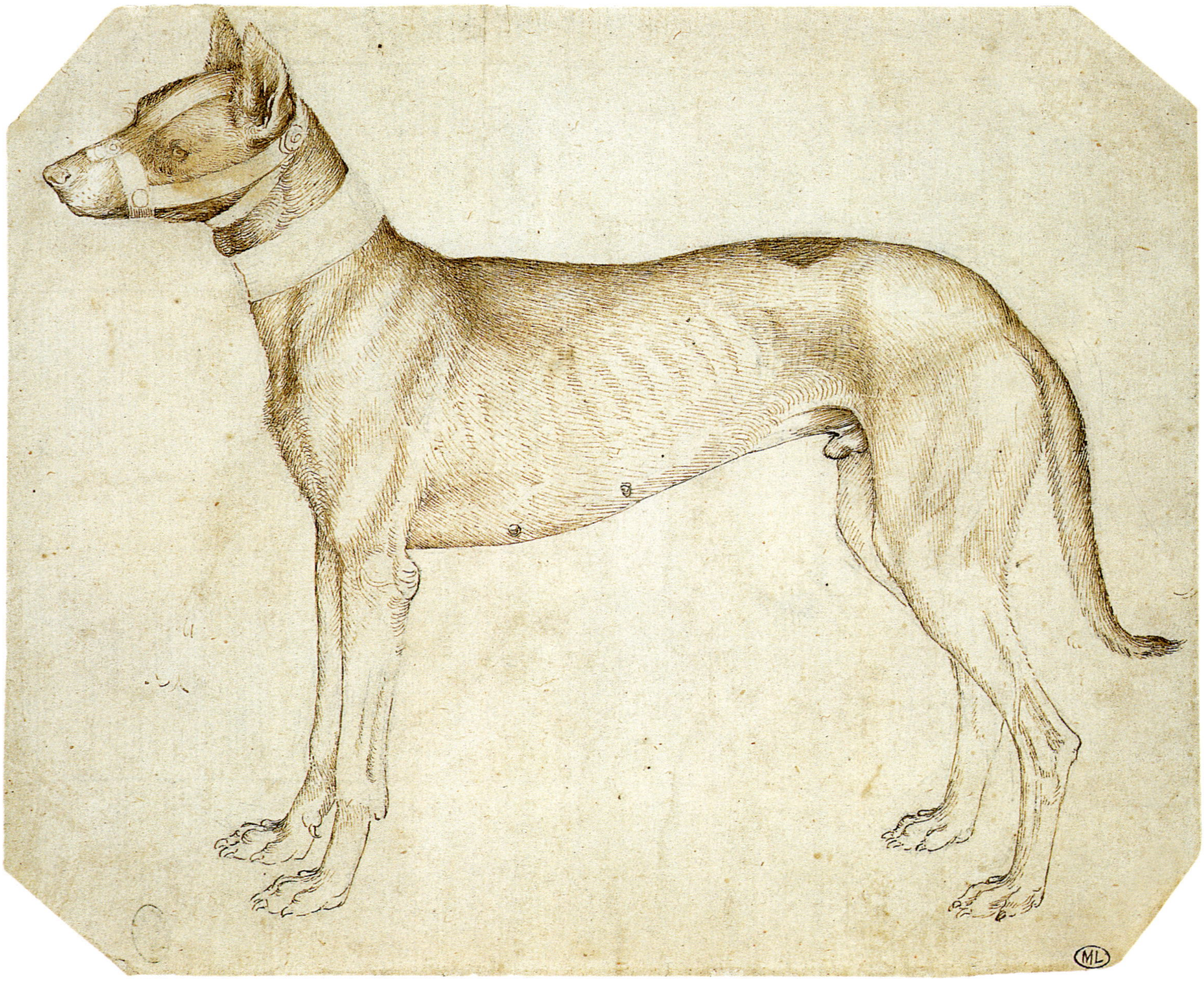

161 Pisanello. Jagdhund. Feder und farbiger Pinsel auf Papier, 15,8 x 19,5 cm. Paris, Louvre 2434 (Originalgröße)

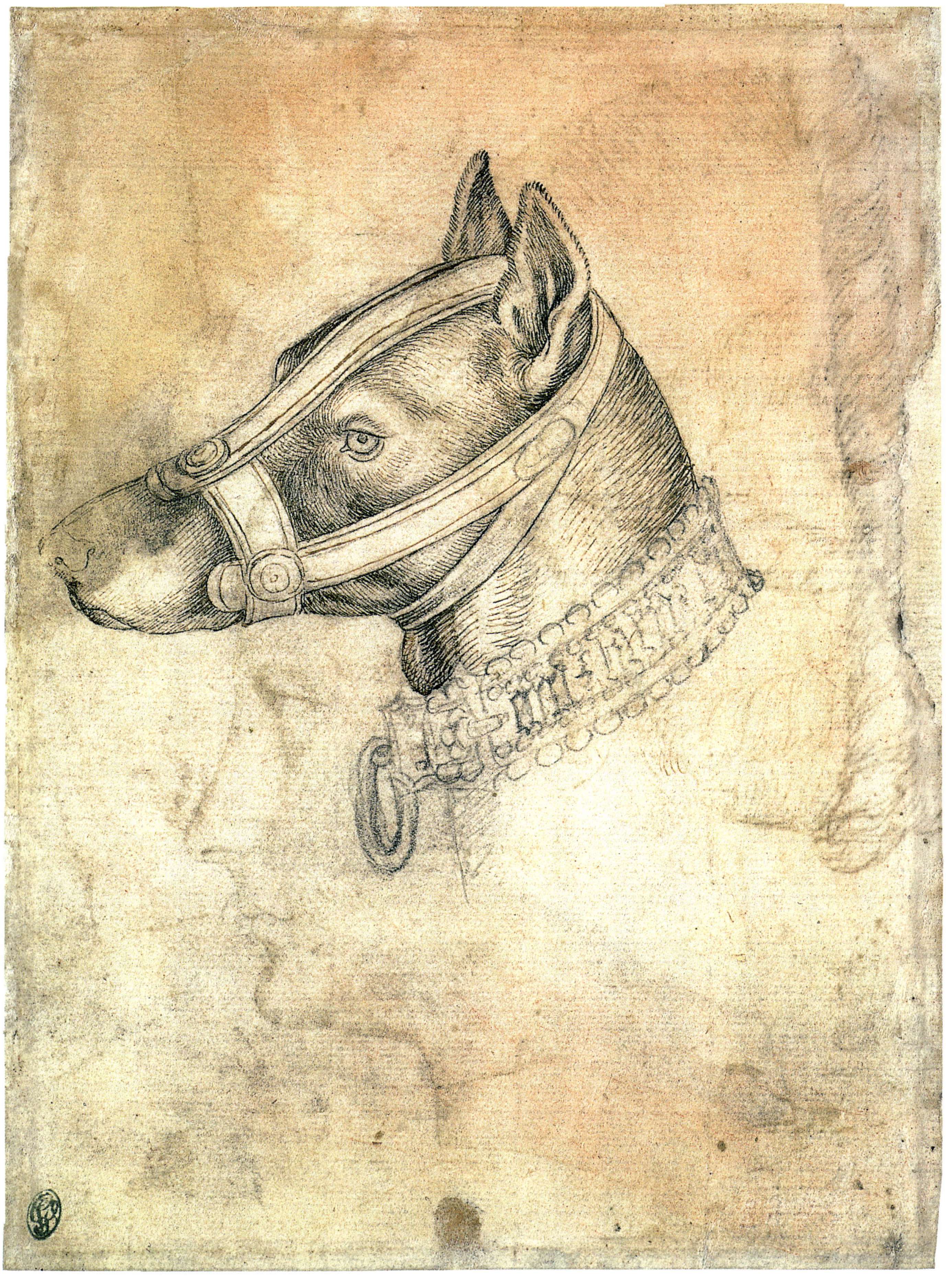

162 Pisanello. Kopf des Hundes zum Georgswandbild und, darunterliegend, der von Pisanello gepauste Prinzessinnenkopf von Abb. 158. Metallstift und Feder, Spuren von Pinselgold auf gerötetem Papier, 24,4 x 18,1 cm. Paris, Louvre 2343 verso (Originalgröße)

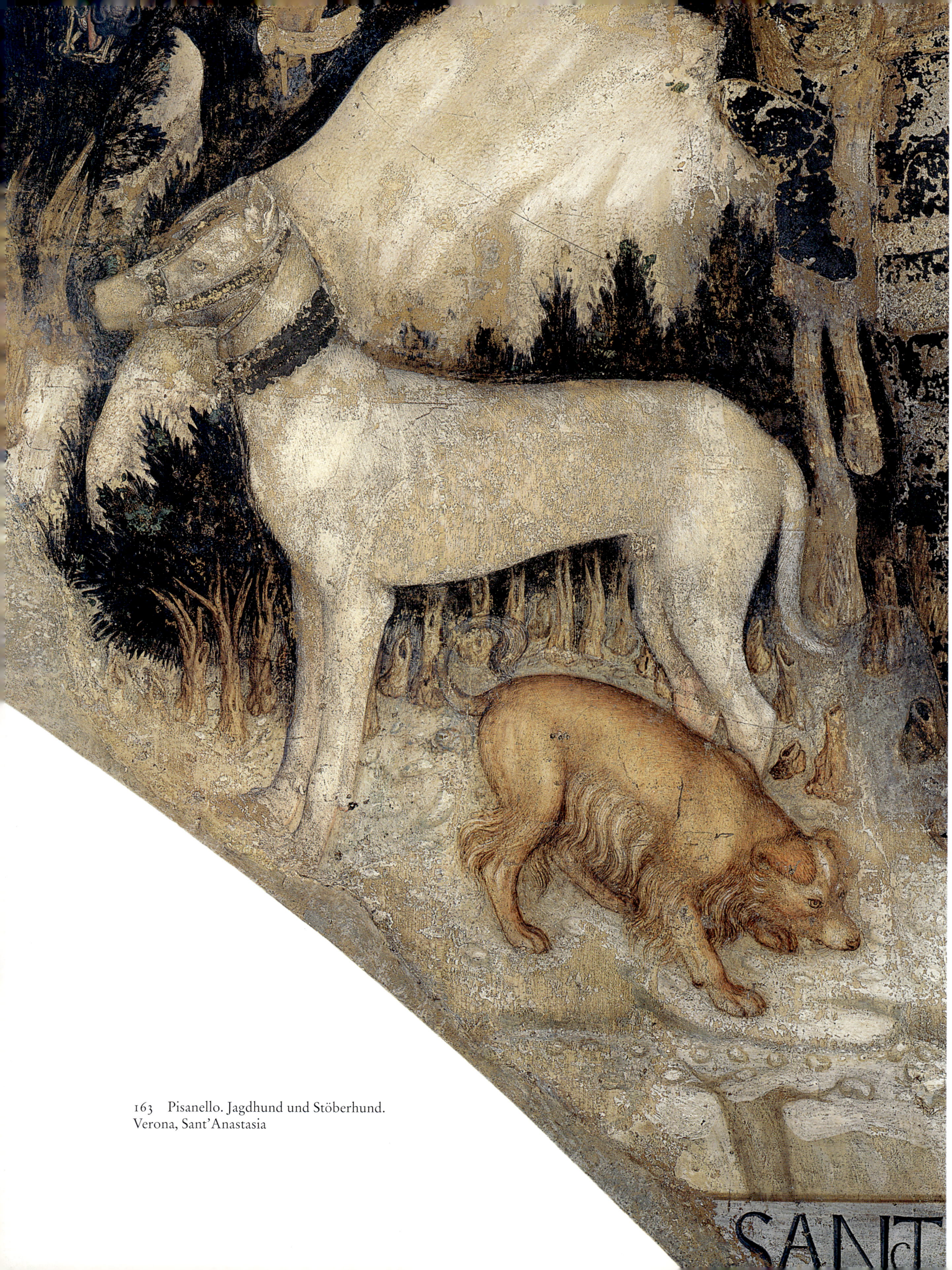

163 Pisanello. Jagdhund und Stöberhund.
Verona, Sant'Anastasia

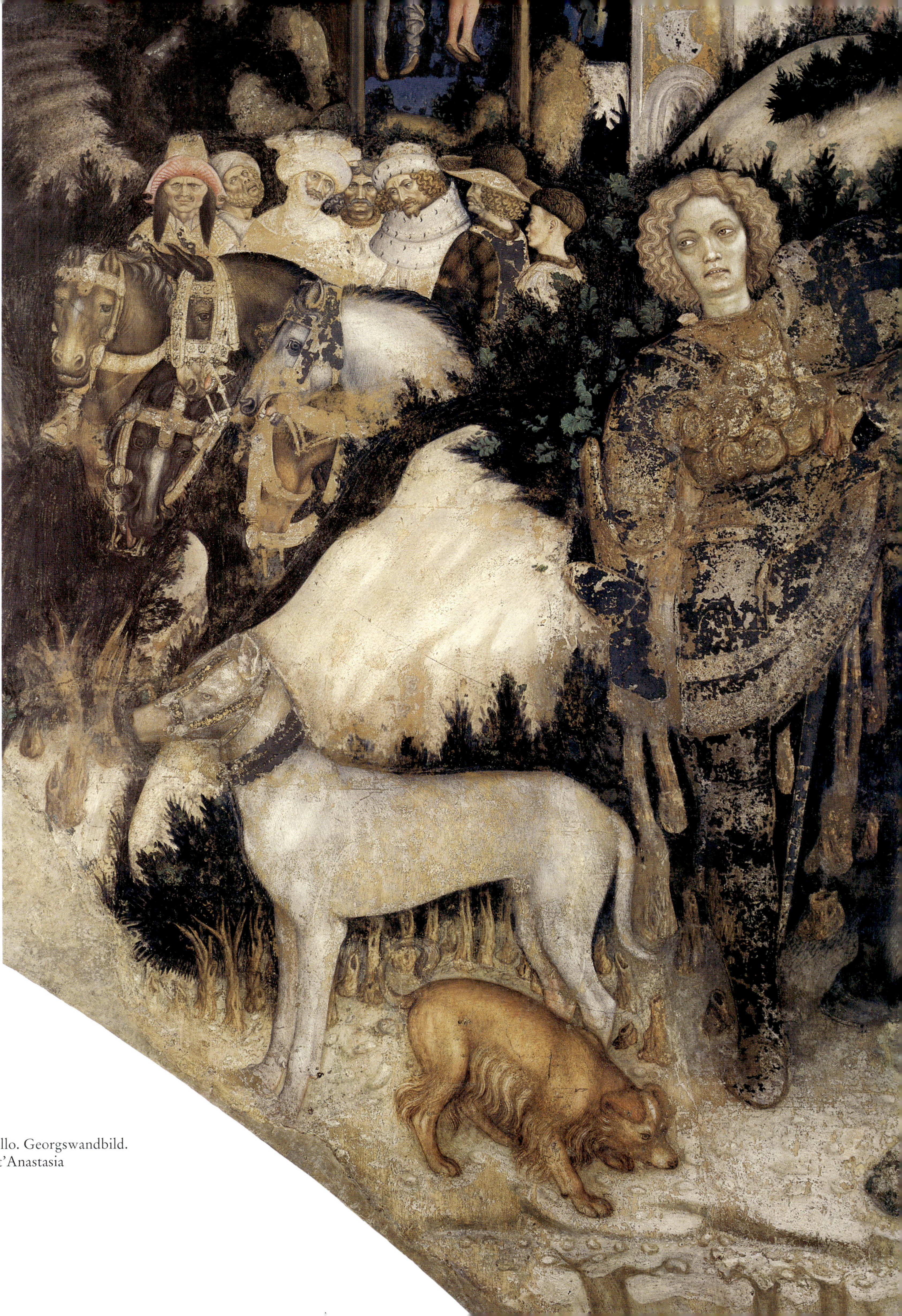

164 Pisanello. Georgswandbild.
Verona, Sant'Anastasia

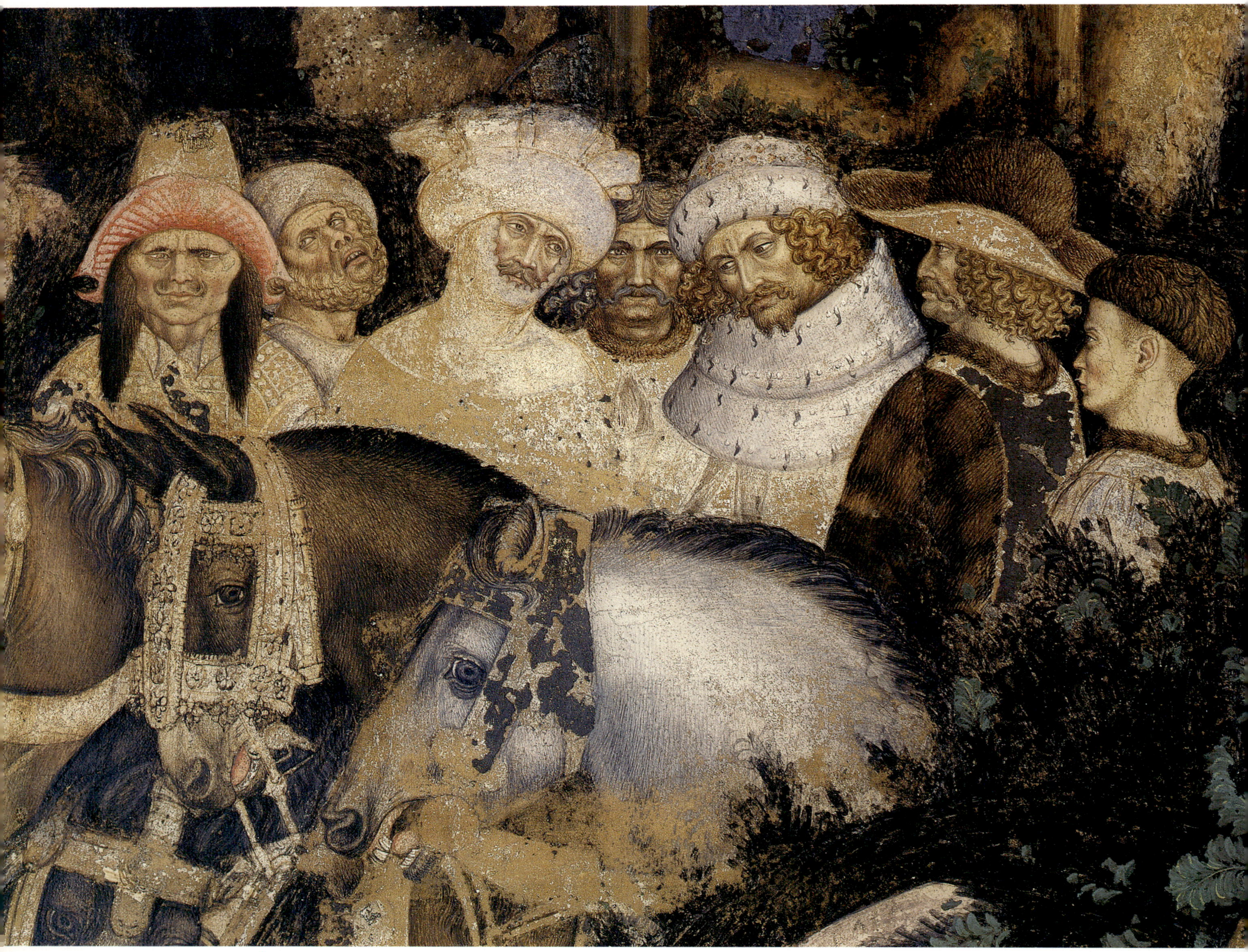

165 Pisanello. Der heidnische König von Silena und seine Gefolgschaft. Verona, Sant'Anastasia

166 Pisanello. Kalmücke und Turbanträger. Verona, Sant'Anastasia ▷

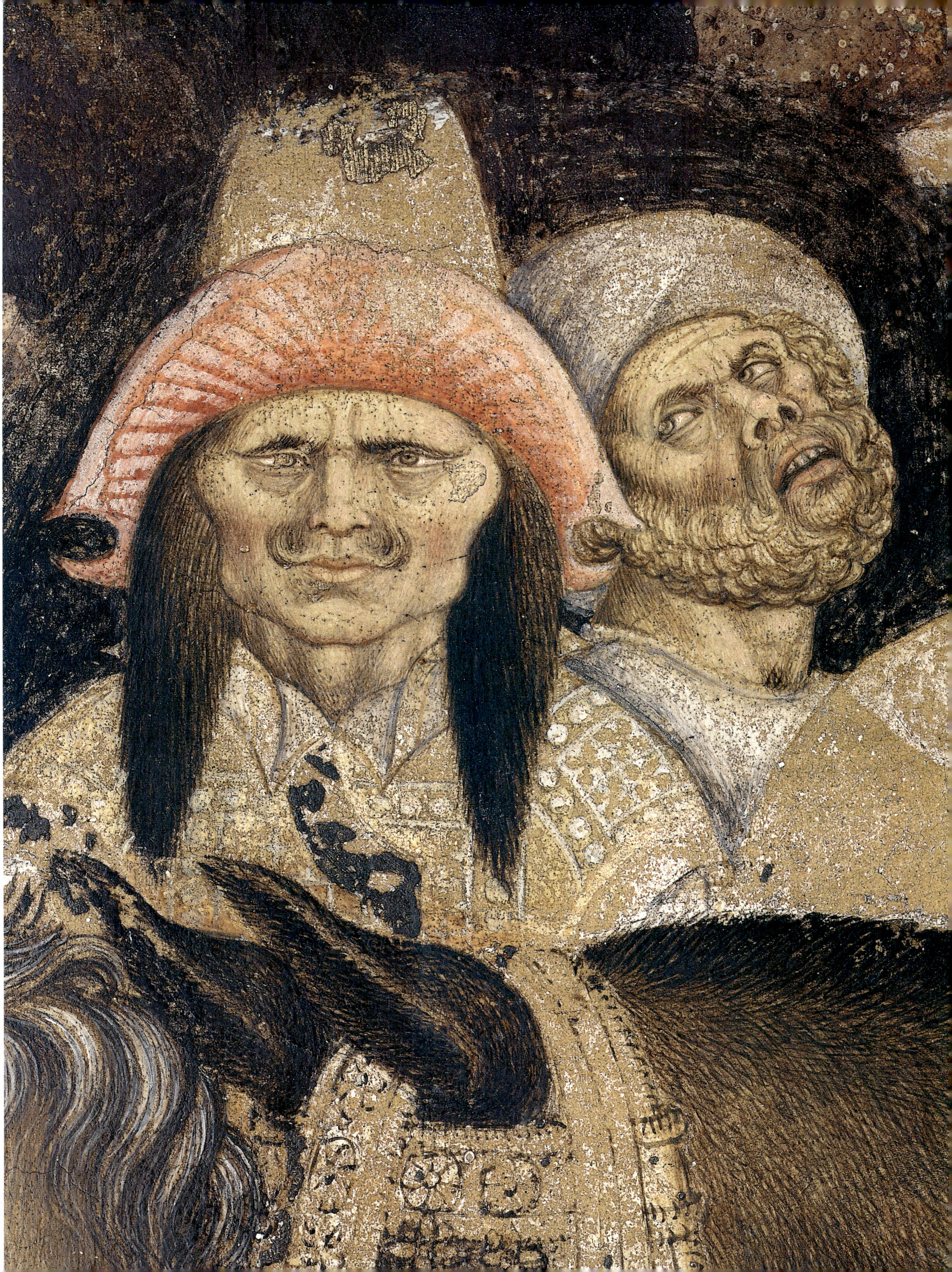

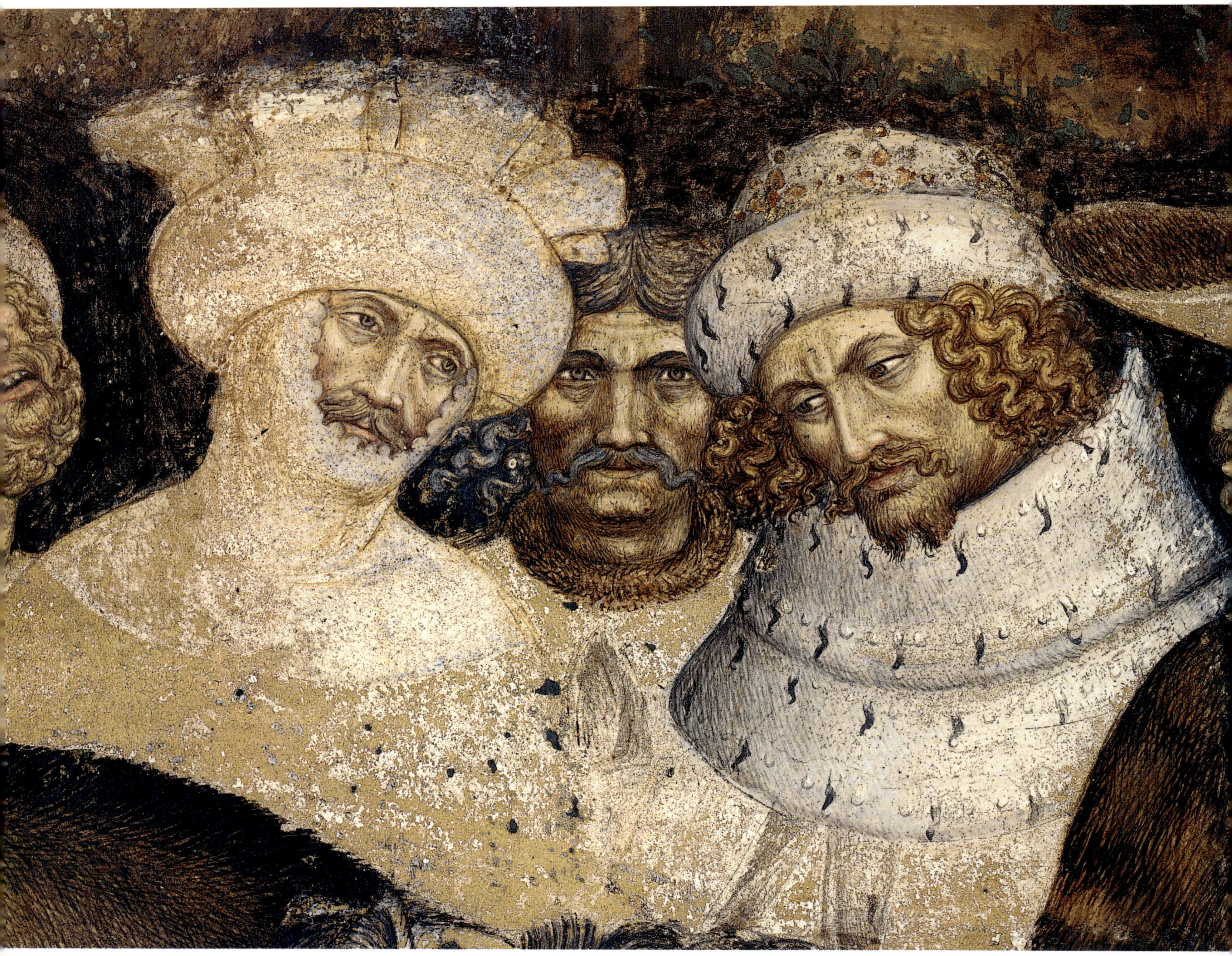

167 Pisanello. Der heidnische König von Silena und zwei seiner Paladine. Verona, Sant'Anastasia

168 Pisanello. Zwei Paladine des heidnischen Königs von Silena. Verona, Sant'Anastasia ▷

169 Pisanello. König von Silena. Verona, Sant'Anastasia ▷

170 Pisanello. Turbanträger. Verona, Sant'Anastasia ▷

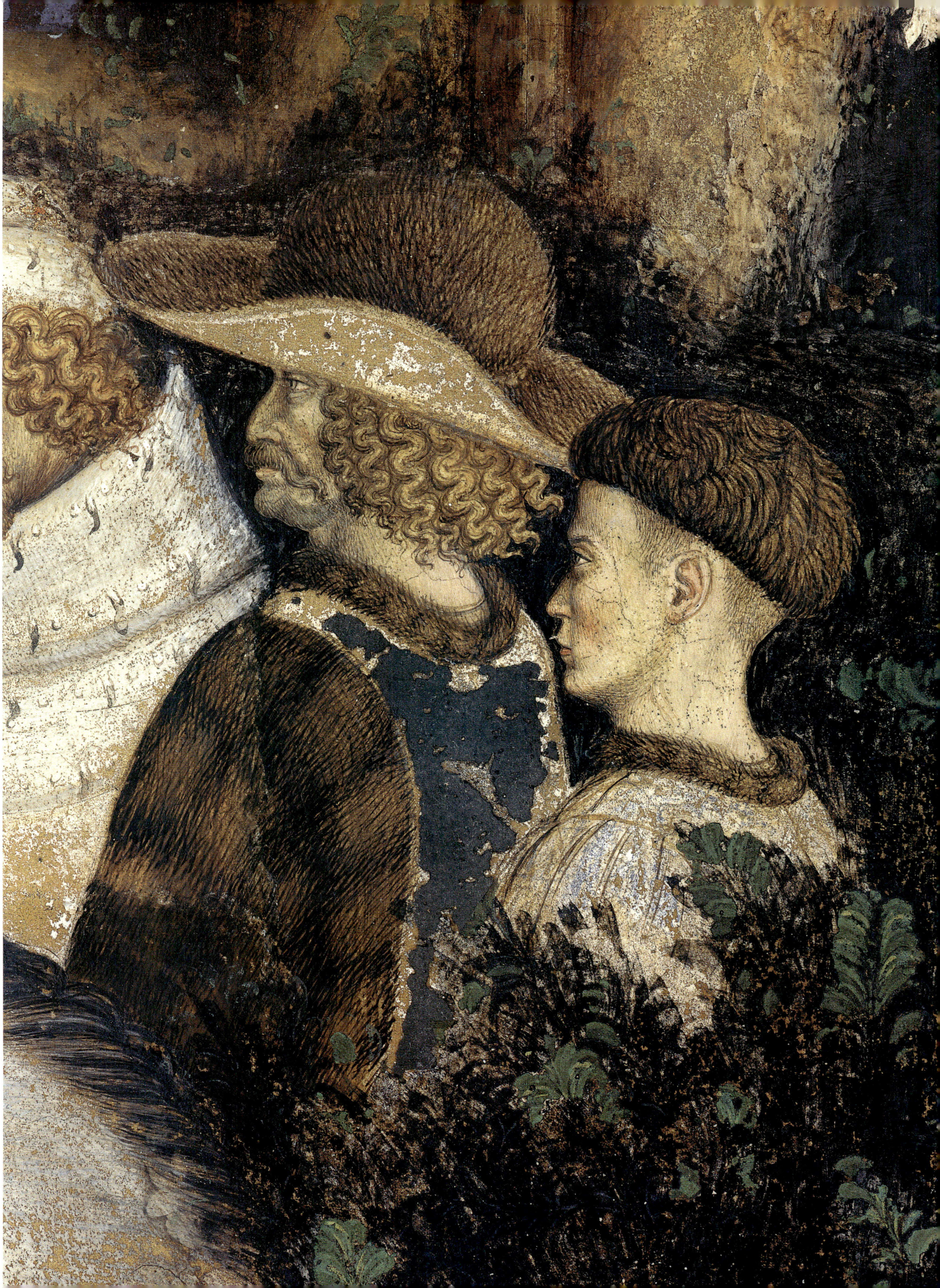

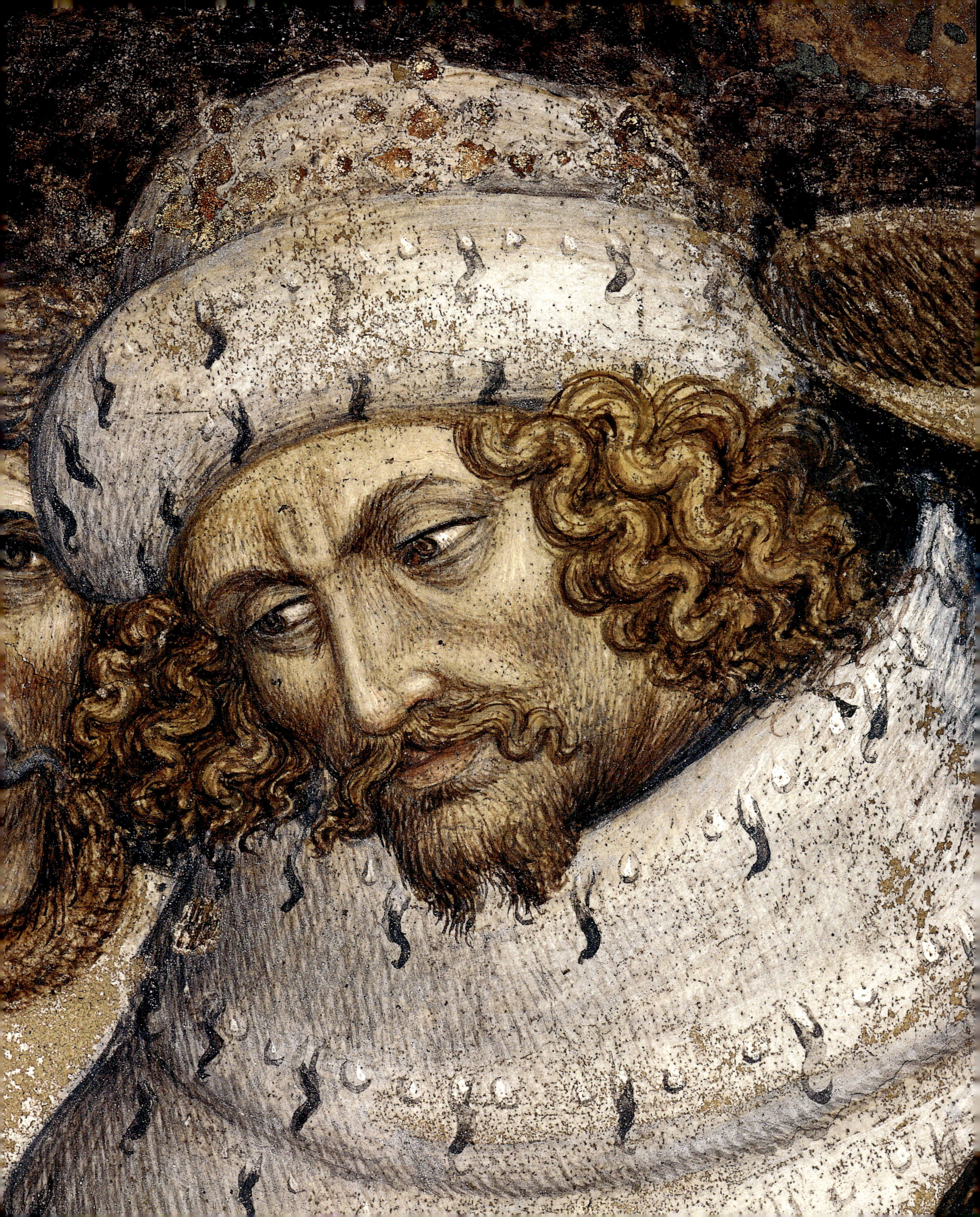

◁ 169
170

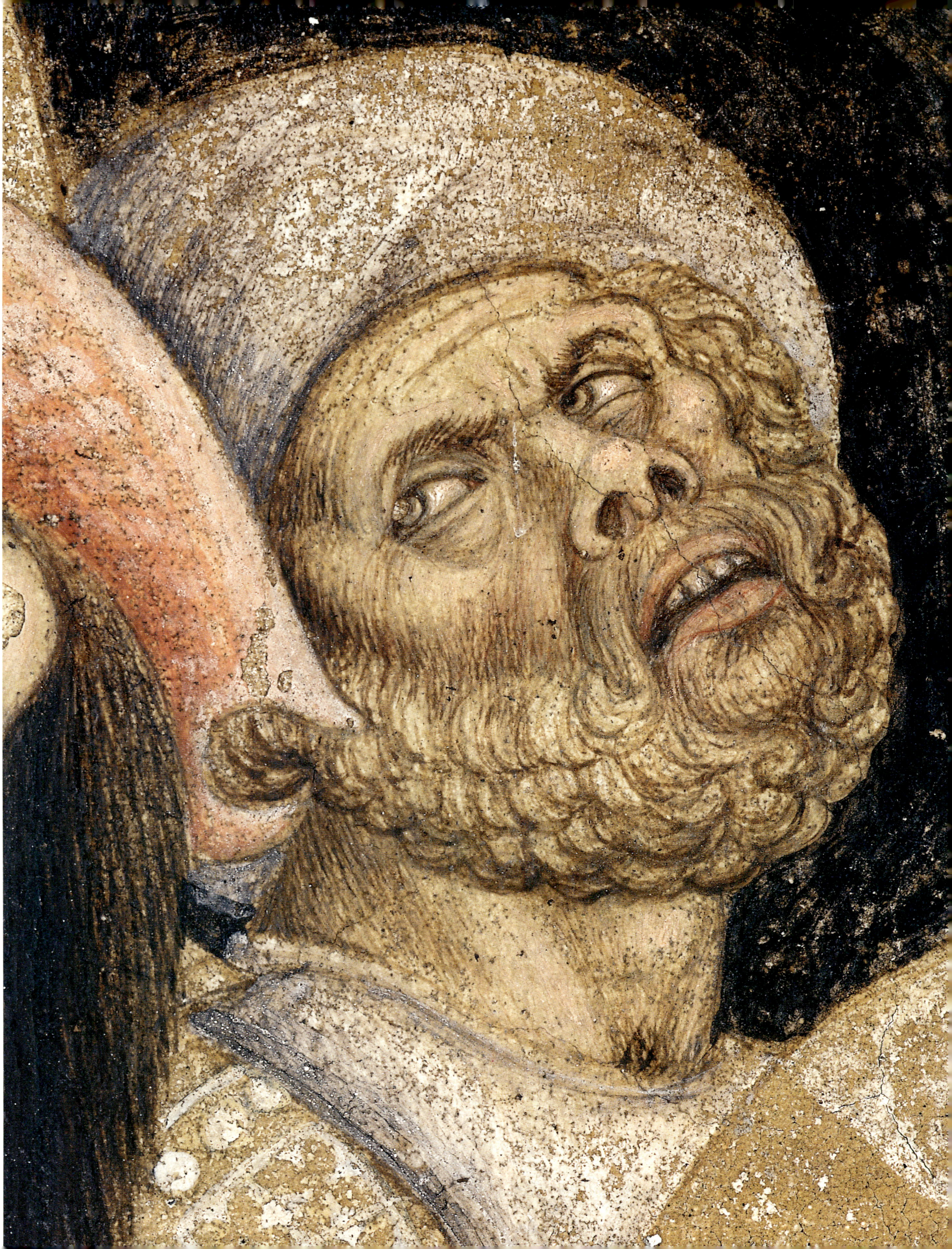

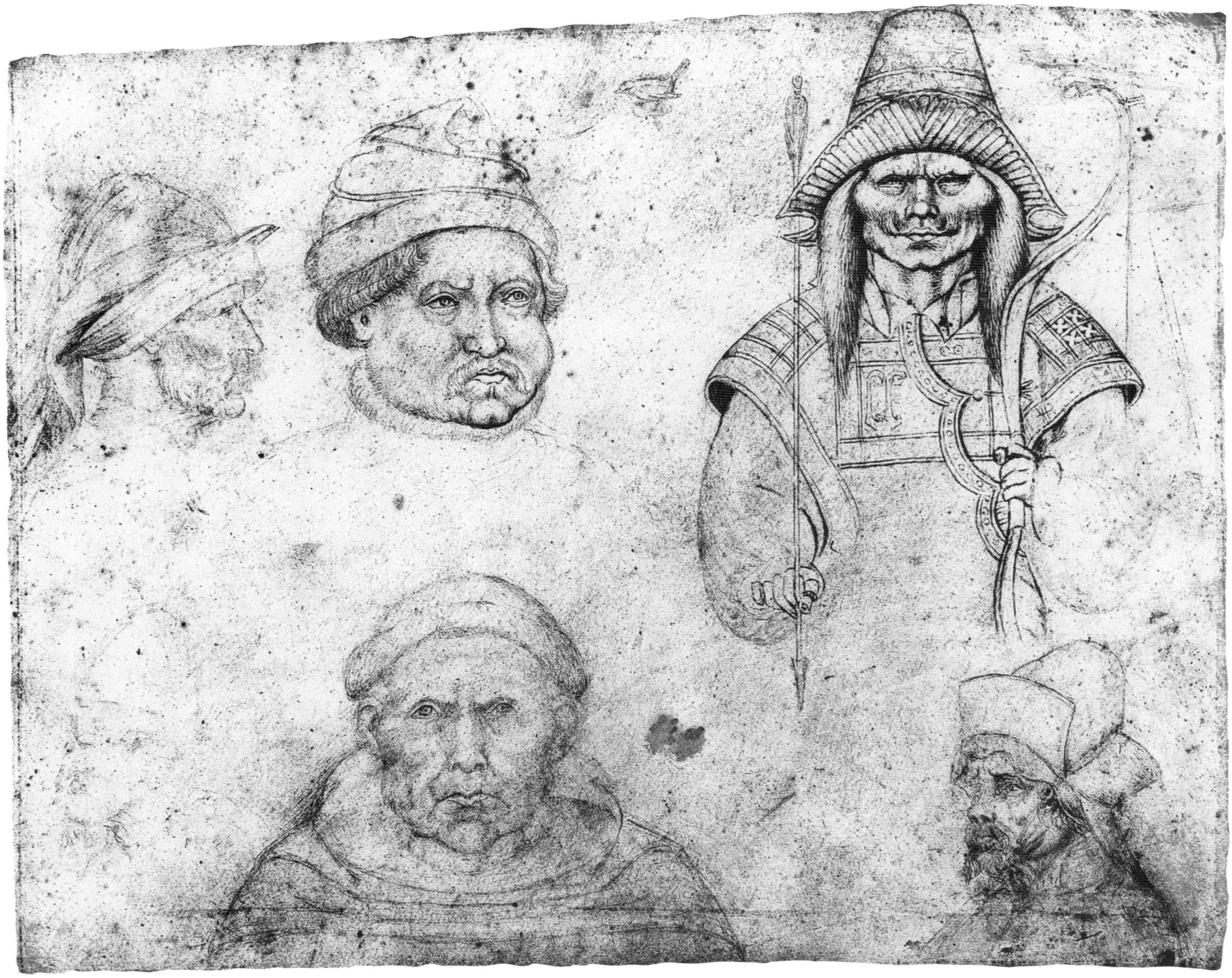

171 Pisanello. Kalmücke und fünf andere Bildnisstudien. Metallstift auf Pergament, 17,4 x 23 cm. Paris, Louvre 2325 (Originalgröße)

nello hier als graphisches Kunstwerk aus dem älteren Typus der eigenen Mustersammlung jenes menschliche, verklärt-entrückte Antlitz, das er dann zur seelischen Mitte seines Wandbildes erkor (Abb. 148, 153).

Einen weiteren Schritt in Richtung auf Realisierung im Wandbild vergegenwärtigt die spiegelbildlich angelegte Reinzeichnung Louvre 2343 recto (Abb. 158). Hier ist jede Einzelheit in spitzer Feder in einer an Sprödigkeit grenzenden Bestimmtheit fixiert. Der Kopfputz hat seine definitive Anordnung gefunden, obwohl die Agraffe, die in der Skizze einen Blickfang bildet (Abb. 157), hier über die flüchtige Andeutung in Metallstift nicht hinausgeht. Die für das Wandbild charakteristischen Merkmale treten nun betont hervor: die Profillinie mit der hohen Stirn, die Halsfalte, der Ansatz zum Doppelkinn, die Haare rings um das Ohr.

Die spiegelbildliche Umkehr dieses Profils, vor allem aber dessen hohes Maß an Detaillierung haben auch dazu geführt, die Zeichnung als eine Schülerkopie nach dem Wandbild zu interpretieren.[11] Dabei wurde übersehen, daß die Rückseite des Blattes eine Pause der Vorderseite trägt, in der das Profil in der Richtung des Wandbildes erscheint (Abb. 159, 162). Die Pause, in zartem Metallstift ausgeführt, war eine Stufe im Werkprozeß, die auf die definitive Lösung im Wandbild zielte.[12] Weitere Glieder dieser Entwicklungsreihe sind nicht erhalten. Da zwischen Pause und Wandbild keine Maßgleichheit besteht, die Zeichnung vielmehr größer ist als der Kopf im Fresko und außerdem keine Spuren von Abnutzung aufweist, kann sie nicht zur Übertragung ins Wandbild gedient haben.[13] Der nächste Arbeitsgang ist als eine unmittelbar ins Wandbild zu übertragende und diesem maßgleiche Zeichnung vorzustellen.

Nachdem mit der Pause der Zweck der Drehung des Kopfes erfüllt war, überdeckte Pisanello die Pause des Frauenprofils mit der Reinzeichnung eines Hundekopfes, der ebenfalls im Wandbild, in dem stehenden Windhund neben dem hl. Georg, seine Auswertung fand (Abb. 163). Zu diesem Hund, in ganzer Gestalt, blieb eine weitere Reinzeichnung Pisanellos erhalten (Abb. 161).[14] In Linienform und Strichcharakter sind die beiden Hundezeichnungen (Abb. 161–162) ebensowenig voneinander zu trennen wie von der Reinzeichnung des Prinzessinnenkopfes im Gegensinn (Abb. 158).

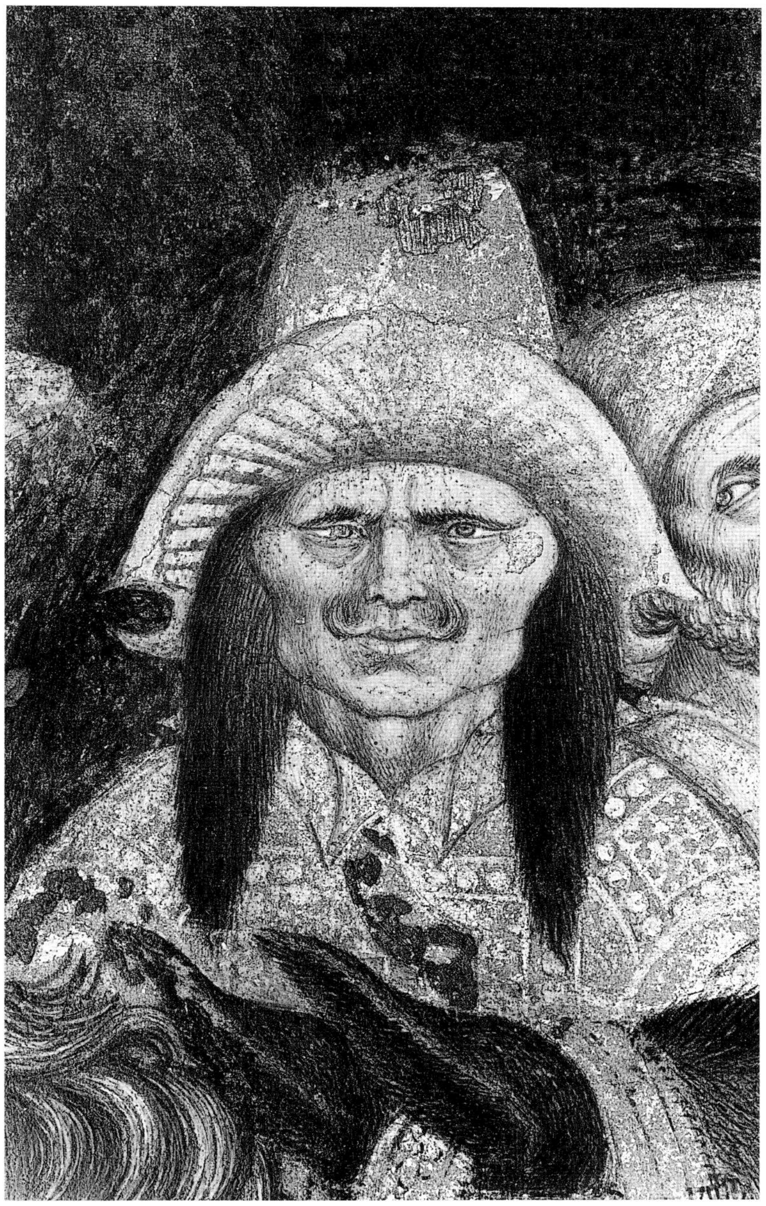

172 Pisanello. Kalmücke. Verona, Sant'Anastasia

Obwohl dank des ungewöhnlich dicht und vielfältig erhaltenen Bestandes an Zeichnungen mehrere Motive des Wandbildes von Sant'Anastasia auf ihre zeichnerischen Anfänge zurückzuführen sind, nimmt das Motiv der Prinzessin insofern eine Sonderstellung ein, als hier die vergleichsweise größte Mannigfaltigkeit an der endgültigen Bildfindung Pisanellos vorausgegangenen Komponenten nachweisbar ist. Die auf das Wandbild in organischer Abfolge hinführenden Zeichnungen unterscheiden

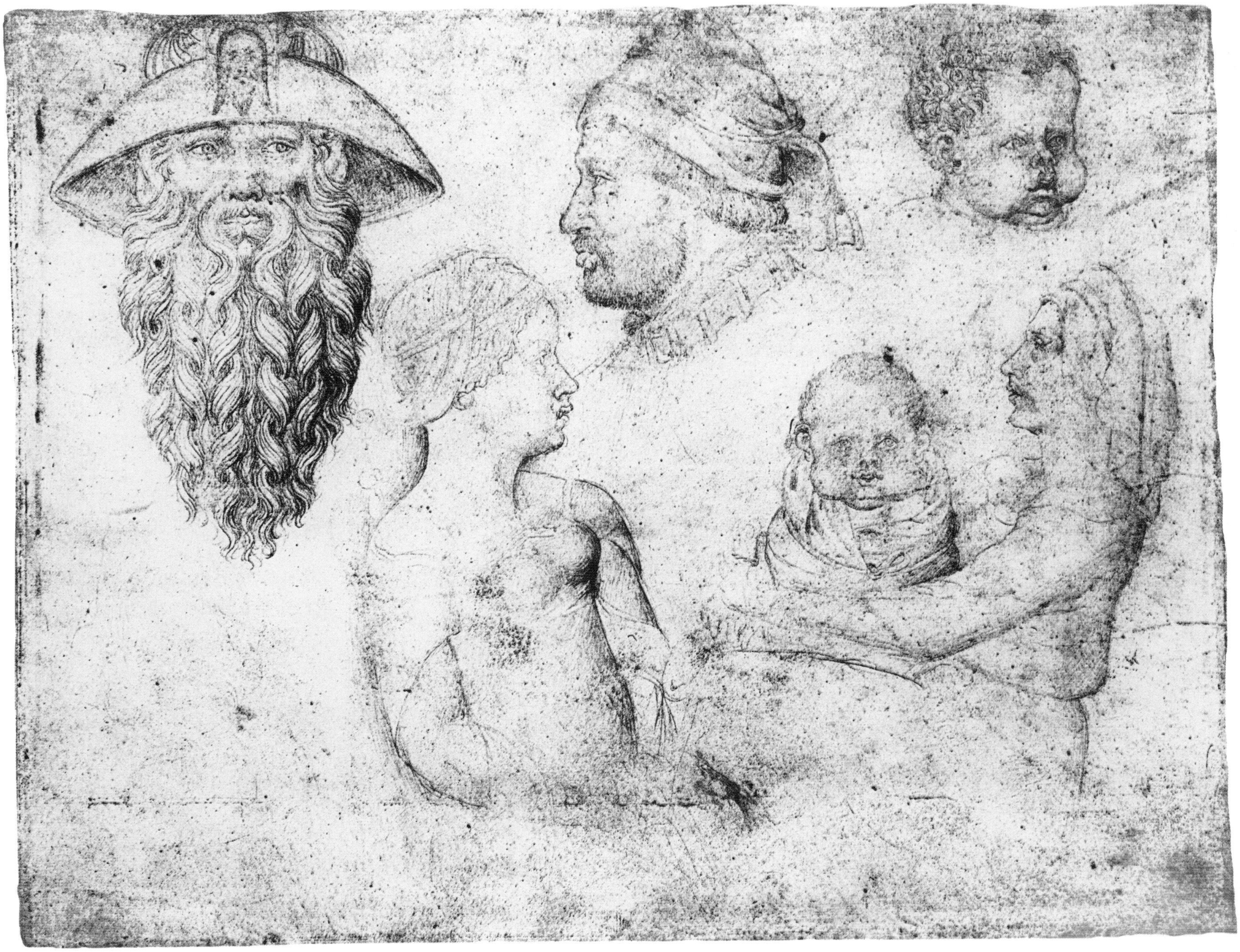

173 Pisanello. Skizzenbuchblatt mit Naturstudien. Metallstift auf Pergament, 17,9 x 23,6 cm. Paris, Louvre 2326 (Originalgröße)

sich im einzelnen durch die Verschiedenartigkeit ihres Entstehungszwecks und, damit zusammenhängend, ihrer jeweiligen Technik und Ausdruckswerte. Dem zur Vorratssammlung gehörenden Motiv einer frühen Zeichnung (Abb. 149) eignet noch die detaillierte Sorgfalt des Kleinfigurig-Preziösen. Konzentrierte Dichte eines die individuellen Wesensmerkmale nuancierenden Lineaments kennzeichnet dann die Naturstudie (Abb. 155). Seelisches und Geistiges bringt weiterhin die flüchtige Skizze (Abb. 156) zum Schwingen. Von definitiver Eindeutigkeit ist die betonte Präzision der Reinzeichnung (Abb. 158).

Dieser instruktive Reichtum vorbereitender Studien für den Kopf der Prinzessin ist nicht zufällig, sondern entspricht dessen Bedeutung im Wandbild. Dort bildet die Prinzessin zwar kein kompositionelles Zentrum im Sinne der Räumlichkeit, denn ein solches war von Pisanello in seinen gleichwertige Figuren reihenden Bildern nicht angestrebt. Ihr strahlendes Antlitz ist jedoch als geistiger, seelischer und lyrischer Schwerpunkt der Komposition zu betrachten.

Weitere Erkenntnisse zu Pisanellos Arbeitsmethode sind aus Zeichnungen zu gewinnen, die auf andere Motive im Wandbild hinführen. Generell vertreten auch sie, wie im Falle der Prinzessin, zwei unterschiedliche Zeichnungsformen Pisanellos: *Naturstudien* und *Reinzeichnungen*. Die Naturstudien sind von der Spontaneität des Naturerlebnisses geprägt, die Reinzeichnungen hingegen, häufig bereits auf das endgültige Werk zielend, folgen, vom Augenblicklichen und Zufälligen geklärt, mehr dem Bilde der inneren Vorstellung.

Zu den hervorstechenden Beispielen der Pisanellos wachen Beobachtungssinn verkörpernden Bildnisstudien gehört der mongolische Bogenschütze (Abb. 171).[15] In die Reihe der Gefolgschaft des heidnischen Königs von Silena versetzt (Abb. 165, 172), ist er in seiner fremdartigen Wildheit ein überzeugendes Symbol für die Zugehörigkeit zur Welt der Ungläubigen. Dieser Deutungsabsicht entspricht es, wenn der im Königsgefolge dem Mongolen benachbarte Kopf mit einem an den Laokoon

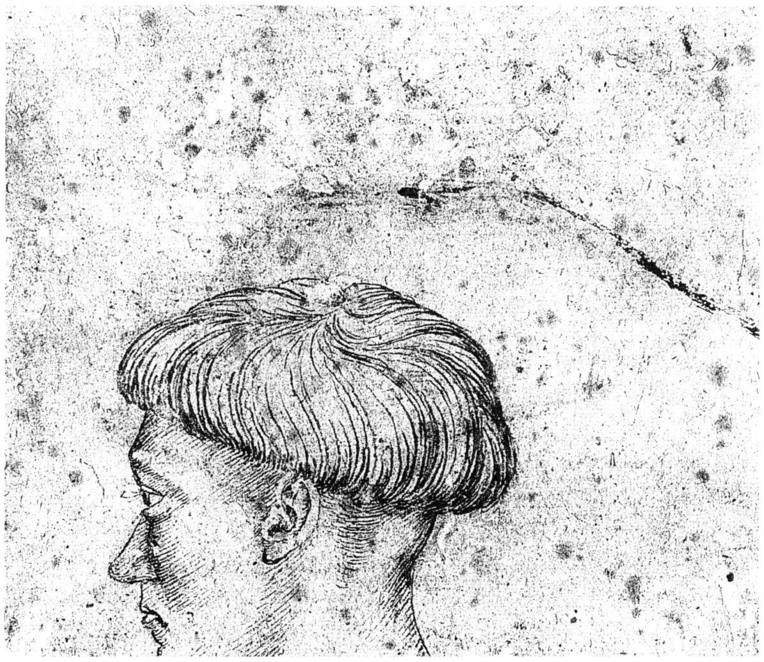

174 Pisanello. Modellstudie eines Männerprofiles mit modischem Haarsschnitt. Feder auf geröteltem Papier, 12,4 x 14,4 cm. Modena, Galleria Estense 1956:1302

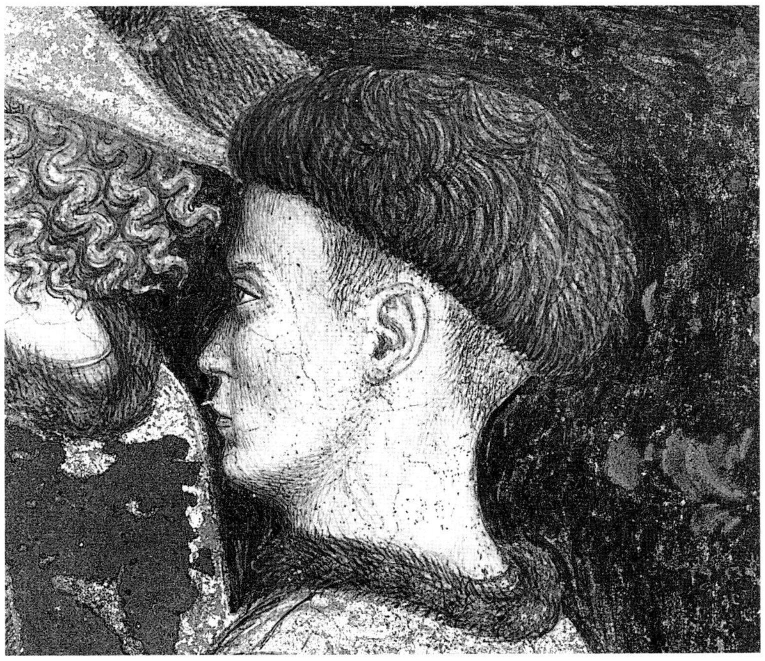

175 Pisanello. Junger Paladin mit modischem Haarschnitt. Verona, Sant'Anastasia

erinnernden Gesichtsausdruck (Abb. 170) nach dem Vorbild eines römischen Heroen, also gleichfalls Heiden, gestaltet ist (Abb. 279).[16] Anstelle des Naturvorbildes hatte für diesen Kopf ein römisches Relief »Modell gestanden«. Eine Naturstudie wiederum blieb für den im verlorenen Profil gesehenen Kopf des jüngsten Mitglieds der Paladine bewahrt

(Abb. 174–175).[17] Bis auf geringe Abweichungen der Kopfdrehung zog diese Modellstudie getreu ins Wandbild ein. Die in ihren Maßverhältnissen ungefähr mit dem Wandbild übereinstimmende Zeichnung ist vom Typus her eine Reinzeichnung. Der Zeichnungsträger ist Papier, das Pisanello bevorzugt für seine werkbezogenen Reinzeichnungen verwandte, wobei er dem Papiergrund häufig eine unregelmäßige Röteltönung gab. Dasselbe gilt auch für den sogenannten Laokoonkopf. Auch er ist eine Reinzeichnung nach einer vorausgehend in Rom entstandenen Studie, wobei die Maße seines Gesichtes, das allein eine Vollendung in Feder aufweist, genau denen des Kopfes im Wandbild entsprechen. Dominiert in diesen beiden genannten Reinzeichnungen der formfixierende Charakter (Abb. 174, 279), so offenbart im Gegensatz zu ihnen das Antlitz des mongolischen Bogenschützen die Spontaneität des ersten künstlerischen Zugriffs (Abb. 171). In Silberstift auf Pergament ausgeführt, ist die Zeichnung des Mongolen eines von sechs kleinen, auf demselben Skizzenblatt vereinten Bildnissen, deren Lebensnähe wie kaum eine andere Zeichnung Pisanellos Meisterschaft, Menschliches zu nuancieren, veranschaulicht. Im Wandbild erscheint das Antlitz des Mongolen ungefähr in doppelter Größe.[18] Da das in bestem Zustand erhaltene, aber sehr zarte Skizzenbuchblatt sicherlich nicht als Werkvorlage gedient hat, ist ein weiteres Zwischenglied vorauszusetzen.

Wahrscheinlich demselben pergamentenen Skizzenbuch gehörte auch der Kopf eines Pilgers an, den Pisanello für das Wappen der Auftraggeber seines Wandbildes, der Pellegrini, ausgewertet hat (Abb. 139–142). Den ausgeprägten Charakter von Naturstudien haben die anderen mit ihm auf demselben Blatt vereinten Motive (Abb. 173).[19]

Vom Antlitz des Königs selbst existiert keine individuelle Modellstudie, nur eine Skizze mit dem Idealtypus des Fürstenporträts (Abb. 272–273). Mit dieser Skizze wie auch dem danach im Wandbild ausgeführten Kopf des Königs von Silena zeigt sich Pisanello derselben Tradition verpflichtet, aus der auch Gentile da Fabriano geschöpft hatte, als er 1423 seinen Dreikönigsaltar schuf (Abb. 271).[20]

Die gleiche Differenzierung zwischen Naturtreue und Idealtypus, die bei den im Georgswandbild ausgewerteten Kopfstudien festzustellen war, ist auch ein Wesenszug innerhalb der auf Sant'Anastasia zu beziehenden Tierzeichnungen. Die Vielfalt dessen, was Pisanello aus dem Reich der Tiere zeitlebens zeichnend entdeckte und was ihm an Wesenserfassung von Einzelgeschöpfen gelang, erscheint noch ungewöhnlicher als seine Leistung bei der Menschenschilderung. Erst von hier aus wird die hymnische Bewunderung verständlich, mit der zeitgenössische Humanisten Pisanellos Tierdarstellung innerhalb seiner Naturerfassung hervorgehoben haben.

Von mit dem Wandbild zu verbindenden Tierzeichnungen kann allerdings nur ein kleiner Teil als erhalten gelten. So setzt allein die Schau anatomisch bestimmbarer Knochen in der Dracheneinöde (Abb. 176–178, 180) von jedem Einzelobjekt eine präzise Studie voraus. Erhaltene, eindringliche Beispiele von Naturstudien sind die ähnlich im Wandbild ausgewerteten beiden Eidechsen (Abb. 181–182).[21] Wenn eine der beiden gezeichneten Eidechsen, durch einen Pfeil getroffen, in ihrem Todeskampf geschildert ist, so kann darin sogar thematisch eine Beziehung zum Drachenkampf der Georgslegende gesehen werden. Gegenüber dem Wandbild aber eignet der Zeichnung bei aller Kleinheit ihres Formats und Zartheit ihrer Silberstifttechnik eine größere magische Wirkung. Denn sie ist die spontane Niederschrift des unmittelbar erlebten Natureindrucks, nicht anders als die Zeichnung einer Schildkröte, die, auf den Rücken geworfen, hilflos mit den Beinen rudert (Abb. 179).[22] Solche meisterhaften Verkörperungen tierischen Wesens sind das Ergebnis einer zur vollen Reife gelangten künstlerischen Entwicklung. Entsprechend hat Pisanello in seinem Wandbild Zeichnungen ausgewertet, die als Belege seines früheren Schaffens zur Substanz seiner Vorratssammlung gehörten und ihm von da aus stets neue schöpferische Impulse zur Wiederverwendung gaben. Dies gilt auch für einen

176 Pisanello. Dracheneinöde. Verona, Sant'Anastasia ▷

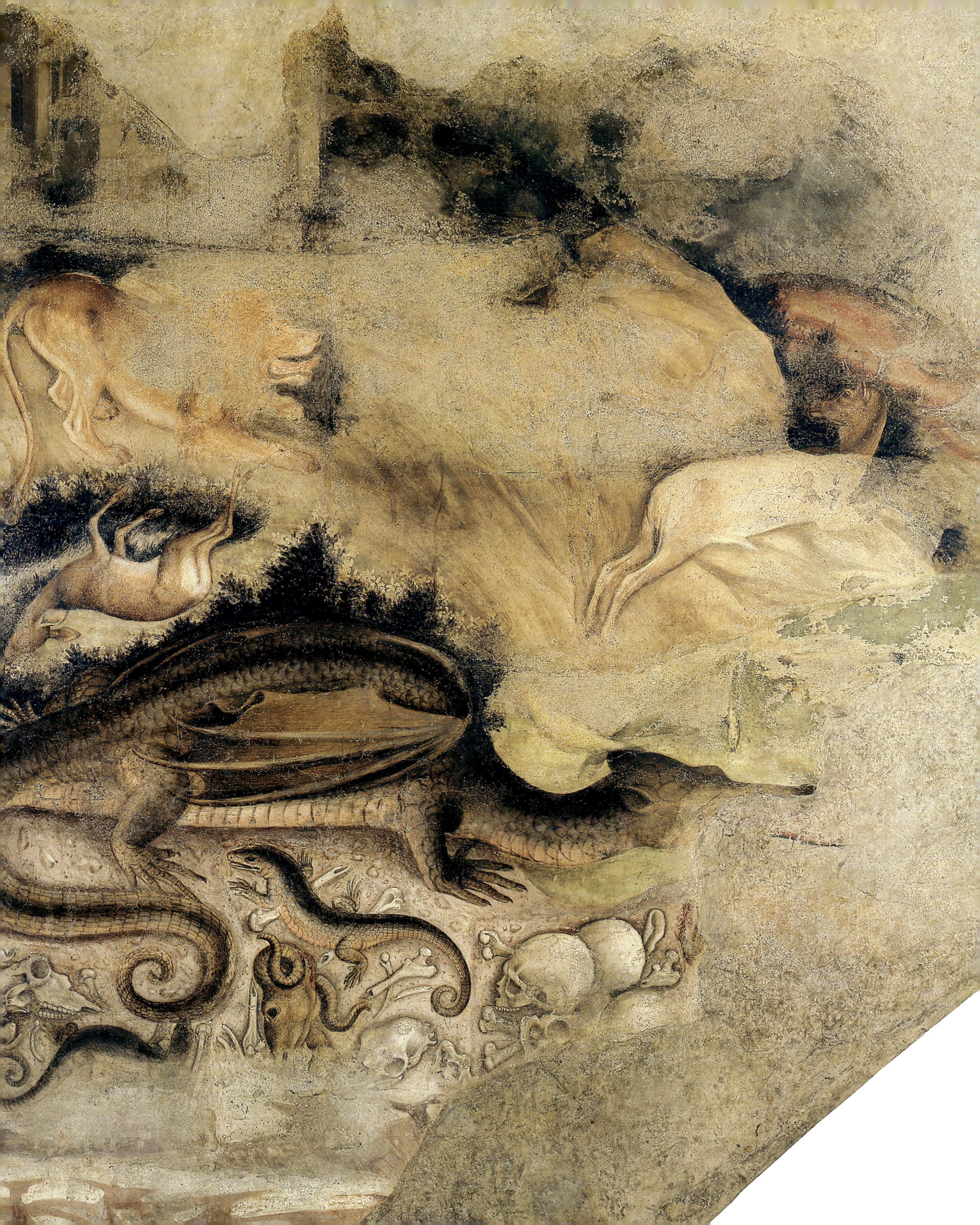

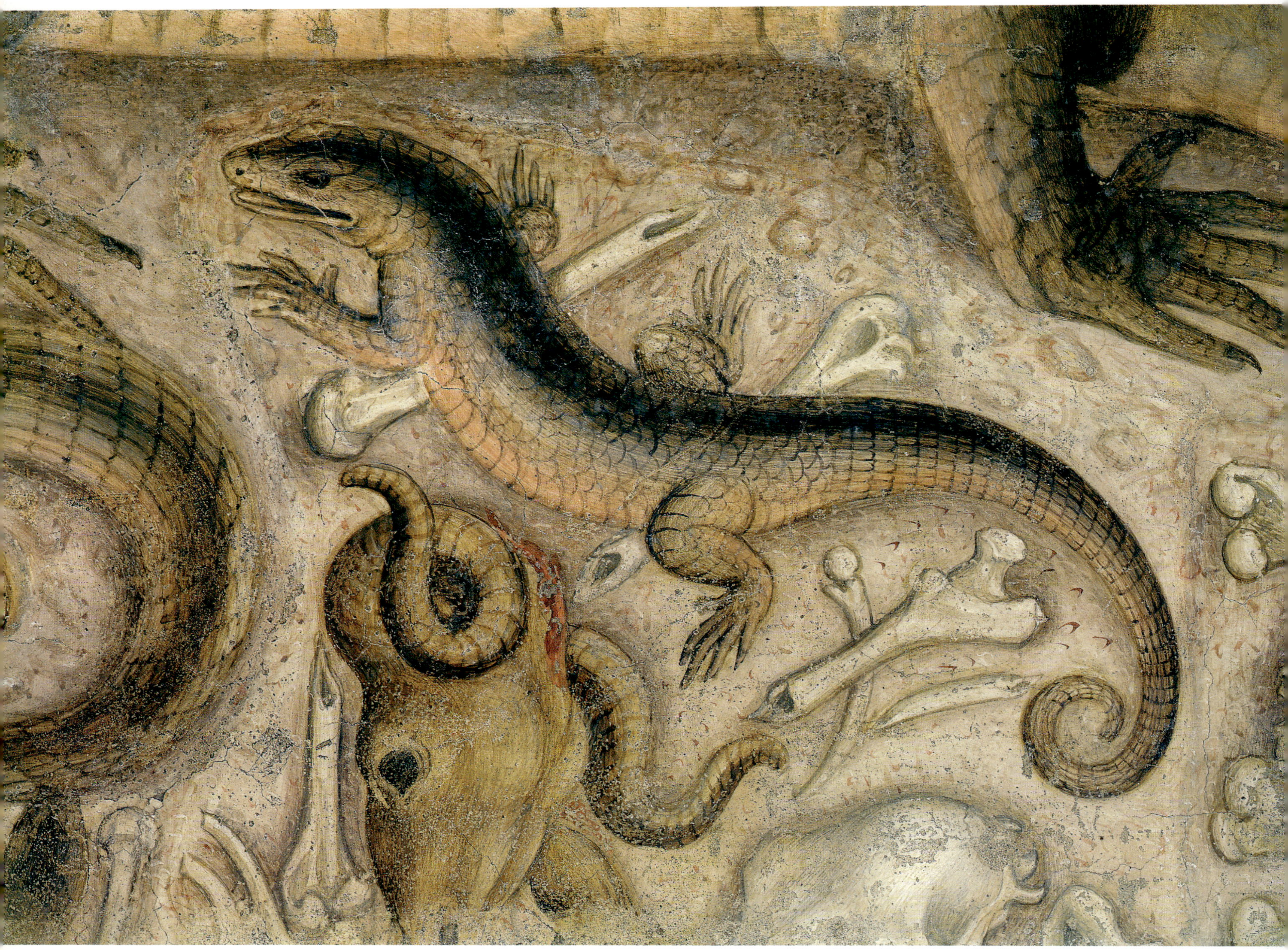

177 Pisanello. Dracheneinöde. Eidechse und Widderkopf. Verona, Sant'Anastasia

178 Pisanello. Dracheneinöde. Menschliche Schädel und Gebeine. Verona, Sant'Anastasia ▷

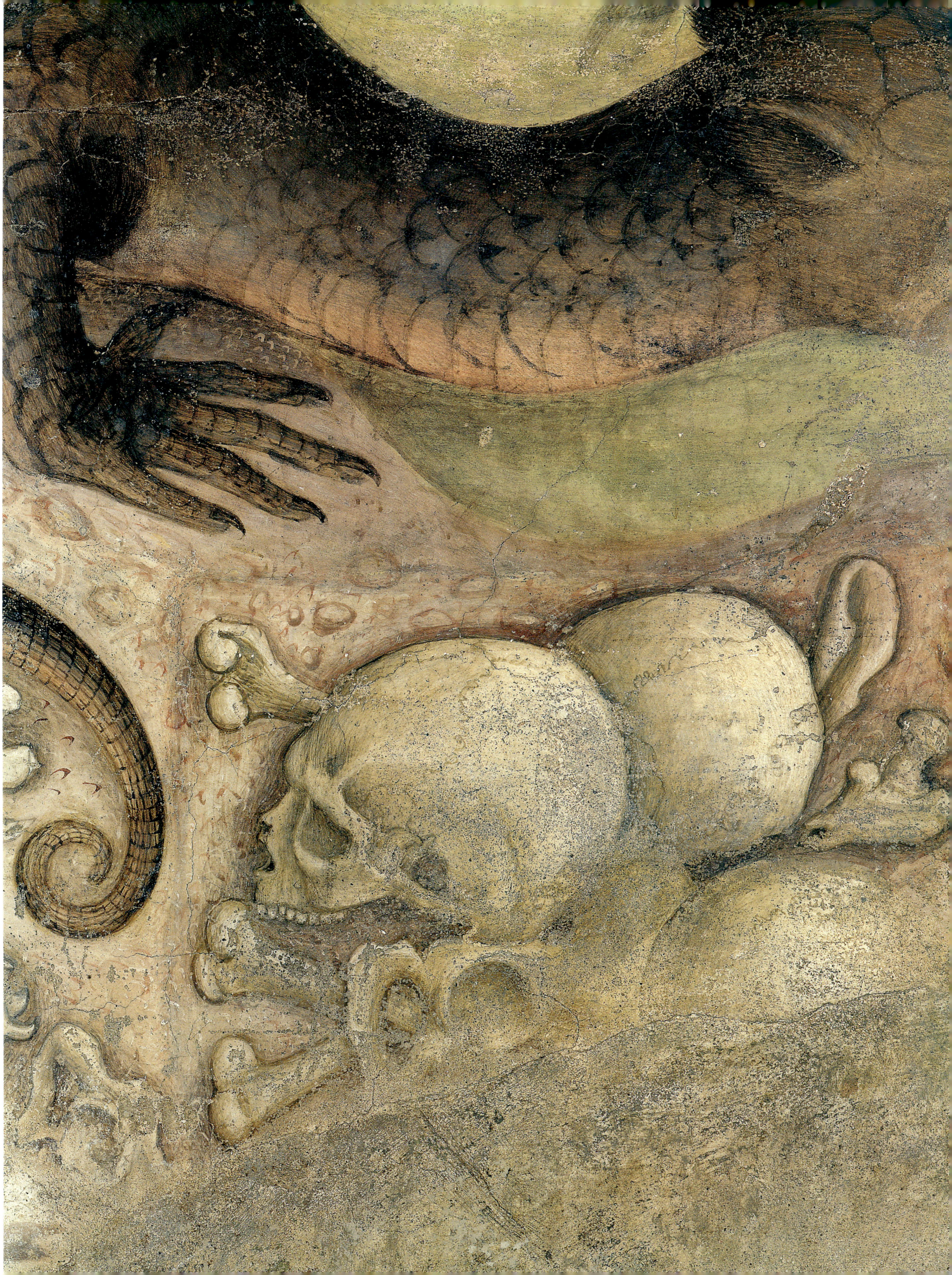

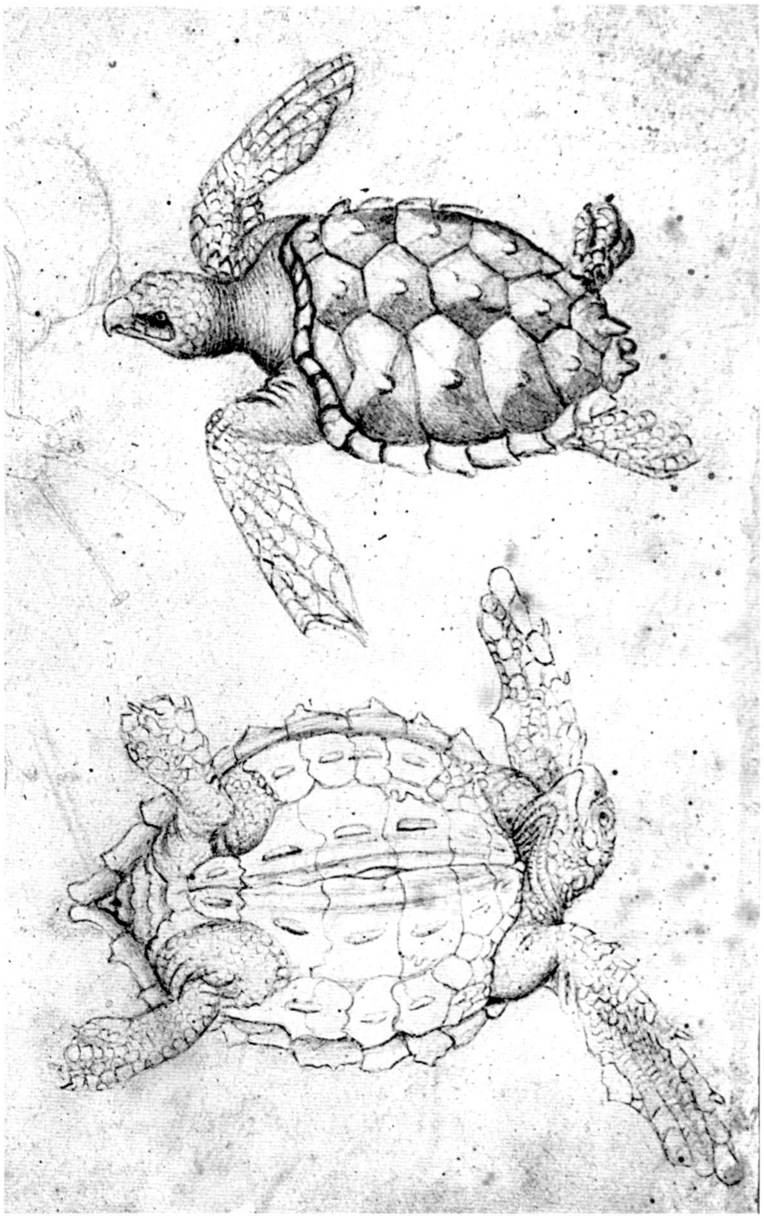

179 Pisanello. Naturstudie einer Schildkröte. Ausschnitt aus einem Skizzenblatt mit Tierstudien. Metallstift, Feder und brauner Pinsel auf Pergament, 16,1 x 25,9 cm. Paris, Louvre 2412

noch im Sinne der Frühzeit in dekorativer Schönlinigkeit gegebenen Widderkopf, der sich gerade durch seine Stilisierung anbot, ins Wandbild aufgenommen zu werden, wo er am vorderen Bildrand neben der Prinzessin (Abb. 151) als Hinweis auf die in der Legende geopferten Schafe zu deuten ist (Abb. 183–184).[23] Einer frühen zeitlichen Ansetzung des Widderblattes entspricht es, daß dessen Rückseite Antikenstudien trägt, deren Entstehung auf Pisanellos römische Periode, die Jahre 1431 bis 1432, einzugrenzen ist (Abb. 99).

Außer den genannten, zu verschiedenen Zeiten auf Vorrat geschaffenen Naturstudien, auf die Pisanello in seinem Konzept des Wandbildes von Sant'Anastasia zurückgreifen konnte, standen ihm Zeichnungen für das Georgsfresko zur Verfügung, die sich in Form und Wesen von jenen ersten Niederschriften nach dem Naturvorbild unterscheiden. So ist wohl schon in Hinblick auf das Wandbild skizziert eine Federzeichnung mit vier Reihern (Louvre 2469, Abb. 185),[24] von denen zwei identisch in die Seelandschaft des Georgsfreskos einzogen (Abb. 186–187). Das Vogelensemble auf Papier kündigt mit seinen melodischen Flugbewegungen die Stimmung an, die der Betrachter des Wandbildes beim Kreisen der Reiher am Himmel empfindet. Auch in ihrer graphischen Haltung besteht kein Unterschied zwischen den Federzeichnungen auf Papier und den Pinselzeichnungen auf der Wand, die sichtbar geworden sind, weil die in Secco-Technik aufgetragene Farbe des Himmels abgeblättert ist.

Den Typus der *Reinzeichnung* als Verkörperung einer Idee vergegenwärtigt der aufgezäumte und gesattelte Hengst einer bisher nicht reproduzierten Zeichnung aus der Sammlung Franz Koenigs (Abb. 188).[25] Er kehrt als Georgs Kampfroß in Sant'Anastasia wieder (Abb. 189). Seine Einbindung in das kompositionelle Geschehen bedingte kleine Veränderungen, wie den Verzicht auf die vierte Sattelgurtstrippe hinter der Gestalt der Prinzessin.[26] Ein charakteristisches Merkmal der Reinzeichnungen Pisanellos ist ihre nüchterne Strenge. Ihre Liniensprache ist weniger sensibel, dafür präzise formfixierend. Vergeblich würde man in dieser Art Reinzeichnung die Spontaneität der ersten Formnotiz eines Natureindrucks suchen. Denn die Entstehungsabsicht einer Reinzeichnung zielte in der Regel auf den Idealtypus vom Einzelobjekt, um dieses für die Aufnahme in das gemalte Werk (Sant'Anastasia) oder auch eine Medaille vorzubereiten. Beispiel: Rückseite der Novello Malatesta-Medaille (Abb. 190).

Neben diesem Typus der *werkvorbereitenden* Reinzeichnung, wofür das Pferd des Rotterdamer Blattes (Abb. 188) in seiner sachlichen Sprödigkeit von exemplarischer Gültigkeit ist, entwickelte Pisanello einen zweiten Typus von Reinzeichnung, der sich durch seine schönlinige Geschlossenheit als *ästhe-*

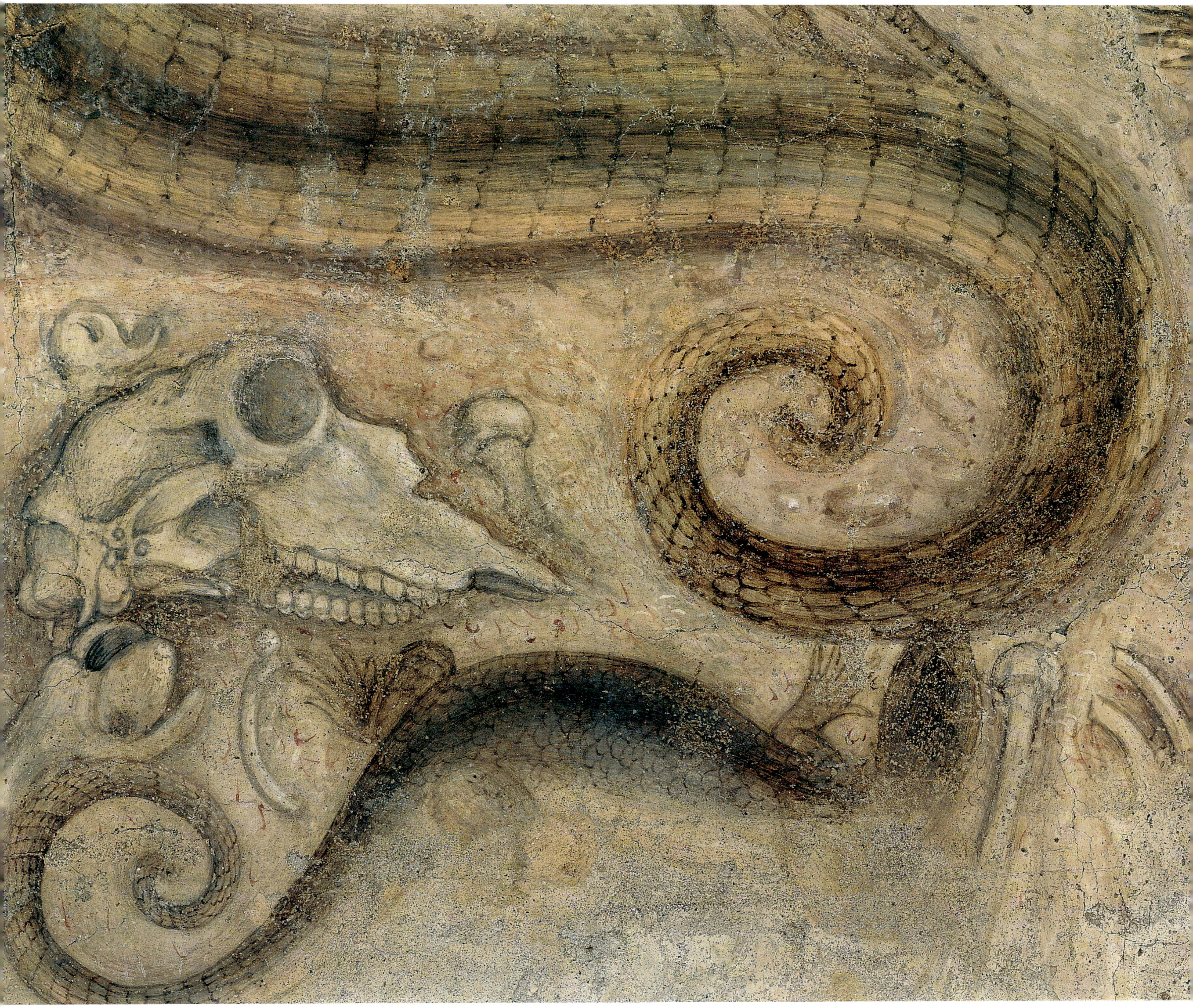

180 Pisanello. Dracheneinöde. Eidechse und Schädel einer hornlosen Bovide (möglicherweise Ziege). Verona, Sant'Anastasia

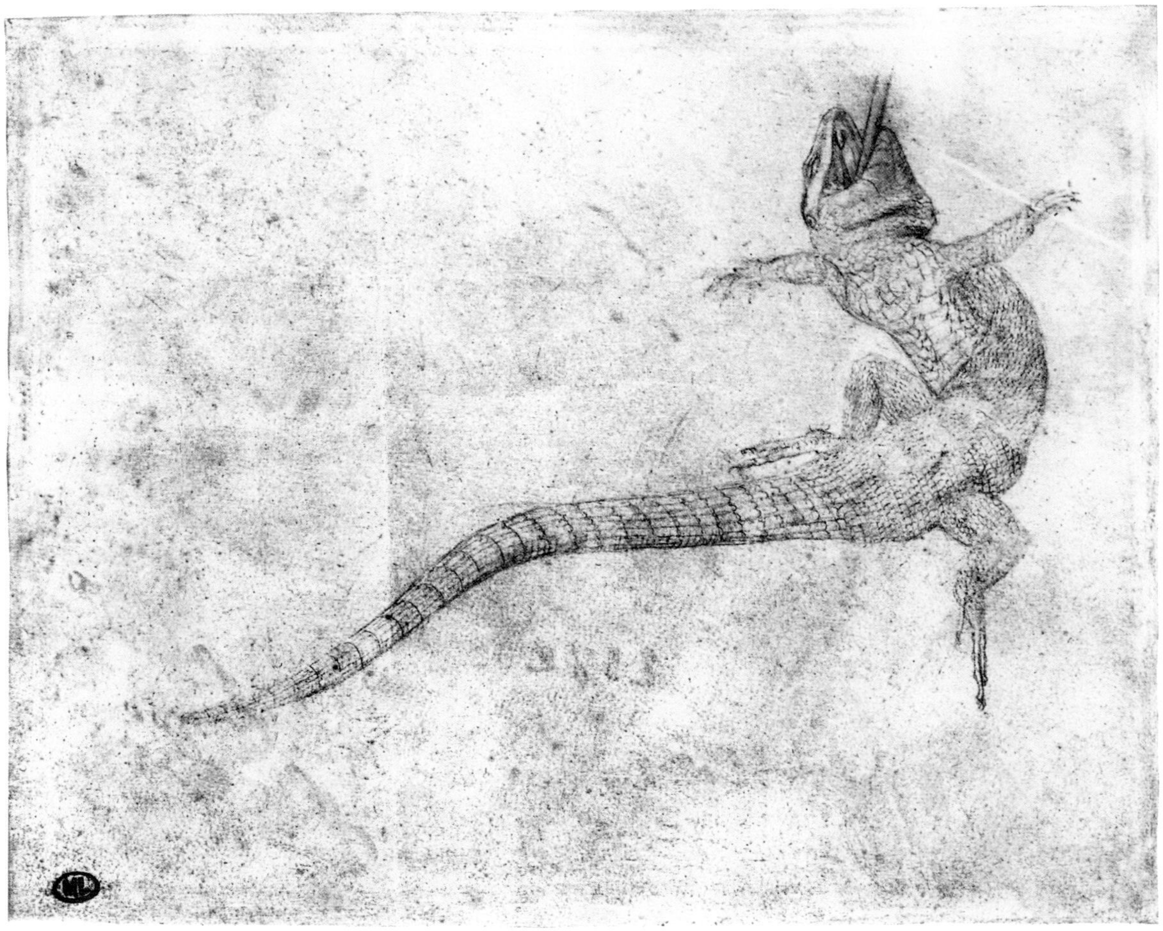

181 Pisanello. Naturstudie einer durch Pfeil getroffenen Eidechse. Silberstift auf Pergament, 12 x 15,2 cm. Paris, Louvre 2382 (Originalgröße)

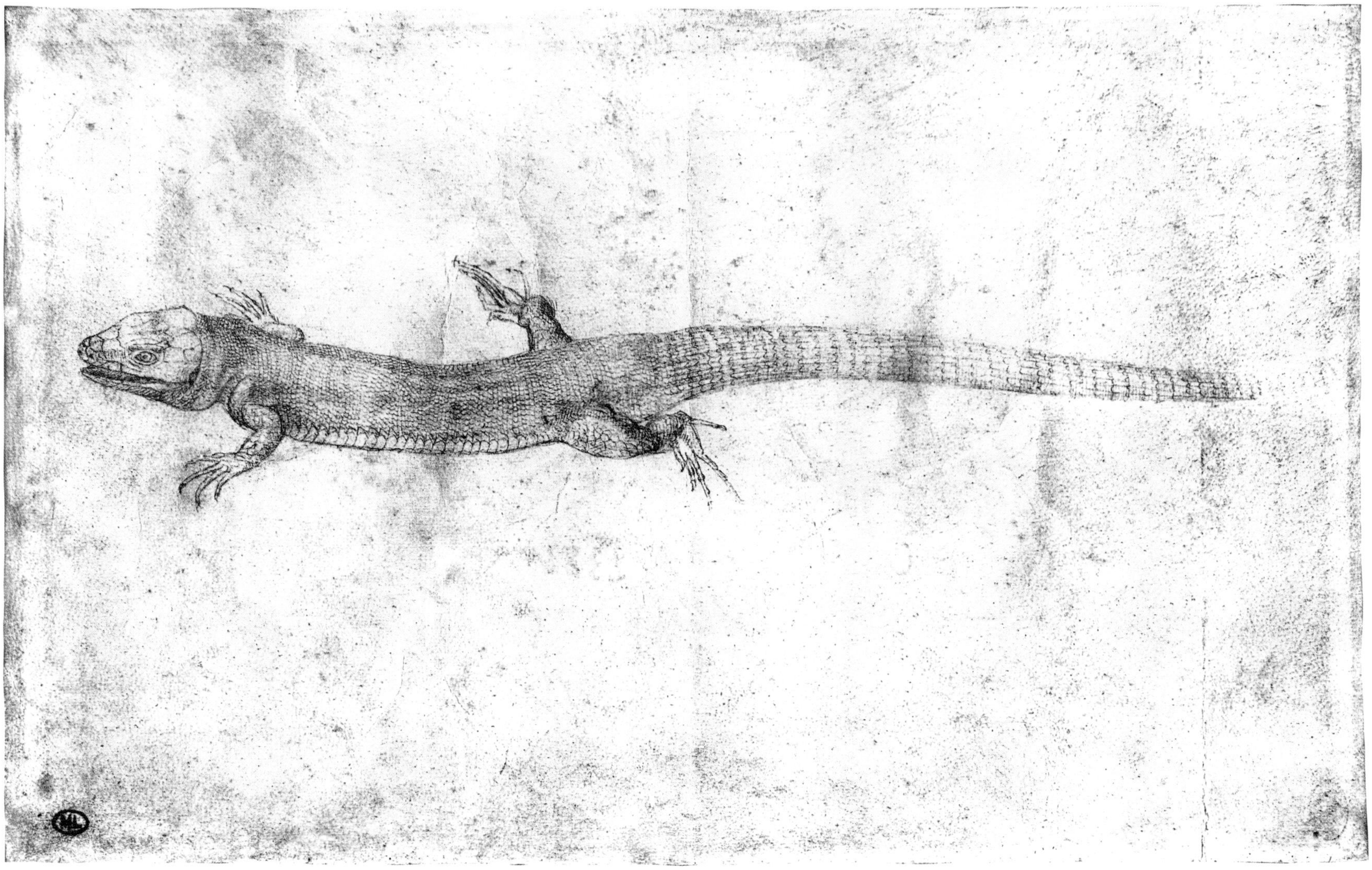

182 Pisanello. Naturstudie einer Eidechse. Silberstift auf Pergament, 13,8 x 22,1 cm. Paris, Louvre 2383 (Originalgröße)

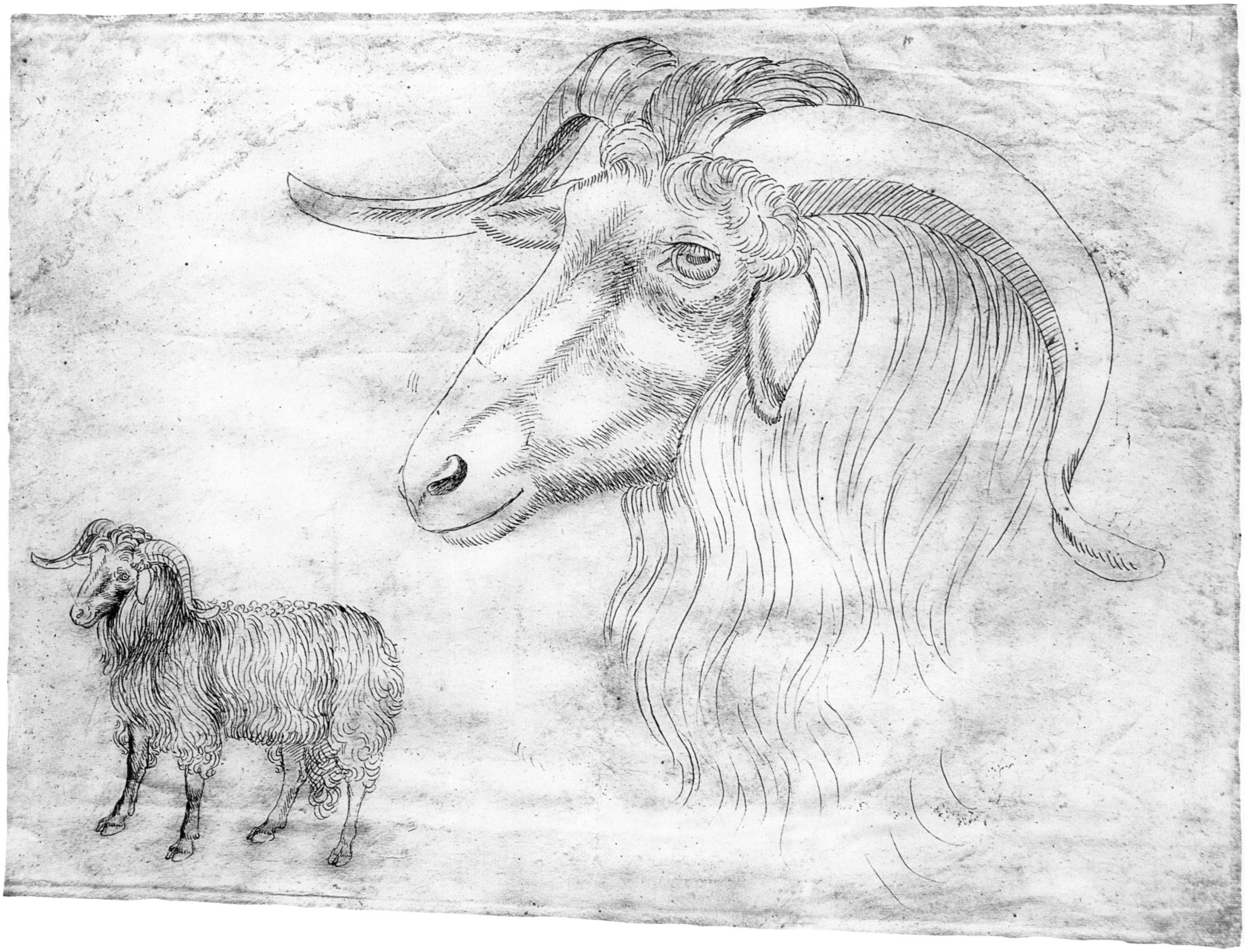

183 Pisanello. Widder und Widderkopf. Metallstift und Feder auf Pergament, 19,3 x 27,2 cm. Der Widderkopf der Zeichnung ist dem des Wandbildes: Abb. 184 maßgleich. Paris, Louvre 2397 recto

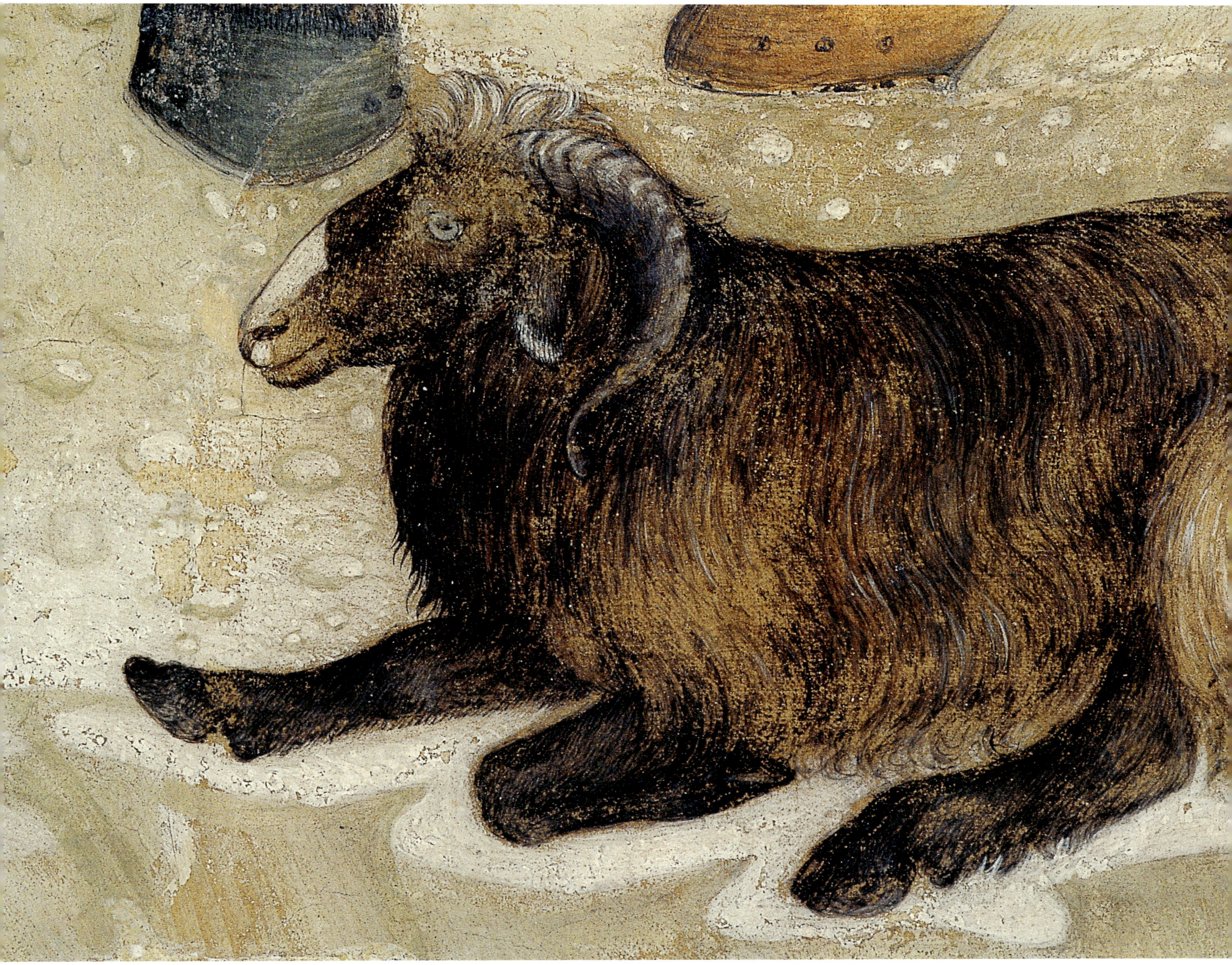

184 Pisanello. Widder. Verona, Sant'Anastasia

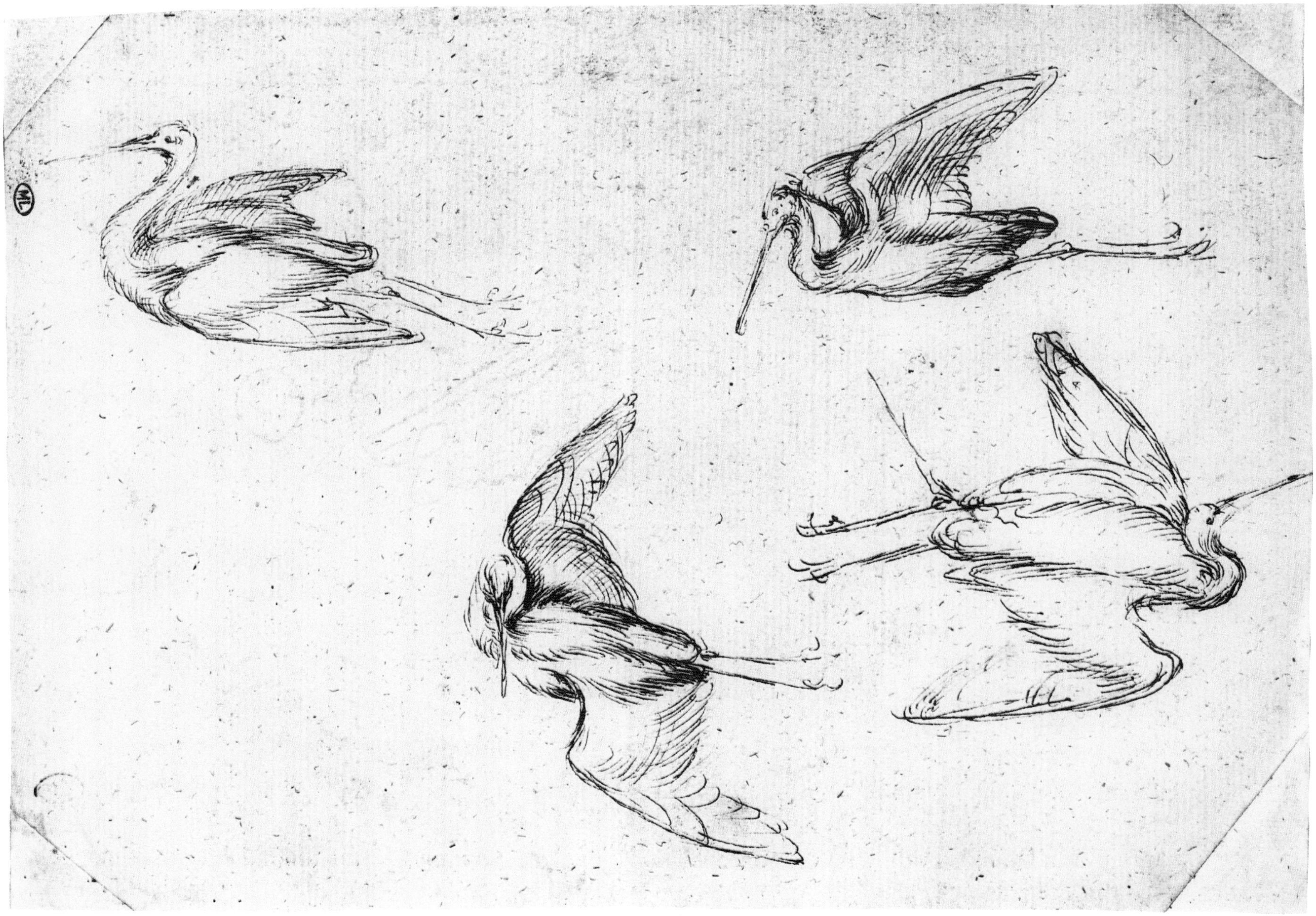

185 Pisanello. Vier Reiher. Studien zum Georgswandbild. Feder auf Papier, 16,5 x 24,7 cm. Paris, Louvre 2469 recto (Originalgröße)

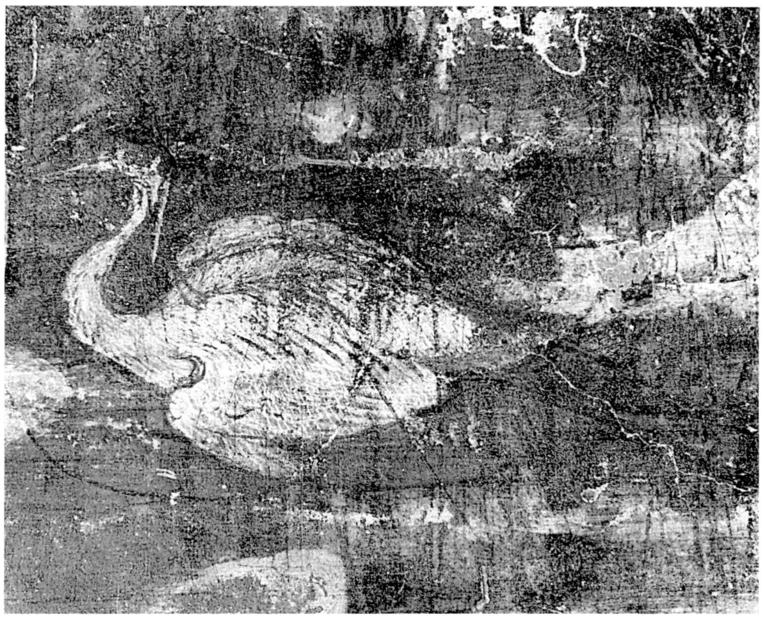
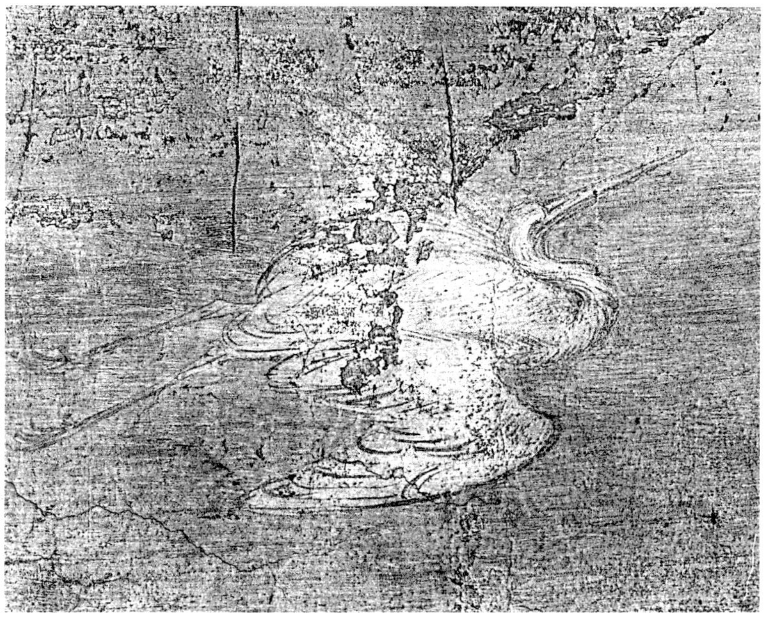

186 und 187 Pisanello. Reiher. Verona, Sant'Anastasia

tisch selbstgültiges Kunstwerk von der technisch gebundenen Werkzeichnung abhebt. Zu dieser Kategorie der kalligraphischen Kostbarkeiten gehören zwei Blätter, ein gezäumter und gesattelter Maultierhengst und ein Pferdekopf von vorne, deren motivische Beziehungen zu Sant'Anastasia augenfällig sind (Abb. 195–196).[27] Trotz dieser Ähnlichkeiten wäre es falsch, diese Zeichnungen als die definitiv vorbereitenden Studien für das Wandbild zu interpretieren. Denn die Zeichnung des ganzfigurigen Maultierhengstes, von dem im Wandbild bloß der Kopf zu sehen ist (Abb. 193), bildet in ihrer gegenständlichen Abrundung und technisch nuancenreichen Federführung ein in sich geschlossenes Kunstwerk. Auch der gezeichnete Pferdekopf weist gegenüber dem Wandbild (Abb. 194) einen höheren Grad an subtiler, feinfühliger Tierbeobachtung auf. Was beiden Zeichnungen aber letztlich ihren Rang als selbständige Kunstwerke verleiht, ist ihre graphische Vollkommenheit bis in jede Einzelheit.

Sucht man die wesentlichen Erscheinungen der hier im Zusammenhang mit Sant'Anastasia betrachteten Zeichnungen auf einen gemeinsamen Nenner zu bringen, dann haben zwei Phänomene den Vorrang der Beachtung. Der *eine* Wesenszug von Pisanellos Künstlertum ist, daß er für das an Auftraggeberwünsche gebundene Werk auf den Fundus seiner seit der Frühzeit angelegten und kontinuierlich ergänzten Vorratssammlung von Zeichnungen zurückgriff, ja daß deren Motive sogar entscheidend am Konzept des auftragsgebundenen Werkes mitwirkten, wenn nicht sogar ausschlaggebend waren. Der *andere* Wesenszug, den die aus der Vorratssammlung für Sant'Anastasia entnommenen Motive mit den gezielt für das Fresko entstandenen Werkzeichnungen teilen, ist, daß sämtliche Zeichnungen Einzelobjekten und nicht der Kompositionsfindung gewidmet sind. Keine umfassende Kompositionsskizze, nicht einmal eine Zusammenstellung mehrerer Figuren existiert für Sant'Anastasia und ist auch vom Charakter des Wandbildes her nicht zu erwarten. Denn ein hervorstechendes Merkmal der dort dargestellten Georgslegende ist, daß sie ohne kompositionellen Schwerpunkt aus einer Reihung von Einzelgestalten besteht. Auf Kosten der Bildeinheit erhob Pisanello, selbst in der monumentalen Sphäre, die inhaltliche und formale Eigengesetzlichkeit der Individuen zur Norm seiner Bildfindung. Und wie in der kleinen Nah-Studie suchte er auch für die Fernwirkung eines Motivs den seelischen Gehalt seiner Modelle aufzuzeigen.

Es entsprach diesem Sinn Pisanellos für das Poetische, daß er nicht das dramatische Drachenkampfgeschehen der Georgslegende als Bildthema wählte, vielmehr in einer Schilderung der beiden gegenseitig

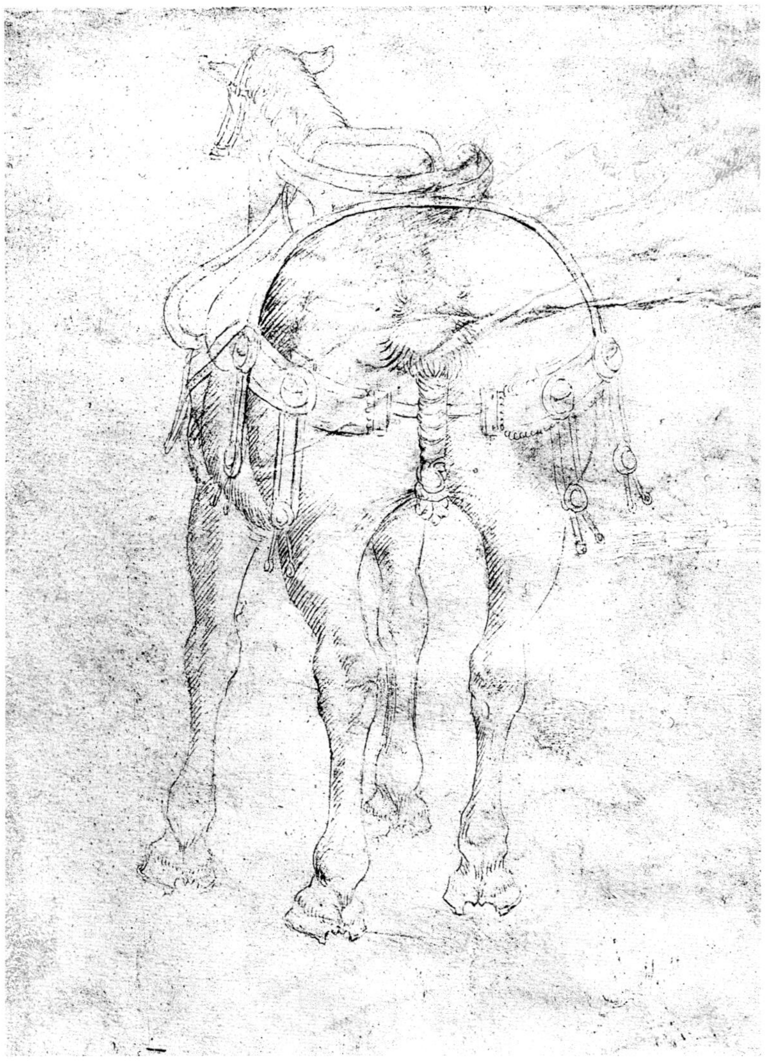

188 Pisanello. Gezäumtes und gesatteltes Pferd in Rückenansicht. Metallstift und Feder auf Pergament, 18,5 x 24,5 cm. Ehemals Rotterdam, D. G. van Beuningen I. 524 verso

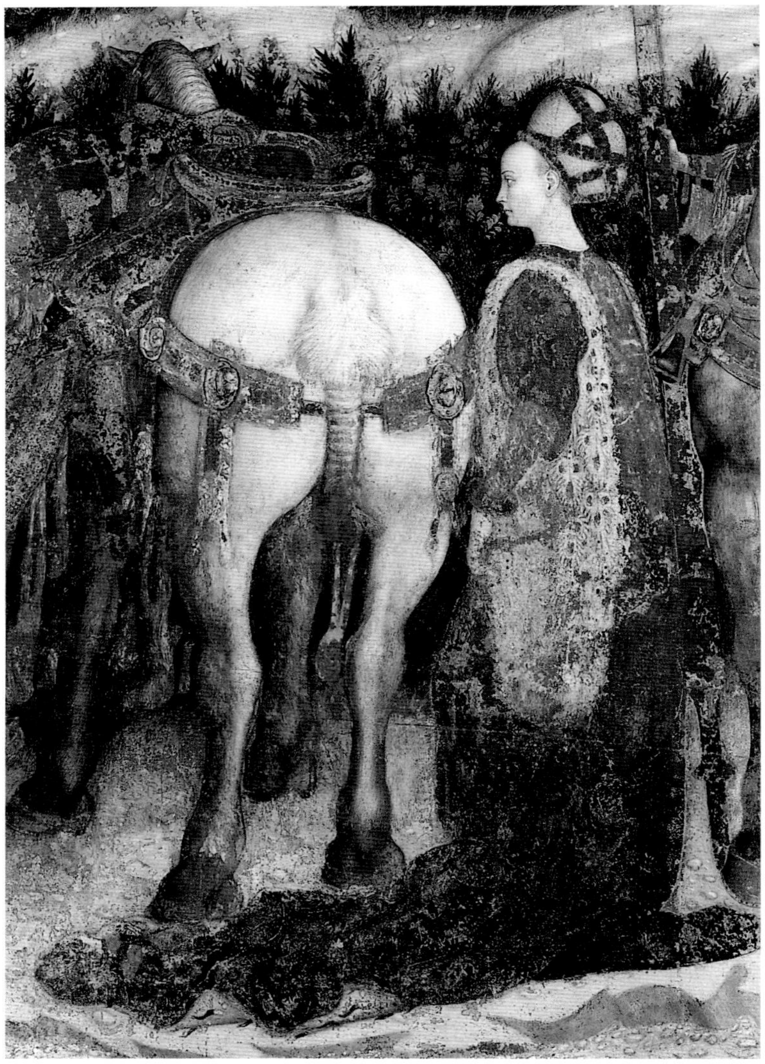

189 Pisanello. Georgs Streitroß und die Prinzessin. Verona, Sant'Anastasia

verwobenen Welten von Leben und Tod, von Entstehung und Vernichtung, Gefühlswerte anstrebte.
In diesem Zusammenhang sei auch an eine Zeichnung erinnert, in der Pisanello die Georgsmythe mit einer anderen poetischen Vorstellung verband. Es ist das Skizzenblatt in Mailand (Abb. 197), das neben den Studien höfisch-eleganter Herrenmoden den auf einem Felsen ausruhenden Georg zeigt.[28] In der typischen Haltung des Nachdenkens ist Georg hier ganz Mensch und nicht der Heros der Legende; der Drache zu seinen Füßen ist in seiner Kleinheit vom Range eines Attributs.
Von ähnlicher Stimmung dieser im gemalten Werk nicht ausgewerteten Zeichnung (Abb. 197) geprägt dürften auch jene beiden Einzelgestalten gewesen sein, die zu Pisanellos ursprünglicher Ausschmückung der Pellegrinikapelle gehörten und nicht erhalten sind: ein hl. Eustachius und ein hl. Georg. Sie sind durch die Beschreibungen Vasaris als für Pisanello besonders typische künstlerische Lösungen vorstellbar geblieben. Auch hier folgte Pisanello nicht der traditionellen Ikonographie, sondern spürte Einzelheiten an der Peripherie der Legende für poetische Ausdeutungen auf. Die Schilderung der heute verlorenen Einzelfigur des Eustachius überliefert Vasari: »Und weil er (Pisanello) besonders gern Tiere darstellte, malte er in der Kirche Sant' Anastasia in Verona, in der Kapelle der Familie Pellegrini, einen heiligen Eustachius, der einen braun-weiß gefleckten Hund streichelt. Dieser stützt sich mit erhobenen Pfoten an das Bein des Heiligen und wendet den Kopf zurück, als habe er ein Geräusch gehört. Diese Haltung nimmt er mit derartiger Lebensnähe ein, wie sie die Natur nicht

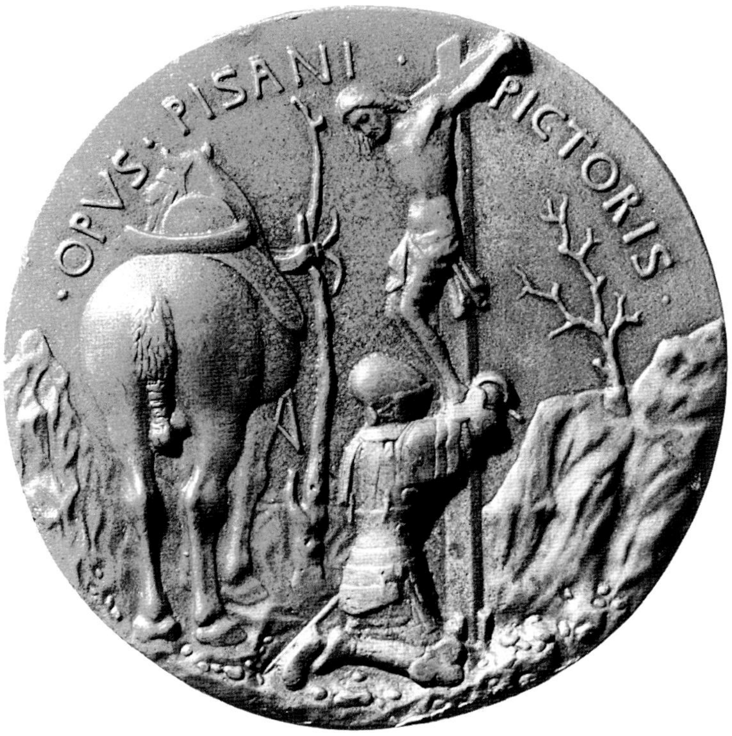

190 Pisanello. Domenico Malatesta vor einem Kruzifix kniend. Rückseite der Domenico Novello Malatesta-Medaille, um 1445. Florenz, Bargello

besser machen würde.« Und von dem hl. Georg heißt es dort, er war »in weißer Rüstung und Waffen, die in Silber ausgeführt sind, wie es seinerzeit nicht nur er, sondern alle anderen Maler gewohnt waren. Dieser heilige Georg ist dargestellt, wie er nach der Tötung des Drachens das Schwert wieder in die Scheide stecken will. Dabei hebt er die rechte Hand, die das Schwert bereits mit der Spitze in die Scheide eingeführt hat, und senkt die linke Hand weiter nach unten, damit ihm der größere Abstand das Einstecken des langen Schwertes erleichtert. Und das macht er mit solcher Anmut und derartiger Eleganz, wie es besser nicht darzustellen ist.«[29]

Das Georgswandbild von Sant'Anastasia teilt mit der Mehrzahl von Pisanellos Werken die Eigenschaft, daß es zwar signiert war, aber nicht das Datum seiner Vollendung trägt.[30] Den wichtigsten Hinweis auf eine Entstehung in den vorgerückten dreißiger Jahren gibt das Wandbild selbst: Es gehört zu jenen reifen Werken Pisanellos, die seine römische Tätigkeit und seine dort erfolgte intensive Hinwendung zum Modellstudium in den frühen dreißiger Jahren voraussetzen, gleichzeitig aber auch eine Wechselwirkung erkennen lassen zu seinem größten Auftrag aus der profanen Sphäre: dem arthurischen Wandbildzyklus für Gianfrancesco Gonzaga in Mantua. Dessen Planung ist wahrscheinlich schon gleich im Anschluß an Pisanellos Rückkehr aus Rom, 1432, erfolgt, die Ausführung kam dann aber aus Gründen der Aufgabengröße und des hohen technischen Aufwandes nur zögernd voran und fand 1442 einen jähen Abbruch, weil Pisanello damals von der Republik Venedig zum Rebell erklärt wurde und nach seiner Verurteilung durch den Rat der Zehn von Venedig (17. Oktober und 21. November 1442) Mantua nicht mehr betreten durfte.[31]

Weitere Anhaltspunkte für die zeitliche Eingrenzung von Pisanellos Georgswandbild ergeben sich aus folgenden Zusammenhängen: 1436 empfing Michele da Firenze für Arbeiten in der Pellegrinikapelle eine Zahlung. Als ein seit 1433 in Verona nachweisbarer Schüler Lorenzo Ghibertis besorgte er die Innenausstattung der Kapelle mit bemalten Terracottareliefs.[32] Derselbe Michele da Firenze ist noch 1438 in Verona genannt, als Pisanellos Georgswandbild bereits vollendet gewesen sein dürfte. Denn im Herbst 1438 brach in Verona die Pest aus, und Pisanello wird seinen Wohnsitz damals schon wieder in Mantua gehabt haben, um den Fortgang der Arbeiten im Gonzagapalast zu betreuen. Am 12. Mai 1439 empfing er dort eine Zahlung von 80 Dukaten und nahm im November 1439 als Gefolgsmann Gianfrancesco Gonzagas an der Erstürmung von Verona teil, was zu seiner Verurteilung durch die Republik Venedig und als Folge davon dann auch zum Abbruch seiner Mantuaner Tätigkeit geführt hat.

Eine Eingrenzung der Entstehung des Veroneser Georgsfreskos auf die Jahre zwischen 1435 bis 1438 läßt sich noch von anderer Seite her begründen. Das Wandbild der Pellegrinikapelle ist das einzige Werk Pisanellos, bei dem wir namentlich einen seiner Mitarbeiter faßbar machen können, und zwar Bono da Ferrara, der sich mit der Signatur auf seiner Hieronymustafel, London (Abb. 247), ausdrücklich zum Schüler Pisanellos bekennt.[33] Um 1440 zu datieren, setzt Bonos Hieronymustafel in ihrer stili-

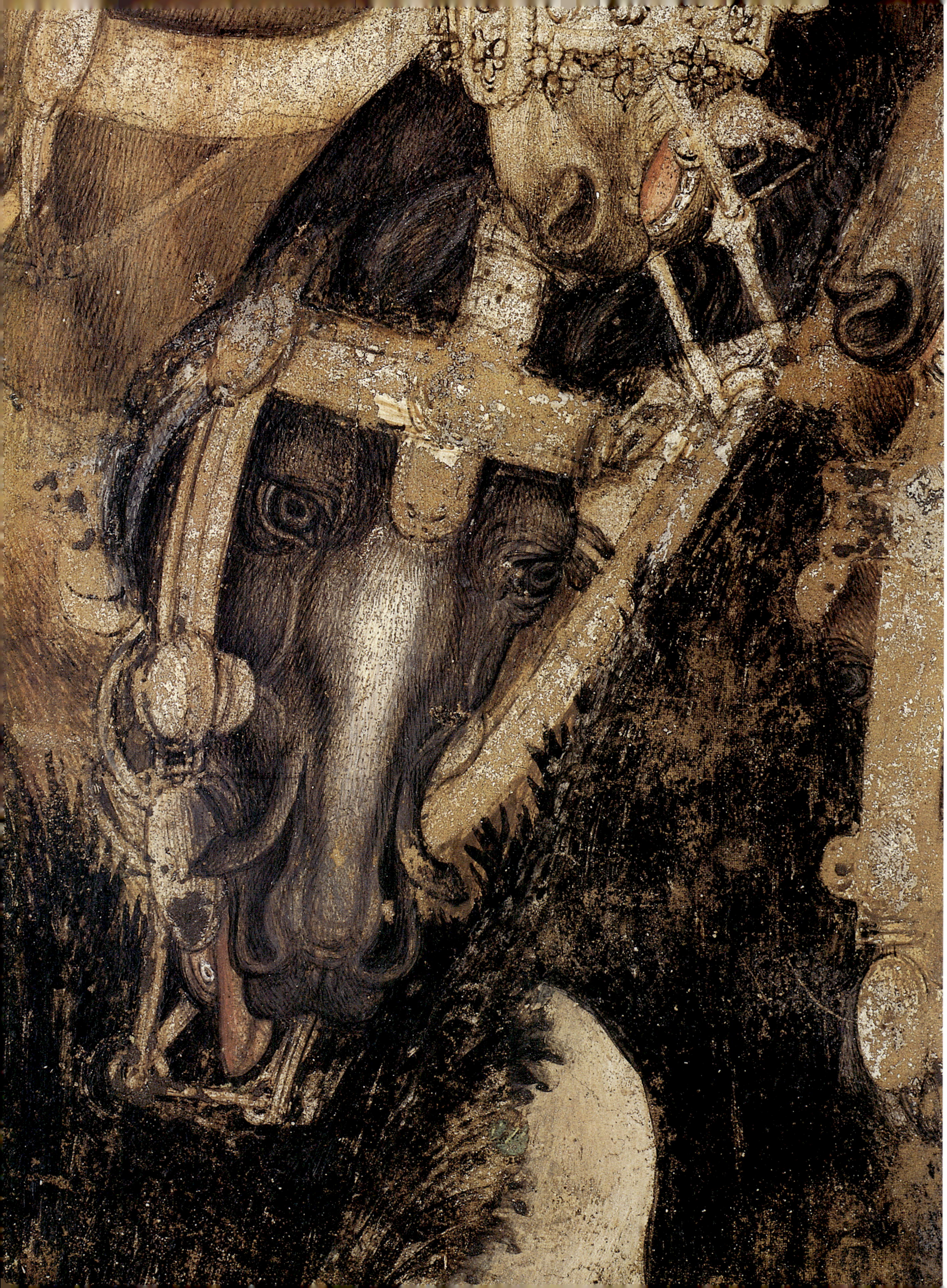

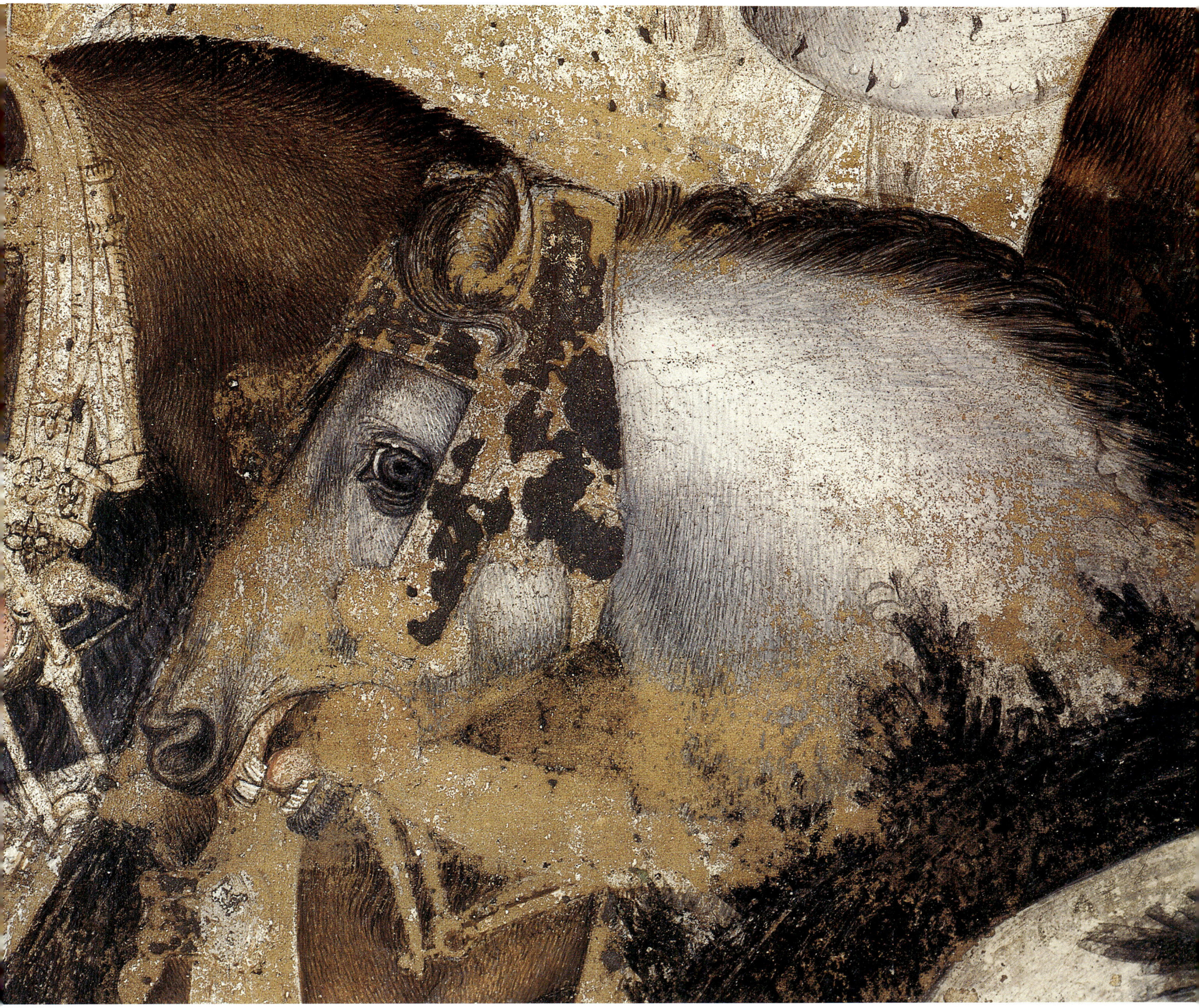

192 Pisanello. Gezäumtes Pferd. Verona, Sant'Anastasia

◁ 191 Pisanello. Gezäumtes Pferd mit geschlitzten Nüstern. Verona, Sant'Anastasia

193 Pisanello. Gezäumter Maultierhengst des Königs von Silena. Verona, Sant'Anastasia ▷

194 Pisanello. Pferd des Gefährten Georgs. Verona, Sant'Anastasia ▷

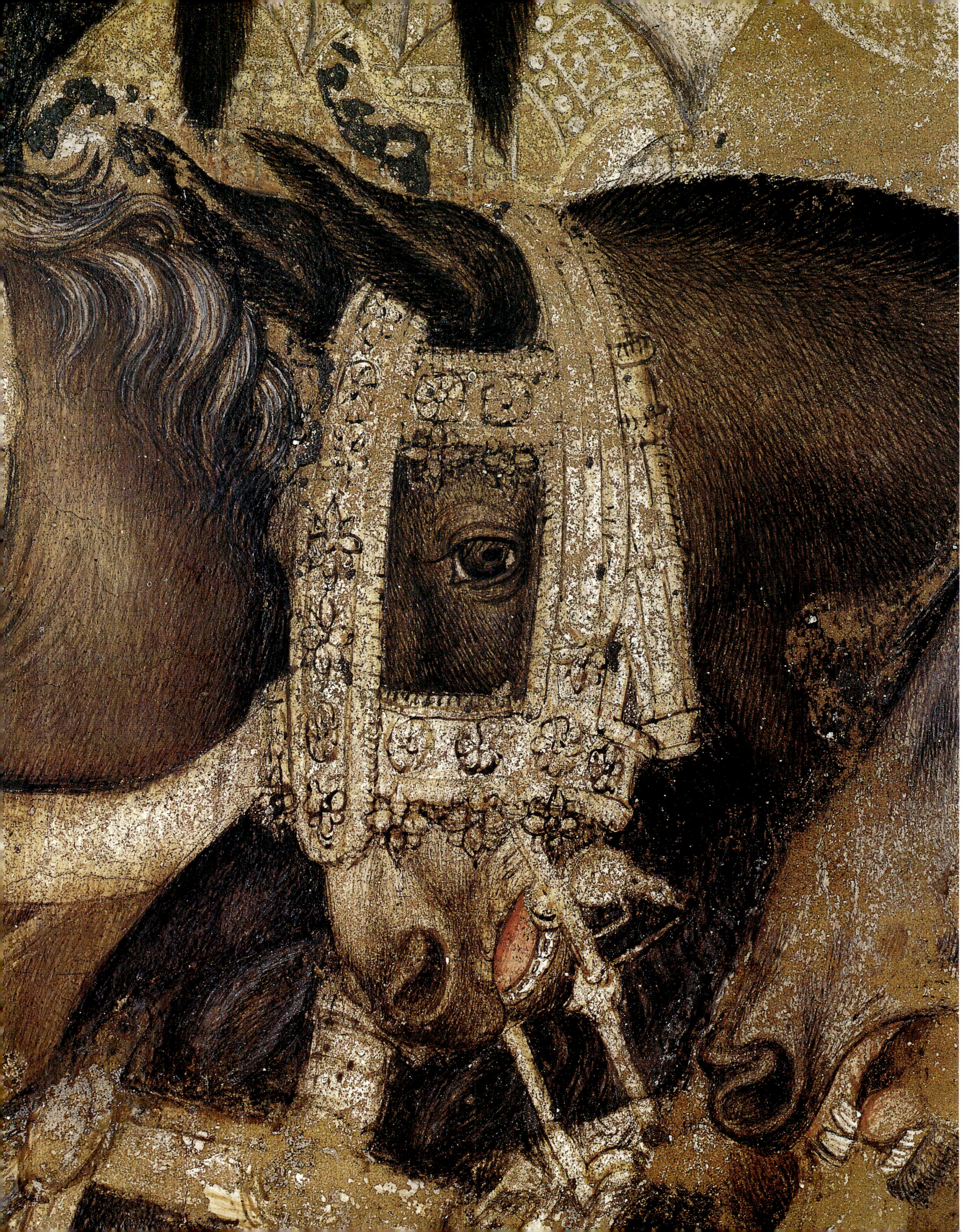

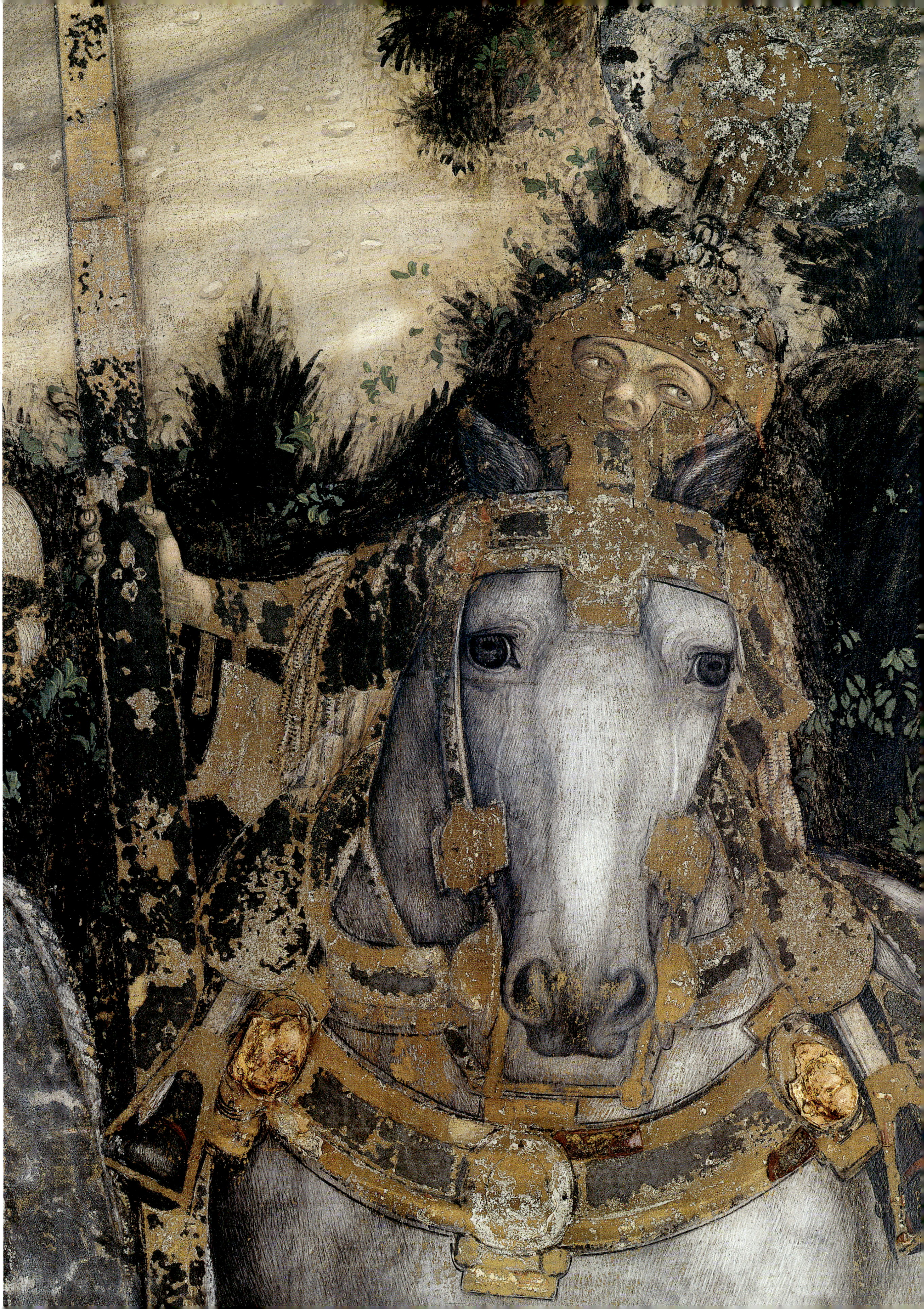

◁ 193
194

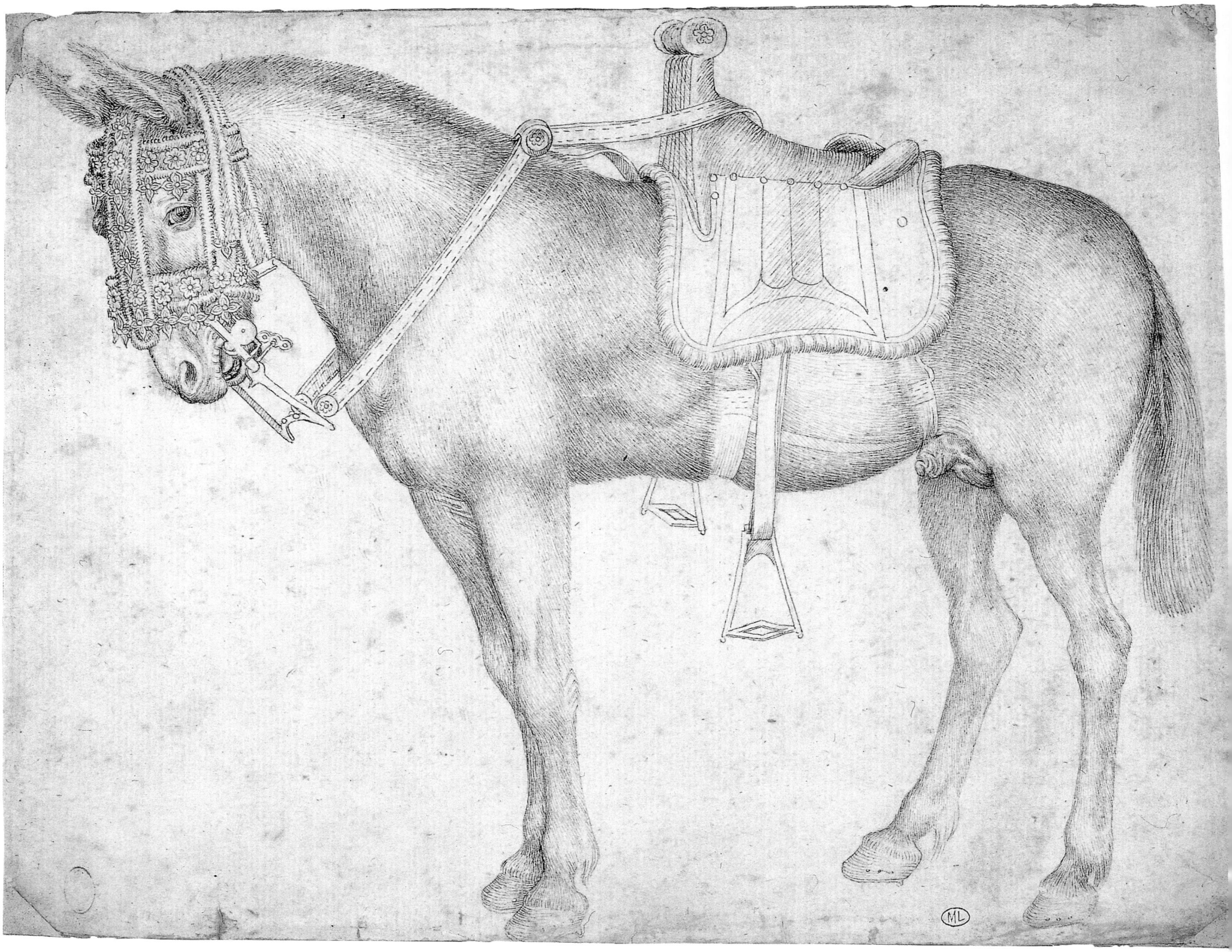

195 Pisanello. Gezäumter und gesattelter Maultierhengst. Metallstift und Feder auf Papier, 18,9 x 24,7 cm. Paris, Louvre 2380 (Originalgröße)

196 Pisanello. Pferdekopf mit hängendem Zügel von vorne. Metallstift und Feder auf Papier, 26,9 x 16,8 cm. Paris, Louvre 2360 ▷ (Originalgröße)

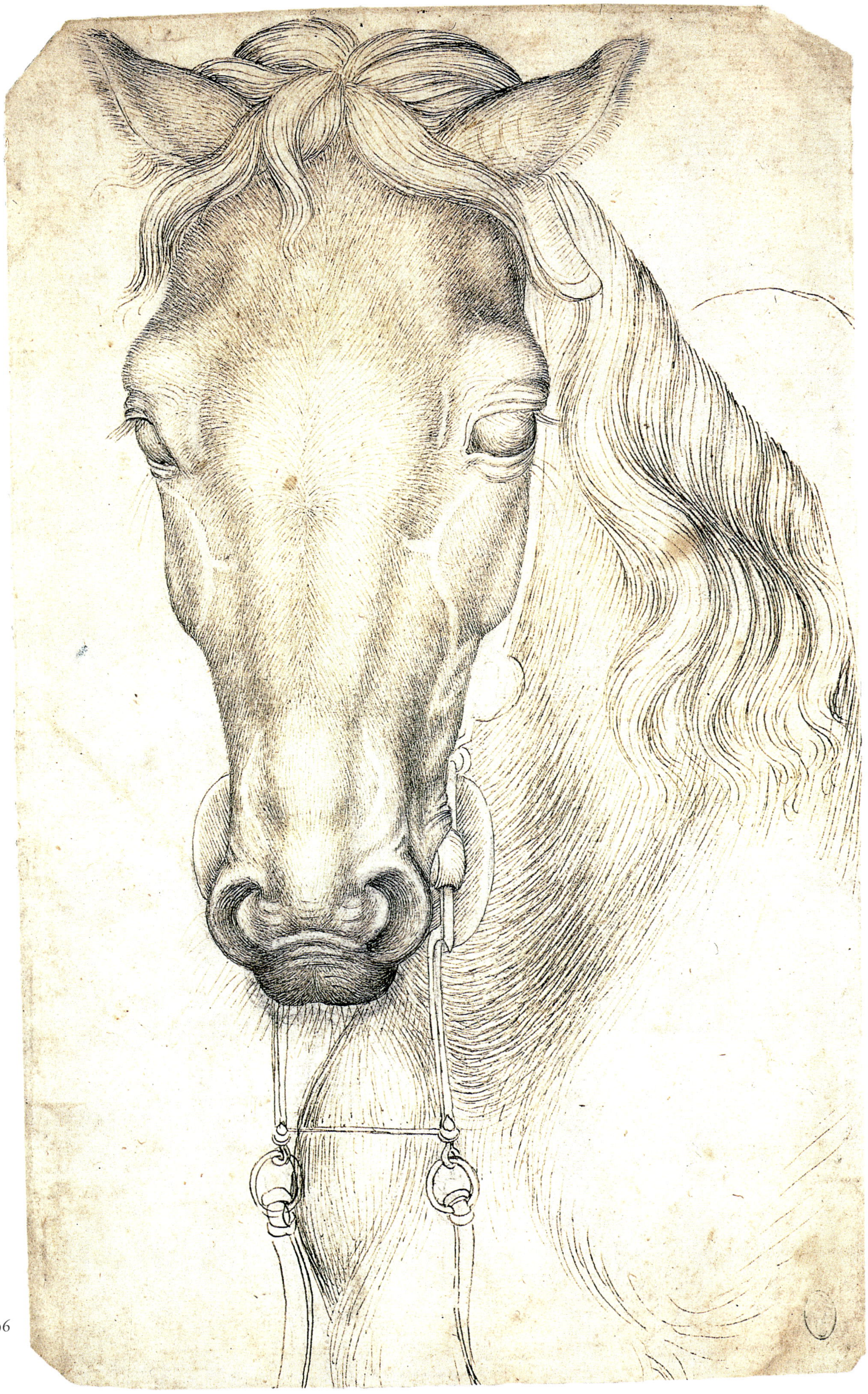

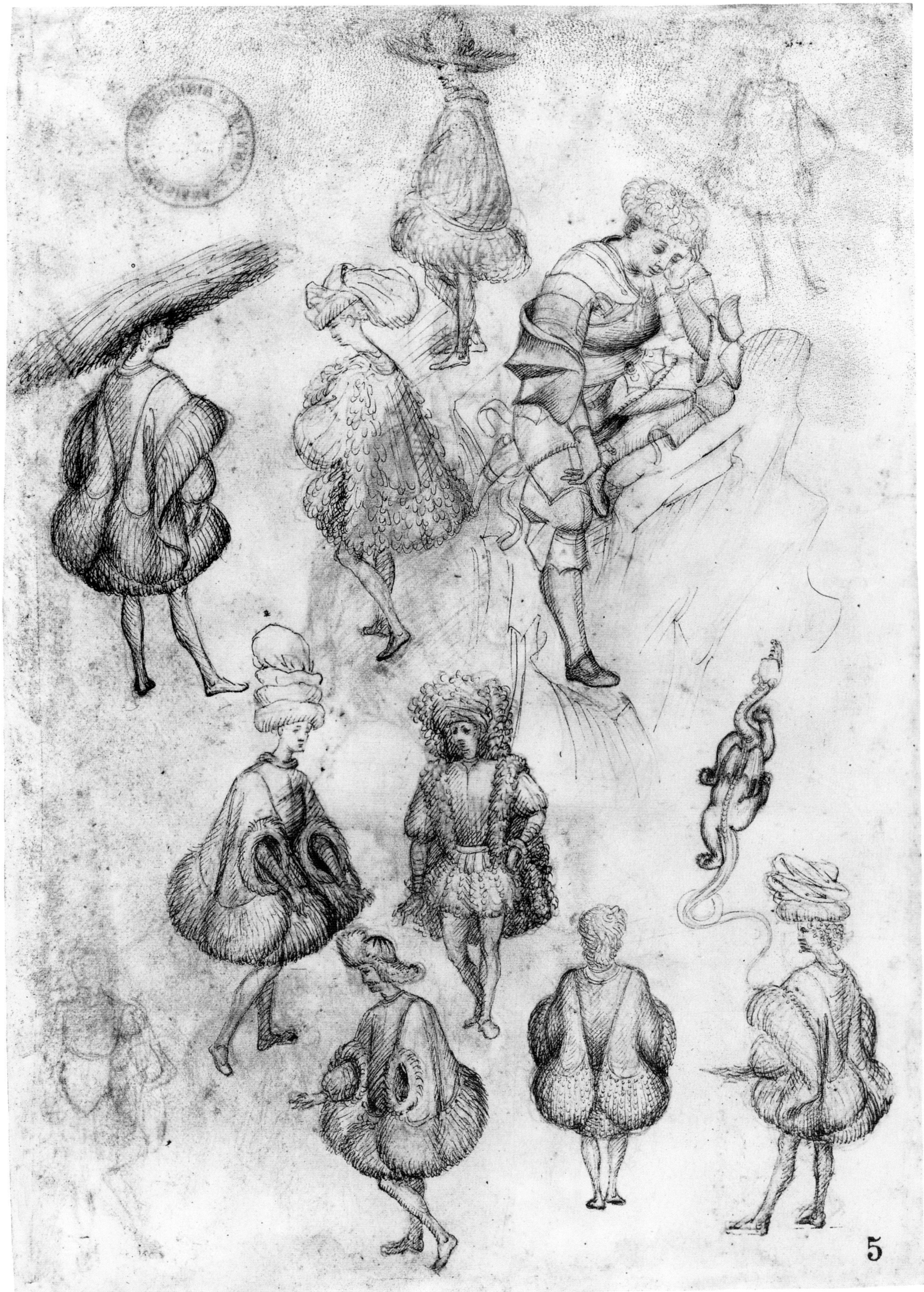

5

stischen Erscheinung eine längere Lehrzeit in der Werkstatt Pisanellos voraus. Die Etappen seiner Entwicklung innerhalb der Pisanellowerkstatt sind über eine umfängliche Gruppe von Zeichnungen, die im Bestand der eigenhändigen Pisanellozeichnungen aufgingen, noch greifbar. Bonos Zugehörigkeit zur Pisanellowerkstatt scheint auf Verona und seine Mitarbeit am Georgswandbild begrenzt geblieben zu sein. Denn seine Handschrift wird in den Mantuaner Wandbildern nicht nachweisbar, obwohl innerhalb seiner Zeichnungen, vor allem den Kriegerköpfen (Abb. 281, 293), Themen vorkommen, die auch in Mantua erscheinen. Da aber das Wirken Pisanellos in Mantua sich zeitlich mit seiner Arbeit in Verona überschnitt, konnte Bono in Verona aus Pisanellos Zeichnungsbestand schöpfen, in dem sich auch auf Mantua zu beziehende Motive befanden.

In seiner Londoner Hieronymustafel bezeichnete Bono sich als Ferrarese: *Bonus Ferariensis Pisani disipulus*. In diesem Zusammenhang verdient eine Nachricht aus dem Jahre 1435 unser Augenmerk, weil sie auf den ungefähren Beginn der Zusammenarbeit Bonos mit Pisanello in Verona hinweisen könnte: Am 1. Februar 1435 wurden in Ferrara einem Gehilfen Pisanellos (*»famulo Pisani pictoris Veronensis clarissimi«*) zwei Golddukaten von seiten Leonellos d'Este dafür ausgehändigt, daß er in Pisanellos Namen dem Markgrafen Leonello, wohl anläßlich seiner Hochzeit mit Margherita Gonzaga, ein Bildnis Julius Caesars als Geschenk überbrachte.[34] Der Schluß, daß Bono damals, 1435, weil aus Ferrara stammend, für Leonello d'Este als Bote fungierte, besitzt Wahrscheinlichkeit. Damit wäre das Jahr 1435 als Arbeitsbeginn des Georgswandbildes in Erwägung zu ziehen.

◁ 197 Pisanello. Skizzenblatt mit sinnendem hl. Georg und Kostümstudien. Metallstift und Feder auf Pergament, 27,5 x 19,4 cm. Mailand, Ambrosiana F. 214 inf. 5 recto (Originalgröße)

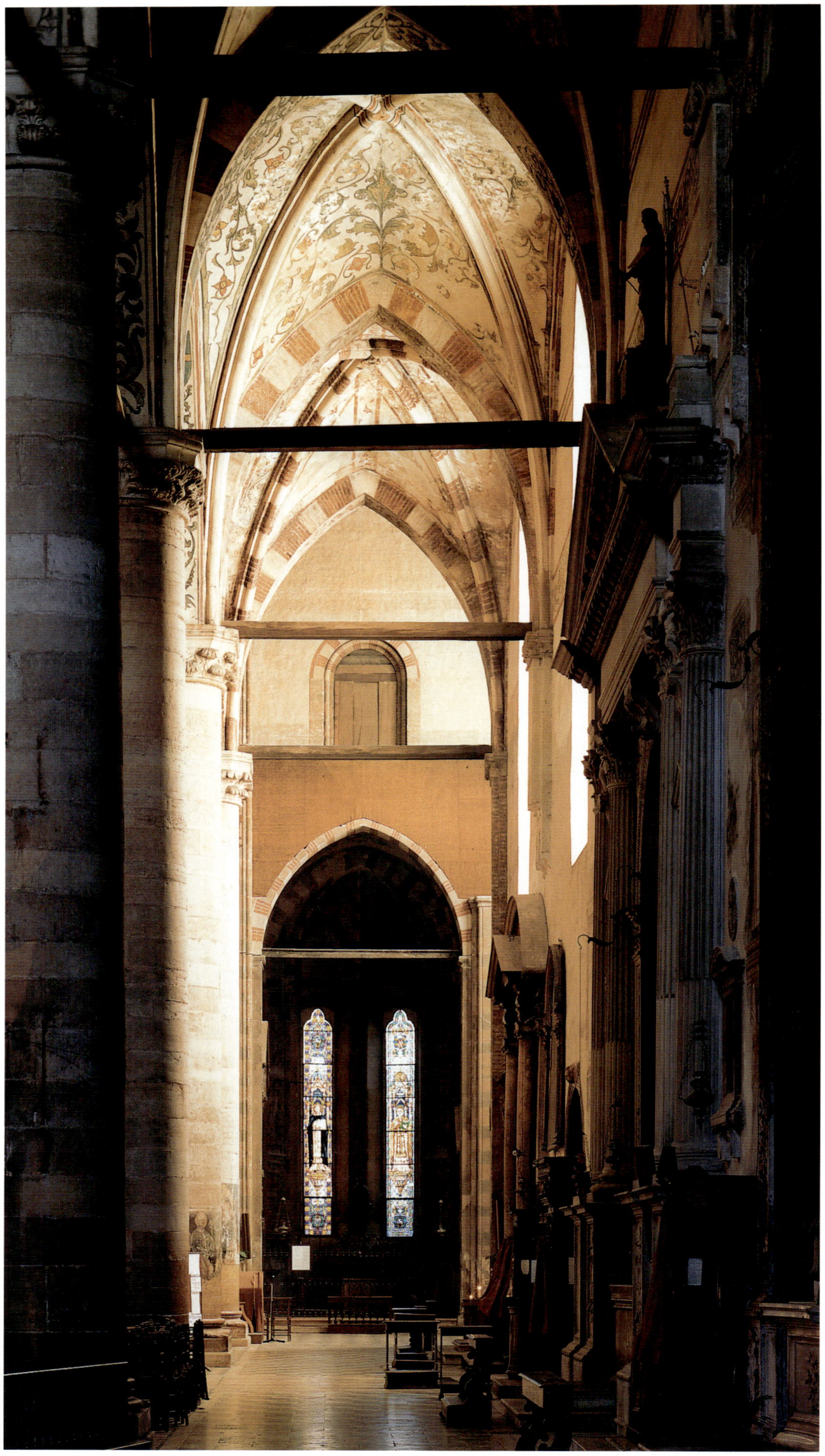

198 Verona, Sant'Anastasia, Blick durch das rechte Seitenschiff nach Osten zur Pellegrinikapelle

Zur Rekonstruktion von Pisanellos Wandgemälden in Sant'Anastasia

Hans-Joachim Eberhardt

Bis zum Ende des 19. Jahrhunderts befanden sich die erhaltenen Teile von Pisanellos Wandbildern in Sant'Anastasia im rechten Querschiff der Kirche hoch oben an der östlichen Querhauswand, oberhalb der Eingangsarkade zur Kapelle der Veroneser Familie Pellegrini (Abb. 198). Die Pellegrinikapelle ist die unmittelbar an den Chor südlich anschließende Querhauskapelle. Über dem Spitzbogen bedeckt heute eine bis zur Unterkante des Querschiffsfensters reichende Wandverkleidung die Fläche, welche die Fresken ehemals einnahmen.

1891 wurde aus konservatorischen Gründen der kleinere Freskoteil, die Landschaft mit dem Drachen links vom Spitzbogen (Abb. 138 und 176), zusammen mit der Putzschicht im sogenannten *stacco*-Verfahren abgenommen.[1] Darauf erfolgte Ende des Jahres 1900 die Ablösung des rechten, größeren Teils mit Georg und der Prinzessin (Abb. 138) sowie des unterhalb dieser Szene gemalten Wappens der Pellegrini (Abb. 141), und zwar im *strappo*-Verfahren, ohne die darunterliegende Putzschicht.[2] Pisanellos Wandbilder kehrten nach der Abnahme für Jahrzehnte wieder an ihren alten Platz zurück, der eine nahe Betrachtung ausschloß und sie direktem Sonnenlicht aussetzte. Nach vorübergehender Unterbringung im Museum sind die Freskenteile heute nicht mehr im Kirchengebäude selbst zu finden, sondern in der nördlich an den linken Querhausarm angebauten Cappella Giusti, oberhalb vom Durchgang zur westlich anschließenden Sakristei. Auch die gegenwärtige, vom Betrachterstandpunkt aus unbefriedigende Aufstellung in mehreren Metern Höhe und in ungünstigem Licht erlaubt keine Studien aus nächster Nähe. Zudem erschwert die jetzige Disposition eine Vorstellung von der ursprünglichen Zuordnung der beiden unten abgetrennten Zwickel. Unsere Fotomontage (Abb. 138) sucht diesen ehemaligen Zusammenhang zu rekonstruieren. Der rechte, breitere Zwickel enthält auf einem illusionistisch gemalten, von einer Hermelinborte eingefaßten Wandbehang das Pellegriniwappen mit dem Pilger (*pellegrino*, Abb. 141). Reste eines solchen Wandbehangs mit Hermelinumrandung blieben auch auf dem stark beschädigten linken, schmaleren Zwickel unter der Drachenszenerie erhalten (Abb. 138).

Giorgio Vasari veröffentlichte 1568 eine ungewöhnlich ausführliche, stellenweise detaillierte Beschreibung von Pisanellos Fresken der Pellegrinikapelle, die er mit höchstem Lob bedachte. Die betreffende Textstelle ist auf Seite 192f. nach dem italienischen Original und in deutscher Übersetzung wiedergegeben. Aus der Schilderung bei Vasari geht hervor, daß Teile der Bemalung heute nicht mehr vorhanden sind. Sucht man nach Informationen über die ursprüngliche Lokalisierung und den Umfang dieser verschollenen Wandgemälde Pisanellos, so stößt man bald auf Grenzen und bereits bei Vasari selbst auf Widersprüche, die weder von den Vasarikommentatoren noch durch die Pisanelloforschung aufgeklärt werden konnten. Im Rahmen der hier vorgelegten Untersuchungen führte die Frage nach der ursprünglichen Anordnung von Pisanellos Fresken zu der Erkenntnis, daß für die Beurteilung des Urzustandes und der nachfolgenden Veränderungen wesentliche Aspekte unbeachtet geblieben sind, vor allem weil der dazu vorhandene, von Vasari redigierte Quellentext ungenügend analysiert wurde. So ist es zu Fehlschlüssen und falschen Vorstellungen über die Lokalisierung der verschollenen Wandbilder Pisanellos gekommen, von denen auch noch die jüngste Forschung ausgeht.

Wie Vasari in seiner Vorbemerkung zur Beschreibung der Fresken von Sant'Anastasia betonte (vgl. Seite 192), verdankte er die in die zweite Auflage seiner Künstlerbiographien von 1568 aufgenommenen Mitteilungen über Pisanellos Werke in Verona einem Bericht seines Veroneser Freundes und Informanten, des kunstinteressierten Dominikaners Fra Marco de' Medici. Bei der Einschätzung des Quellenwerts der betreffenden Textpassage ist folglich zu beachten, daß Vasari hier Informationen aus zweiter Hand wiedergegeben hat. Grundsätzlich besteht aber kein Zweifel an der Gewissenhaftigkeit und *formalen* Exaktheit von Fra Marcos Beschreibung der Pisanellofresken, zumal der »hochgelehrte« Ordensbruder selbst im Dominikanerkloster von Sant'Anastasia wohnte, dem er zeitweise als Prior vorstand, bevor er später zum Bischof von Chioggia aufstieg.[3] Die Zuverlässigkeit seiner Angaben läßt sich am erhaltenen Georgswandbild (Abb. 138) überprüfen. Lediglich bei der zeitlichen und inhaltlichen Deutung waren ihm leicht erklärbare (in der Literatur häufig wiederholte) Irrtümer unterlaufen, indem er die Szene der Begegnung Georgs mit der Prinzessin als Begebenheit *nach* der Drachentötung geschildert hat, statt sie dieser vorangehen zu lassen.

Bevor Vasari (hier Fra Marco) bei der Beschreibung von Pisanellos Wandbildern der Pellegrinikapelle mit relativ knappen Worten auf diesen erhaltenen Teil der Fresken zu sprechen kam, hatte er bereits in einer doppelt so langen Textpassage die heute nicht mehr vorhandenen Darstellungen eingehend gewürdigt (Seite 192f.). Jener Schilderung zufolge handelte es sich um zwei lebensnah wiedergegebene Heiligengestalten, um einen Eustachius, der seinen Hund streichelte und unter dem Pisanellos Signatur gemalt war, sowie um einen Georg, der nach der Tötung des Drachens dabei war, sein Schwert wieder in die Scheide zu stecken.

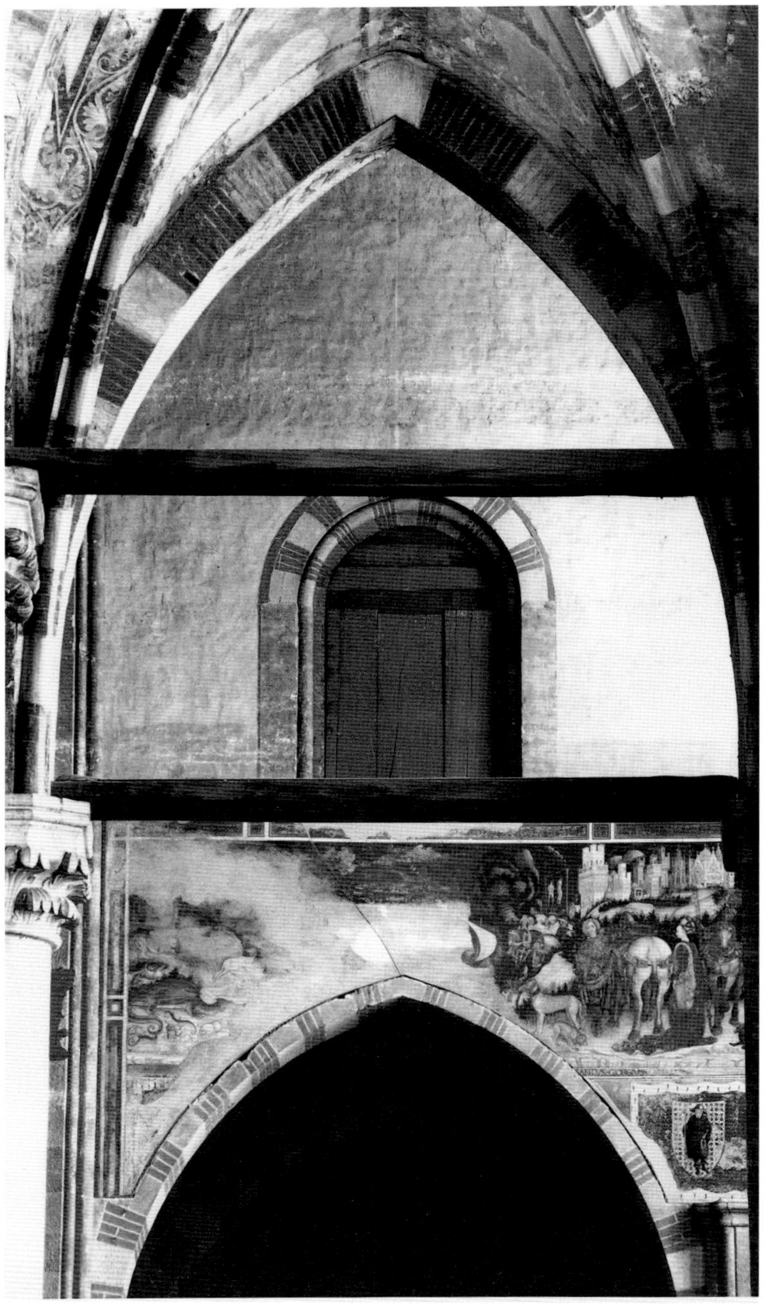

199 Verona, Sant'Anastasia, Blick auf die ehemals von Pisanello bemalte Wandfläche im Querhaus über der Pellegrinikapelle (Photomontage)

Nach allgemeinem Verständnis soll sich Vasari zufolge das genannte Eustachiuswandbild im Kapelleninneren befunden haben, »nella cappella della famiglia de' Pellegrini«. Danach habe Pisanello die gesamte Außenfassade der Kapelle gemalt und »auf der anderen Seite« (»dall'altra parte«) jenen Georg als Drachentöter, der sein Schwert gerade wieder in die Scheide steckt. Diese unvermittelt folgende Aussage über den »auf der anderen Seite« gemalten Georg geschah ohne räumliche Bezugnahme auf das zuvor beschriebene Fresko des

Eustachius im Kapelleninneren und auf die im selben Satz erwähnten Malereien der Außenfassade. Die Unklarheit jener wie aus anderem Zusammenhang gerissenen Textstelle offenbart, daß Vasari bei seiner Niederschrift unter Benutzung des Manuskripts Fra Marcos mit den örtlichen Verhältnissen der Kirche nicht vertraut war, daß »er gleichsam mit fremdem Auge schrieb«.[4] Hieraus resultieren die ungelösten Schwierigkeiten der Pisanelloforschung bei allen bisherigen Versuchen zur Rekonstruktion des Freskenprogramms der Pellegrinikapelle, zumal der Fra-Marco-Bericht in Vasaris konfuser und widersprüchlicher Version die einzige bekannte literarische Quelle über Pisanellos Veroneser Wandbilder geblieben ist.

Darauf fußend, haben fast alle an diesem Problem interessierten Autoren das Eustachiusfresko und – soweit sie sich dazu äußerten – auch den Georg als Drachentöter im *Inneren* der Kapelle gesucht.[5] Die Innenwände der Pellegrinikapelle sind jedoch weitgehend verdeckt durch gotische Grabmäler und durch die Terrakottareliefs des Michele da Firenze aus der Entstehungszeit von Pisanellos Fresken. Abgesehen von den schlecht sichtbaren Lünetten oberhalb und den niedrigen Wandstreifen unterhalb der Reliefs verbliebe nach G. L. Mellini als Ort für die zwei verschwundenen Heiligen Pisanellos nur die Wandfläche unter dem links befindlichen Trecentograbmal des Tomaso Pellegrini.[6]

Singulär geblieben ist dagegen die These B. Degenharts, wonach die gesamte Bemalung *außen* vorzustellen sei, darunter auch die beiden verschollenen Heiligen als Einzelfiguren. Er vermutete sie an den Pfeilern neben dem Eingang der Kapelle, Georg rechts unter dem Pellegriniwappen und – ihm gegenüber auf dem linken Pfeiler – Eustachius.[7] Diese Meinung ist in der Literatur nie diskutiert worden, wohl deshalb, weil sie in offensichtlichem Widerspruch steht zu Vasaris Ortsangabe, das Eustachiusfresko befände sich »nella cappella«.

Nun läßt sich der vasarische Text aber ohne genauere Analyse weder mit den räumlichen Gegebenheiten der Pellegrinikapelle in Einklang bringen noch mit den vorliegenden Rekonstruktionsvorschlägen. So hat keiner der Kommentatoren den Passus erklären können, Pisanello habe »die *ganze* Außenfassade der genannten Kapelle« bemalt (»dipinse tutta la facciata di fuori di detta cappella«, Abb. 198). Denn von jener großflächigen Bemalung ist nur der untere, kleinere Teil erhalten, der das Wandstück zwischen dem Eingangsbogen und dem Querhausfenster bedeckte (Abb. 199). Daraus resultiert die von der Forschung noch nicht beantwortete Frage, was zu seiten dieses Fensters und darüber dargestellt war und warum Vasari bei seinen ausführlichen Beschreibungen die Wandbilder dieser Flächen übergangen haben sollte.

Problematisch erscheint ferner bei der Aufteilung des Freskenprogramms in Innen und Außen die Vorstellung, daß Pisanello seine Einzelgestalten des Georg und des Eustachius und dazu die Künstlersignatur an ganz untergeordneter Stelle im Kapelleninneren eingefügt hätte. Und so stellt sich die Frage, wie in diesem Zusammenhang Vasaris Worte »dipinse … nella cappella« tatsächlich zu verstehen sind.

Die Antwort auf diese Kernfrage findet sich bei Vasari selbst, noch in der Pisanellovita, dort, wo er unmittelbar im Anschluß an die Sant'Anastasia-Fresken jene von San Fermo beschrieben hat; dabei stützte er sich auf dieselbe Quelle, den Bericht des Fra Marco de' Medici: »*Dipinse* il medesimo Pisano in San Fermo Maggiore di Verona … *nella cappella* de' Brenzoni …«.[8] Bekanntlich handelt es sich hier um das Grabmonument der Familie Brenzoni an der Nordwand des einschiffigen Kirchenraums (Abb. 54). Bei Pisanellos auf die Kirchenwand von San Fermo gemaltem Fresko gibt es gar kein Kapelleninneres. Mit der Ortsangabe »nella cappella« unterschied Vasari ganz offensichtlich nicht zwischen einem Kapellenraum und einem Seitenaltar, welcher der Kirchenwand vorgeblendet oder in diese eingelassen ist.[9] Da Vasari bei der Niederschrift seines Werkes keine Vorstellung von der räumlichen Situation in Sant'Anastasia hatte, ist seine Angabe »nella cappella« lediglich als allgemeiner, undifferenzierter Hinweis auf eine Kapelle beziehungsweise auf einen Wandaltar zu verstehen;

er setzte mit einer solchen Ortsbezeichnung keinesfalls zwingend ein Kapelleninneres voraus. Alle Autoren, die aufgrund dieser Aussage die verschollenen Fresken an den Innenwänden der Pellegrinikapelle gesucht haben, sind folglich von einer Fehlinterpretation des Vasaritextes ausgegangen, den sie zu wörtlich nahmen. Durch diese Erkenntnis entfällt aber auch das Hauptargument für die Lokalisierung der Heiligenfiguren und der Künstlersignatur Pisanellos in den Innenraum der Pellegrinikapelle und für ihre Absonderung von der Bemalung der Außenwand.

Die Entschlüsselung des wahren Sinngehalts von Vasaris Ortsangabe wirft völlig neues Licht auf seine Beschreibung der Pisanellofresken und macht den Blick frei auf Zusammenhänge, die bisher verborgen geblieben sind. So gab Vasari bei der Beschreibung des sein Pferd besteigenden Georg (Abb. 154) an, dieser sei gerüstet wie der Georg des heute verschollenen Freskos: »armato come di sopra«. Ausgehend von der üblichen Lokalisierung jener Einzelfigur im Kapelleninneren, war Vasaris Verbindung beider Darstellungen desselben Ritterheiligen als bloßer innertextlicher Hinweis auf den vorher erwähnten Georg verstanden worden. Sieht man diese Bezugnahme aber im *örtlichen* Sinn, so hätte sich die Figur Georgs als Drachentöter *über* dem erhaltenen Fresko befunden. Die Aufdeckung derartiger Bezüge zwischen den einzelnen Bildelementen anhand des Vasaritextes und mit Blicken auf die erhaltenen Freskenteile (Abb. 138) sowie auf die Außenwand der Pellegrinikapelle (Abb. 199) eröffnet neue Möglichkeiten, die Disposition von Pisanellos Wandbildern aufzuklären.

Um diese von Fra Marco de' Medici berichteten, durch Vasaris Bearbeitung offenbar in teilweise verstümmelter Form überlieferten Relationen wieder deutlich zu machen, empfiehlt es sich, zur Orientierung von Pisanellos Signatur auszugehen. Sie war aufgemalt *unter* dem Bild des hl. Eustachius: »Sotto la qual figura si vede dipinto il nome d'esso Pisano ...«. Nach dem Eustachius habe Pisanello die ganze Außenwand der Kapelle bemalt sowie, Eustachius gegenüber, *auf der anderen Seite* den hl. Georg als Drachentöter in silberner Rüstung, »... dall'altra parte un S. Giorgio armato d'armi bianche fatte d'argento ...«. Wie bereits bemerkt, ist dieses Georgsbild *oberhalb* des in gleicher Rüstung dargestellten Georg des großen Wandbildes (Abb. 199, 154) zu suchen.

Die an der Kapellenaußenwand über der abgenommenen Georgsszene vorhandenen Wandflächen zu beiden Seiten des Fensters (Abb. 200) scheinen wie geschaffen zur Aufnahme der Einzelfiguren des Georg mit dem getöteten Drachen und des Eustachius mit dem Hund. Nach den prägnanten Beschreibungen bei Vasari sind die beiden Ritterheiligen nicht in szenischem Verbund, sondern als statuenhafte Gegenstücke vorzustellen.[10] Mit dieser Disposition stimmt auch die aus der Textanalyse gewonnene Erkenntnis überein, daß sich alle von Vasari erwähnten, durch ein Netz von Bezügen untereinander verknüpften Bildkomponenten auf derselben Wand, nämlich der von Vasari so genannten »Außenfassade« der Pellegrinikapelle befunden haben müssen. Die dadurch erreichte harmonische Einbindung sowohl der erhaltenen als auch der verschollenen Freskenelemente in den Wandaufbau belegt ebenso wie der nun gefundene Einklang zwischen Vasaris Quellentext und der tatsächlichen topographischen Situation in wechselseitiger Konsequenz die Schlüssigkeit der hier vorgeschlagenen Rekonstruktion: Pisanellos Ritterheilige, Eustachius mit seinem Hund und Georg mit dem getöteten Drachen, waren über dem erhaltenen Fresko auf die Wandflächen links und rechts vom Querhausfenster gemalt (Abb. 200). Oberhalb der noch von düsterer Ungewißheit erfüllten Szene des Aufbruchs zum Drachenkampf ist dieser Anordnung zufolge der hl. Georg als sein Schwert zurücksteckender heldenhafter Sieger, als triumphierender Befreier in silberglänzender Rüstung vorzustellen. Ihm gegenüber, links vom Fenster, stand laut Vasari die »Figur des heiligen Eustachius, eine der besten, die dieser Künstler geschaffen hat, und wirklich wunderschön«, mit dem sich an ihm aufrichtenden Hund, der den Kopf zurückwandte, »als habe er ein Geräusch gehört«.

Die schutzsuchende aufrechte Stellung und die Kopfwendung sind als natürliche Reaktionen des Hundes angesichts des Drachens zu verstehen. So läßt die hier vertretene Rekonstruktion anhand der Beschreibung bei Vasari ein Geflecht von Bezügen zwischen den Wandbildern offenbar werden, aus denen Pisanellos künstlerisches Streben nach formaler und inhaltlicher Verbindung der Freskenteile erkennbar wird. Auf diese Weise schuf Pisanello eine übergreifende Beziehung zwischen beiden Wandbildern zu seiten des Fensters, ähnlich jener, die er im Fresko darunter malte, wo der lauernde Drache der linken Bildhälfte von dem dorthin sichernden Hund des Georg beobachtet wird (Abb. 138). Georg seinerseits verklammerte als Hauptakteur in der Szene vor dem Drachenkampf und im Standbild darüber durch die Tötung des Ungeheuers die untere mit der oberen Bildzone und bewirkte so die innere *Einheit* der Bilderfolge (Abb. 200). Im wesentlichen Ergebnis sind diese Überlegungen eine Bestätigung der vor mehr als vier Jahrzehnten geäußerten Ansicht Bernhard Degenharts: »...die Gesamtbemalung... deckte *nur die Außenwand* der Kapelle«.[11] Das weithin sichtbare Bildprogramm mit den Darstellungen der beiden Ritterheiligen ist im Auftrag der Stifterfamilie Pellegrini zur Verherrlichung der christlichen Ideale des Rittertums geschaffen worden. Die Pellegrini gehörten seit der Skaligerherrschaft zu den angesehensten Adelsfamilien in Verona, eine Stellung, die auch in der Wahl und durch die Ausgestaltung der unmittelbar neben dem Chorraum gelegenen Kapelle in einer der bedeutendsten Kirchen der Stadt zum Ausdruck kam.[12]

Für die hier vorgestellte Rekonstruktion (Abb. 200) sprechen außer dem Augenzeugenbericht des Fra Marco de' Medici weitere in diesem Zusammenhang noch nicht beachtete Belege innerhalb und außerhalb der Pellegrinikapelle und in Pisanellos Werk. Bei Restaurierungsarbeiten an der linken Innenwand der Kapelle ist 1980 unter dem Grabmal des Tomaso Pellegrini (gest. 1392) das Fresko einer *Imago Pietatis* aus dem späten 14. Jahrhundert teilweise freigelegt worden (Abb. 202). Der Schmerzensmann befindet sich unterhalb des Sarkophags mitten auf einem etwas vortretenden Mauerstück. Gerade von diesem Mauervorsprung mit dem damals nicht sichtbaren Trecento-Schmerzensmann hatte G. L. Mellini 1961 aber vermutet, er sei eine spätere Zutat. Das vorgemauerte Wandstück würde jene Fläche verdecken, die Mellini bei der Suche nach den beiden Pisanello-Heiligen als plausibelste Stelle für die einander gegenüberstehenden Einzelgestalten des Eustachius und des Georg bezeichnet hat.[13] Da der Wandvorsprung zusammen mit dem

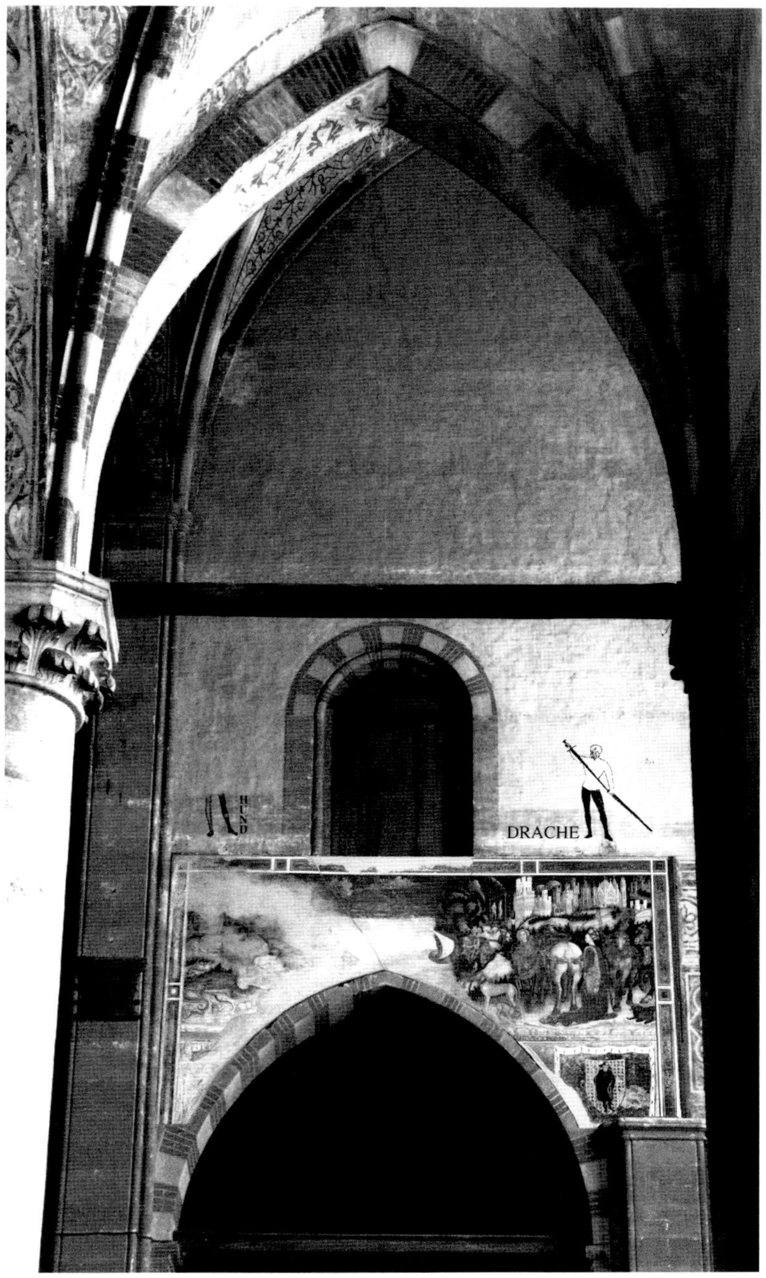

200 Verona, Sant'Anastasia, Rekonstruktion der Wandbilder Pisanellos an der Außenwand der Pellegrinikapelle

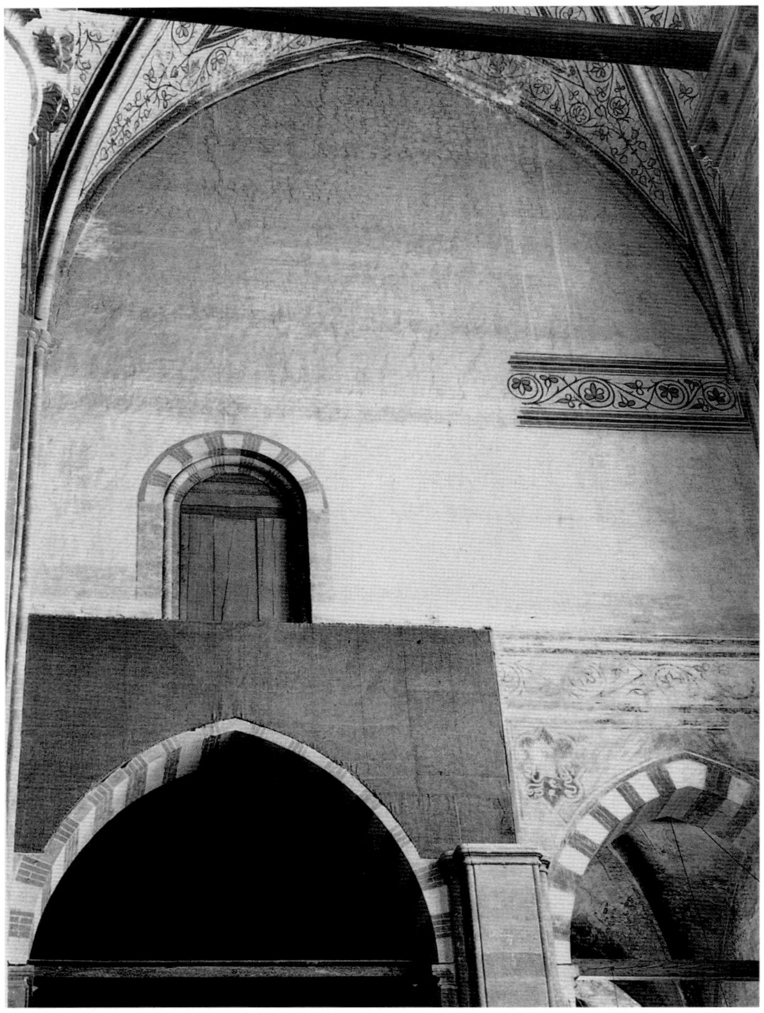

201 Verona, Sant'Anastasia, Ostwand des südlichen Querhauses über der Pellegrini- und der Cavallikapelle

Schmerzensmann aber offensichtlich zur originalen Grabausstattung des Trecento gehört, kommt dieser Standort für die verschollenen Figuren nicht mehr in Frage. So entfällt eine weitere Möglichkeit zur Lokalisierung von Teilen der Pisanellowandbilder im Kapelleninneren, das dafür auch nirgendwo sonst eine angemessene Fläche aufweist, was bereits Mellini betont hat.

Der Angabe Vasaris, wonach Pisanello die ganze Außenwand der Pellegrinikapelle (Abb. 200–201) bemalt habe (»dipinse tutta la facciata di fuori di detta cappella«), ist in den vorliegenden Untersuchungen nie die ihr gebührende Aufmerksamkeit geschenkt worden. Erblickt der Besucher, der die Kirche durch das Hauptportal betreten hat, vom Westteil des Seitenschiffs aus die Pellegrinikapelle, so erscheint ihre »Außenfassade« als annähernd symmetrische Mauerfläche, gerahmt von der östlichen, zum Querhaus führenden Seitenschiffsarkade (Abb. 198). Vom genannten Standort aus wird die Kapellenfassade durch zwei das Seitenschiff oben in Kämpferhöhe überspannende Ankerbalken optisch in drei horizontale Wandzonen untergliedert (Abb. 199). Dabei entspricht die untere Zone der Mauerfläche vom Eingangsbogen bis zum Querhausfenster, der mittlere Teil reicht vom Fuß bis zum Scheitel dieses Rundbogenfensters, und die Zone darüber bildet einen spitzbogig geschlossenen oberen Wandausschnitt. Wie Annegrit Schmitt-Degenhart beobachtete, hat Pisanello sich diese Fernwirkung der Kapellenfassade und ihre dreifache Aufteilung bei der Wandgestaltung bewußt zunutze gemacht.

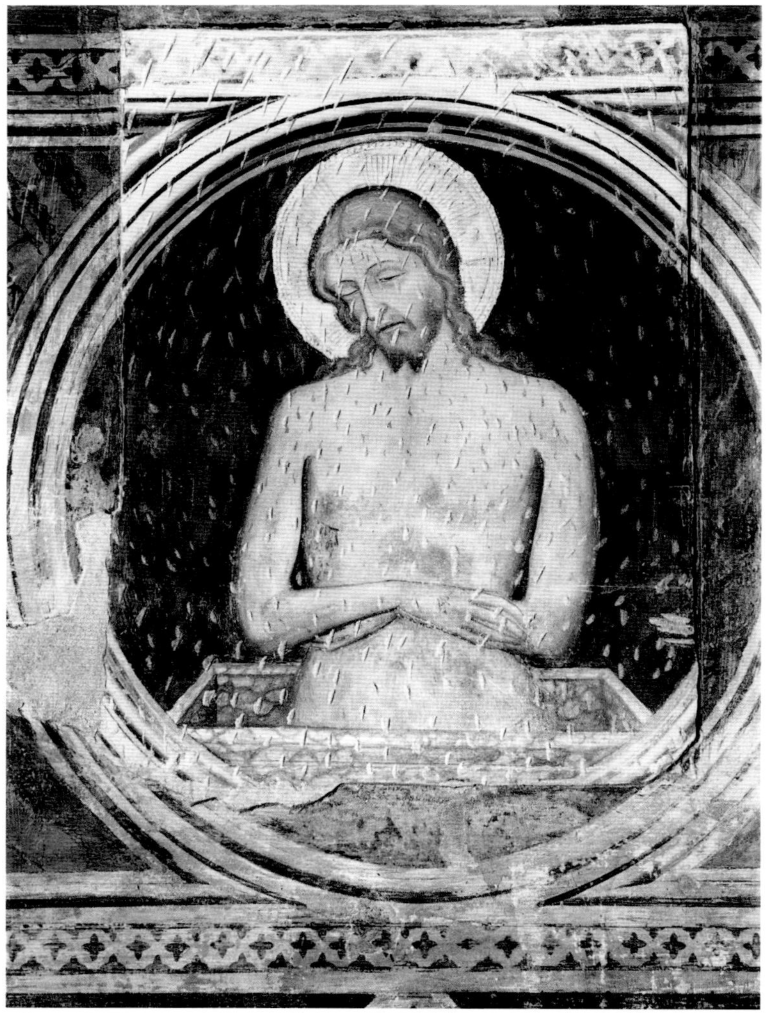

202 Veroneser Maler des späten 14. Jahrhunderts, Schmerzensmann am Grabmal des Tomaso Pellegrini. Verona, Sant'Anastasia, Pellegrinikapelle

Auch daher entspricht die Höhe des erhaltenen Freskos jener der unteren Wandzone, und so begrenzte Pisanello die Szene durch jenen balkenbreiten profilierten Rahmen (Abb. 138), dessen obere Leiste in der Fernwirkung vom Ankerbalken verdeckt wurde (Abb. 199).
Darüber erblickte man in der mittleren Zone beiderseits des Fensters die gemalten Standbilder von Eustachius und Georg (Abb. 200). Auf diese Weise gelangte Pisanello bei der Wandgliederung zu einem mehrgeschossigen Aufbau, jenem in San Fermo (Abb. 54) insoweit vergleichbar, als er den Heiligen, wie dort den beiden Erzengeln, ein eigenes Stockwerk einräumte. Es entsprach dem Zeitstil, daß Pisanello auch in Sant'Anastasia die beiden Heiligenstatuen mit ihren Tierattributen vor Tabernakel stellte. Man muß sich diese Tabernakel als spätgotische Architekturen mit Pastigliareliefs vorstellen, welche ähnlich wie in San Fermo die Erzengel (Abb. 203) hier die gemalten Standbilder des Eustachius und des Georg überhöhten und zur Geltung brachten. Bezeichnenderweise wurde gerade die Wirkung dieser beiden Heiligengestalten Pisanellos auf den Betrachter in Vasaris Bericht besonders hervorgehoben, wo sie in den bewundernden Worten des Veroneser Architekten und Kunstkenners Michele Sanmicheli zum Ausdruck kommt (siehe Seite 192 f.). Ausgehend von der Annahme, daß wie in San Fermo die Höhe des Eustachius und des Georg den Personenmaßen der unteren Bildzone entsprach, würde die Körpergröße der beiden Heiligen in Sant'Anastasia ungefähr die halbe Höhe des Querhausfensters erreicht haben (Abb. 200).
Die Wandflächen darüber standen ähnlich wie in San Fermo für Tabernakelarchitekturen zur Verfügung, welche wohl auch in die obere Wandzone – über das Querhausfenster hinaus – aufragten und so den durch Vasari überlieferten Eindruck vermittelten, Pisanello habe die gesamte Kapellenfassade bemalt (Abb. 199). Ein freskierter Ornamentstreifen aus dem 14. Jahrhundert, der an der östlichen Querschiffswand oberhalb des Fensters verlief und über der angrenzenden Cappella Cavalli in durch Übermalung aufgefrischtem Zustand noch vorhan-

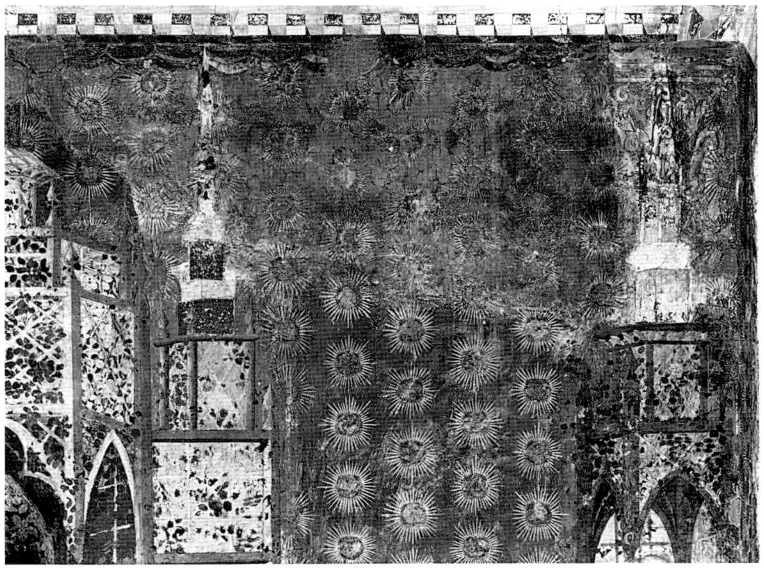

203 Pisanello, Ausschnitt vom oberen rechten Teil des Wandbildes in San Fermo. Verona, San Fermo

den ist, bricht über der Pellegrinikapelle ab (Abb. 201). Auch das ist ein Hinweis auf eine ehemals oberhalb der Pellegrinikapelle vorhandene Bemalung, die bis in die Wandzone über dem Querhausfenster reichte und derentwegen dort die Trecentodekoration zerstört wurde.
Die oberhalb des Aufbruchs zum Drachenkampf horizontal verlaufende Rahmenbordüre (Abb. 138) diente als typisches Element der monumentalen Wandmalerei zur Trennung, zugleich auch als Einfassung übereinander angeordneter Bildfelder, zur Zeit Pisanellos aber keineswegs als oberer Abschluß. Wie Pisanello großformatige, auf Fernwirkung berechnete Wandflächen gestaltet und den oberen Abschluß jeweils gekennzeichnet hat, lehren die Fresken in San Fermo und Mantua. Nicht zuletzt dieser Tatbestand ist ein zusätzliches Anzeichen dafür, daß sich Pisanellos Bemalung auch auf die darüberstehende Wandzone erstreckt hat.
Wie die Abb. 138 zeigt, wurde die Rahmenbordüre, die das Georgswandbild einfaßt, oben durch kleine Quadrate in drei unterschiedlich breite Rechteckfelder gegliedert, wobei das linke Außenfeld schmaler ist als das rechte (vgl. auch Abb. 200). Pisanello nahm hier offenbar Rücksicht auf die Asymmetrie der zu bemalenden Wandfläche, weil zum rechten Freskoteil auch das Wandstück oberhalb des

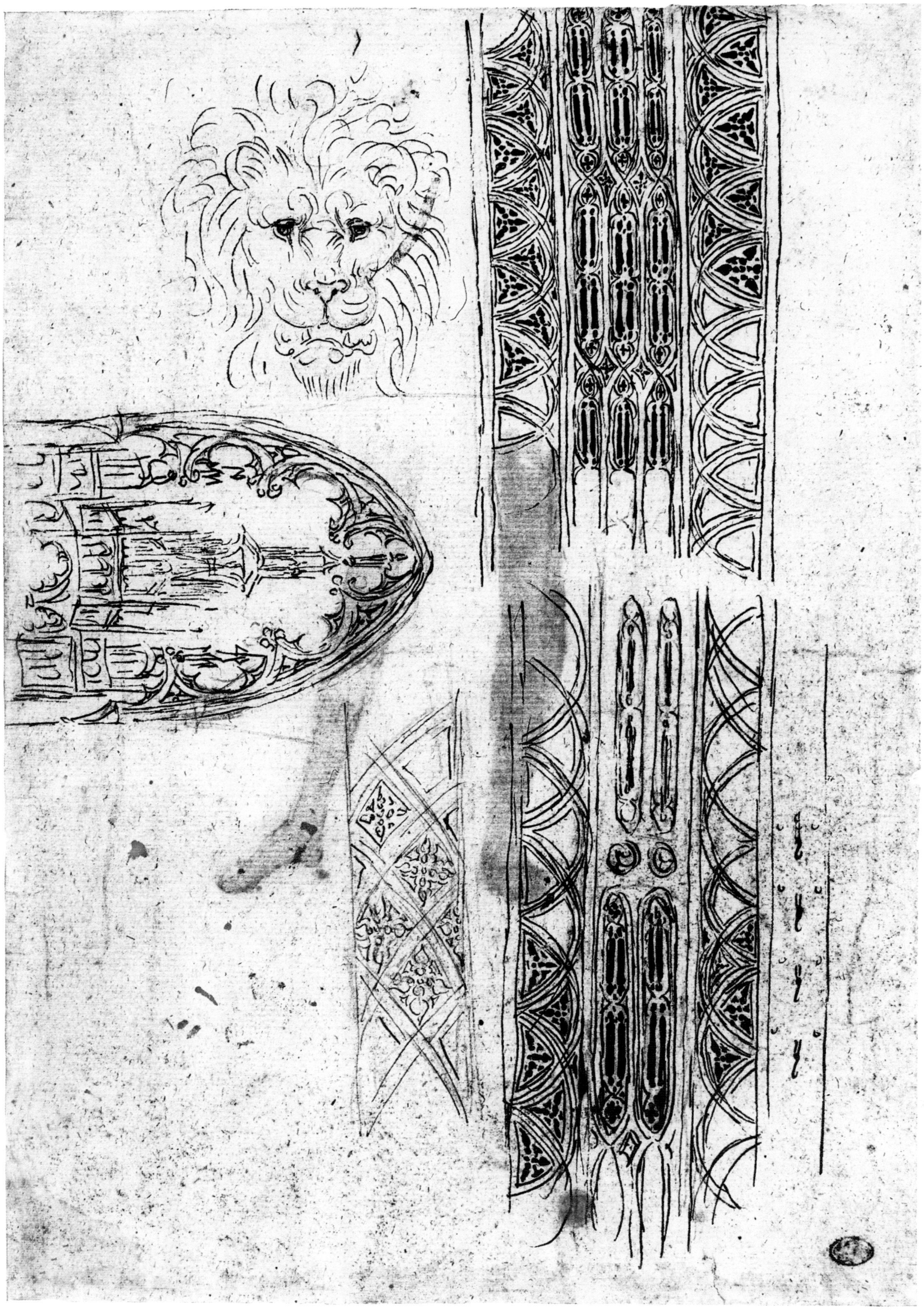

204 Pisanello, Maßwerkskizzen für die Wandbilder in Sant'Anastasia. Metallstift und Feder auf Papier, 29,4 x 20,5 cm. Paris, Louvre 2290 recto

Pfeilers zwischen Pellegrini- und Cavallikapelle gehörte. Der aus dem Seitenschiff sich nähernde Betrachter, in dessen Blickfeld zunächst ein ungefähr symmetrischer Wandausschnitt lag (Abb. 198), konnte erst im dritten Joch die Gemälde der Kapellenaußenwand in ihrer vollen Breite überschauen (Abb. 200) und wahrnehmen, daß die rechte Freskenhälfte deutlich breiter ist. Pisanello waren demnach in Sant'Anastasia nicht nur all jene Gestaltungsprobleme aufgetragen, die sich bei der Bemalung einer so ungewöhnlichen, von Arkade und Querhausfenster durchbrochenen Wandfläche stellten, er mußte auch die besonderen Schwierigkeiten mit den asymmetrischen Bildformaten meistern. Dazu gehörte in der mittleren Freskenzone seitlich des Querschiffsfensters die Aufgabe, die dort zu malenden Ritterheiligen auf unterschiedlich breiten Mauerflächen als Pendants zur Wirkung zu bringen. Und hierauf scheint auch die asymmetrische Unterteilung der Rahmenbordüre unter dem Querhausfenster hinzuweisen.

Die Zuordnung beider Bildfelder in der Fensterzone an Eustachius links und Georg rechts stützt sich ebenfalls auf Vasari. Ohne ausdrücklich von links und rechts zu sprechen, hatte Vasari mit den Worten des Fra Marco de' Medici zuerst den Eustachius mit seinem Hund in bemerkenswert statuarischer Haltung umrissen, bevor er den Georg als Drachentöter mit raumgreifender Haltung und Gestik schilderte. Mit diesem Bericht korrespondieren die verschieden breiten Wandflächen zu seiten des Fensters vollkommen. Die vorliegende Rekonstruktion (Abb. 200) nimmt darauf Rücksicht, indem Georg das breitere Bildfeld eingeräumt wurde. Die anschauliche Beschreibung durch Fra Marco offenbart auch, daß Pisanello sich bei der Georgsfigur an einen ikonographischen Typus hielt, der in Enthauptungsszenen bei der Darstellung des Scharfrichters geläufig war und den auch Masolino in San Clemente (Abb. 208) um 1430 verwendet hatte: »Dieser heilige Georg ist dargestellt, wie er nach der Tötung des Drachens das Schwert wieder in die Scheide stecken will. Dabei hebt er die rechte Hand, die das Schwert mit der Spitze bereits in die Scheide

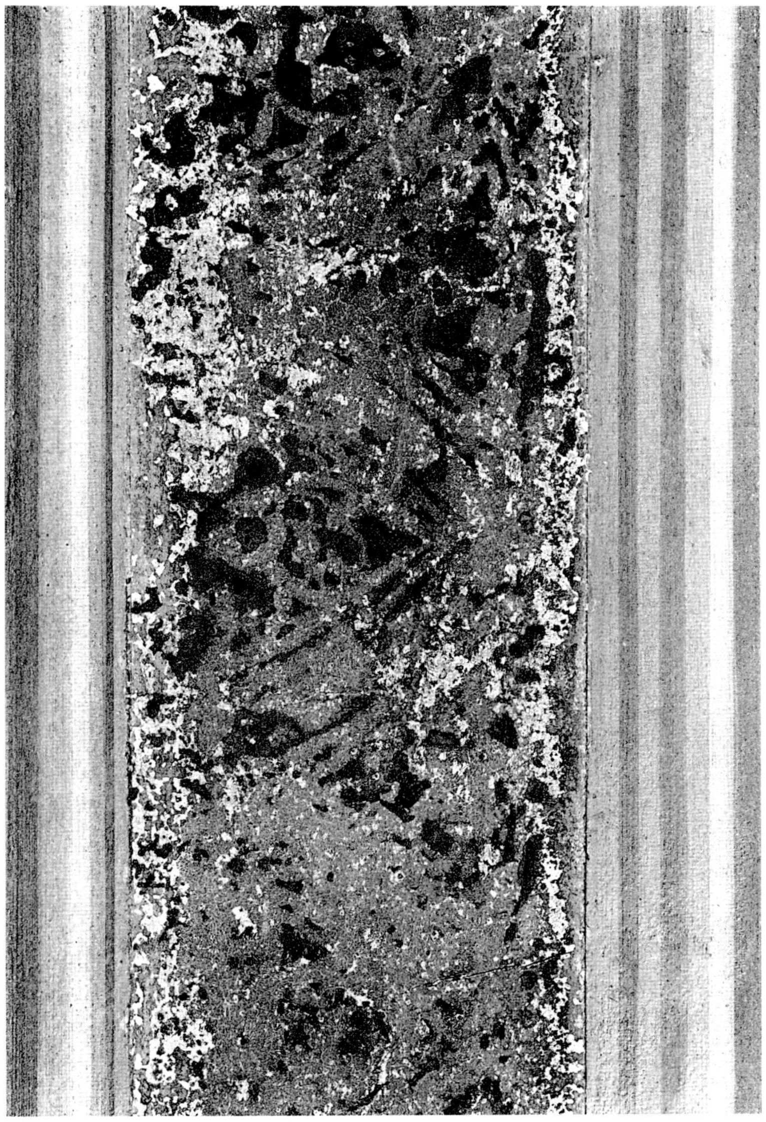

205 Pisanello, Randbordüre mit Maßwerkfüllung. Verona, Sant'Anastasia

eingeführt hat, und senkt die linke Hand weiter nach unten, damit ihm der größere Abstand das Einstecken des langen Schwertes erleichtert.«[14]

In Verbindung mit den verschollenen Partien des Wandbildes erkannte Brigit Blass-Simmen den bisher nicht beachteten Zusammenhang, der zwischen der Rahmung der erhaltenen Freskoteile von Sant'Anastasia und jener in der Louvrezeichnung 2290 (Abb. 204) besteht. Der gemalte Rahmen weist die gleiche Struktur aus sich durchschneidenden Halbkreisen auf (Abb. 205) wie die von Pisanello in zwei Varianten skizzierten Maßwerkentwürfe. Trotz der unterschiedlichen Techniken stimmen in der Federskizze und – soweit erhalten – im Wandbild sogar die Maßwerkfüllungen überein. Inner-

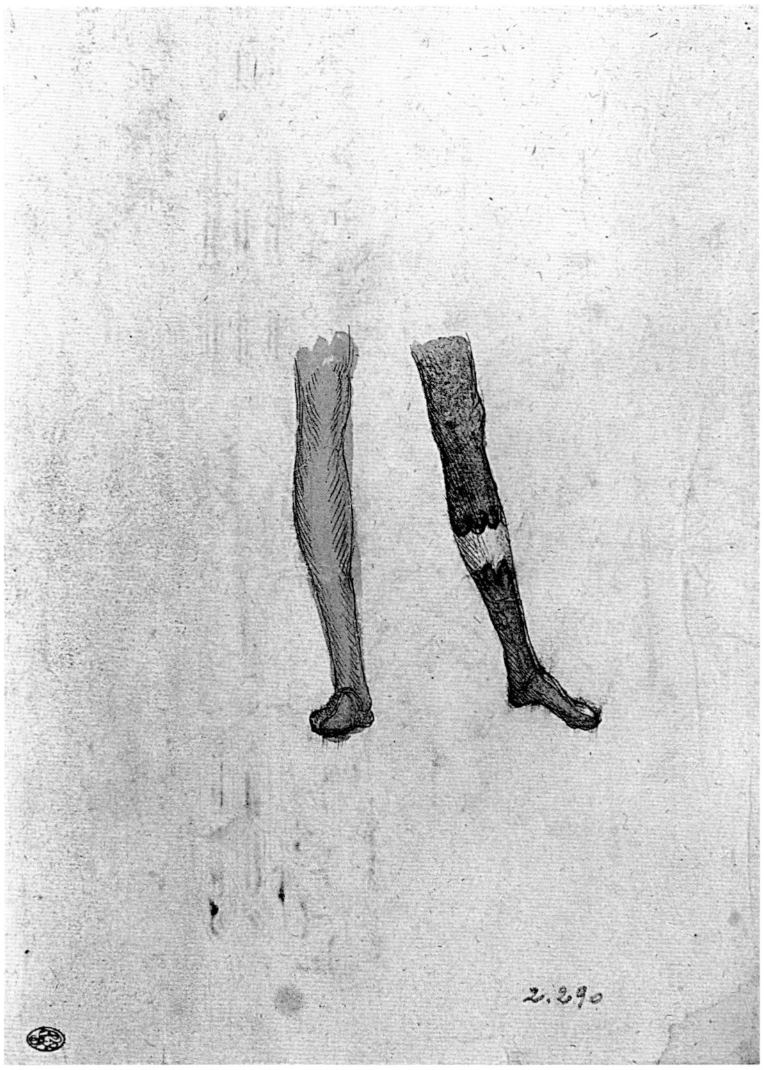

206 Pisanello, Beinstudie für den hl. Eustachius in Sant'Anastasia (?). Feder und farbiger Pinsel auf Papier, 29,4 x 20,5 cm. Paris, Louvre 2290 verso

halb von Pisanellos Œuvre finden sich solche Maßwerkformen allein in diesen beiden Werken. Der Bezug der Louvrezeichnung zu den verschwundenen Freskenpartien in Sant'Anastasia liegt somit nahe und wird durch weitergehende Beobachtungen bekräftigt.

So identifizierte Brigit Blass-Simmen auf dem Louvreblatt (Abb. 204) den vertikalen Randstreifen rechts neben der unteren Maßwerkskizze als Ornamentfries mit übereinander angeordneten Schwänzchen und Hinterfüßen von Hermelinen, jenem Motiv, das in gleicher Stilisierung in den beiden Freskozwickeln von Sant'Anastasia wiederkehrt (Abb. 138 und 141) und dort als Pelzbordüre die Umrandung von Wandbehängen bildet. Das Wandbild von San Fermo (Abb. 54 und 77) zeigt, wie Pisanello bereits dort die architektonische Figurenumrahmung vor eine gemalte Wandverkleidung gestellt hatte. Der rote, mit goldenen Sternen besetzte Wandbehang bedeckt oben rechts auch das linke Gewände des dort angrenzenden Fensters (Abb. 203). An beiden Seiten des Freskos ließ Pisanello einen schmalen, heute nur in Resten erhaltenen Streifen dieser Hintergrundfolie zur Wirkung kommen (Abb. 54). Im gleichen Sinn ist auch der Hermelinstreifen am rechten Rand des Pariser Maßwerkentwurfs zu deuten (Abb. 204). Er war als rechter Abschluß einer Umrahmung konzipiert und wäre als Teil eines Tabernakelrahmens für den rechts stehenden Georg gut vorstellbar.

In die gleiche Richtung weist eine Beobachtung von Annegrit Schmitt-Degenhart: Sie vermutet im Louvreblatt 2290 in der Studie einer spitzbogigen Tabernakelbekrönung (Abb. 204, links, querstehend) ebenfalls einen Zusammenhang mit der Architekturrahmung für Eustachius und Georg, die entsprechend San Fermo vorauszusetzen ist und wofür auch die beiden Maßwerkvarianten der Pariser Zeichnung vorgesehen sein könnten. Demnach wäre in Pisanellos Planung das Motiv der sich durchschneidenden Maßwerkbogen als Rahmenelement auch in der Fensterzone (Abb. 200) vorgesehen gewesen.

Außerdem sieht Annegrit Schmitt-Degenhart aufgrund der vorangegangenen Überlegungen in der aquarellierten Beinstudie eines Höflings (Abb. 206) auf der Rückseite desselben Pariser Blattes 2290 einen Entwurf für die nach rechts geöffnete Figur des hl. Eustachius, der links vom Querhausfenster (Abb. 200), Georg gegenüber (vgl. Abb. 208), vorzustellen ist.[15] Nach M. Fossi Todorow steht diese Beinstudie in Bezug zur Louvrezeichnung 2281 (Abb. 207).[16] Sie enthält fünf Detailskizzen zweier Füße in ähnlicher Stellung; allerdings sind es die Füße eines Gerüsteten, vergleichbar denen Georgs in Pisanellos Londoner Gemälde (Abb. 43), weshalb Annegrit Schmitt-Degenhart hierin eher Entwürfe für die Füße des verschollenen Georg als Drachentöter sieht (vgl. auch Abb. 208), welcher

nach Vasari in silberner Rüstung dargestellt war. Mit der Pariser Zeichnung 2281 schließt sich der Kreis neuer Verflechtungen zwischen Pisanellos Entwürfen und seinen ausgeführten Wandbildern von Sant'Anastasia, enthält die Rückseite desselben Blattes (Abb. 273) doch jene *prima idea* für das Haupt des Königs von Silena (Abb. 272).
Auch wenn die verloren geglaubten Originale sich dadurch nicht ersetzen lassen, so nehmen die verschwundenen Freskenteile von Sant'Anastasia in der hier versuchten literarischen und figürlichen Rekonstruktion anhand von Vasaris Quellentext und anhand einzelner Studien Pisanellos erstmals wieder Gestalt an, und zwar an der Außenwand der Pellegrinikapelle, dort, wo die Wandgemälde bisher nicht gesucht worden sind (Abb. 200). Dieses Ergebnis gipfelt in der vielleicht überraschenden,

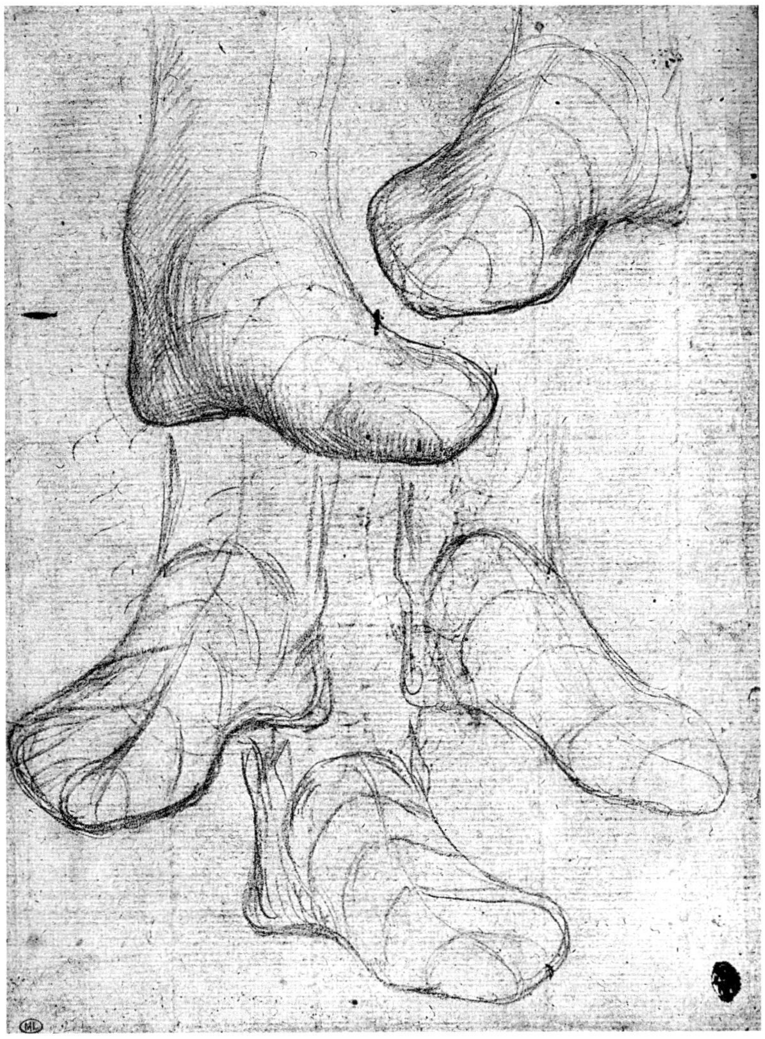

207 Pisanello, Fußstudien für einen Gerüsteten. Metallstift auf Papier, 27,4 x 19,5 cm. Paris, Louvre 2281

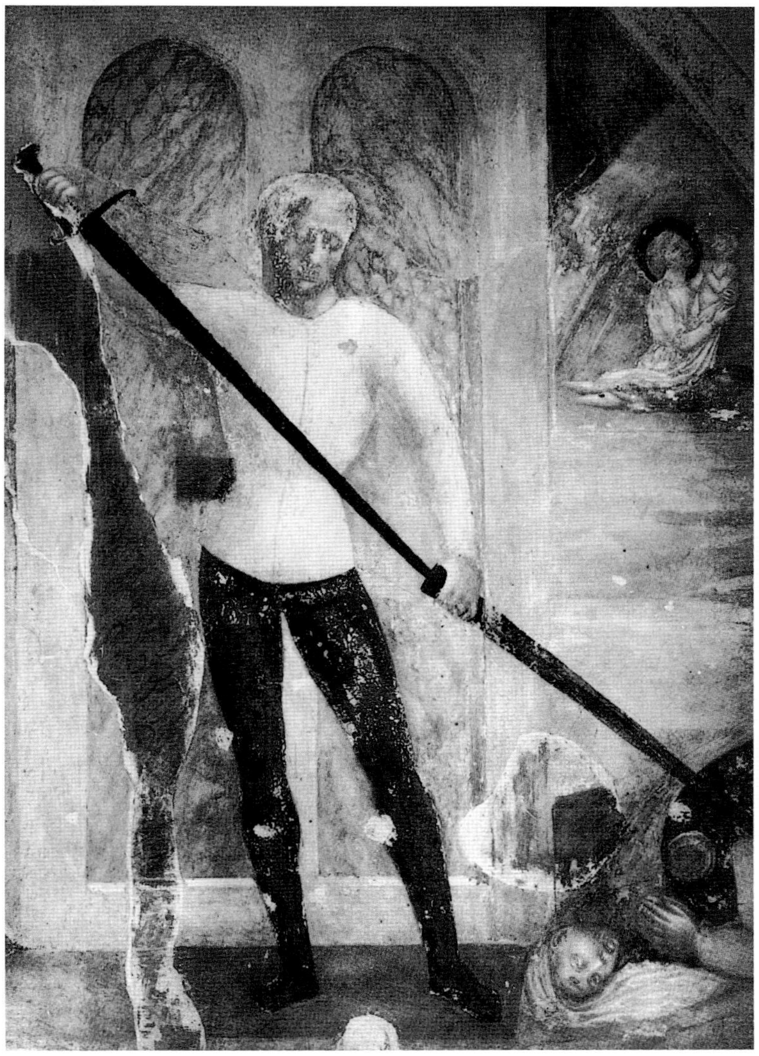

208 Masolino, Scharfrichter, der sein Schwert zurücksteckt. Rom, San Clemente

zugleich hoffnungsvollen Frage: Sind die Fresken mit den Heiligen Eustachius und Georg überhaupt verloren? Mit anderen Worten: haben sie sich unter dem grauweißen Anstrich der Querhauswand ganz oder in Teilen, wenigstens als Sinopien oder zumindest in Spuren erhalten? Eine Antwort darauf ist durch gezielte Sondierungen an der Kapellenfassade in und über der Fensterzone zu finden. In der Putzschicht darunter, rechts der Arkade, dürften außerdem die Sinopien der dort abgelösten Freskoteile verborgen sein, nämlich die Wandzeichnungen für die Szene mit Georg und der Prinzessin sowie für das Pellegriniwappen – entsprechend den erst 1965–1966 aufgedeckten Sinopienteilen des linken Bildfeldes. Die Chancen zu weiteren Entdeckungen auf dem Gebiet der *archeologia pisanelliana* sind äußerst vielversprechend.

Giorgio Vasari 1568 unter Berufung auf den Bericht des Fra Marco de' Medici über Pisanellos Wandbilder in Sant'Anastasia in Verona

Ma tornando a Vittore Pisano, le cose che di lui si sono di sopra raccontate furono scritte da noi, senza più, quando la prima volta fu stampato questo nostro libro, perché io non aveva ancora dell'opere di questo eccellente artefice quella cognizione e quel ragguaglio avuto, che ho avuto poi. Per avisi, dunque, del molto reverendo e dottissimo padre fra' Marco de' Medici veronese dell'Ordine de' Frati Predicatori, sì come ancora racconta il Biondo da Furlì dove nella sua Italia illustrata parla di Verona, fu costui in eccellenza pari a tutti i pittori dell'età sua, come, oltre l'opere raccontate di sopra, possono di ciò fare amplissima fede molte altre che in Verona sua nobilissima patria si veggiono, se bene in parte quasi consumate dal tempo.

Doch um auf Vittore Pisano zurückzukommen, so hatte ich die wenigen weiter oben über ihn gegebenen Informationen niedergeschrieben, als dieses Buch [im Jahr 1550] zum erstenmal gedruckt wurde; denn damals besaß ich von den Werken dieses hervorragenden Künstlers noch nicht die Kenntnis und den Bericht, den ich danach erhielt, nämlich durch Hinweise des hochwürdigen und hochgelehrten Veroneser Dominikanerpaters Fra Marco de' Medici. Wie auch Biondo da Forlì in seiner »Italia illustrata« [1450] – dort, wo er von Verona spricht – berichtet, konnte Pisanello sich an Meisterschaft mit allen zeitgenössischen Malern messen. Das können außer den oben erwähnten Werken [in Florenz und Rom] in hohem Maße viele andere Arbeiten bezeugen, die man in Verona, seiner edlen Vaterstadt, sieht, auch wenn sie im Laufe der Zeit zum Teil fast zugrundegegangen sind.

E perché si dilettò particolarmente di fare animali, nella chiesa di S. Nastasia di Verona, nella cappella della famiglia de' Pellegrini, dipinse un Santo Eustachio che fa carezze a un cane pezzato di tané e bianco, il quale co' piedi alzati et appoggiati alla gamba di detto Santo si rivolta col capo indietro, quasi che abbia sentito rumore, e fa questo atto con tanta vivezza che non lo farebbe meglio il naturale. Sotto la qual figura si vede dipinto il nome d'esso Pisano, il quale usò di chiamarsi quando Pisano e quando Pisanello, come si vede e nelle pitture e nelle medaglie di sua mano. Dopo la detta figura di S. Eustachio, la quale è delle migliori che questo artefice lavorasse e veramente bellissima, dipinse tutta la facciata di fuori di detta cappella; dall'altra parte un S. Giorgio armato d'armi bianche fatte d'argento, come in quell'età non pur egli ma tutti gl'altri pittori costumavano; il quale S. Giorgio, dopo aver morto il dragone volendo rimettere la spada nel fodero, alza la mano diritta che tien la spada già con la punta nel fodero, et abbassando la sinistra acciò

Und weil er besonders gern Tiere darstellte, malte er in der Kirche Sant'Anastasia in Verona, in der Kapelle der Familie Pellegrini, einen heiligen Eustachius, der einen braun-weiß gefleckten Hund streichelt. Dieser stützt sich mit erhobenen Pfoten an das Bein des Heiligen und wendet den Kopf zurück, als habe er ein Geräusch gehört. Diese Haltung nimmt er mit derartiger Lebensnähe ein, wie sie die Natur nicht besser machen würde. Unterhalb dieser Figur sieht man den Namen des besagten Pisano gemalt, der sich bisweilen Pisano und bisweilen Pisanello zu nennen pflegte, wie man sowohl in seinen Gemälden sieht als auch in den Medaillen von seiner Hand. Nach der genannten Figur des heiligen Eustachius – eine der besten, die dieser Künstler geschaffen hat, und wirklich wunderschön – bemalte er die ganze Außenfassade der genannten Kapelle (Abb. 200). Auf der anderen Seite [malte er] einen heiligen Georg in weißer Rüstung und Waffen, die in Silber ausgeführt sind, wie es seinerzeit nicht nur er, sondern alle anderen Maler zu tun

che la maggior distanza gli faccia agevolezza a infoderar la spada che è lunga, fa ciò con tanta grazia e con sì bella maniera che non si può veder meglio. E Michele Sanmichele veronese, architetto della illustrissima Signoria di Vinezia e persona intendentissima di queste belle arti, fu più volte vivendo veduto contemplare queste opere di Vittore con maraviglia, e poi dire che poco meglio si poteva vedere del Santo Eustachio, del cane e del San Giorgio sopradetto.

pflegten. Dieser heilige Georg ist dargestellt, wie er nach der Tötung des Drachens das Schwert wieder in die Scheide stecken will. Dabei hebt er die rechte Hand, die das Schwert mit der Spitze bereits in die Scheide eingeführt hat, und senkt die linke Hand weiter nach unten, damit ihm der größere Abstand das Einstecken des langen Schwertes erleichtert (vgl. Abb. 208). Und das macht er mit solcher Anmut und derartiger Eleganz, wie es besser nicht darzustellen ist. Und Michele Sanmicheli, der Veroneser Architekt der erlauchten Signoria von Venedig und ein vorzüglicher Kunstkenner, wurde zu seinen Lebzeiten [1484–1559] mehrfach gesehen, wie er diese Werke Vittores voller Bewunderung betrachtete, worauf er sagte, man könne wenig Besseres sehen als den heiligen Eustachius, den Hund und den oben erwähnten heiligen Georg.

Sopra l'arco poi di detta cappella è dipinto quando San Giorgio, ucciso il dragone, libera la figliuola di quel re, la quale si vede vicina al Santo con una veste lunga secondo l'uso di que' tempi; nella qual parte è maravigliosa ancora la figura del medesimo San Giorgio, il quale, armato come di sopra, mentre è per rimontar a cavallo sta vòlto con la persona e con la faccia verso il popolo, e messo un piè nella staffa e la man manca alla sella, si vede quasi in moto di salire sopra il cavallo che ha vòlto la groppa verso il popolo, e si vede tutto, essendo in iscorcio, in piccolo spazio benissimo. E per dirlo in una parola, non si può senza infinita maraviglia, anzi stupore, contemplare questa opera fatta con disegno, con grazia e con giudizio straordinario.

Ferner ist über dem Eingangsbogen der genannten Kapelle (Abb. 138) gemalt, wie der heilige Georg nach der Tötung des Drachens die Königstochter befreit, die man nahe dem Heiligen sieht, in einem langen, der damaligen Mode entsprechenden Kleid (Abb. 151). Wunderbar ist darin wiederum die Figur desselben heiligen Georgs, welcher wie oben gerüstet ist: Bereit, sich wieder auf das Pferd zu schwingen, steht er mit dem Körper und dem Gesicht den Betrachtern zugewandt, einen Fuß im Steigbügel und die Linke am Sattel (Abb. 154); man sieht ihn fast schon beim Besteigen des Pferdes, welches das Hinterteil den Betrachtern zugekehrt hat. Alles das sieht man wegen der Verkürzung sehr gut auf engem Raum (Abb. 138). Um es kurz zu sagen, kann man dieses mit Zeichenkunst, mit Anmut und außerordentlichem Verständnis geschaffene Werk nur mit grenzenloser Bewunderung, ja Staunen betrachten.

(G. Vasari 1568, I–II, 401 f.; Transkription nach R. Bettarini in: G. Vasari, ed. R. Bettarini – P. Barocchi III [Testo], 1971, 367 f.)

(Übersetzung: H.-J. Eberhardt)

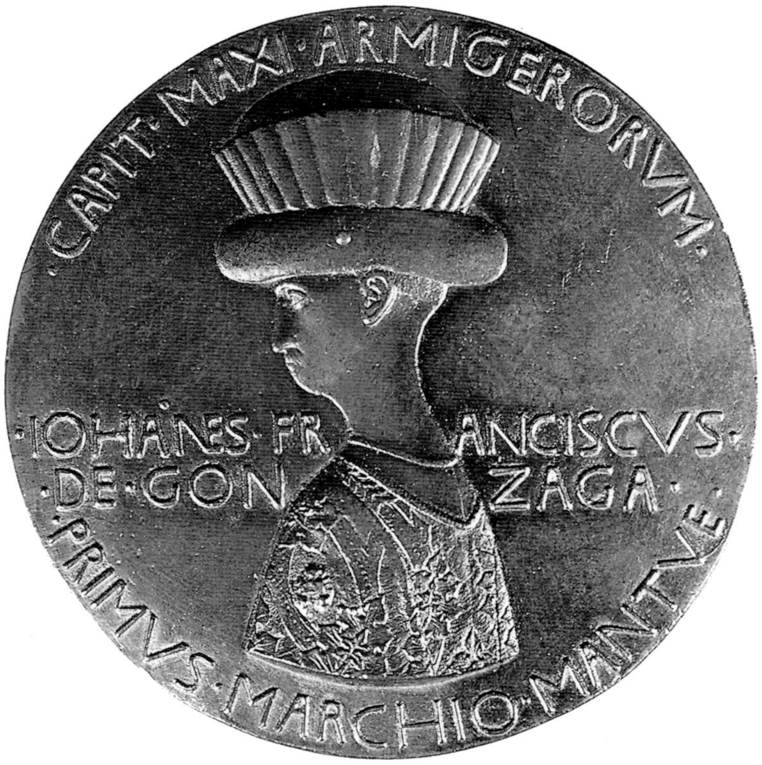

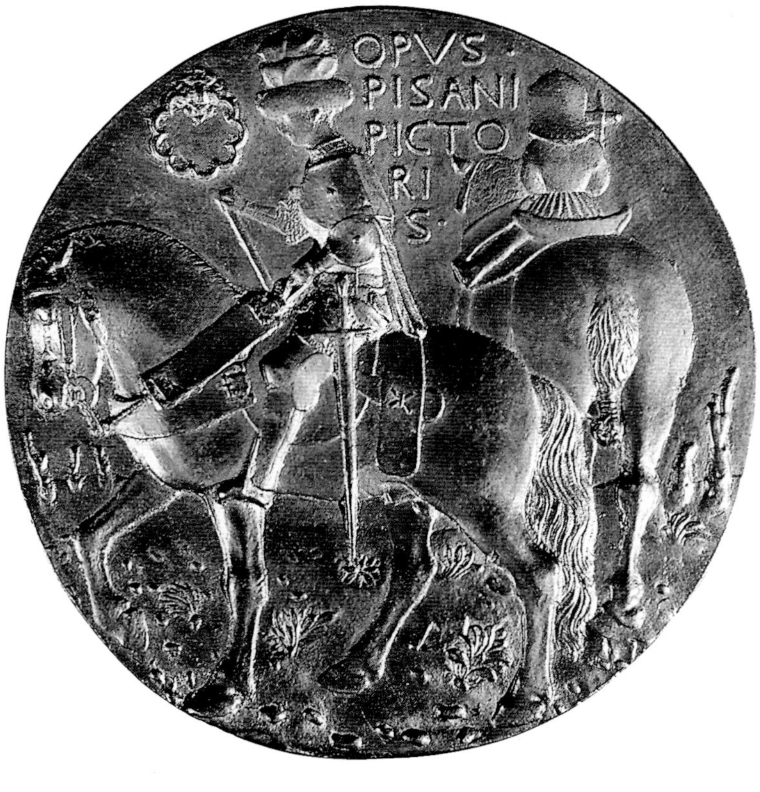

209–210 Pisanello. Medaille des Gianfrancesco I. Gonzaga, Markgraf von Mantua. Venedig, Ca' d'Oro

Höfische Werke Pisanellos

Annegrit Schmitt

Pisanellos Leben und Wirken war seit seiner Frühzeit mit der höfischen Sphäre verbunden. Sein Werk ist wesentlich dadurch geprägt. Es war der Charakter seiner Formensprache, der ihn zum Hofkünstler geradezu prädestinierte. Kein anderer hätte so wie er Eleganz und Geistigkeit höfischer Lebensformen zu verwirklichen vermocht. Die Porträtmedaille, die seine Neuschöpfung und wichtigster Beitrag zur Renaissance ist, befähigte ihn, höfischem Personenkult zu huldigen, der Darstellung fürstlicher Physiognomien in Form und Material Ewigkeitswert zu verleihen.

Mit der Begehrtheit des Künstlers Pisanello in diesen Kreisen hängt es wesentlich zusammen, daß sich die Schauplätze seiner Tätigkeiten so oft verlagerten. Für die wenigsten seiner Aufträge blieben Zahlungsbelege bewahrt. Wo sie erhalten sind, fehlt vielfach der Hinweis auf das zugehörige Werk, oder die Zahlung betrifft eine heute nicht mehr nachweisbare Arbeit. Da keines von Pisanellos gemalten Werken ein Datum trägt und auch nur einzelne seiner Medaillen datiert oder aus historischen Gründen datierbar sind, ist die Forschung in der Frage nach einer chronologischen Abfolge des Gesamtwerkes weitgehend auf Stilkriterien angewiesen. Das Aufzeigen einer organischen Entwicklung bedeutet im Falle Pisanellos aber oft, Werke zu untersuchen, deren Kompositionen aus Formen und Motiven aufgebaut sind, die vorausgehend, in verschiedenen Zeitabständen, bereits eine vorbereitende Niederschrift gefunden hatten. Erschwerend wirkt sich bei der zeitlichen Ansetzung seiner Werke für die Gonzaga in Mantua und die Este in Ferrara auch die Tatsache aus, daß er für beide Höfe jahrzehntelang tätig war, so daß sich seine Arbeiten an beiden Plätzen zeitweise überschnitten, ja daß die Vielzahl von Aufträgen auch der Grund für die Verzögerung ihrer Vollendung war. Im Falle eines Bildnisses von Leonello d'Este (1407–1450, Abb. 231) erfahren wir über den venezianischen Humanisten Ulisse Aleotti (nachweisbar seit 1421, gest. 1488), daß Pisanello bereits sechs Monate damit beschäftigt war, als Jacopo Bellini berufen wurde, durch ein eigenes Porträt Leonellos mit Pisanello in Wettstreit zu treten.[1]

Gonzaga

Pisanellos Tätigkeit für die Gonzaga reicht in die frühen zwanziger Jahre zurück. 1422 ist er in einem Veroneser Dokument als in Mantua wohnend aufgeführt, und aus einem Eintrag im Kontenbuch des damals dreizehnjährigen Ludovico Gonzaga (1412–1478) geht hervor, daß Pisanello 1425 ein Guthaben am Hofe hatte. Keines seiner erhaltenen Werke jedoch ist mit diesen Erwähnungen in den zwanziger Jahren in Verbindung zu bringen. Die nächste erhaltene Nachricht über eine an Pisanello ergangene Zahlung der Gonzaga datiert erst vierzehn Jahre später, vom 12. Mai 1439. Sie dürfte sich auf seine damalige Tätigkeit an den Wandbildern im Gonzagapalast zu Mantua beziehen, ebenso wie ein Eintrag vom September (?) 1442 im Ausgabenbuch der Gonzaga von 1442–1444.

Pisanellos späteste bekannte für die Gonzaga ausgeführte Arbeit ist die Medaille der Cecilia Gonzaga

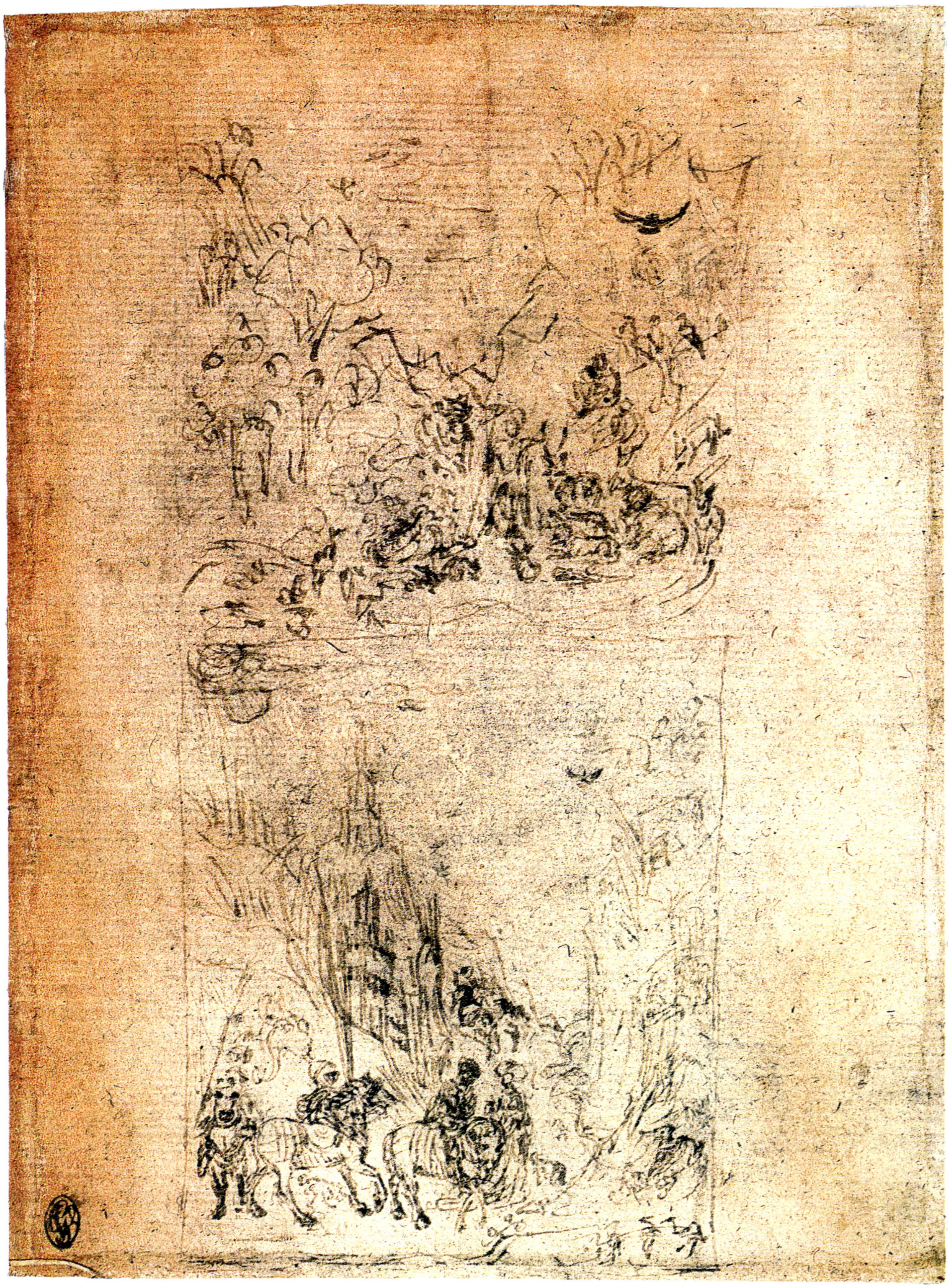

211 Pisanello. Johannes der Täufer predigt den Tieren, Dame wendet sich vor einem Drachen schutzsuchend an Reiterzug. Metallstift und Feder auf geröteltem Papier, 23,5 x 17,4 cm. Paris, Louvre 2594 verso (Originalgröße)

212 Pisanello. Höfischer Reiterzug mit drei Zwergen. Metallstift und Feder auf geröteltem Papier, 25,8 x 19 cm. Paris, Louvre 2595 recto (Originalgröße) ▷

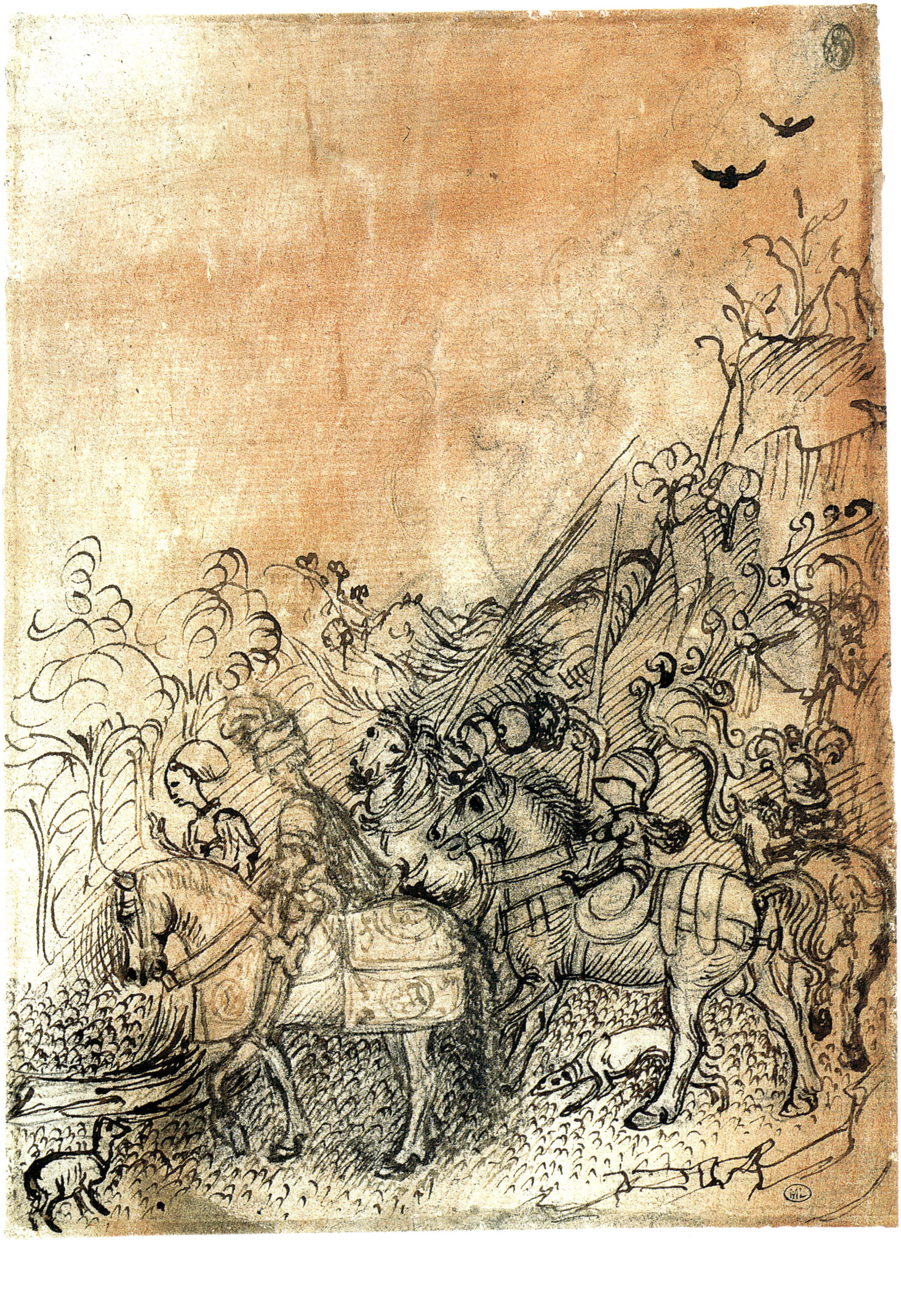

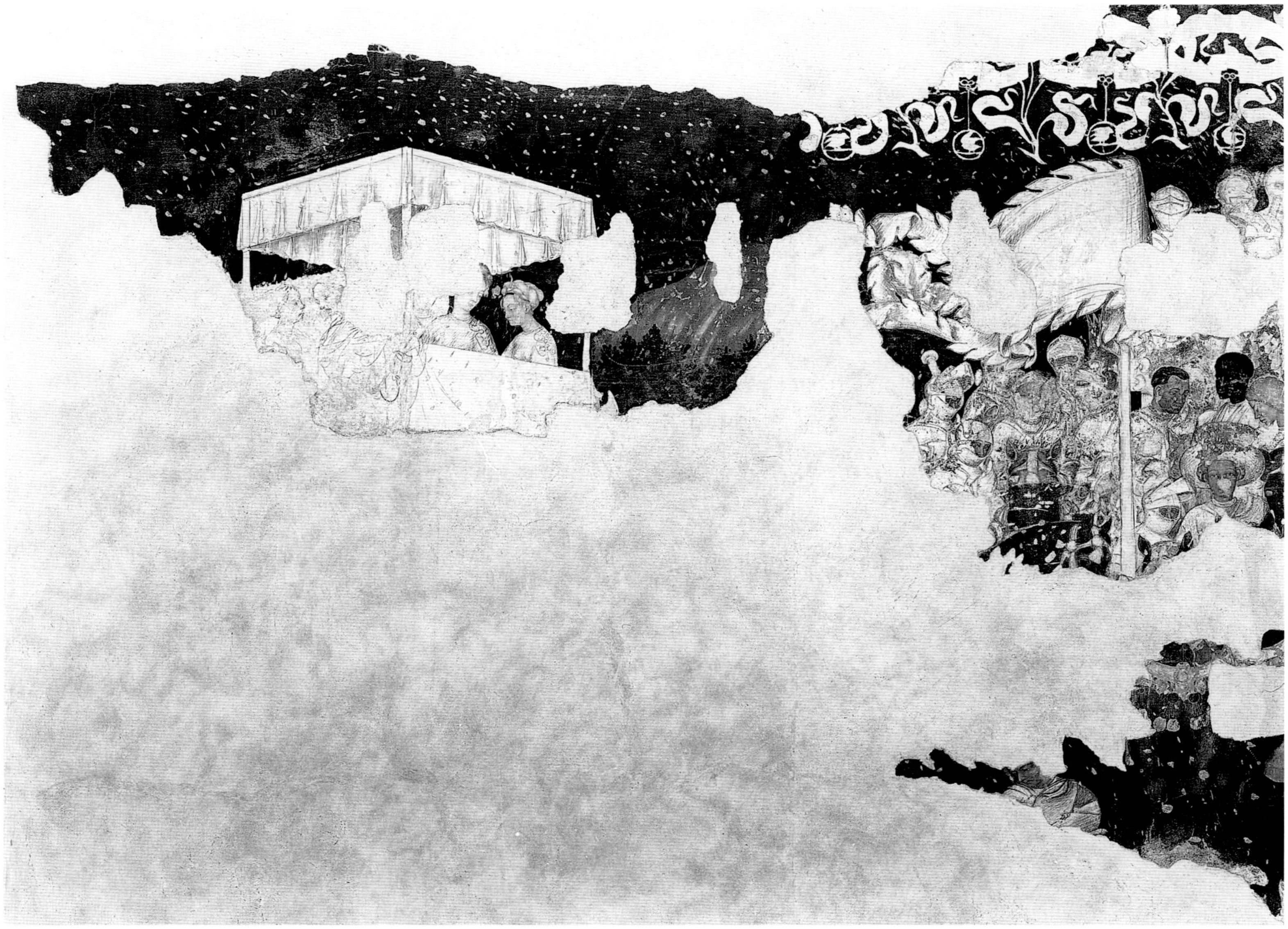

213 Pisanello. Tribüne mit Zuschauerinnen. Längswand der »Sala del Pisanello«. Das Fehlen der freskierten Schicht in den unteren Partien zeugt vom plötzlichen Abbruch der Arbeiten. Mantua, Palazzo Ducale

(1426–1451), die das Datum 1447 trägt (Abb. 239–240). Da Cecilia sich aber drei Jahre früher, 1444, ins Kloster zurückgezogen hatte, Pisanello sie auf der Medaille jedoch in weltlicher Kleidung zeigt, liegt die Vermutung nahe, daß er für ihr Bildnis der Medaille auf eine ältere Zeichnung seines Vorrats zurückgegriffen hat, nachdem die Republik Venedig im November 1442 dem Rebellen Pisanello die Rückkehr nach Mantua untersagt hatte. Was an Nachrichten über Pisanello nach 1442 überliefert ist, läßt im Zusammenhang mit der Mehrzahl seiner erhaltenen Werke auf eine dichte Tätigkeit für den Hof der Este in Ferrara bis Ende 1448 schließen, dem Zeitpunkt, zu dem dann Pisanello, einem Rufe Alfonsos von Aragon folgend, sein Wirkungsfeld nach Neapel verlagerte.

Pisanellos umfänglichster und auch an Bedeutung alle anderen Arbeiten für die Gonzaga übertreffender Auftrag war die Ausschmückung eines großen Festsaales ihrer Mantuaner Residenz mit Wandbildern aus der arthurischen Sagenwelt. Das Thema, vom gebildeten Auftraggeber entwickelt, gehörte den Idealen einer Kultur an, deren Höhepunkt damals bereits überschritten war. Pisanello hatte die Aufgabe zu lösen, auf über 300 Quadratmetern Wandfläche die Artusmythe neu zu beleben. Kein anderer als er wäre dazu fähig gewesen, sich in die Totalität dieses geschlossenen Kulturkreises einzu-

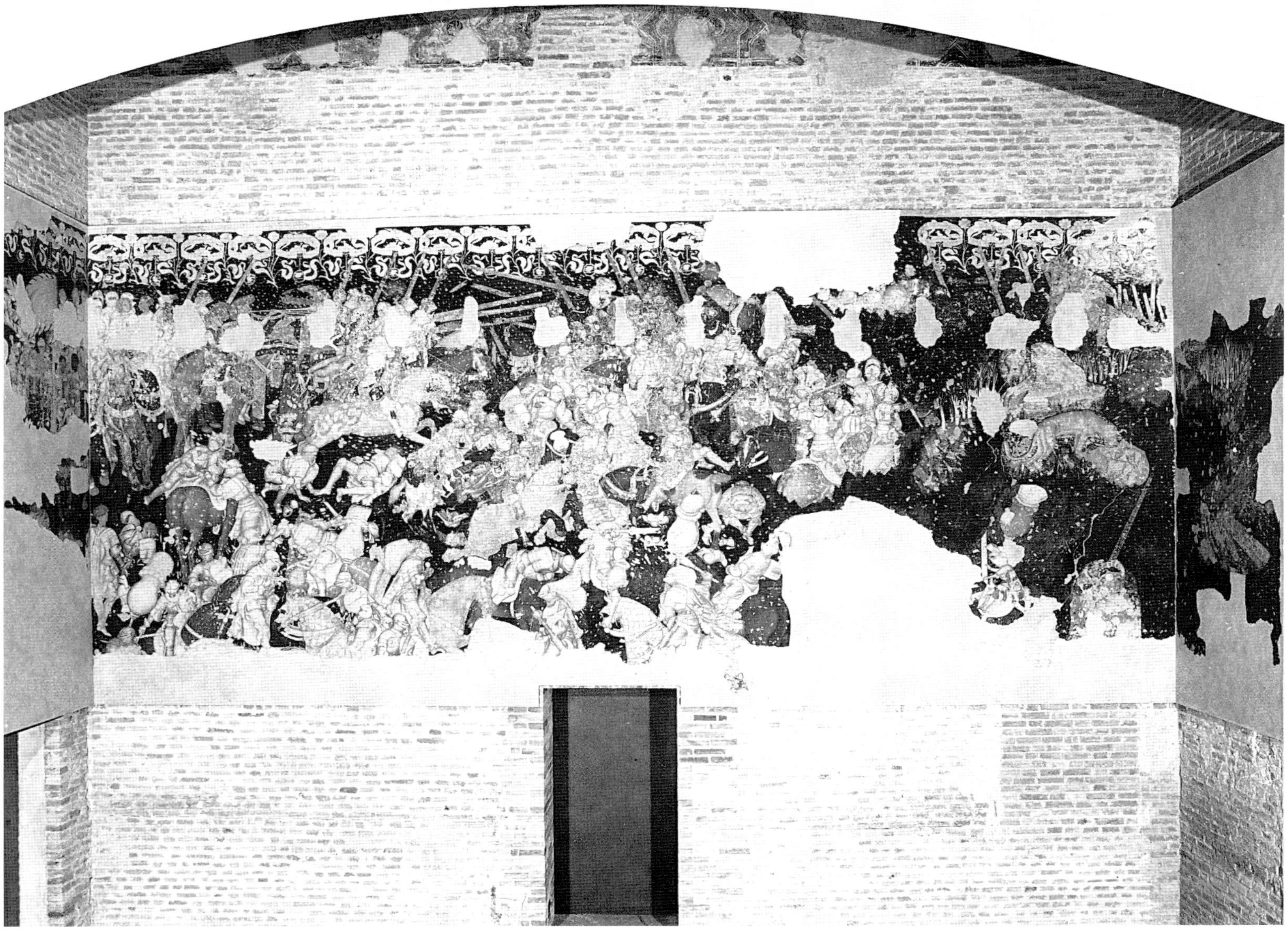

214 Pisanello. Turnier. »Sala del Pisanello«, Wandbild der Schmalwand. Mantua, Palazzo Ducale

denken und dessen Geistigkeit mit den gerade dafür gemäßen Mitteln und Formen darzustellen.
Für die zeitliche Ansetzung der Wandbilder und damit auch die Beantwortung der Frage, auf wessen Idee das Programm zurückzuführen ist, hat ein historisches Ereignis als ausschlaggebend zu gelten. Der englische König Heinrich VI. ermächtigte im Jahre 1436 Gianfrancesco Gonzaga, den Lancaster-Schwanenorden an fünfzig bewährte Gefolgsmänner zu verleihen.[2] Diese Ehre wurde dem Mantuaner Fürsten durch einen Brief vom 19. Oktober 1436 kundgetan, in welchem Gianfrancesco als »consanguineus«, Blutsverwandter, des englischen Königshauses angeredet wurde und sich, kurz nach Erhebung zum Markgrafen anläßlich Kaiser Sigismunds Besuch in Mantua, am 22. September 1433, in die vorderste Linie der Beachtung gerückt sah.[3]
Die Bedeutung dieses Ereignisses für Gianfrancesco wird erst vollends begreiflich, wenn man den Pisanello anvertrauten Zyklus der arthurischen Wandbilder im Gonzagapalast auf programmbildende Elemente und Wesensmerkmale untersucht. Zu den auffallendsten Erscheinungen dort zählt die Einbeziehung des Lancaster-Schwanenordens, einer Kette mit dem Buchstaben S und einem Schwan als Anhänger, in das arthurische Bildprogramm und seine einprägsame Vervielfältigung in Form eines die Wandbilder bekrönenden Frieses (Abb. 216, 219).

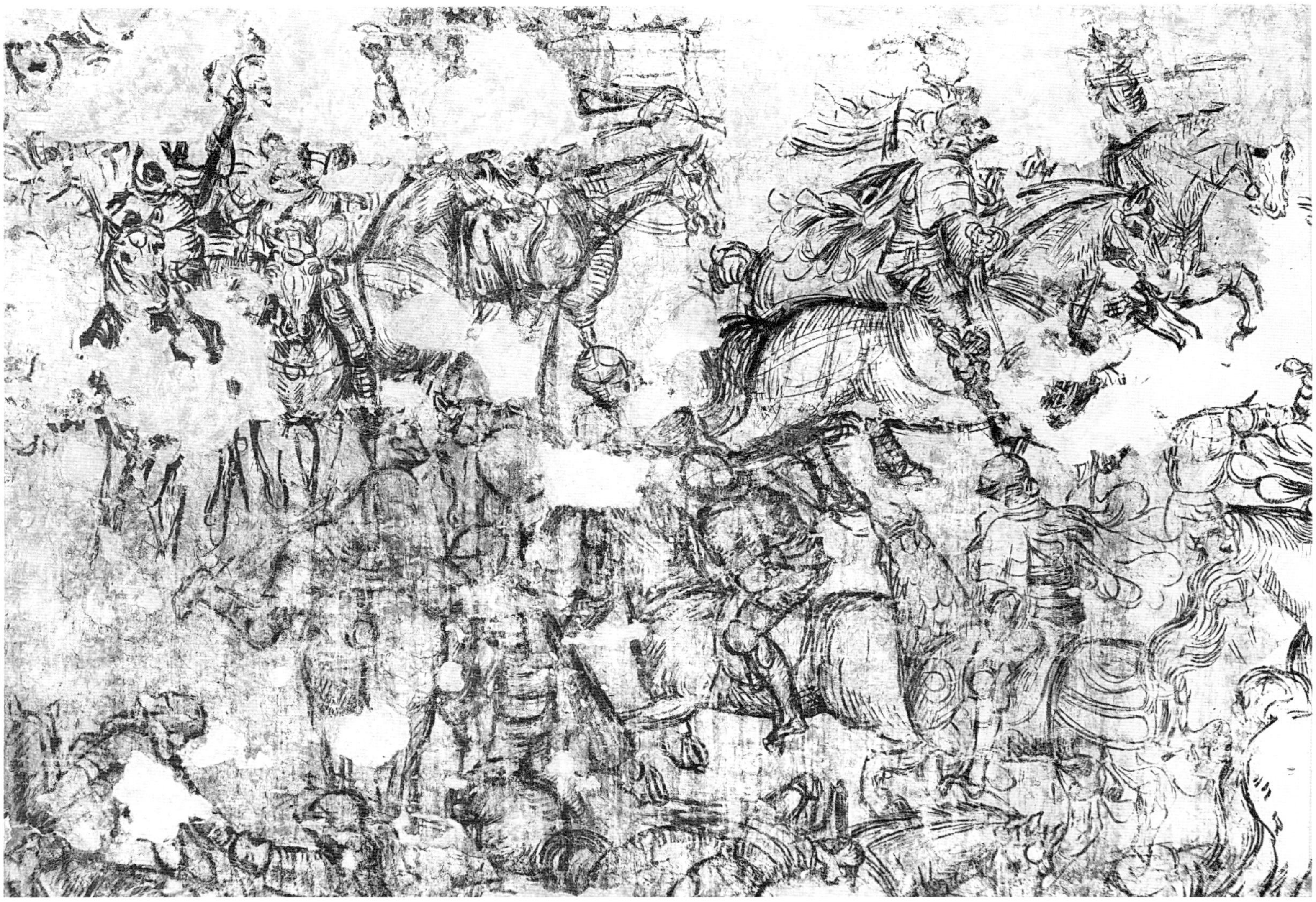

215 Pisanello. Ausschnitt aus der Sinopia zum Wandbild des Turniers: Abb. 216. Mantua, Palazzo Ducale

Arthurische Ritter treten in Pisanellos Turnier in zeitgenössischer Rüstung als Gefolgsmänner Gianfrancescos auf, indem ihre Zugehörigkeit zu seiner Partei durch den Lancaster-Schwanenorden gekennzeichnet ist. Auf die zeitliche Ansetzung der Wandbilder bezogen, hat die Verleihung des Lancasterordens an fünfzig Paladine Gianfrancescos im Oktober 1436 als frühester Arbeitsbeginn der Gestaltung von zwei Wänden des Festsaales zu gelten, der Schmalwand mit dem Turnier und der anschließenden Längswand mit der Tribüne der Zuschauerinnen (Abb. 213–214). Da mit Wiederaufdeckung der Wandbilder im Jahre 1969 auch die erste Planung des Turniers, die Sinopia, freigelegt wurde (Abb. 215, 217) und diese bereits Ritter als Träger des Lancasterordens kennzeichnet, ist auch die erste Fixierung dieses Wandbildes, die Sinopia, nach 1436 zu datieren. Das schließt nicht aus, daß die Idee der Ausstattung dieses Saales und vorbereitende Studien schon in früheren Jahren erfolgt sind, zumal Pisanello seit den frühen zwanziger Jahren mit dem Mantuaner Hof vertraut war.

Gianfrancesco Gonzagas hochgreifendes Projekt der Ausmalung des großen Festsaales im piano nobile seiner Residenz, der sogenannten Sala del Pisanello, blieb unvollendet.[4] Der äußere Grund war Pisanellos Verurteilung durch die Republik Venedig im November 1442 mit dem Verbot, Mantuaner Gebiet zu betreten. Im Jahre 1444 starb Gianfrancesco Gonzaga, und sein ihm nachfolgender Sohn Ludovico bekundete später mit der Wahl Andrea Mantegnas als Hofmaler seine Zugehörigkeit zu einer neuen Geistigkeit. Die »Camera degli Sposi«, die er von Mantegna im alten, befestigten

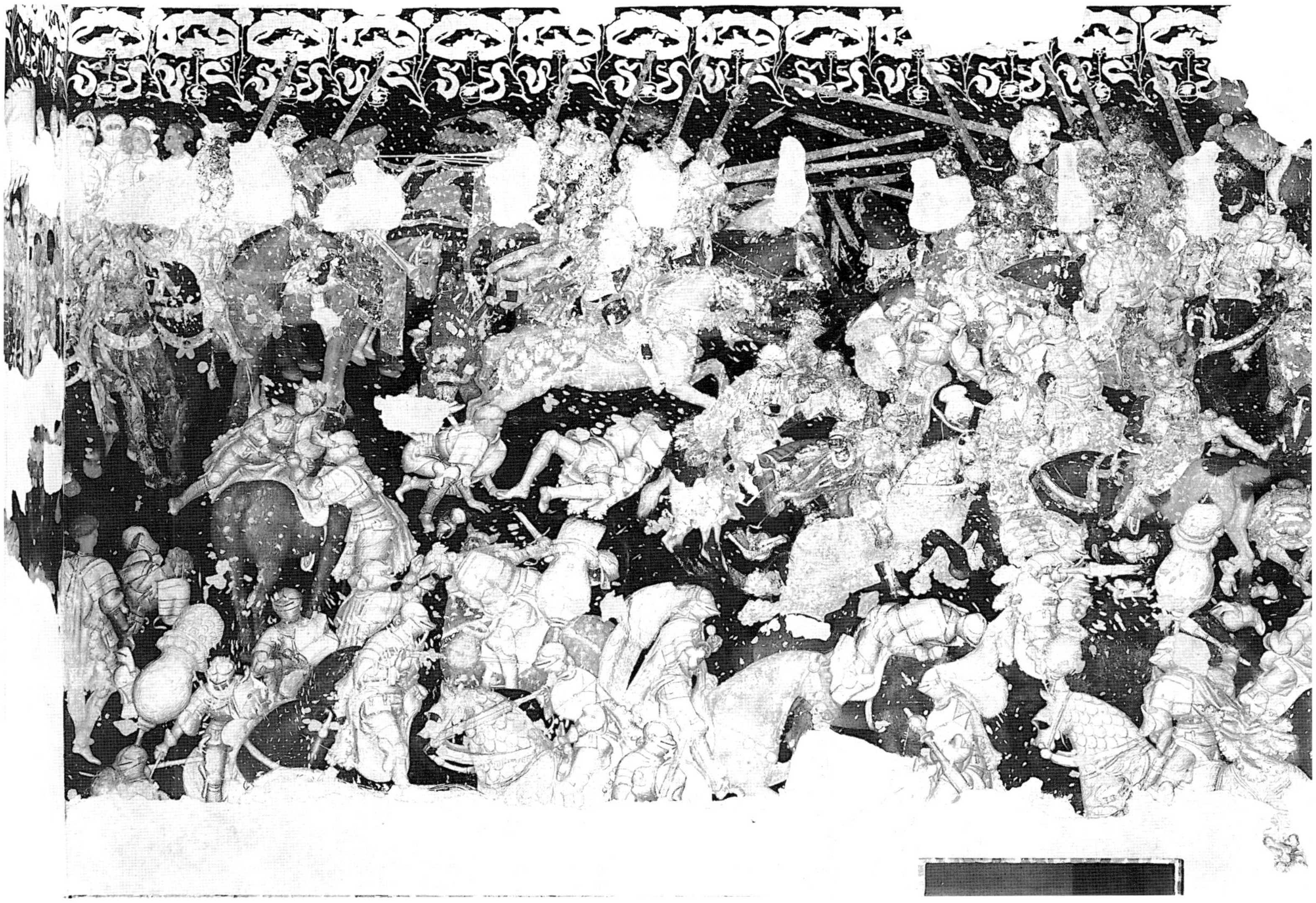

216 Pisanello. Turnier. Ausschnitt aus dem Wandbild. Mantua, Palazzo Ducale

Teil der Residenz, dem Castello di S. Giorgio, ausmalen ließ (1465–1474), verrät in Thema und Form den Realismus der jüngeren Generation. Auch von hier aus wird verständlich, warum Pisanellos Wandbildzyklus der arthurischen Sagenwelt nicht vollendet wurde, nachdem er seine Tätigkeit in Mantua plötzlich hatte abbrechen müssen.[5] Die inneren Gründe dafür, daß trotz des zur Verfügung stehenden Zeitraums von rund sechs Jahren – zwischen Ende 1436, dem Jahr der Lancaster-Ordensverleihung, und Ende 1442, dem Verbot für Pisanello, nach Mantua zurückzukehren – die Wandbilder in großen Teilen unvollendet blieben, liegen in Pisanellos Technik der Malerei, die mit einem ungewöhnlich hohen Zeitaufwand verbunden war: Rüstungen, Waffen, Zaumzeug wurden reliefhaft mit eingepreßten Mustern gebildet, ihre Oberflächen versilbert oder vergoldet (Abb. 220). Diese im 15. Jahrhundert beliebte, »Pastiglia« genannte Technik steigerte mit dem Geglitzer ihrer plastisch aufgesetzten Teile die Bildmaterie ebenso an Pracht wie an körperlicher Illusion, blieb aber gewöhnlich auf Tafelbilder begrenzt und hatte sich nicht wie in Mantua auf die Wandflächen der Größenordnung von über 300 Quadratmetern zu erstrecken.

Ein anderer Grund, der den Fortgang der Arbeiten verzögerte, waren Wandlungen im künstlerischen Konzept, durch die Pisanello den Aufbau seiner Kompositionen zu straffen suchte. Das gilt vor allem für die Darstellung des Turniers, dem, allein vom Inhalt her, vorrangige Bedeutung gegenüber den anderen Themen der Wandbilder zufiel. Dessen konzeptionelle Änderungen wurden durch die Freilegung der ersten skizzierenden Formfixierung, der

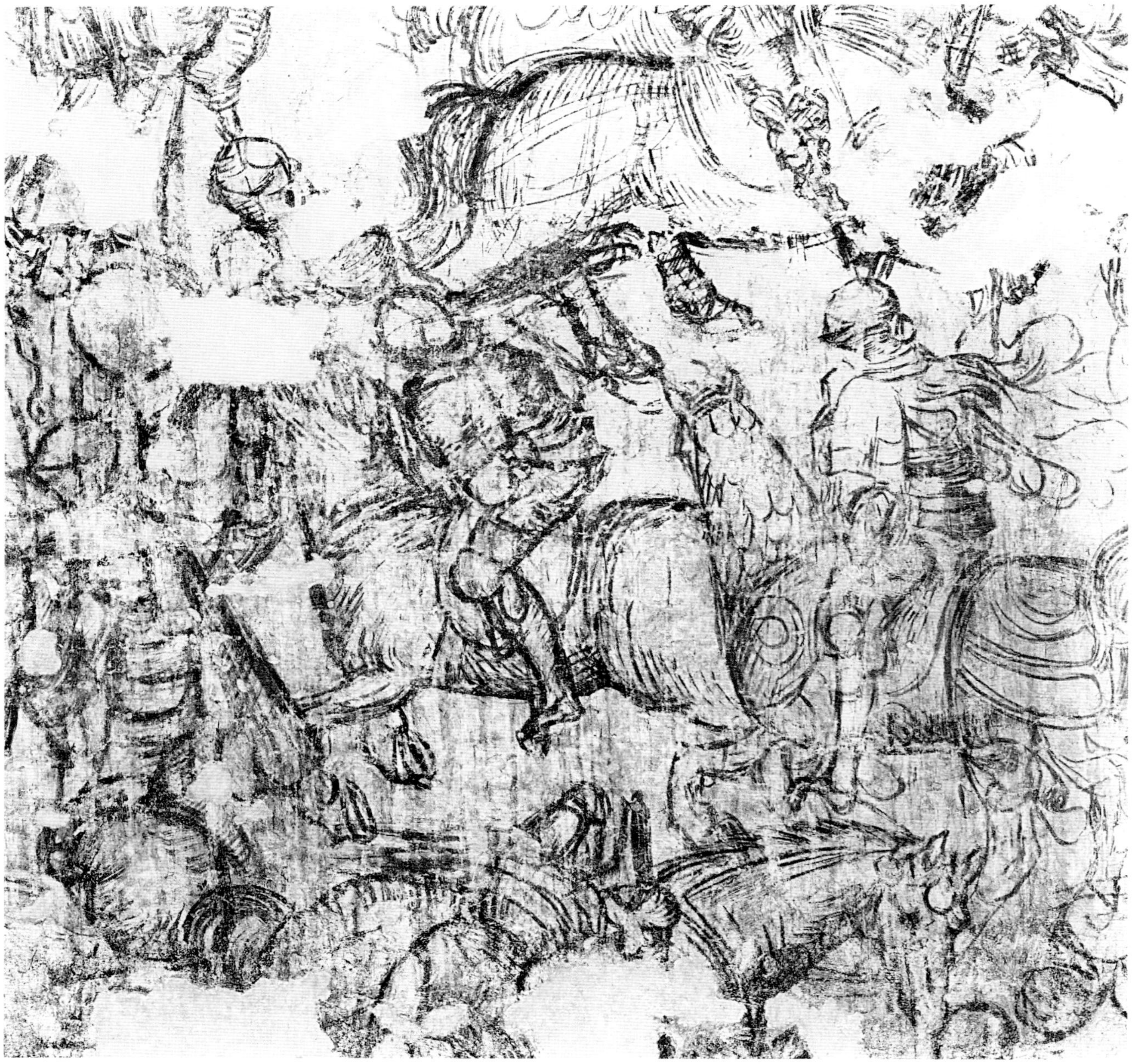

217 Pisanello. Ausschnitt aus der Sinopia zum Turnier: Abb. 218. Mantua, Palazzo Ducale

Sinopia auf dem Rauhputz der Wand, aufzeigbar (Abb. 215–218).
Pisanellos Veränderungen in der definitiven Komposition des Turniers zielten vor allem darauf, die gleichmäßig fließende Textur eines kontinuierlichen Ineinandergleitens von bewegten Reitern durch einzelne unbewegt Stehende oder Liegende, Verwundete und Tote, zu durchbrechen, um so die Gesamtkomposition durch seelische Schwerpunkte zu bereichern. Ein Beispiel: Wo die Sinopia zwei der üblichen (nach links) stürmenden Reiter zeigt (Abb. 217), bietet die endgültige Fassung des Wandbildes das ergreifende Bild der Zuwendung eines Verwundeten an einen gefallenen Freund (Abb. 218). Ein junger Krieger tastet sich, selbst von einem Lanzenschaft im Rücken durchbohrt, an einen älteren Kameraden heran, der mit vom Tode gezeichnetem Gesicht auf dem Rücken ausgestreckt liegt. Der Gestus, mit dem der Kriechende den Fuß des Toten erfaßt, um seinen Zustand zu ergründen, das Forschende seines Blickes, der den gebrochenen des anderen nicht mehr trifft, ist einer der Höhepunkte jener schöpferischen Änderungen, mit denen Pisanello die endgültige Fassung seines Turniers so eindringlich vermenschlichte.[6]
Die zweite Hälfte der dreißiger Jahre als wahr-

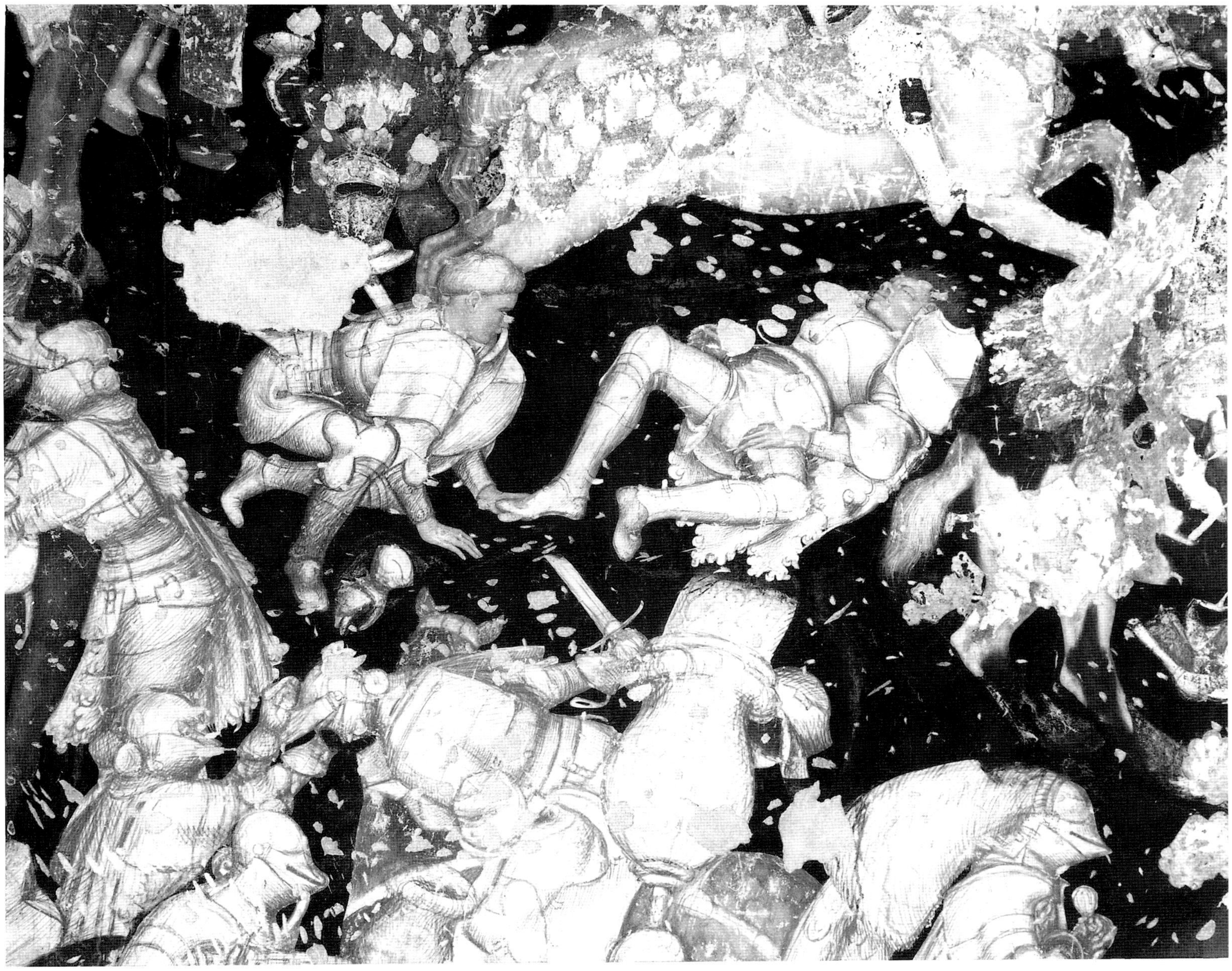

218 Pisanello. Ein Verwundeter und sein gefallener Kamerad. Der Ausschnitt aus dem Wandbild des Turniers zeigt die Veränderung der Komposition gegenüber der Sinopia: Abb. 217

scheinlichster Zeitraum für die Ausführung der heute sichtbaren Kompositionen der »Sala del Pisanello« findet von anderer Seite her eine wichtige Bestätigung. Unter den wenigen Kompositionszeichnungen, die von Pisanello erhalten blieben, bewahrt der Louvre zwei formal und inhaltlich eine Einheit bildende Blätter: 2594 verso und 2595 recto (Abb. 211–212).[7] Ihr Thema wurde, aufgrund formaler Ähnlichkeit mit Pisanellos Gianfrancesco Gonzaga-Medaille (Abb. 210), stets auf einen vom Markgrafen bestimmten Auftrag bezogen, und zwar auf den damals noch verlorenen Zyklus der Gonzagaresidenz. Dessen Wiederentdeckung hat dann zwar keine mit den Zeichnungen übereinstimmenden Kompositionen erbracht, wohl aber eine Gemeinsamkeit der künstlerischen Haltung bestätigt (vgl. Abb. 212 mit 215, 221). Die Entwürfe auf den Zeichnungen und auf der Wand stehen sich nicht nur durch ihren graphischen Duktus, sondern nicht minder durch ihre Geistigkeit nahe. Denn nicht anders als die arthurischen Wandbilder, welche einer Gedankenwelt angehören, die zu Pisanellos Zeit nicht mehr gültig war, schildern die Zeichnungen einen Vorgang, der nicht der Wirklichkeit entstammt. Das Ereignis, welches die höfische Schar auf beiden Louvrezeichnungen zu einem plötz-

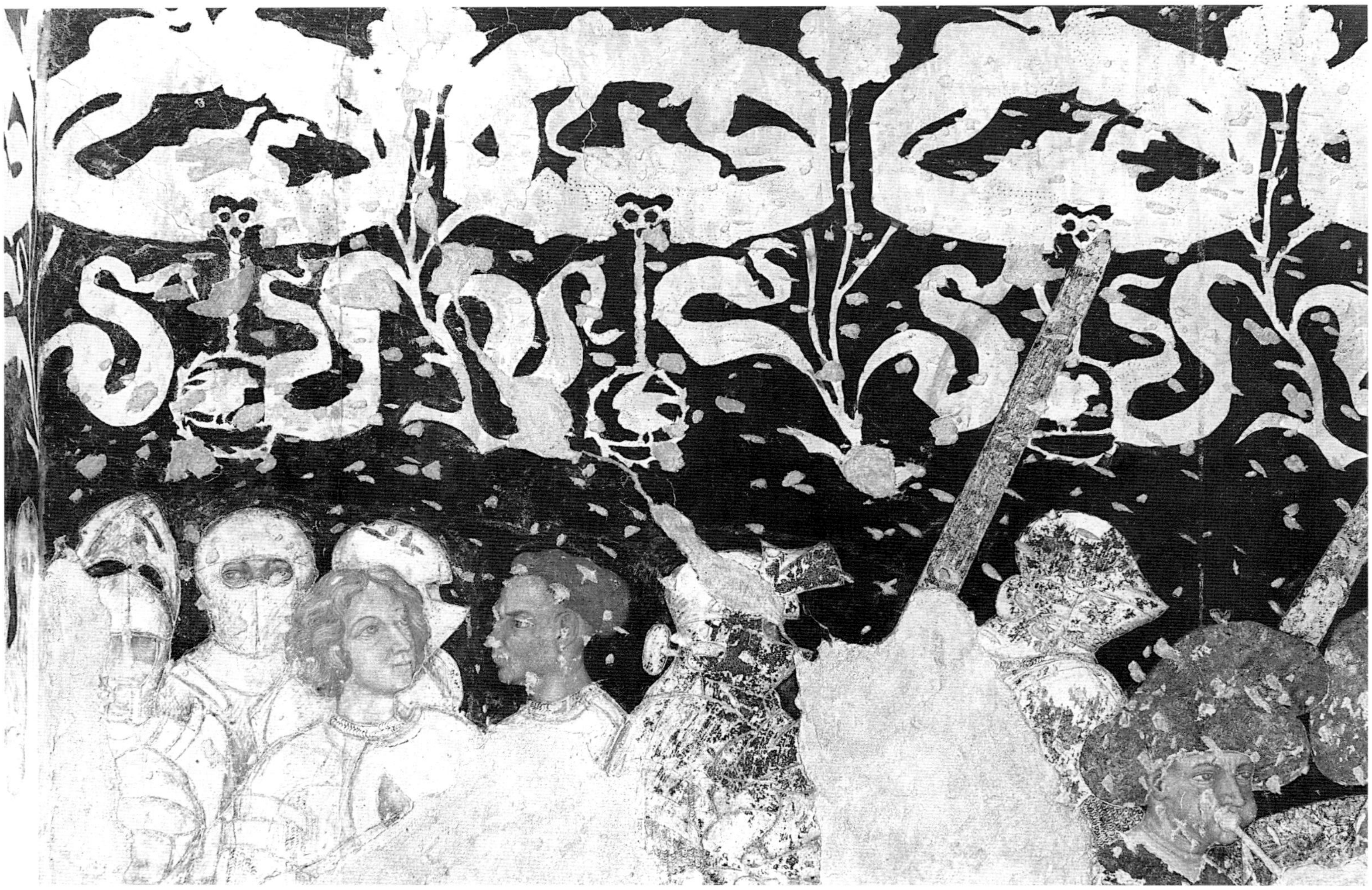

219 Pisanello. Fries mit Lancaster-Schwanenorden. Ausschnitt aus dem Wandbild des Turniers. Mantua, Palazzo Ducale

lichen Halt zwingt, dürfte, ähnlich wie bei der Georgslegende in Sant'Anastasia, eine erschrekkende Drachenerscheinung sein. Die kleinere Skizze (Abb. 211) zeigt deutlich den Drachen vor seiner Höhle liegend, rechts von der höfisch gekleideten Dame, die sich schutzsuchend an den vornehmen Anführer des aus zwei gewappneten Zwergen bestehenden Gefolges wendet.[8] Die andere Zeichnung, mit umgekehrtem Richtungsverlauf und in größerer Nahsicht (Abb. 212), läßt am plötzlichen Einhalten der Bewegung dieselbe Gefahr erkennen, gibt diese aber nicht wieder. Die Frau in ihrer betont höfischen Eleganz gleicht der Prinzessin im Georgswandbild von Sant'Anastasia (Abb. 138, 151), und das figürliche Ensemble der Szene hat vieles, nicht zuletzt sein Verhältnis zur Landschaft, mit dem Georgsfresko in Verona gemeinsam.

Solche stilistischen, inhaltlichen und geistigen Verbindungen der auf Mantua zu beziehenden Zeichnungen mit dem Veroneser Wandbild werden verständlich, wenn man sie als Varianten eines Pisanello damals gleichzeitig hier wie dort beschäftigenden Themas begreift: der Drache als Sinnbild einer den Menschen bedrohenden Gewalt. In den Zeitraum der Entstehung des Georgswandbildes, die Jahre 1435 bis 1438, versetzt, bestätigen die beiden Louvrezeichnungen nicht nur die aus historischen Gründen zu erschließende fast gleichzeitige Datierung der Mantuaner Wandbilder in die Zeit von 1436/37 bis 1442, sondern auch den geistigen Wechselbezug zwischen den Werken in Mantua und Verona.[9]

Einem dritten Schaffensbereich Pisanellos, der Medaille, gehört ein weiteres, diese Zusammenhänge noch enger knüpfendes Glied der Beweiskette an. Die Medaille Gianfrancesco Gonzagas, die den Markgrafen zu Pferd in der Begleitung eines gewappneten Zwergs zeigt (Abb. 210), wirkt wie eine konzentrierte Fassung der erzählerisch weiter ausgreifenden Zeichnung (Abb. 212). Der Anführer des Reitergefolges in der Zeichnung trägt den hohen Cappuccio des Markgrafen, gleicht ihm in Haltung, ja selbst den Gesichtszügen. Die Zeichnung mit ihrem mythischen Darstellungsinhalt erhält dadurch einen symbolhaften Gegenwartsbezug, vergleichbar den arthurischen Rittern in den Mantuaner Wandbildern, die in modernsten Rüstungen und mit den Emblemen Gianfrancesco Gonzagas auftreten. Der reitende Zwerg der Zeichnung wiederum ist sowohl im Gefolge Georgs in Sant'Anastasia als auch unter den arthurischen Rittern im Mantuaner Wandbild zu finden, ähnlich wie das in Rückenansicht gesehene Pferd derselben Zeichnung an das Schlachtroß des hl. Georg erinnert.

Die ungewöhnliche Konstellation einer so engen formalen und geistigen Verknüpfung von an verschiedenen Orten mit unterschiedlichen Themen entstandenen Schöpfungen und eine derart enge Verzahnung von Zeichnung, Malerei und Medaille ist in keiner anderen Schaffensphase Pisanellos nachweisbar als in der seines gleichzeitigen Wirkens in Verona und Mantua. Die dreißiger Jahre waren von seinem überlieferten Gesamtwerk aus gesehen ein schöpferischer Höhepunkt. Mit dem Abbruch seiner Tätigkeit in Mantua und seiner anschließenden festeren Bindung an den Hof der Este in Ferrara verlagerte sich der Schwerpunkt seines Interessenkreises von einer der Vergangenheit angehörenden Ritterromantik auf neue Themen des Humanismus.

Este

Pisanello war seit seiner Frühzeit mit der Hofkultur der Este vertraut. Die gute finanzielle Lage und das diplomatische Geschick des Markgrafen Nicolò III. (1383–1441) schufen alle Voraussetzungen, um die bedeutendsten Geister der Zeit an Ferrara und den Hof zu binden. Während Filippo Maria Visconti von Mailand sich ruhelos in Kriege verwickelte und auch die Gonzaga, Gianfrancesco wie sein Sohn Ludovico, durch ihre Dienste als Söldnerführer, Condottieri oder Generale, ihre Kräfte nur geteilt

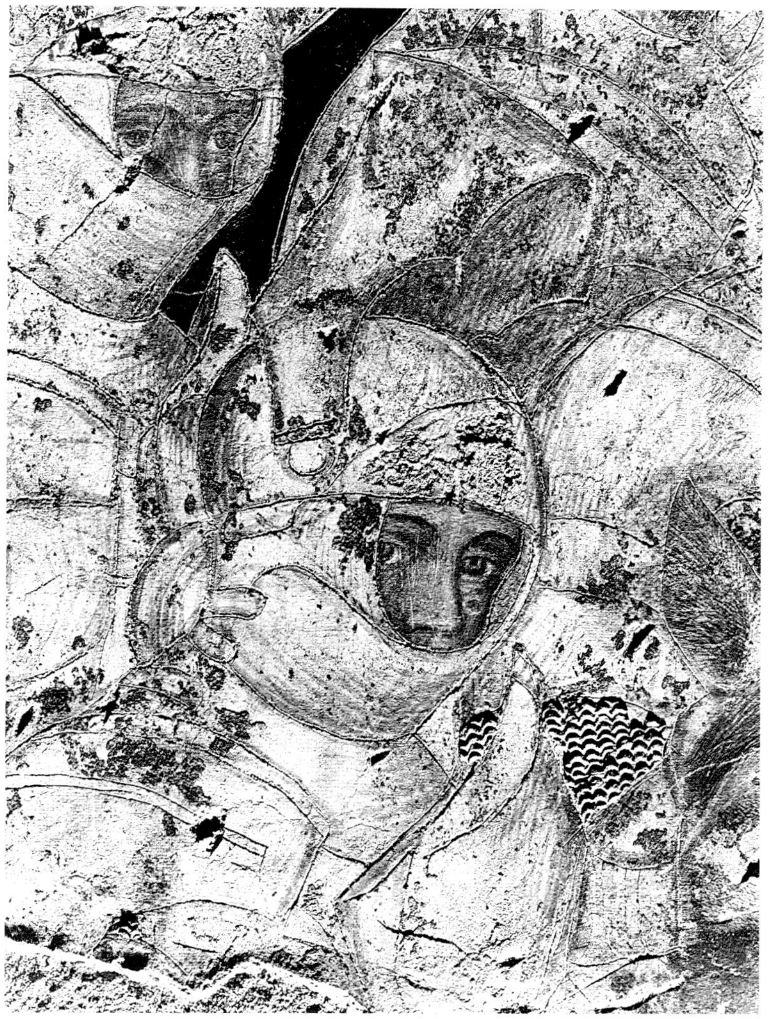

220 Pisanello. Ritter mit Kettenhemd. Pastiglia mit eingepreßtem Muster. Ausschnitt aus dem Turnier. Mantua, Palazzo Ducale

dem kulturellen Aufstieg ihrer Mantuaner Residenz zuwenden konnten, konzentrierte die Dynastie der Este ihre Kräfte und ihren Reichtum unvermindert auf die großzügige Entfaltung ihres Ferrareser Musenhofes. Den Schönheiten des Lebens zugewandt, schuf Nicolò III. in Ferrara nicht nur das fruchtbarste Klima für Wissenschaften und Kunst, er liebte auch eine üppige Hofhaltung mit Festen und Jagdveranstaltungen. Die beiden Bereiche dieser Tendenzen – Gelehrsamkeit und höfische Lebensformen – werden in Pisanellos für die Este geschaffenen Werken eindrucksvoll gegenwärtig. Was davon an Zeugnissen erhalten blieb, bezieht sich ebenso auf ihre aufwendige Hofhaltung wie auf die Pflege eines neuen Bildungsideals.

Ein frühes Beispiel für den Kleiderluxus der Este ist Pisanellos Zeichnung eines zur Jagd ausreitenden Este-Prinzen (Abb. 53).[10] Dessen festliche Klei-

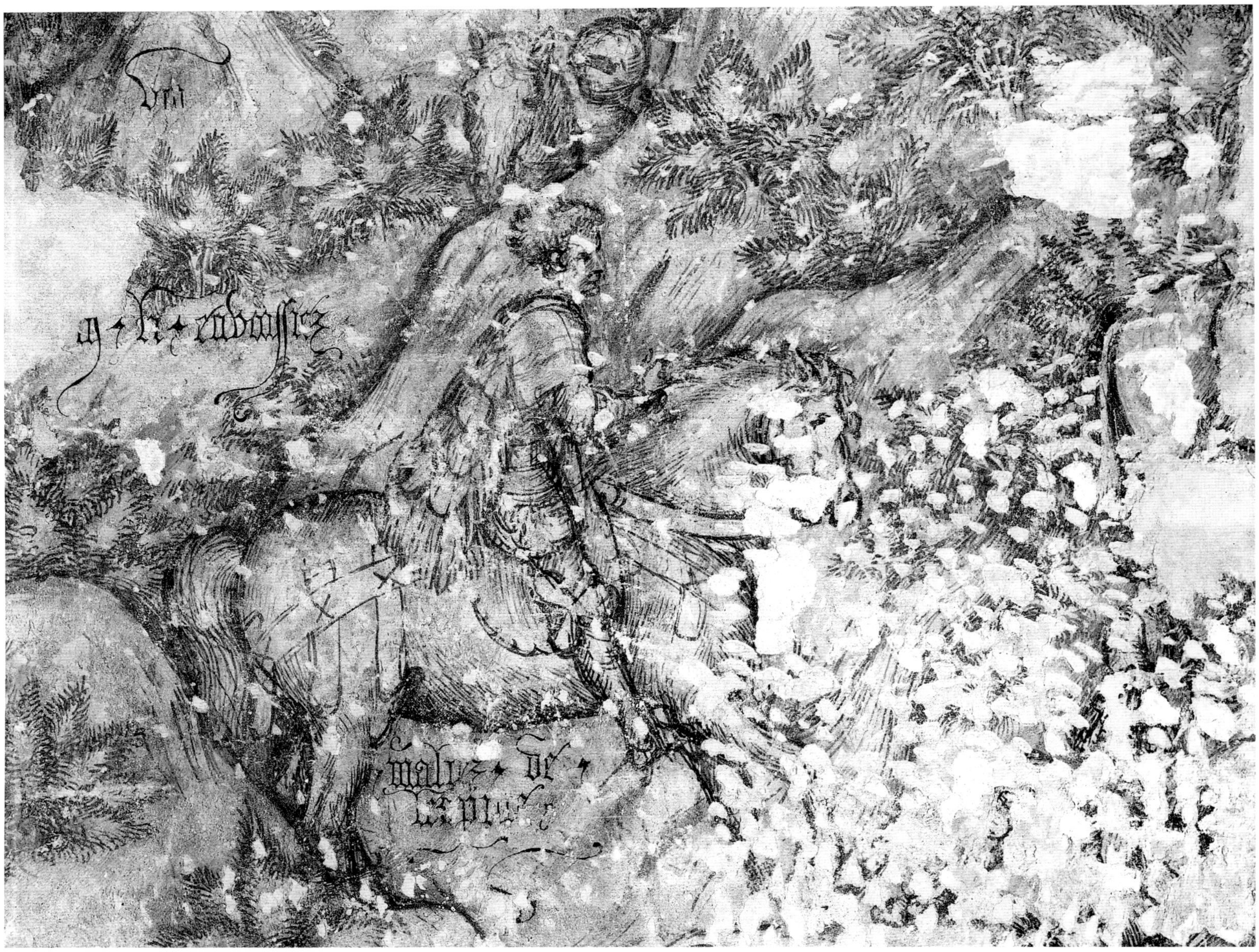

221 Pisanello. Landschaft mit irrendem Ritter. Ausschnitt aus der Sinopia der Längswand. Mantua, Palazzo Ducale

dung, ja selbst sein geschmücktes Maultier stehen in Widerspruch zu der Thematik des Aufbruchs zur Falkenbeize. Der den Falkner zierende Mantel trägt das vornehmlich von Leonellos Bruder Borso (1413–1471) geführte Emblem des »battesimo«, eines sechseckigen Kästchens mit einem Edelstein im Zentrum.[11] Vielleicht ist Pisanellos Zeichnung im Sinne eines tatsächlichen Bildnisses des jungen Borso d'Este zu deuten. Die Frage bleibe offen. Mit Wahrscheinlichkeit sind auch Pisanellos Kostümstudien der Blätter in Oxford, Chantilly und Bayonne (Abb. 44–45, 150) am Hof der Este entstanden, selbst wenn das Emblem auf dem Mantel des Jünglings der Oxforder Zeichnung bisher nicht bezogen werden konnte.[12] Für Mode waren die Este damals in Oberitalien tonangebend, und nur sie konnten sich in großem Umfang die kostspieligen Kreationen nach Entwürfen Pisanellos leisten. Die Zeichnung der Sammlung Frits Lugt (Abb. 53) verbindet zwei die Lebenshaltung der Este kennzeichnende Eigenschaften: ihren Kleiderluxus und ihre Jagdleidenschaft. Die Entstehung zweier anderer Werke Pisanellos, deren Darstellungsgegenstand gleichfalls ein vornehmer Jäger ist, ist im einen Fall, der Medaille des Johannes VIII. Paläologus (Abb. 225), sicherlich, im anderen, dem kleinen Tafelbild des hl. Eustachius (Abb. 228), wahrscheinlich mit den Este als Auftraggebern zu verknüpfen. Der byzantinische Kaiser Johannes VIII. Paläologus (Abb. 224) war im März 1438 mit Vertretern der griechischen Kirche, an ihrer Spitze Patriarch Joseph II. von Konstantinopel, in Ferrara erschienen, um unter dem Druck der Bedrohung Konstantinopels durch die Türken die Einigung zwischen griechischer und römischer Kirche zu erzielen. Es war nach der Begegnung mit dem deutschen Kaiser Sigismund, dessen Bildnis Pisanello während dessen Italienreise 1432/33 geschaffen hatte (Abb. 222), das zweite Mal, daß der Künstler einer großen Persönlichkeit der Weltgeschichte als Porträtist gegenübertrat. Mit der Darstellung Johannes' VIII. als Jäger auf dem Revers seiner Medaille offenbarte Pisanello ein durchaus persönliches Bild des byzantinischen Kaisers, statt ihn in traditioneller Manier als Staatslenker in Rüstung zu zeigen. Denn ein Augenzeugenbericht hebt ausdrücklich dessen Jagdpassion hervor, der er sich selbst während des Konzils in Ferrara unter Hintansetzung offizieller Pflichten hingab.[13] Und Pisanellos die Medaille vorbereitenden Zeichnungen hätten von dieser zeitgenössischen Schilderung des Kaisers kein instruktiveres Anschauungsmaterial bieten können. Das hagere Pferd mit den geschlitzten Nüstern und seiner Riemenhalfterung (Abb. 223) beeindruckten Pisanello nicht weniger als die preziösen Jagdutensilien türkischer Herkunft, die er zeichnend genau festgehalten hat.[14]

Ein Thema aus der *Legenda aurea*, die Vision des hl. Eustachius, bot Pisanello den Stoff, den vornehmen Jäger in seinem Element, als Herr über eine ihm zu Gebote stehende wilde Natur aufzuzeigen (Abb. 228).[15] Dargestellt ist die Legende des dem Kaiser Trajan dienenden Feldherrn namens Placidus, der nach seiner Bekehrung zum hl. Eustachius wurde. Als dieser einst bei der Jagd einen besonders prächtigen Hirsch erlegen wollte, erblickte er zwischen dessen Geweih den Gekreuzigten und vernahm aus dem Munde des Hirsches die Worte: »... Warum verfolgst du mich? Ich bin dir zu Lieb in dieses Tieres Gestalt erschienen, denn ich bin Christus, welchen du unwissend ehrest ... «.[16] Das Thema regte Pisanello zu der konzentriertesten Aussage auf kleinem Raume an, die wir von ihm kennen. Es ist die Mannigfaltigkeit der zahlreichen Motive und der

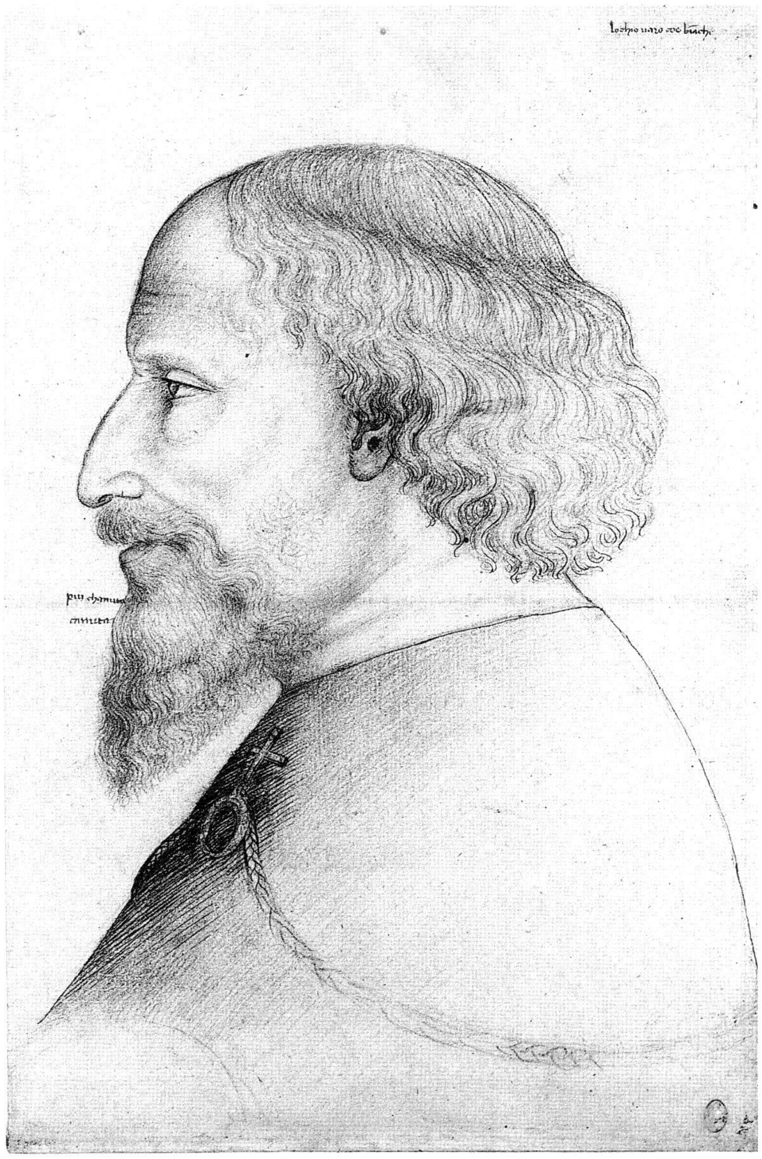

222 Pisanello. Bildnis des Kaisers Sigismund. Metallstift und Feder auf Papier, 33,2 x 21 cm. Paris, Louvre 2339

Adel ihrer Erscheinung, dem das Gemälde seine hervorragende Stellung verdankt.

Die Vision des hl. Eustachius war im damaligen Italien ein selten dargestelltes Thema. Im Zeichnungswerk des Pisanello gleichaltrigen Jacopo Bellini, der 1441 am Hof der Este mit Pisanello in Wettstreit trat, begegnet das Thema dreimal, jedoch innerhalb verschiedener Entwicklungsstadien, in denen Wandel und Steigerung seiner künstlerischen Absichten zutage treten.[17] Bellini machte das Thema zum Gegenstand seines leidenschaftlichen Ringens um Raumerfassung. Eustachius hatte das perspektivische Zentrum einer auf ihn bezogenen Umgebung zu bilden, in welcher jeder Gegenstand die leitende Rolle eines perspektivischen Trägers übernahm. Mit

keiner seiner drei Zeichnungen trat Bellini in Wettstreit zu der lyrisch-poetischen Anschauung, die Pisanello dem Thema gab.
Dieses Werk Pisanellos macht verständlich, warum er bereits zu Lebzeiten wie kein anderer Meister seiner Zeit mit Lobeshymnen bedacht wurde. Die Verkünder seines Ruhmes waren die Hofdichter und -historiographen, jener Kreis von Humanisten um den Fürsten, der das Geistesleben des Hofes prägte. Bei den Este war nach Guarino da Verona, der über dreißig Jahre, von 1429 bis 1460, das geistige Klima in Ferrara bestimmte, auch dessen Schüler Tito Vespasiano Strozzi (1424–1505) ein großer Verehrer Pisanellos.[18] Beide rühmten die »täuschende Lebendigkeit« seiner Landschafts- und Tierdarstellungen. Ein Epigramm des Tito Vespasiano Strozzi nennt unter den von ihm bewunderten Bildmotiven auch den vom raschen Windhund verfolgten Hasen, als habe er dabei Pisanellos Eustachius vor Augen gehabt.[19]
Die Verbindung höfischer Kunst mit humanistischem Geist am Este-Hof gipfelt in Pisanellos Medaillen für Leonello d'Este. Dieser ließ von Pisanello um oder kurz nach 1441 fünf Medaillen mit seinem Bildnis anfertigen.[20] In ihrem Bildnischarakter erinnern diese Schöpfungen an römische Münzporträts mit ihrer strengen Begrenzung auf den Profilkopf und Klarheit des Ausdrucks (Abb. 229).[21] Da aber die Leonellos Personenkult huldigenden Vorderseiten der Medaillen mit seinem Bildnis untereinander nur geringfügige Verschiedenheiten aufweisen, ist der Grund für die ungewöhnliche Mehrzahl ähnlicher Bildnismedaillen in deren Rückseiten zu suchen, von denen jede eine andere humanistische Botschaft vorstellt. Das Verbindende ist ihr allegorischer Inhalt, der aus Kombinationen von Bildmotiven, Sprachbildern (Metaphern), besteht und damit auf die Hofhumanisten als die das Medaillenprogramm bestimmenden Geister hinweist. An einem Beispiel (Abb. 230) sei das hier veranschaulicht: Auf der bloßen Erde lagert ein nackter Mann. Hinter ihm, unverhältnismäßig groß, ein Gefäß, aus dem ein Strauch herausragt. Dessen Wurzeln haben den Leib des Gefäßes durchbohrt. Von den beiden Ankern, die an den Henkeln befestigt sind, ist einer gebrochen. Die Idee für das Thema der Medaille fußt auf Cicero, der in der Frührenaissance zu den einflußreichsten römischen Schriftstellern gehörte. In den »Tusculanae Disputationes«, den »Gesprächen in Tuskulum«, prägte Cicero im Zusammenhang mit der ihn beschäftigenden Frage nach dem Leib-Seele-Verhältnis die Metapher: »Denn der Körper ist gleichsam nur ein Gefäß oder irgendwie ein Behälter der Seele«.[22]
Diese eindrucksvolle Vorstellung Ciceros bot die Elemente für Pisanellos bildliche Allegorie: Das Gefäß steht in Analogie zum Menschen. Ähnlich wie ein Strauch imstande ist, mit seinen Wurzeln den Gefäßleib zu durchbohren oder mit seinen Ästen hoch aufzuragen, hat der Mensch die Fähigkeit, über seine Physis hinauszuwachsen; die Seele vermag sich von den Fesseln des Körpers zu befreien und das Ewig-Göttliche zu erkennen. Die beiden Anker an den Gefäßhenkeln bedeuten die beiden Pole menschlichen Schicksals. Der heile Anker verkörpert die Tugend, »Virtus«, das heißt die beseligende Kraft, Gutes zu tun. Der zerbrochene Anker versinnbildlicht die zerstörende Macht des launischen Glücks, »Fortuna«. Die beiden Anker stehen also hier für die seit der Antike beliebte Antagonie von »Virtus« und »Fortuna«. Petrarca hatte das Thema »Virtus-Fortuna« in seiner 1366 vollendeten Schrift »De remediis utriusque fortunae« (»Trostspiegel in Glück und Unglück«) als erster unter den Humanisten aufgegriffen, und für den Künstlerhumanisten Leon Battista Alberti (1404–1472) war derselbe Stoff nahezu achtzig Jahre später noch so aktuell, daß er den Inhalt seiner Schrift »Teogenio« bildete.[23] Alberti widmete sein Werk Leonello d'Este. Den Anlaß dazu gab der Tod von Leonellos Vater Nicolò im Jahre 1441. Damit schließt sich der Kreis unserer Betrachtung. Denn der Gedanke an Tod und Vergänglichkeit war auch für den Bildgehalt von Pisanellos kurz danach entstandener Leonellomedaille bestimmend. Zwei Jahre vor Nicolòs Tod hatte Leonello seine erste Gattin Margherita Gonzaga verloren, und seitdem spielten die Themen seiner Embleme auf die Be-

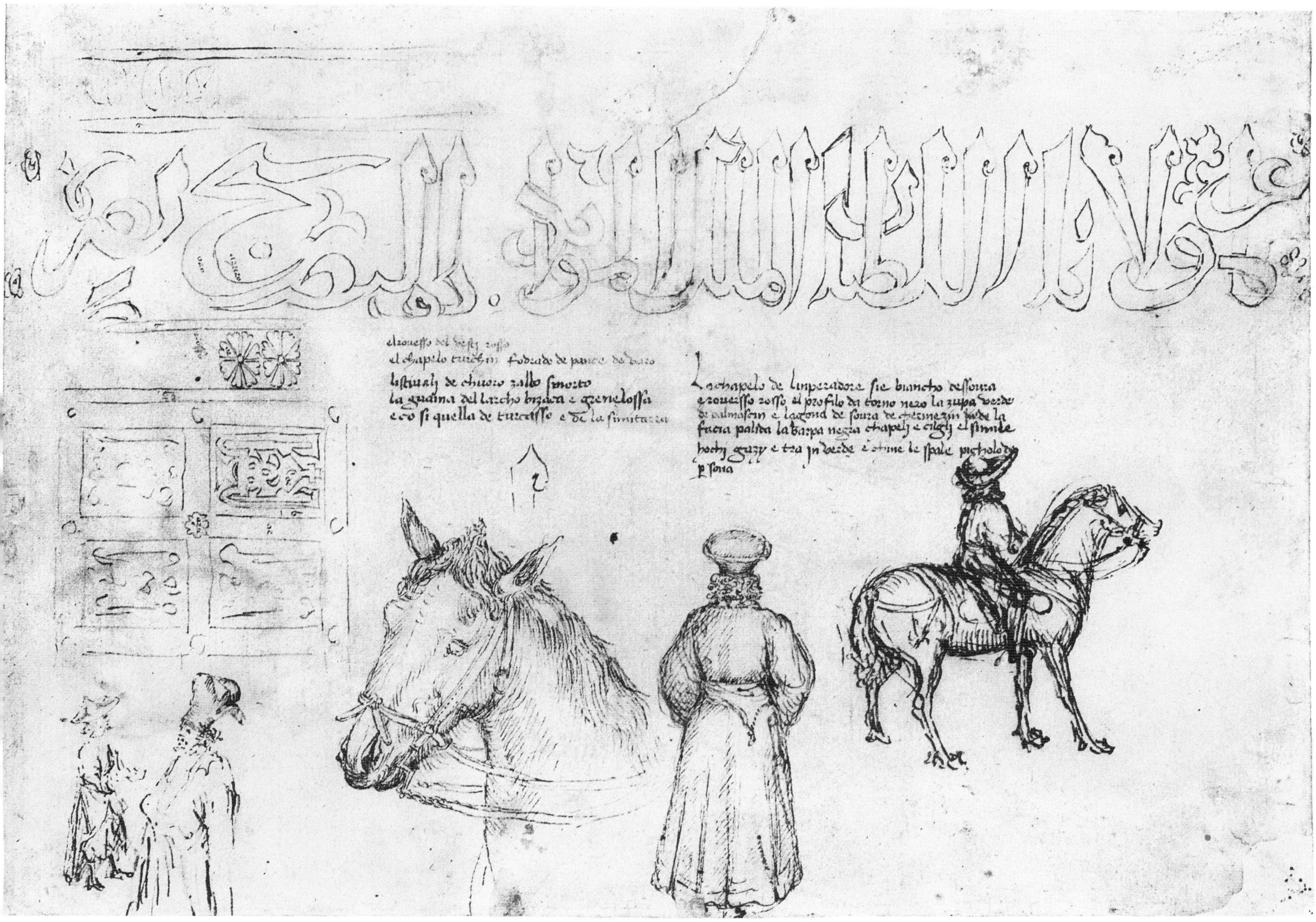

223 Pisanello. Vorbereitende Zeichnung für die Johannes VIII. Paläologus-Medaille, 1438. Rechts der byzantinische Kaiser zu Pferd, in der Mitte der Kaiser stehend von hinten, daneben Kopf des Pferdes mit geschlitzten Nüstern, darüber Farbangaben. Die arabische Inschrift ist von einem Geschenk des Mameluken Sultan Abu-El Nasr an den Kaiser kopiert. Feder auf Papier, 19,9 x 28,9 cm.
Paris, Louvre M. I. 1062 recto

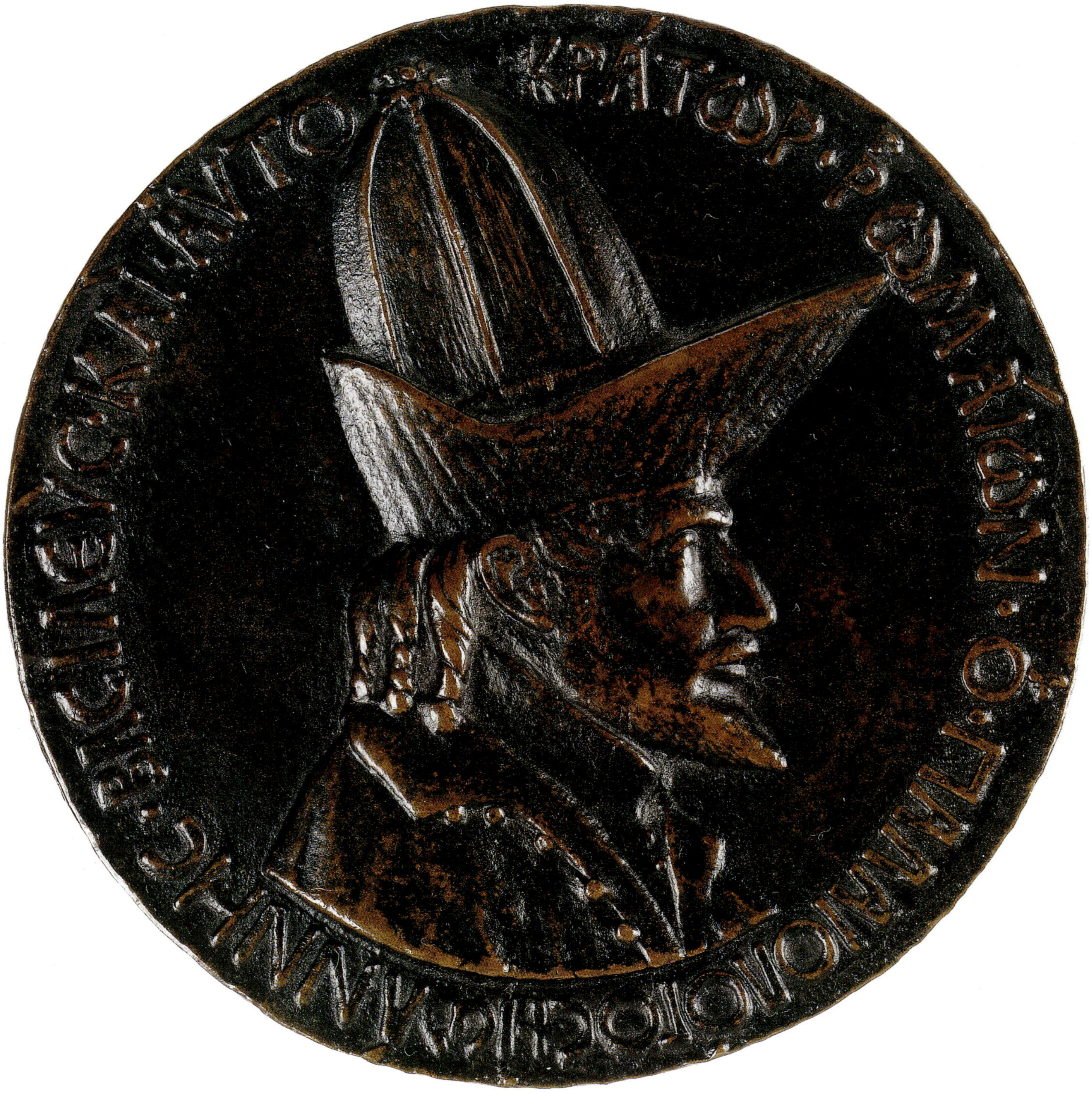

224 Pisanello. Medaille des byzantinischen Kaisers Johannes VIII. Paläologus, 1438. Privatbesitz

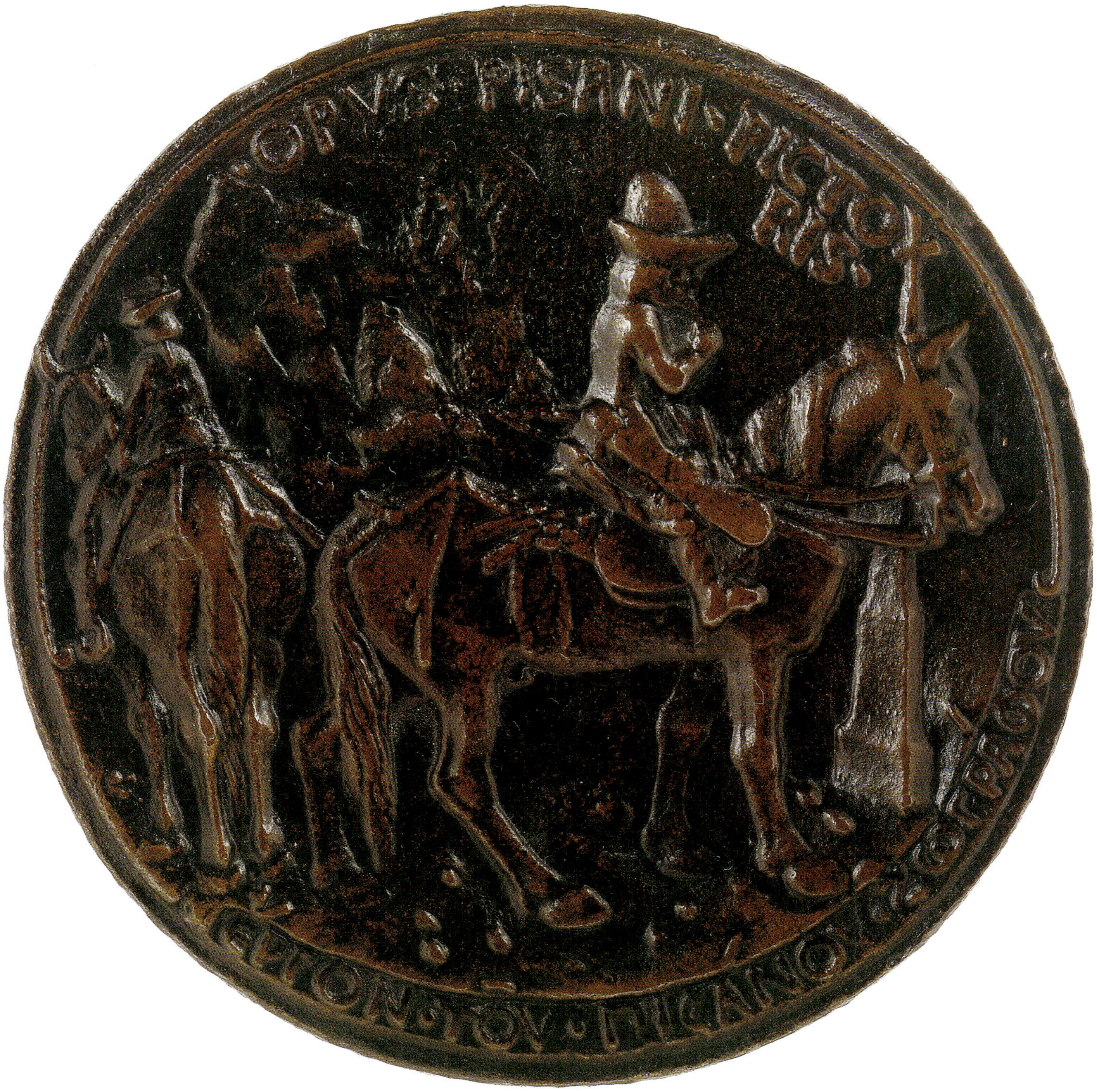

225 Pisanello. Johannes VIII. Paläologus als Jäger zu Pferd mit einem Pagen.
Rückseite der Johannes Paläologus-Medaille, 1438. Privatbesitz

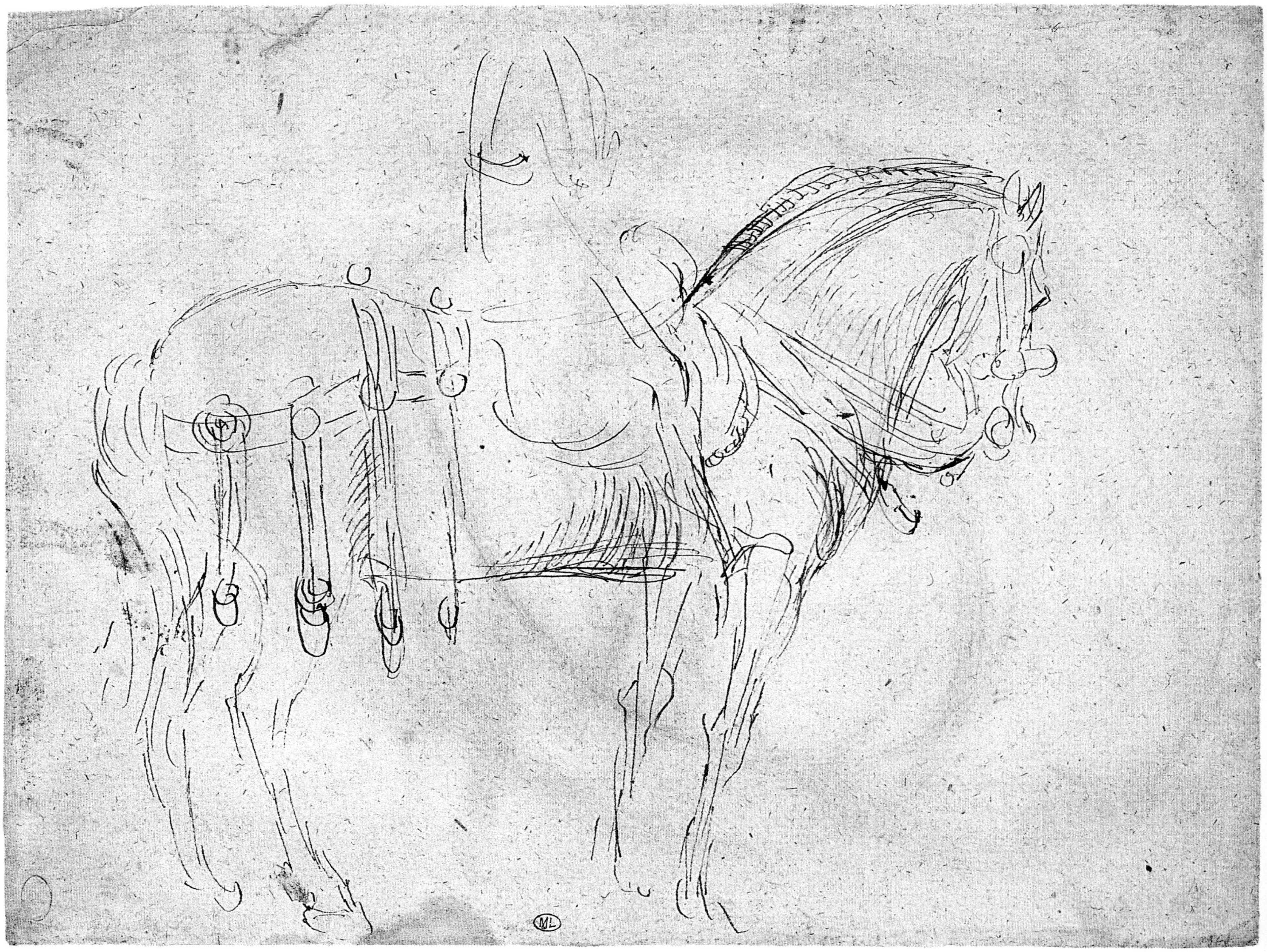

226 Pisanello. Studie zum hl. Eustachius. Feder auf Papier, 19,4 x 26 cm. Paris, Louvre 2368 recto

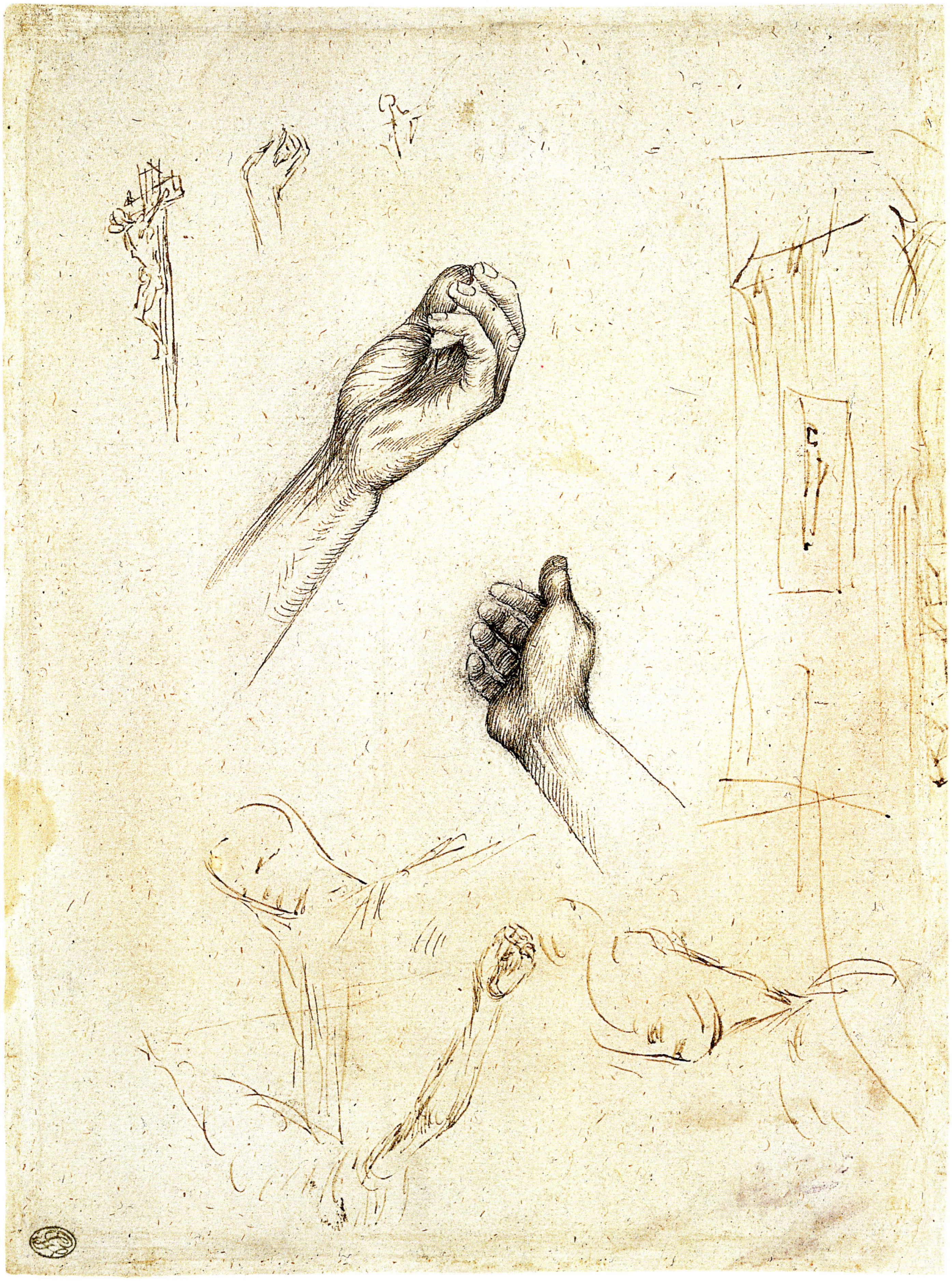

227 Pisanello. Studien zum Kruzifixus der »Vision des hl. Eustachius«. Metallstift und Feder auf Papier, 26 x 19,4 cm. Paris, Louvre 2368 verso

dingtheit der körperlichen Existenz an.[24] Die hier betrachtete Leonellomedaille ist eine Verbindung von mehreren synonymen Sinnbildern dieser Art, darin eng verwandt mit jener Idee vom menschlichen Sein, die Alberti in seinem »Teogenio« formuliert hat: Der Mensch begänne sein Leben liegend, schwach und nackt. Der Feindlichkeit der Umwelt ausgesetzt, sei er ein Opfer der Willkür Fortunas. Verzicht auf alles Äußere, Bedürfnislosigkeit aber führten ihn schließlich zur Selbsterkenntnis und damit zu einem ausgeglichenen Verhältnis zu Leben und Tod.[25]

Pisanello hätte als Künstler zu dieser die Humanisten unter Leonello d'Este beschäftigenden Kernfrage nach dem Wesen des Menschen und seiner ethischen Verantwortung keinen eindringlicheren Beitrag leisten können, als er das mit diesem nackt auf der Erde Liegenden als Zentrum der Medaille tat. Natürliche Wahrheit und Schönheit eines nackten Körpers hatte sich Pisanello als Zeichner methodisch sowohl am lebenden Modell als auch an dem aus der Antike zur Verfügung stehenden Formenschatz erschlossen. Vorbildhafte Lösungen, die er in Rom kopierend aufgenommen hatte, wirkten bei seinen eigenen Naturbeobachtungen untergründig mit. So sind auch die Anregungen für die liegende Aktfigur auf Pisanellos Medaille einerseits im Bestand der von ihm in Rom kopierten Antiken zu suchen (Abb. 136–137) wie andererseits in seinen eigenen subtilen Studien nach dem lebenden Modell. Es war Pisanellos schöpferischer Beitrag, daß er das natürliche Menschenbild ausdruckssteigernd auch seelisch vergegenwärtigte und neue Nuancen im Gefühlsbereich erreichte. In diesem Zusammenhang ist es instruktiv zu beobachten, daß Pisanello bereits beim Kopieren antiker Vorbilder um eine innere Belebung des dargestellten Körpers bemüht war. So verlieh er der Kolossalstatue eines Flußgottes, die ihn später für die Medaille angeregt haben mag, natürlich-menschlichere Züge (Abb. 137).

Der idealen Dreiheit Herrscher – Humanist – Künstler waren in kurzem Zeitraum fünf Medaillen für Leonello d'Este entsprungen, deren Bildprogramme als Verbindung mit Geist und Wesen der Antike verstanden sein wollten. Humanistischer Geist hatte auch an anderen italienischen Fürstenhöfen Eingang gefunden, aber außer Leonello d'Este setzte damals kein anderer Herrscher, der Pisanello zu seinem Persönlichkeitskult heranzog, sein Porträt in Beziehung mit der moralischen Beispielhaftigkeit, die die Rückseitenbilder der Medaillen auszeichnet. Vielmehr gaben Fürsten wie Filippo Maria Visconti in Mailand (Abb. 235, 236), Sigismondo Pandolfo Malatesta in Rimini (Abb. 237–238), Ludovico Gonzaga in Mantua (Abb. 241–242) ihrer kämpferischen Gesinnung als Staatslenker oder Condottiere Ausdruck, indem sie sich ganzfigurig im Harnisch der Zeit auf dem Revers ihrer Bildnismedaille darstellen ließen.[26]

Wenn Alfonso V. von Aragon in den Revers seiner um 1449 entstandenen Medaillen gleichfalls Geist und Form der Antike aufleben ließ, dann geschah das nicht – wie bei Leonello d'Este – in Hinblick auf ein ethisch verpflichtendes Vorbild, sondern aus dem Anspruch auf Anerkennung seiner Herrschaft über Neapel. Als »venator intrepidus«, als unerschrockener Jäger erlegt er, der Landesherr, den Eber (Abb. 132). Formales Vorbild auch dieses Motivs war ein römischer Adonis-Sarkophag, den Pisanello in Rom kopiert hatte (Abb. 130–131). Die Stelle des im Sarkophag bekleideten Jägers besetzt in Pisanellos Medaille als Anspielung auf den der Alltagssphäre entrückten Herrscher ein Jäger in »heroischer« Nacktheit. Das Bild des Adlers, der andere Raubvögel an seiner Beute teilhaben läßt, diente in einer zweiten, 1449 datierten Medaille Pisanellos dazu, Alfonsos Freigebigkeit, »liberalitas augusta«, zu verherrlichen (Abb. 244). Die literarische Quelle des Motivs ist Plinius. Das Mittelalter schon hatte das Motiv aufgegriffen und im »Fiore di Virtù« moralisch ausgedeutet.[27] Als formales Vorbild kommt eine griechische Münze aus Akragas (Agrigent) mit dem Bild eines Adlers über seiner Beute in Betracht.[28] Es entsprach dem Machtanspruch Alfonsos, daß er auf der Vorderseite derselben Medaille seine Profilbüste im Harnisch zwischen Helm und Krone mit der Bildunterschrift

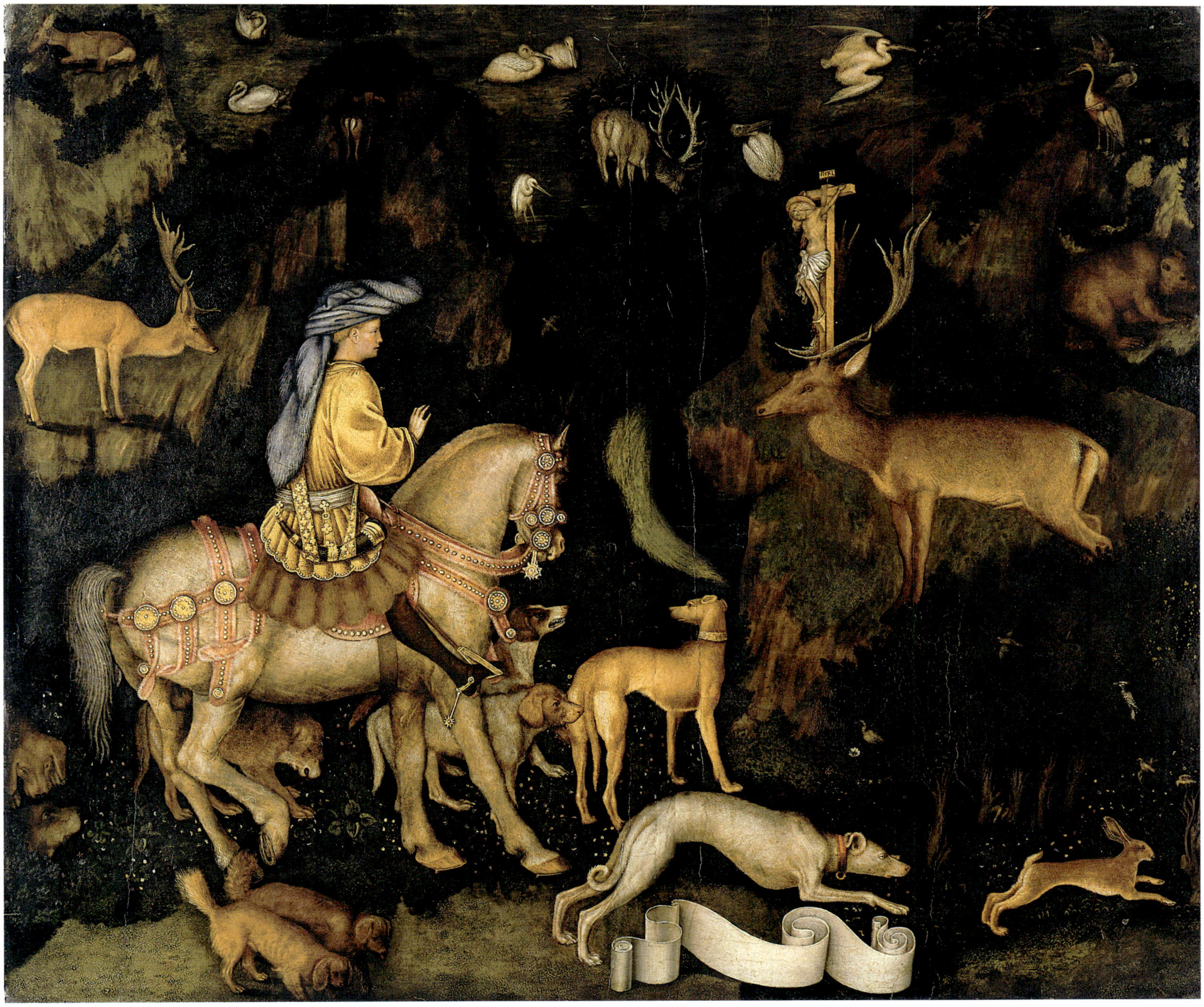

228 Pisanello. Vision des hl. Eustachius. Holz, 54,5 x 65,5 cm. London, National Gallery

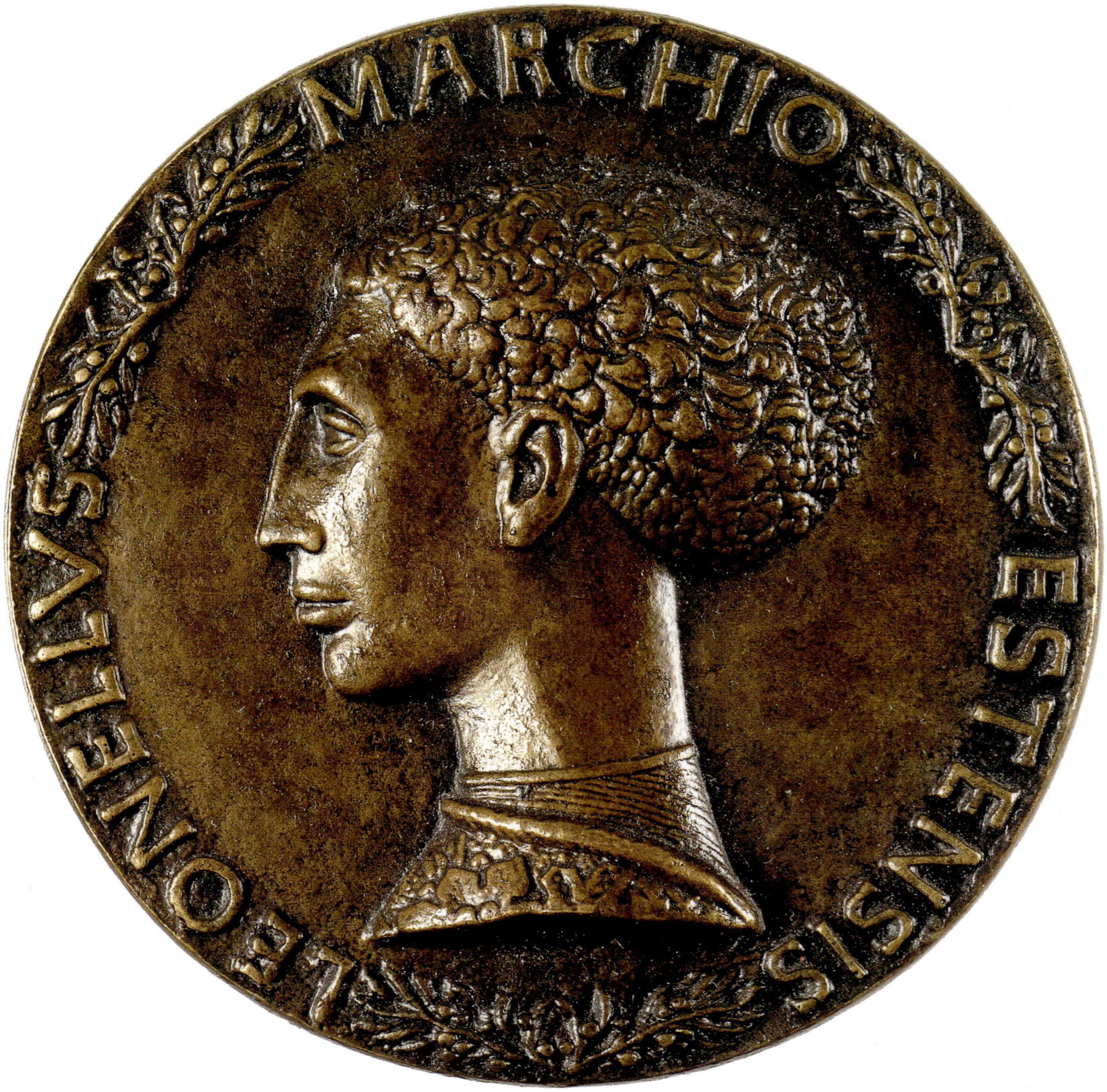

229 Pisanello. Medaille des Leonello d'Este, Markgraf von Ferrara, nach 1441. Privatbesitz

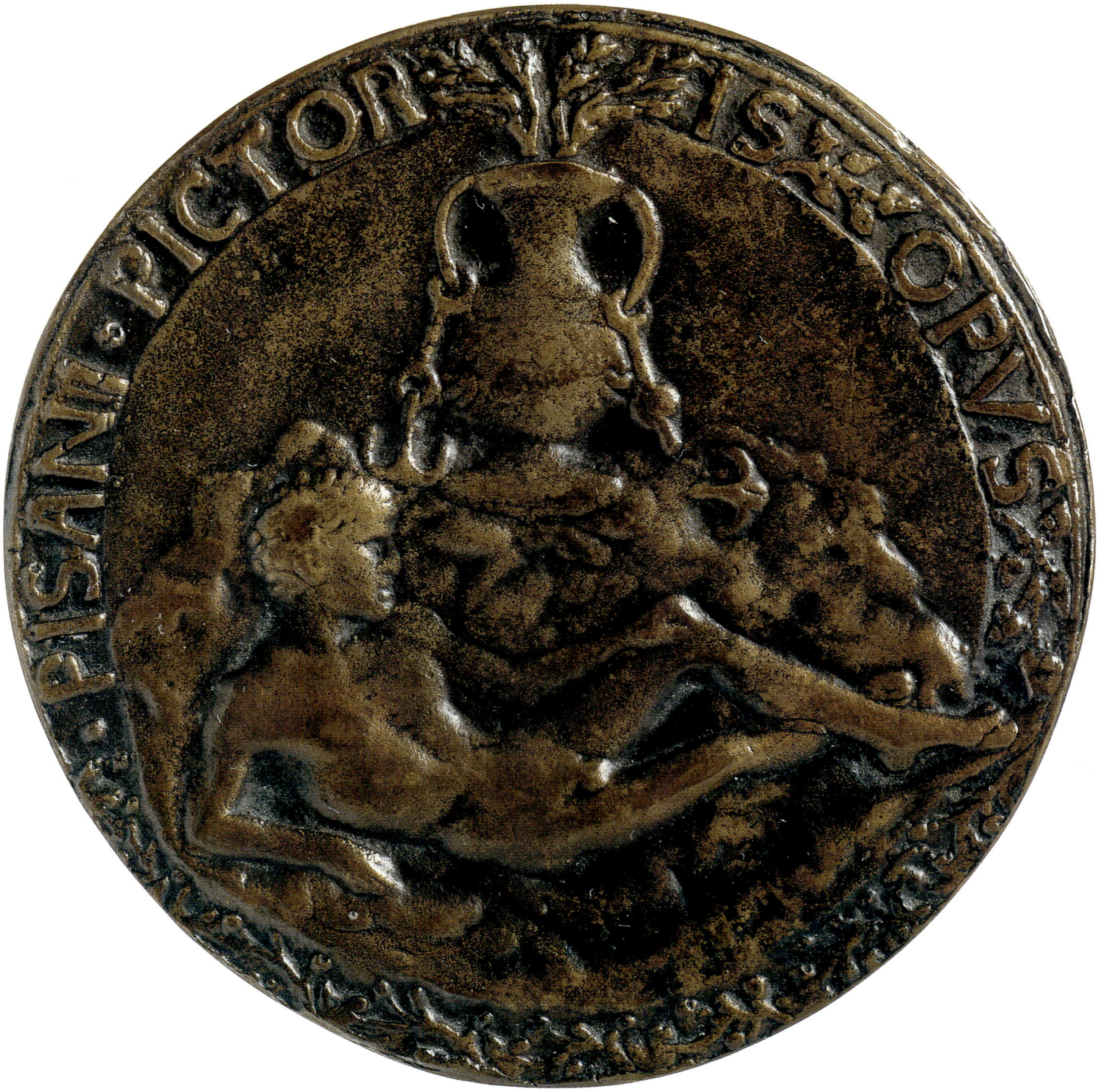

230 Pisanello. Liegender Akt mit Vasenemblem. Rückseite der Leonello d'Este-Medaille, nach 1441. Privatbesitz

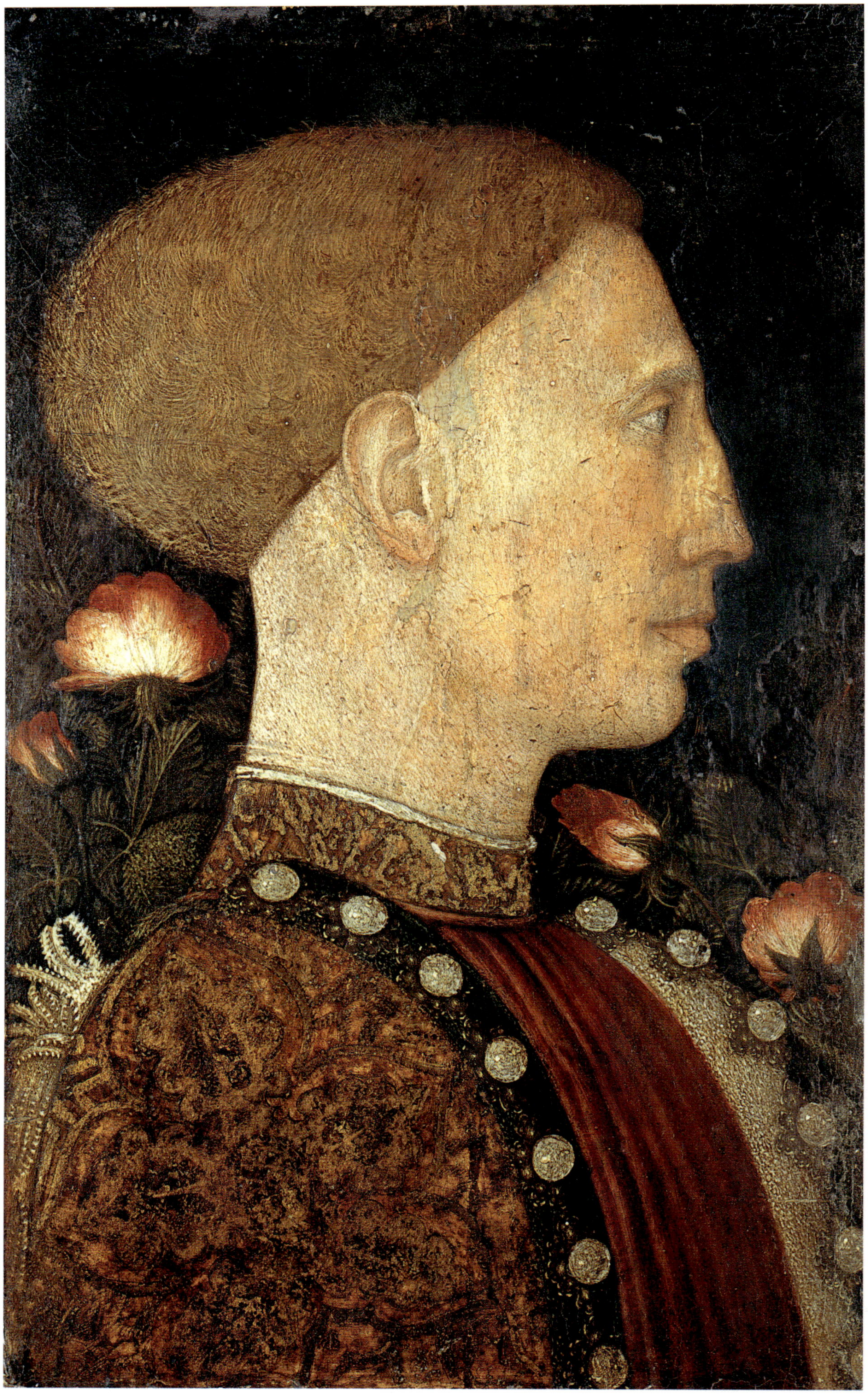

231 Pisanello. Bildnis des Leonello d'Este, 1441. Holz, 29,5 x 18,4 cm. Bergamo, Accademia Carrara

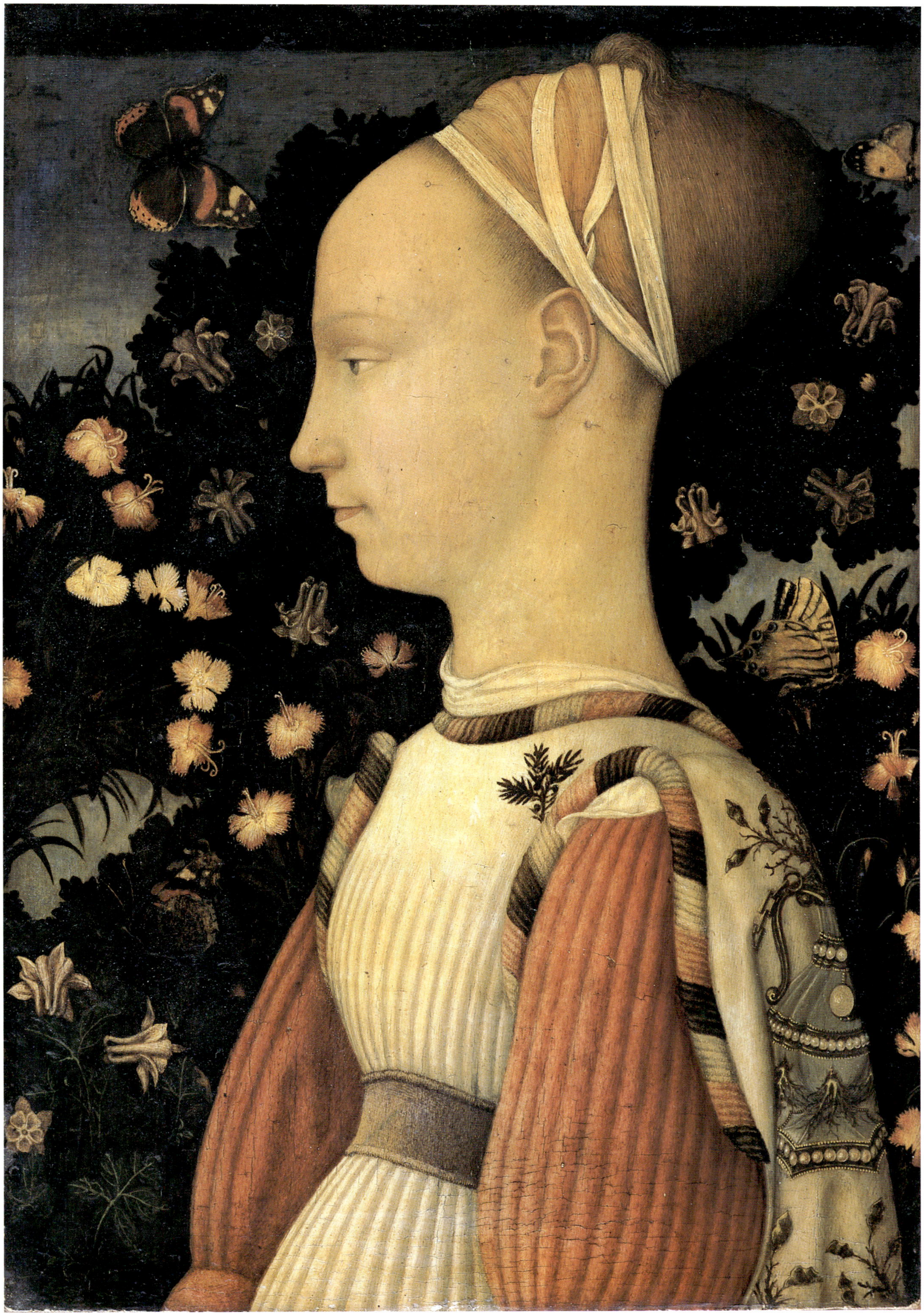

232 Pisanello. Bildnis der Ginevra d'Este. Holz, 43 x 30 cm. Paris, Louvre

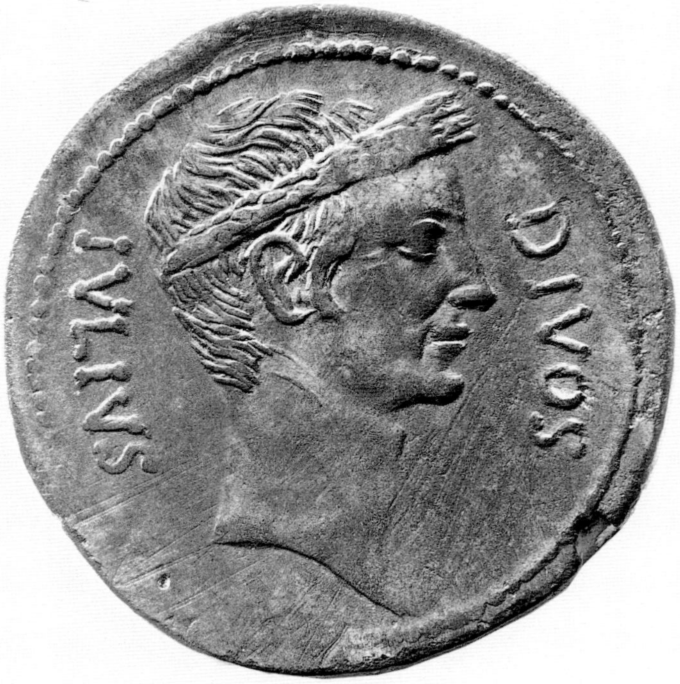

233 Idealisiertes Profilporträt von Julius Caesar. Münzprägung unter Octavianus, um 36 v. Chr.

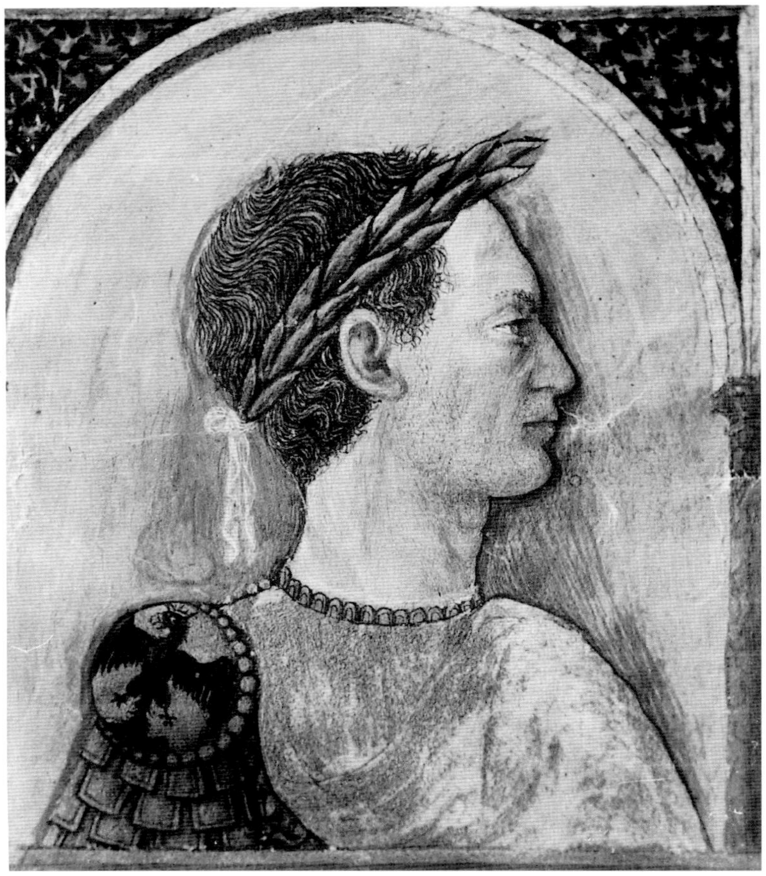

234 Caesar. Illustration zu Plutarch, »Vitae virorum illustrium«. Cesena, Biblioteca Malatestiana, Ms. S. XV. 1, fol. 29

»Triumphator et Pacificus« darstellen ließ (Abb. 243). Die dritte Medaille Pisanellos für Alfonso, mit der Darstellung eines Triumphwagens, erinnert an dessen triumphalen Einzug in Neapel nach dem Sieg über René von Anjou im Jahre 1443.[29] Alfonso war der erste Renaissancefürst, der sich in der Umschrift auf seinen Medaillen in Anlehnung an römische Münzen als »DIVVS« bezeichnen ließ.

Pisanellos Medaillen für Leonello d'Este mit ihrem auf die Antike bezogenen Programm liegen auf einer Linie mit jenem Caesarbildnis, in dem Pisanello am Hof von Ferrara einen der römischen Geschichte entlehnten Prototyp für das Bild des vollkommenen Herrschers vorgestellt hatte. Äußerer Anlaß für Enststehung und Übergabe des Gemäldes war wahrscheinlich Leonellos Vermählung mit Margherita Gonzaga. Die Wahl des Bildstoffes hätte nicht gezielter sein können in Anbetracht der Tatsache, daß unter dem Einfluß Guarinos am Hof der Este Julius Caesar in seinen Eigenschaften als Staatsmann, Schriftsteller und Mensch eine geradezu idolhafte Verehrung zuteil wurde. Seine Verherrlichung wiederum hatte zur Folge, daß Leonello selbst mit Caesar in Beziehung gesetzt wurde und damit am Ruhme dieses Unsterblichen teilnahm.[30]

Das heute verlorene Caesarbildnis Pisanellos, das dieser 1435 über einen Gehilfen (möglicherweise Bono da Ferrara)[31] Leonello zum Geschenk machte, wird im Inventar der »guardaroba estense« von 1494 erwähnt mit dem Eintrag »una capsa quadra in forma di libro, dov'è Julio Cesare in uno quadretto di legno cum le cornice dorate«.[32] Dem Wortlaut zufolge handelte es sich entweder um die in einem Kästchen aufbewahrte Holztafel mit dem Bildnis Caesars, oder aber diese Holztafel war »in forma di libro«, wie es heißt, mit einem Klappdeckel versehen, der in der Art eines Buches zu schließen war.[33] Über das Caesarbildnis selbst gibt der Eintrag keine Auskunft. Pisanellos Kenntnis der römischen Münzkunst läßt in Typus und Stil seines Gemäldes unmittelbare Anklänge an ein antikes

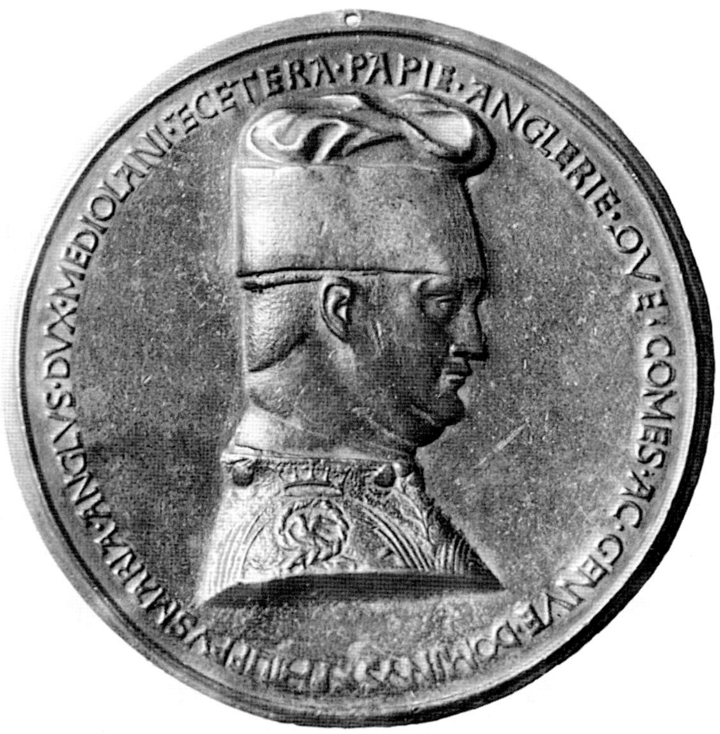

235 Pisanello. Medaille des Filippo Maria Visconti, Fürst von Mailand. Florenz, Bargello

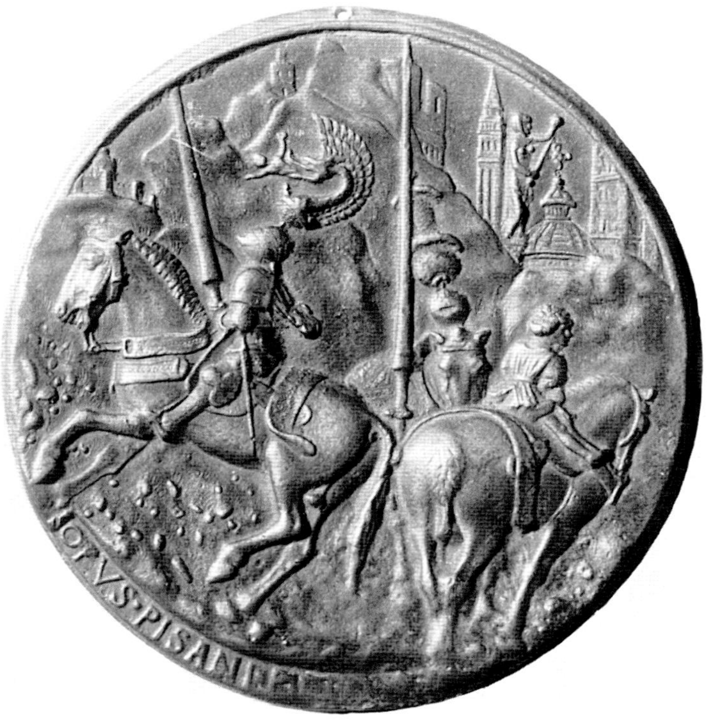

236 Pisanello. Filippo Maria Visconti gerüstet zu Pferde mit zwei Gefolgsleuten. Rückseite der Filippo Maria Visconti-Medaille. Florenz, Bargello

Vorbild vermuten. Mario Salmi wies bereits in diese Richtung, als er die künstlerische Herkunft des Caesarbildnisses in einer für Malatesta Novello ausgeführten Handschrift von Pisanellos verlorener Tafel ableitete (Abb. 234).[34] Mehr Sicherheit über diese Zusammenhänge ist über zwei Beobachtungen zu gewinnen: Der Adler mit ausgebreiteten Flügeln, wie er als Epaulette in der Miniatur zu sehen ist, war ein Hoheitszeichen der Este. Wenn Pisanellos Caesarbildnis einen Adler in emblematischer Verwendung aufwies, dann bedeutete dieses Emblem einen unmittelbaren Bezug Leonellos auf Caesar. Der Frage, ob das antike Vorbild des Caesarbildnisses in Miniatur und Pisanellos Tafel noch zu fassen sei, ist Salmi nicht nachgegangen. Von hier aus aber ergeben sich wichtige Rückschlüsse, nicht zuletzt auf den von Pisanello bevorzugten Porträttypus für das Bildnis Leonellos. So dürfte der mit dem Lorbeer bekränzte, idealisierte Kopf des vergöttlichten Caesar aus einer der frühen Münzprägungen unter Augustus (Abb. 233) den Anstoß dazu gegeben haben, nicht nur ein authentisches Caesarbildnis für Leonello zu malen, sondern auch den Porträttypus seiner Leonellobildnisse (Abb. 229) an dem römischen Vorbild der Caesarmünze auszurichten.[35] Statt, wie sonst üblich, den Porträtierten im Ausschnitt der Büste zu geben, erscheint Leonello in fünf Medaillenprägungen Pisanellos mit einem der römischen Münze vergleichbaren knappen Zuschnitt des Profilkopfes und einer ähnlichen Strenge des physiognomischen Ausdrucks. Die an römische Münzbildnisse gemahnende Strenge des Antlitzes griff Pisanello selbst für ein gemaltes Bildnis Leonellos auf (Bergamo, Accademia Carrara; Abb. 231). Dieses Leonelloporträt ist wahrscheinlich auf jenen Auftrag zu beziehen, den Leonellos Vater Nicolò im Jahre 1441 vergab und mit dem Pisanello in Wettstreit zu Jacopo Bellini trat. Ein Sonett des venezianischen Humanisten Ulisse Aleotti belehrt uns, daß nicht Pisanello, sondern Bellini damals der erste Preis zuerkannt wurde.[36] Der Grund dieser Entscheidung Nicolòs

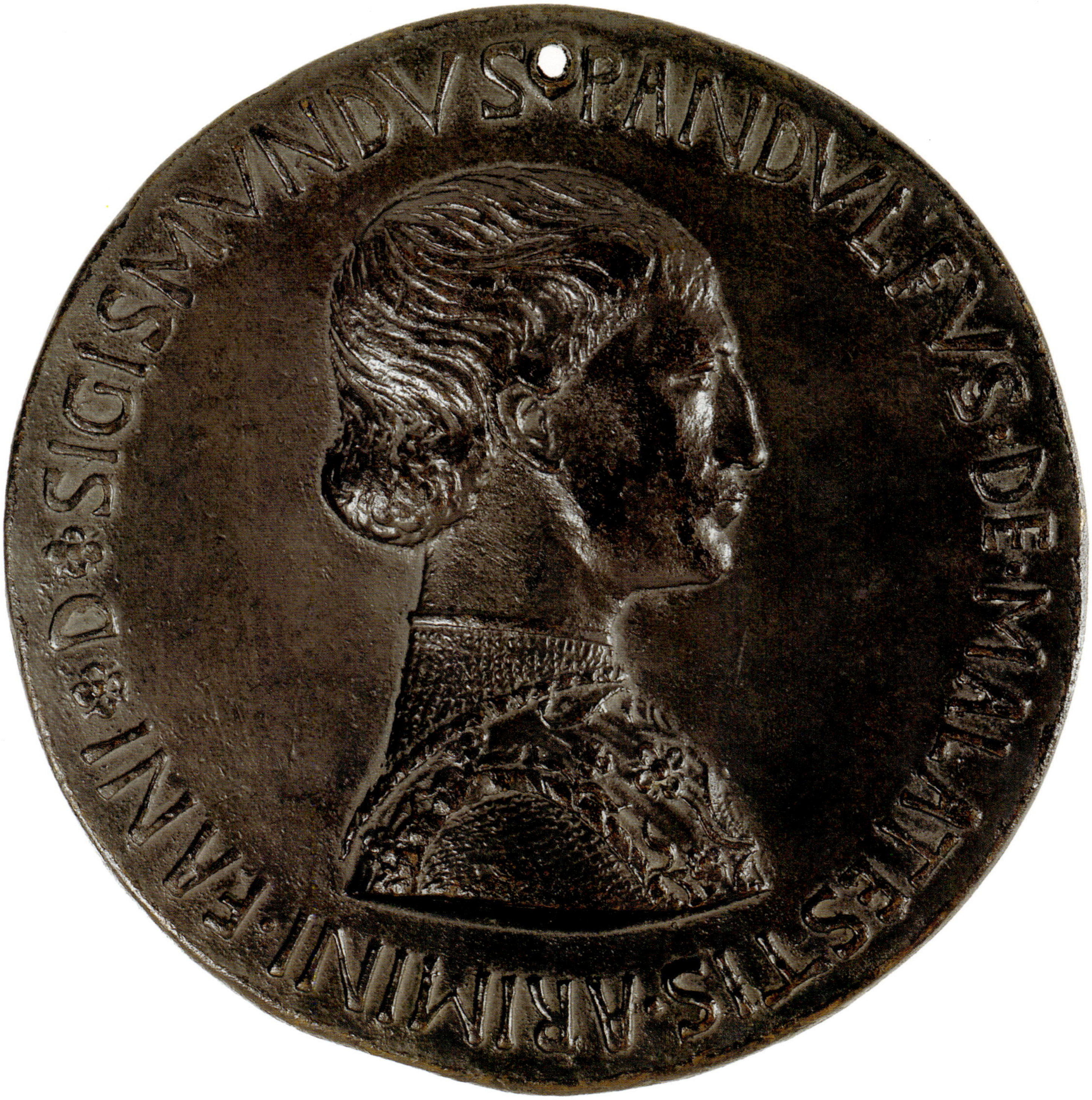

237 Pisanello. Medaille des Sigismondo Pandolfo Malatesta von Rimini, um 1445. Privatbesitz

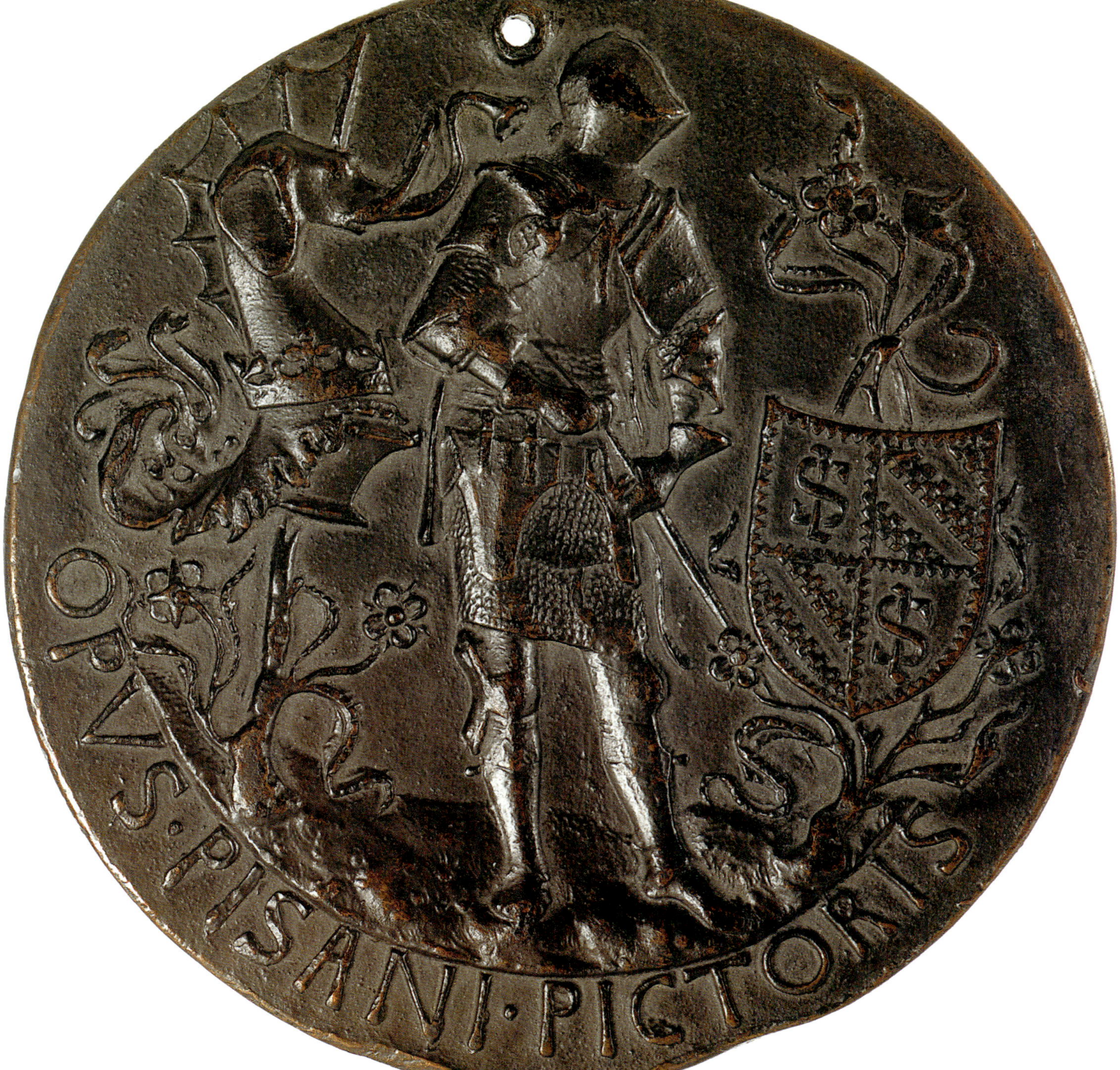

238 Pisanello. Sigismondo im Harnisch mit geschlossenem Visier.
Rückseite der Sigismondo Pandolfo Malatesta-Medaille, um 1445. Privatbesitz

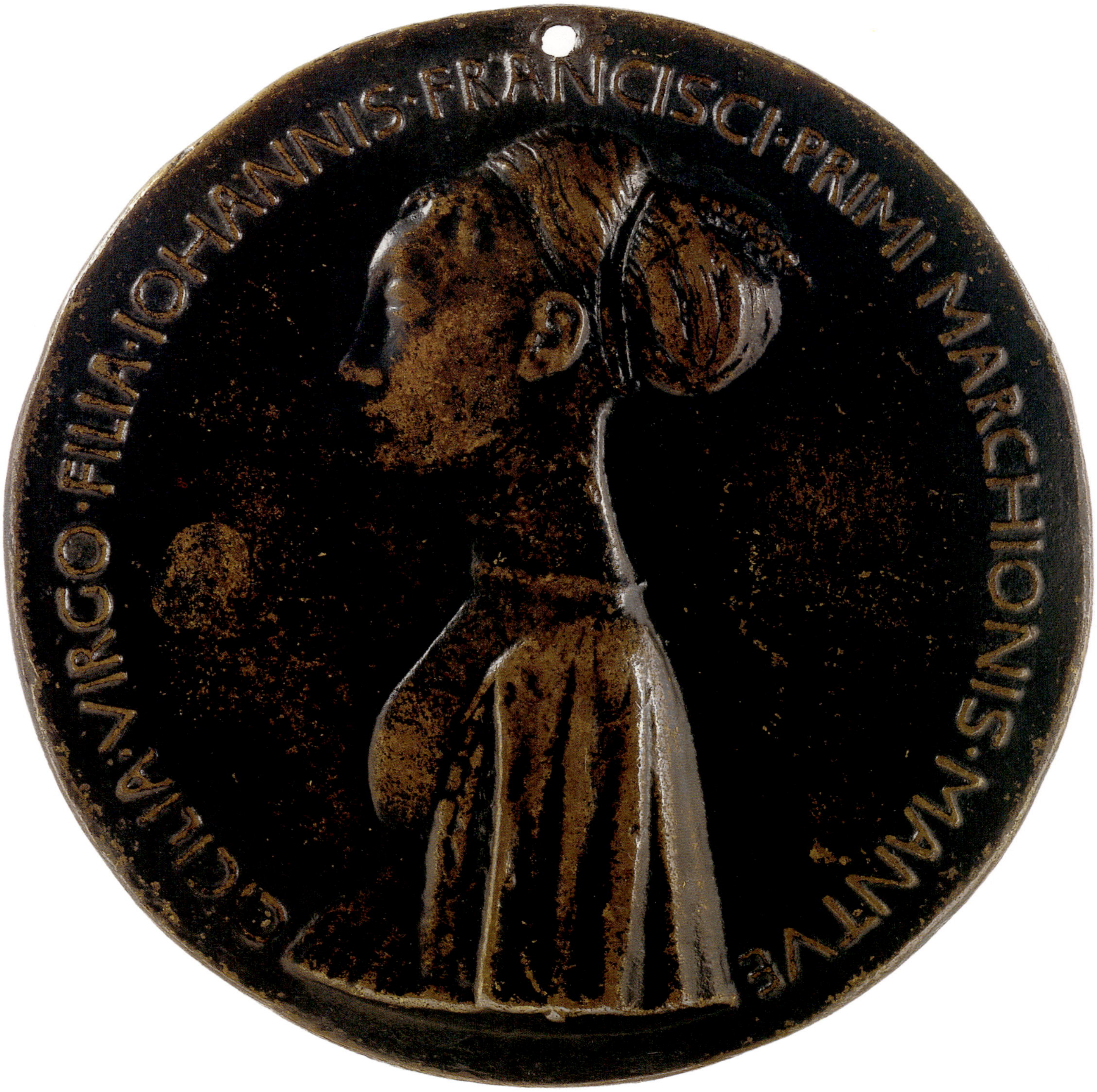

239 Pisanello. Medaille der Cecilia Gonzaga, 1447. Privatbesitz

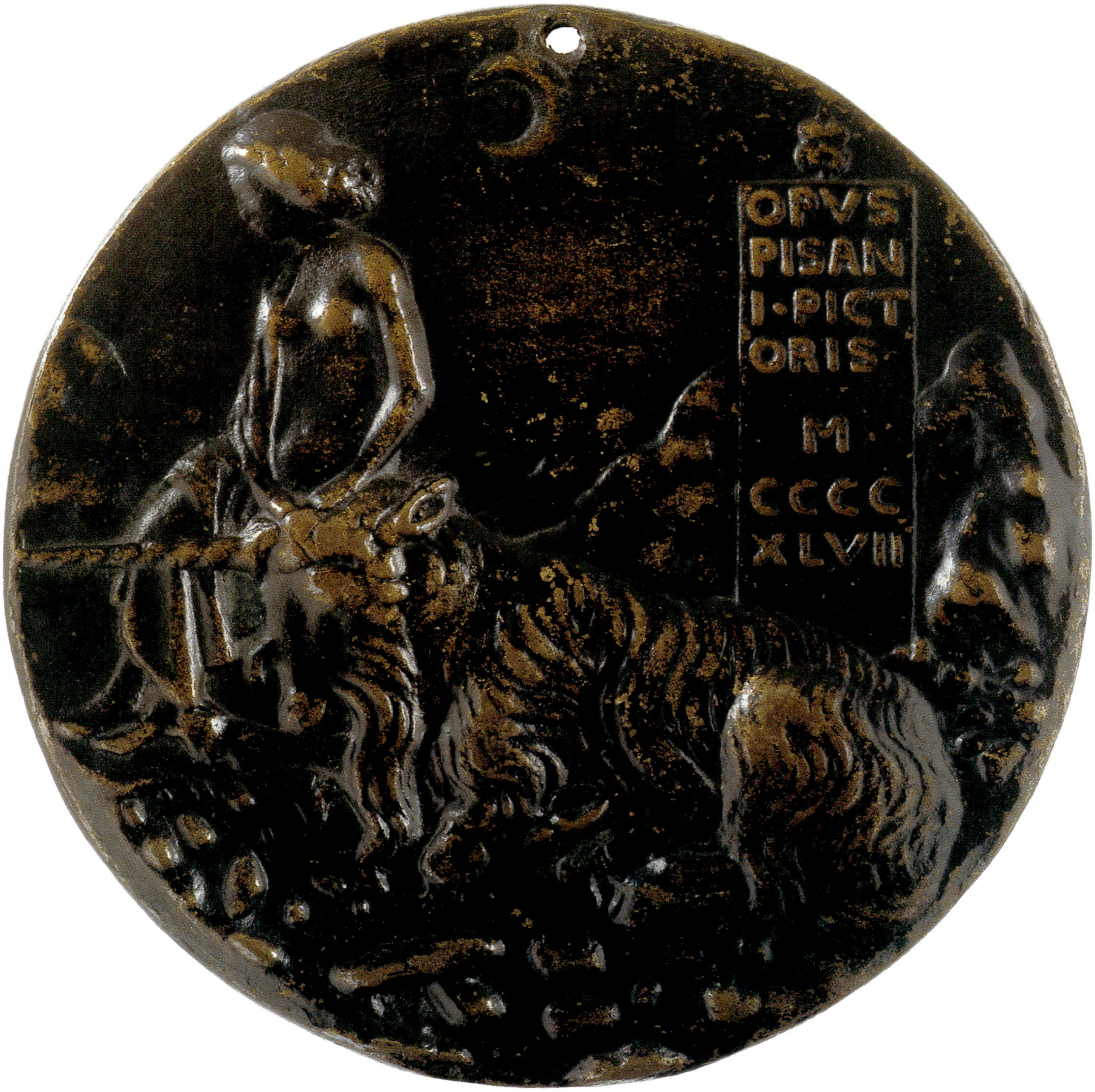

240 Pisanello. Allegorie der Keuschheit mit dem Einhorn.
Rückseite der Cecilia Gonzaga-Medaille, 1447. Privatbesitz

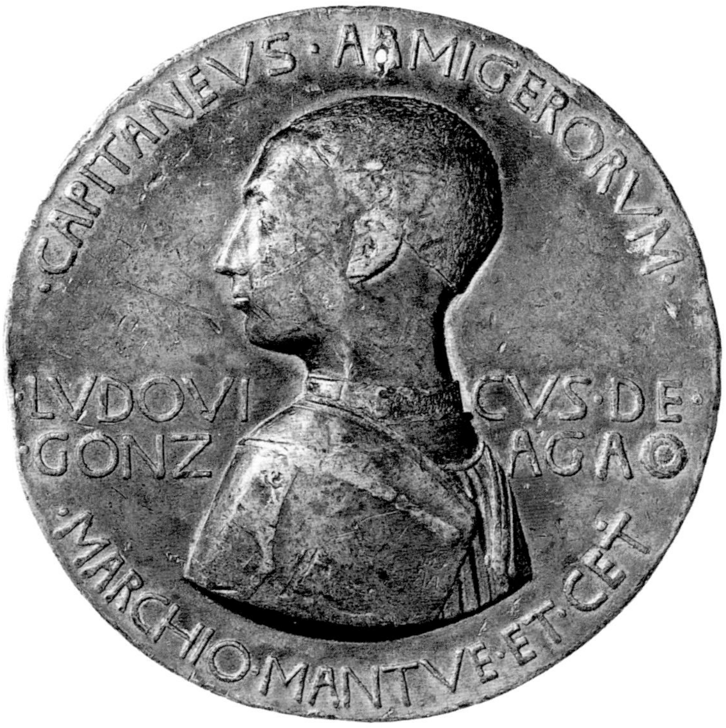

241 Pisanello. Medaille des Ludovico III. Gonzaga, Markgraf von Mantua. London, British Museum

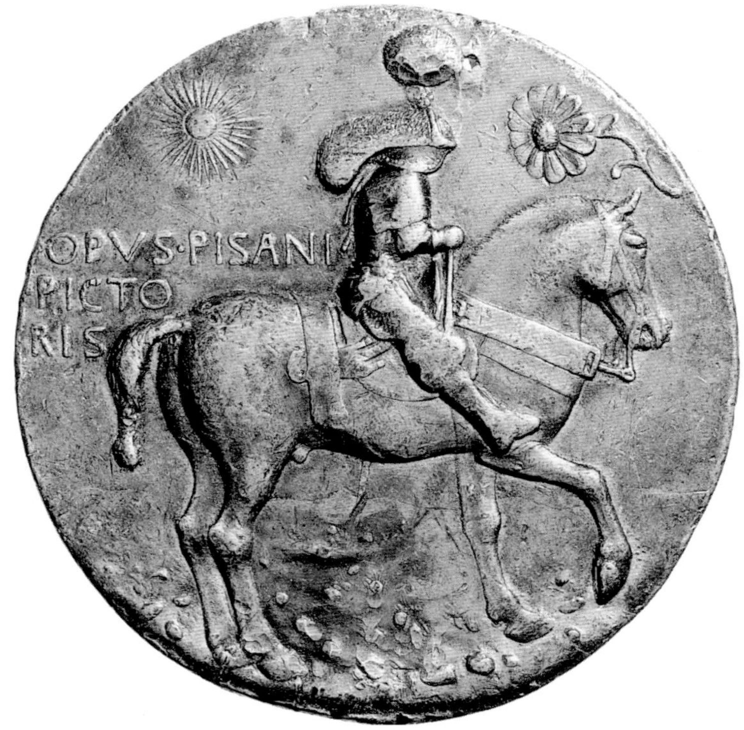

242 Pisanello. Ludovico Gonzaga gerüstet zu Pferde. Rückseite der Ludovico Gonzaga-Medaille. London, British Museum

zugunsten Bellinis dürfte in jener Strenge des Dargestellten zu suchen sein, die Pisanello diesem in Anlehnung an das idealisierte römische Münzporträt verliehen hat, während Jacopo Bellini als Porträtist Leonello unbefangener gegenübertrat und ihm damit wahrscheinlich liebenswürdig-lebensnähere Züge gab.

Pisanellos zahlreich überlieferten Porträtmedaillen stehen heute nur mehr zwei gemalte Bildnisse gegenüber: jenes eben genannte von Leonello d'Este (Abb. 231) und das von dessen Schwester Ginevra (Abb. 232). Obwohl diese beiden Gemälde von unterschiedlicher Größe sind und deshalb auch keine unmittelbaren Gegenstücke bildeten, verbindet sie ihre übereinstimmende künstlerische und geistige Haltung. Beiden gemeinsam ist der formale Gegensatz zwischen unnahbarer Strenge der Bildniszüge und der Anmut einer Blumenwand als Hintergrund. Im Bildnis der Ginevra ist dieser Gegensatz durch das größere Bildformat noch gesteigert. In nichts beschönigender Wahrheit kontrastiert die ans Herbe grenzende Profilstellung des jungen Mädchens mit dem Zauber der Blumenwand und dem Ausblick auf einen blauen Himmel hinter ihr. Das Rätsel dieser gegensätzlichen Erscheinungen löst sich, sowie man die um die Dargestellte sich gruppierenden Motive auf ihre Symbolsprache untersucht.

Zunächst führte der kleinere Zweig des Wacholders (italienisch »ginepro«) am Kleid des Mädchens die Forschung darauf, daß die Dargestellte mit Ginevra d'Este zu identifizieren ist.[37] Die zwölf Jahre jüngere Schwester Leonellos wurde als Vierzehnjährige mit Sigismondo Malatesta verheiratet, und es heißt, daß dieser sie nach sechs Jahren, 1440, vergiften ließ. Alles deutet darauf, daß das Gemälde erst nach Ginevras Tod, in Erinnerung an sie, entweder von Nicolò oder von Leonello d'Este in Auftrag gegeben wurde. Das Gefäßensemble auf ihrem Ärmel, das Leonello selbst, nach dem Tode seiner ersten Frau Margherita Gonzaga (1439) auf einer seiner Medaillenrückseiten verwendet hat (Abb. 230), war ein Sinnbild für die von den Fesseln des Körpers sich befreiende, unsterbliche Seele.[38] Gleichfalls als Verkörperungen der menschlichen Seele sind die vier Falter im Ginevrabildnis zu verstehen.[39] Die Akelei, in Frankreich »ancolie« genannt und dort als Synonym für eine Seelenlage, die Melancholie, gebraucht, versinnbildlicht in ihrer purpurnen Farbe das Leid.[40]

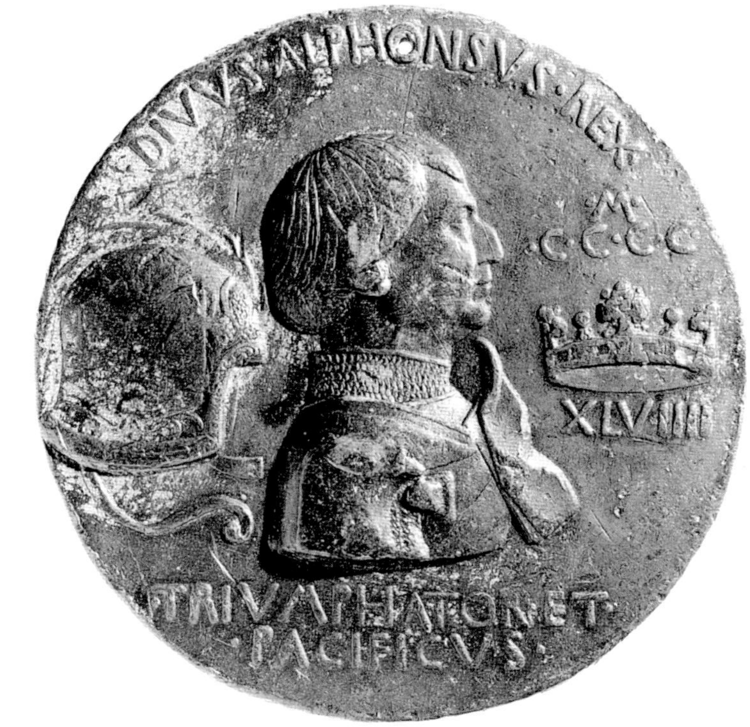

243 Pisanello. Medaille des Alfonso V. von Aragon, König von Neapel und Sizilien, 1449. London, British Museum

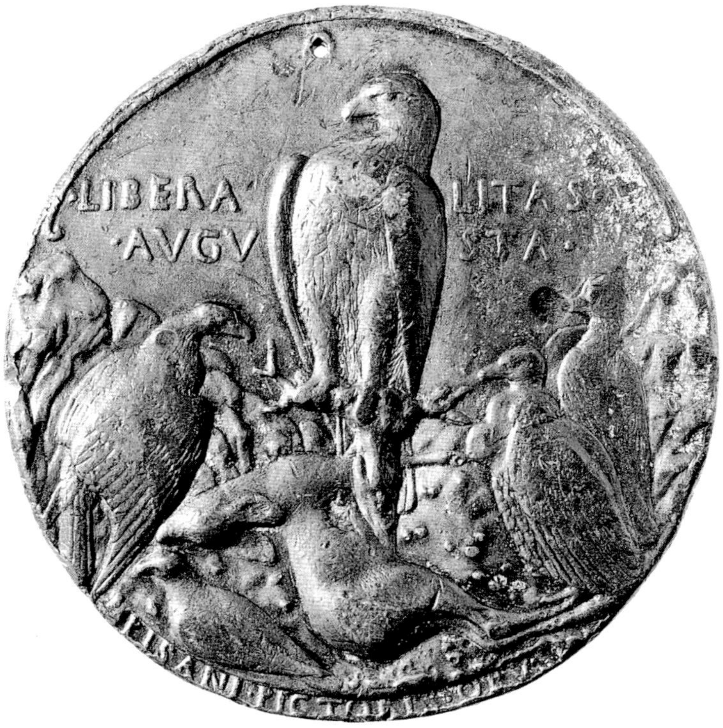

244 Pisanello. »Liberalitas augusta«. Rückseite der Medaille für Alfonso von Aragon, 1449. London, British Museum

Angesichts dieses Zusammenspiels von Todessymbolen in dem postum entstandenen Bildnis Ginevras stellt sich die Frage, ob in dem 1441 zu datierenden Bildnis des damals vierunddreißigjährigen Leonello das Motiv der Rosenknospen und -blüten als Anspielung auf seine jugendliche Lebenskraft zu deuten ist. Wie dem auch sei – die Rosen als Attribut Leonellos sind Ausdruck jener metaphorischen Bildsprache, die in den frühen vierziger Jahren am Hof der Este unter Leonello, vornehmlich mit seinen Medaillen, gepflegt wurde.

Pisanellos Verbindung mit Leonello d'Este dauerte bis in die späten vierziger Jahre, bis zu seinem Aufbruch nach Neapel Ende 1448. Im Jahre 1445 malte er für Leonellos Residenz Belriguardo ein Tafelgemälde unbekannten Inhalts. Ob auch dieses Werk ein Glied in der Kette der humanistischen Botschaften Pisanellos gebildet hat, ist ungewiß.

Zwei kleine, mit Wahrscheinlichkeit für die Este gemalte Tafelbilder wurzeln mit der Gesinnung ihrer Bildinhalte noch ganz in der Geisteshaltung des »höfischen Stils um 1400«. Bei einem der beiden Gemälde, der »Vision des hl. Eustachius«, gibt es Anhaltspunkte für dessen zeitliche Entstehung. Denn ein beidseitig bezeichnetes Studienblatt Pisanellos trägt neben dem ersten Gedanken zur Figur des Reiters (Abb. 226) und mehreren Studien zum Kruzifixus zwischen dem Hirschgeweih (Abb. 227) auch eine flüchtige Skizze zum Galgen mit den Gehenkten im Georgswandbild in Sant'Anastasia.[41] Diese Verbindung von Studien zu zwei verschiedenen Projekten auf demselben Blatt läßt um so mehr an eine gleichzeitige Entstehung der Eustachiustafel und des Georgswandbildes in Sant'Anastasia denken, als auch letzteres eine Darstellung des hl. Eustachius einbezog. Es war hier allerdings nicht die Vision des Heiligen als Höhepunkt der Legende abgebildet, vielmehr trat Eustachius in Sant'Anastasia dem Betrachter als Einzelfigur mit seinem Hund entgegen: Er streichelt den Hund, der mit erhobenen Pfoten sich an sein Bein stützt und gleichzeitig den Kopf zurückwendet, als habe er ein Geräusch gehört.[42] Die von Vasari so beschriebene Darstellung gehört zu den verlorenen Teilen der Dekoration der Pellegrinikapelle und entzieht sich einer vergleichenden Betrachtung. Aber die Hauptszene mit der Georgsmythe zeigt in Formgebung und Wesen zahlreiche innere Übereinstimmungen mit der Eustachiustafel, so daß eine Datierung um 1435 oder kurz danach naheliegt.[43]

Das andere, wahrscheinlich ebenfalls für die Este gemalte Tafelbild Pisanellos (Abb. 43), hat sakralen Inhalt: Den beiden im Gespräch verbundenen Heiligen, Antonius und Georg, erscheint in einer Gloriole am Himmel die Halbfigur der Madonna. In dieser Zusammenstellung ist das Thema der Madonnenvision ungewöhnlich, bezieht sich doch die ursprüngliche legendäre Madonnenerscheinung auf Kaiser Augustus. Auf seine Frage nämlich, wer größer sei als er und nach ihm regieren werde, wies die Sibylle von Tibur ihn auf die Madonna in der Mittagssonne hin. Die Darstellung war ein beliebtes Thema in der Buchkunst der Brüder Limburg, und tatsächlich ist ein Bezug Pisanellos zu einem limburgischen Vorbild nachweisbar (Abb. 41).[44] Die Stelle von Augustus und der Sibylle nehmen in Pisanellos Tafel der Eremit Antonius sowie der Ritterheilige Georg ein. In ihrem gegensätzlichen sozialen Stand deutlich unterschieden, suggerieren die beiden Gestalten durch ihre Haltung ein Gespräch, das sie davon abhält, von der Madonnenerscheinung Kenntnis zu nehmen.

Die Forschung hat in Pisanellos Madonnentafel seinen Spätstil erkennen wollen, ohne die Zusammenhänge mit der Kunst der Limburg zu berücksichtigen.[45] Die Frage, ob dieses Werk nicht schon um 1430 anzusetzen sei, stellt sich aber nicht allein aufgrund der Abhängigkeit von Motiven aus der französischen Buchmalerei des frühen 15. Jahrhunderts. Die Rückseite von Pisanellos frühem Musterblatt mit modischen Profilköpfen (Abb. 149), in dem der Ursprung von Pisanellos Idee zum Kopf der Prinzessin im Georgswandbild von Sant'Anastasia zu erblicken ist, trägt die Studie zweier Eremiten, die ebenfalls als frühe Zeichnung Pisanellos zu gelten hat (Abb. 42).[46] Der linke Eremit, in seiner vorgebeugten Haltung dem Antonius in Pisanellos Tafelbild vergleichbar, wirkt wie eine erste Idee zu diesem. Auch er hat sich – nicht anders als Antonius dem Georg – seinem Gegenüber zugewandt, einem heiligen Eremiten, dessen Züge als schmerzvoll gekennzeichnet sind, und wie in der Tafel ist in der Zeichnung das Paar durch ein Gespräch aufeinander bezogen. Auch der Georg des Gemäldes hat einen älteren formalen Vorgänger, nämlich den Engel Raphael des 1426 entstandenen Wandbildes von San Fermo (Abb. 77), weshalb eine zeitliche Ansetzung der Londoner Madonnentafel um 1430 in Erwägung zu ziehen ist. Schließt man, wie wir, eine frühe Entstehung des Bildes nicht aus, dann wäre eine Nachricht aus dem Jahre 1433 mit dieser Madonnentafel in Verbindung zu bringen: Am 20. Januar 1433 richtete Leonello d'Este an seinen Bruder Meliaduse einen Brief nach Rom mit der Bitte, ihm eine in Rom zurückgebliebene Madonnentafel Pisanellos zu übersenden. Die Londoner Madonnentafel wäre dann das früheste Zeugnis eines Tafelgemäldes aus dem Besitz der Este.[47] Sie wäre somit das erste faßbare Glied einer Reihe erhaltener Werke Pisanellos für die Este, in denen eine Entwicklung Pisanellos unter dem Einfluß der Humanisten deutlich wird, die sich von der Anmut und Eleganz des »höfischen Stils um 1400« zum Ernst und zur bauenden Formvorstellung der Renaissance wandelte. Den schöpferischen Leistungen der Humanisten ebenbürtig, deren Schrifttum eine das neuzeitliche Weltbild bestimmende Entwicklung ausgelöst hatte, waren Pisanellos um und kurz nach 1440 entstandenen beiden gemalten Estebildnisse und seine Medaillen für Leonello d'Este. Die kleinen Tafeln des hl. Eustachius und der Madonna in London dagegen sind inhaltlich wie in der Eleganz ihrer Ausdrucksformen noch dem internationalen höfischen Stil verbunden, erscheinen wie ein Ausklang einer ins Edle und oft Unwirkliche stilisierten Welt.

Bono da Ferrara

Annegrit Schmitt

Unter den Schülern und Mitarbeitern Pisanellos ist Bono da Ferrara der einzige, dessen Werk wir in größeren entwicklungsgeschichtlichen Zusammenhängen wieder greifbar machen können. Ein von ihm in seiner Frühzeit geschaffenes Gemälde, ein Hieronymus in der Landschaft (London, National Gallery; Abb. 247), bedeutet mit seiner *Signatur Bonus Ferariensis Pisani dis(c)ipulus* das Bekenntnis zu Pisanello als Lehrer.[1] Die Hieronymustafel ist so sehr vom Geiste Pisanellos, daß verschiedentlich die Autorschaft des Meisters selbst, trotz anderslautender Signatur, vertreten wurde.[2] Folgende Umstände begünstigten eine Verbindung der Tafel mit Pisanello: Der Veroneser Humanist Guarino Guarini hatte Pisanellos hohe Malkultur an einem Hieronymusbild gerühmt,[3] was man auf die Londoner Tafel beziehen zu dürfen glaubte, um so mehr als aufkommende Zweifel an der Echtheit ihrer Signatur den Weg für Pisanellos Autorschaft frei zu machen schienen. Bedenken an der Echtheit von Bonos Signatur sind aber unberechtigt,[4] zeichnen sich doch in diesem signierten Frühwerk Bonos bereits unverwechselbar Züge seiner Handschrift ab, die die Brücke zu seinem reifen, 1451 entstandenen Werk, dem Christophoruswandbild in Padua, schlagen (Abb. 307).[5] Als weitere Bestätigung für Bonos Autorschaft der Londoner Hieronymustafel hat eine umfängliche Zeichnungsgruppe zu gelten, die ihre Bewahrung dem Umstand verdankt, daß sie im Arbeitsmaterial Pisanellos aufgegangen war und deshalb mit diesem als Einheit geschlossen auf uns kam. Denn hat man die enge stilistische Verflechtung jener im Werkstattverband Pisanellos verbliebenen Zeichnungen mit Bonos beiden signierten Gemälden erkannt, dann löst sich auch die Frage der Autorschaft des zeichnerischen Œuvres eines durchaus eigenständigen Pisanellonachfolgers: Es ist eben jener Bono da Ferrara, der sich auf der Londoner Hieronymustafel mit Stolz als »Pisani dis(c)ipulus« rühmte. Die Einbeziehung der im Arbeitsmaterial der Pisanellowerkstatt aufgegangenen Zeichnungen Bonos führt zu weiteren Schlüssen: Bonos Lehrzeit fiel in die Jahre von Pisanellos Veroneser Hauptwerk, dem Georgswandbild in Sant'Anastasia – um 1435 bis 1438 –, denn innerhalb einer die Handschrift Bonos tragenden Gruppe von Pferdekopfzeichnungen erweist sich eine als Studie zu einem der beiden Pferde, die im Fresko rechts ins Bildgeschehen drängen (Abb. 266–267, 270). Nicht nur ist der gemalte Pferdekopf maßgleich mit dem gezeichneten; die künstlerische Auffassung in Malerei und Zeichnung könnte nicht übereinstimmender sein, um zu belegen, daß hier ein und dieselbe Hand, nämlich Bono, am Werk war. Gegenüber Pisanellos sensiblen Pferdedarstellungen im Wandbild heben sich die beiden vom Bildrand beschnittenen Pferde durch den übersteigerten Naturalismus ab, der auch alle Zeichnungen Bonos kennzeichnet.

Daß der gebürtige Ferrarese Bono in den dreißiger Jahren in Verona seine Lehrzeit bei Pisanello verbracht hat, ist durch eine Reihe weiterer Zeugnisse zu belegen. Hier genüge zunächst der Hinweis, daß Bono zur Zeit der Entstehung von Pisanellos Veroneser Hauptwerk im Ausbildungsalter war.

Die früheste Nachricht, die über eigenständige Tätigkeiten Bonos Auskunft gibt, entstammt dem

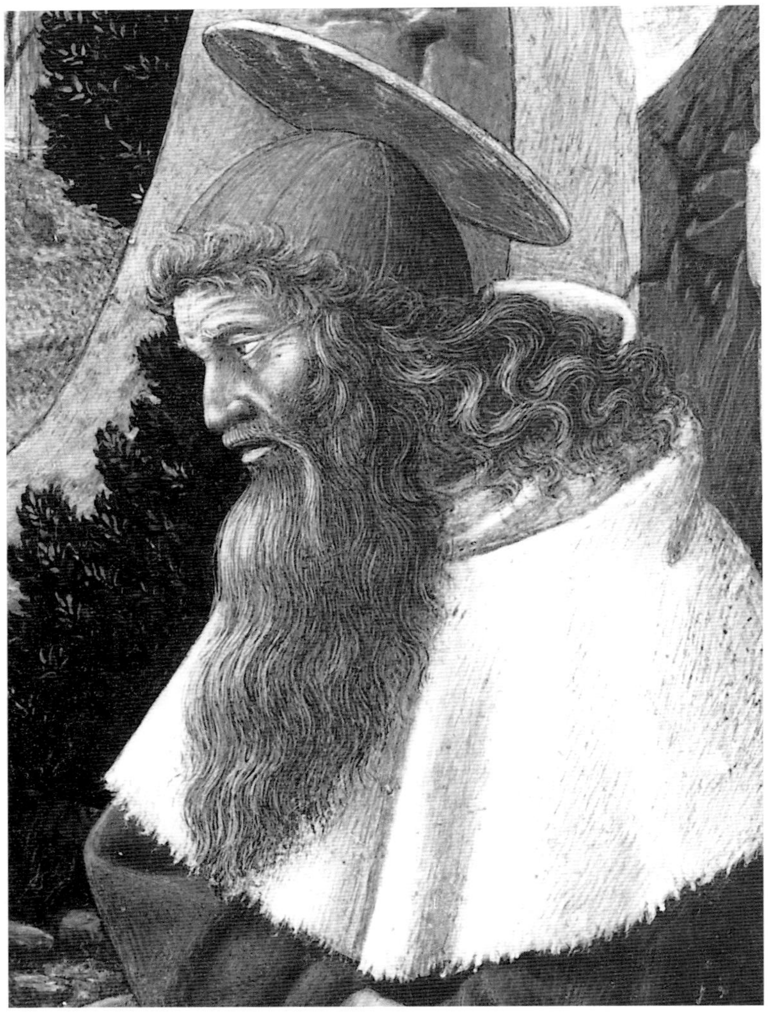

245 Bono da Ferrara. Hl. Hieronymus. Ausschnitt aus Abb. 247

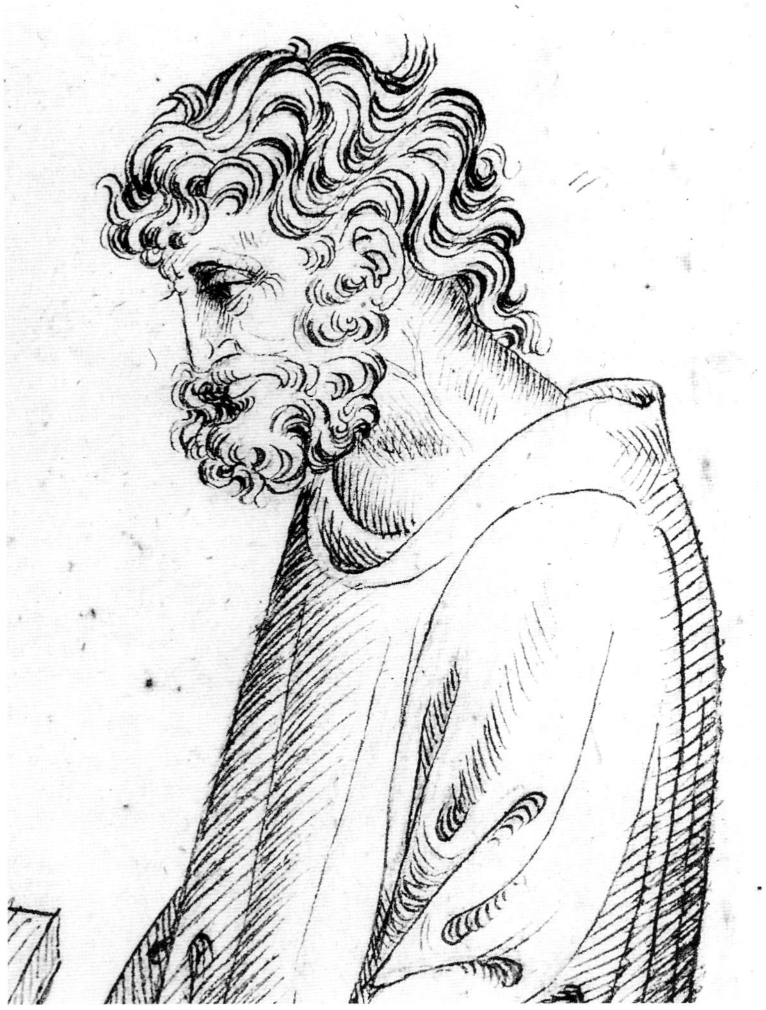

246 Bono da Ferrara. Evangelist Markus. Ausschnitt aus Abb. 258

Jahre 1442. Damals wurde Bono in Siena für die Bemalung von Gewölben des Domes bezahlt.[6] Das von Bono als »Pisani dis(c)ipulus« signierte Londoner Hieronymusgemälde dürfte demnach vorher, noch in seiner Veroneser Periode oder unmittelbar im Anschluß daran, entstanden sein. Gegenüber vergleichbaren Gemälden Pisanellos, der »Madonna mit den Heiligen Antonius und Georg« (Abb. 43) oder der »Vision des hl. Eustachius« (Abb. 228), zeigt dieses früheste erhaltene Malwerk Bonos bereits die Sprache der jungen Generation. Pisanellos Bildwelt blieb zeitlebens der Zartheit des höfischen Stils der internationalen Gotik verhaftet. Aus seinem Œuvre ist kein Werk bekannt, das eine ähnlich großförmige Raumgestaltung aufweist wie Bonos Paduaner Christophorusfresko (Abb. 307) oder jene strenge Kulissenfunktion der steil ragenden Felswände im Londoner Hieronymusbild (Abb. 247).

Bonos Tendenz zu betonten, ja schroffen Raum- und Körperbeschreibungen wird auch in anderen Bildelementen der Hieronymustafel deutlich, so in der perspektivischen Verkürzung des Heiligenscheins. Die Gegenständlichkeit des Nimbus im Raum wird dadurch unterstrichen, daß er wie ein Spiegel die Kopfbedeckung des Heiligen reflektiert (Abb. 245). Beim Löwen zu Füßen des Hieronymus ist Bono sowohl am Volumen des Tieres wie an dessen Verbindung mit der Räumlichkeit gelegen. Mit Pisanellos sensibler Tiererfassung wäre dieses Körpermassiv ebenso wenig zu vereinen wie die sich im Löwen ankündigende Neuerung, durch Blickbeziehung die Verbindung zur Außenwelt, zum Betrachter, als räumliches Motiv aufzunehmen.
Auf dieser Eigentümlichkeit Bonos, räumliche Elemente zu betonen, basiert eine weitere Erscheinung, die in der Ausgeprägtheit ihrer Anwendung auf kleinformatigen Objekten geradezu signaturhaften

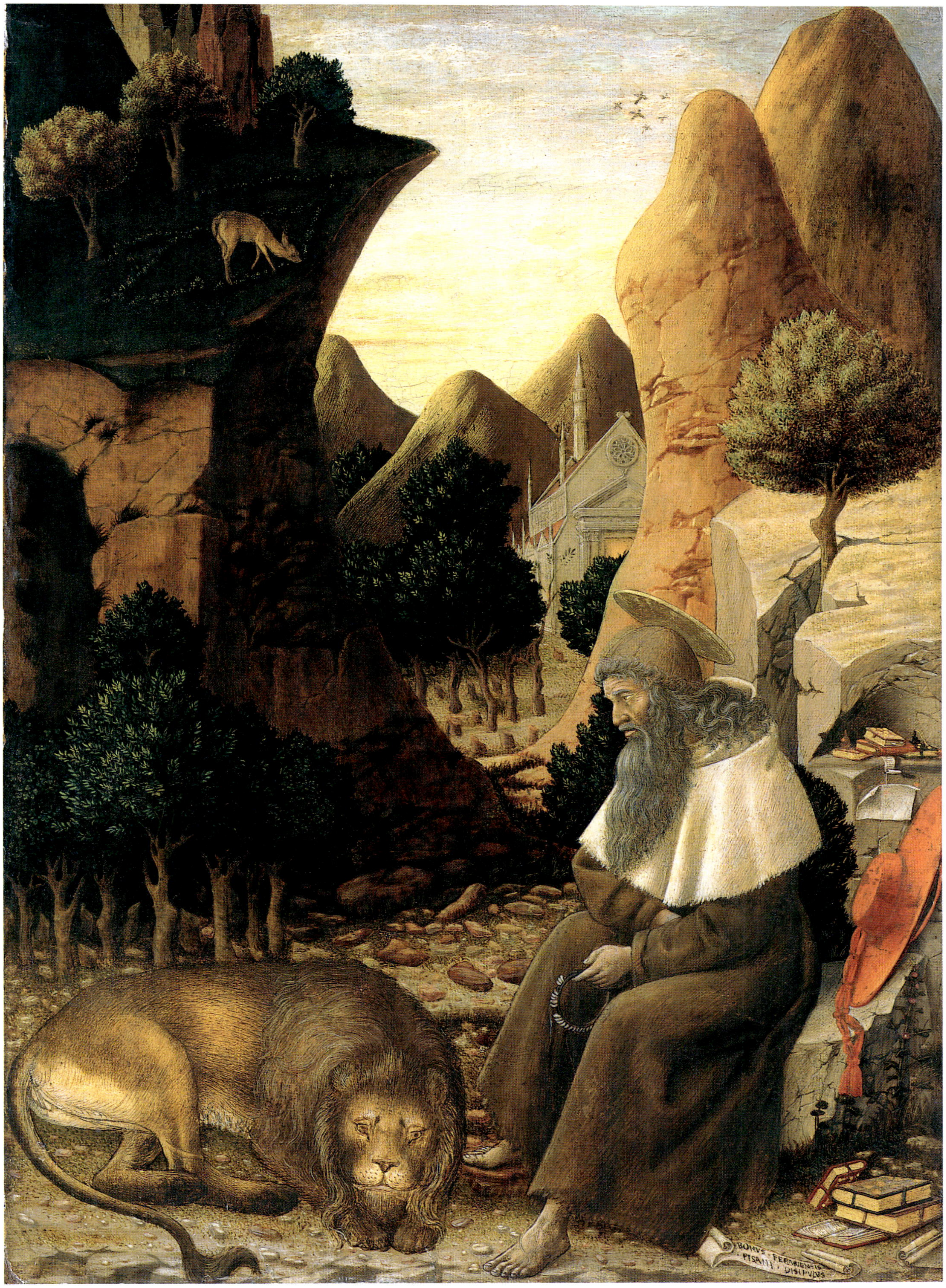

247 Bono da Ferrara. Hl. Hieronymus. Pappelholz, 52 x 38 cm. London, National Gallery

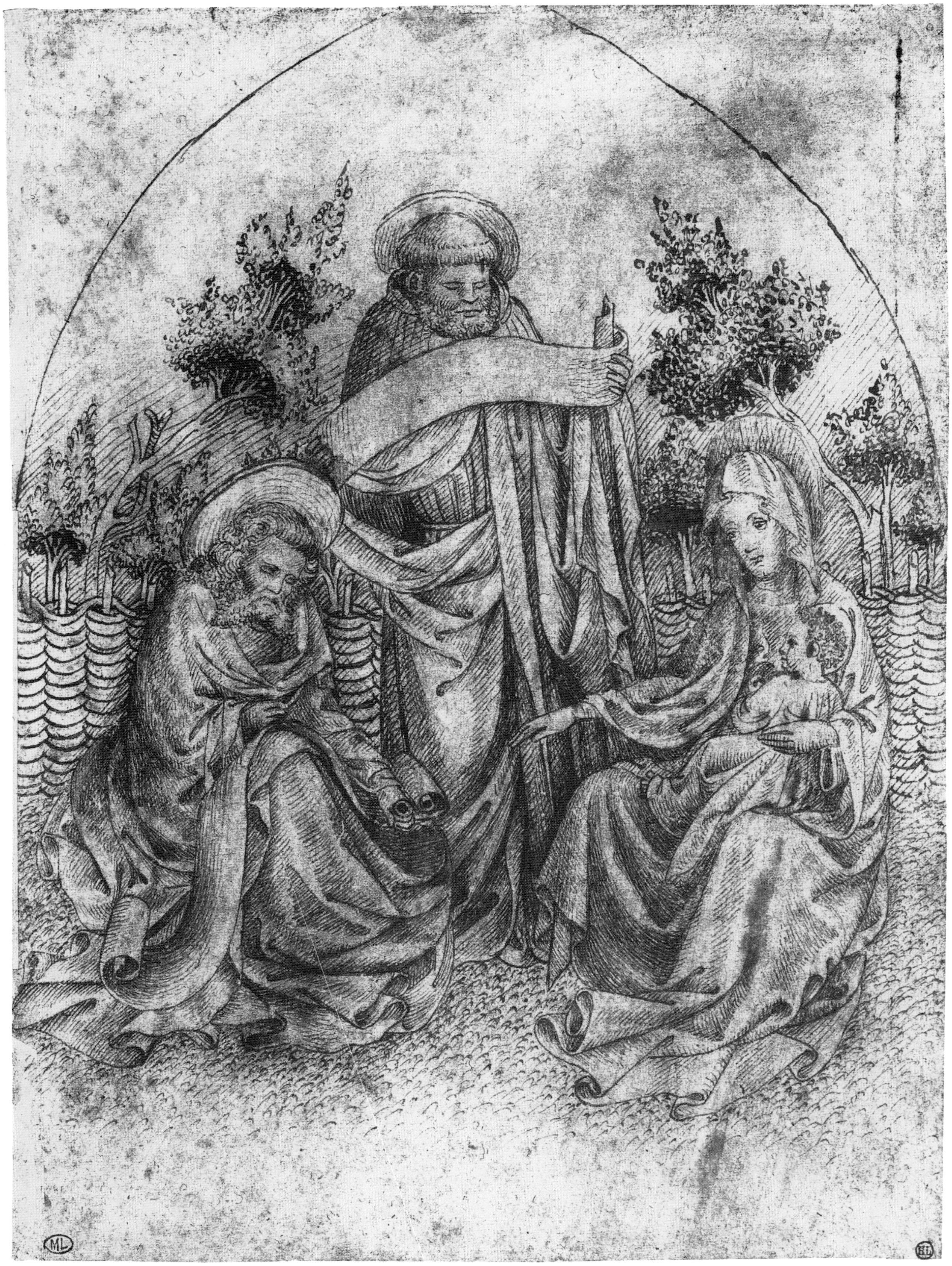

248 Bono da Ferrara. Madonna mit zwei Heiligen. Metallstift, Feder und brauner Pinsel auf geröteltem Papier, 25 x 18,9 cm. Paris, Louvre R. F. 518 recto (Originalgröße)

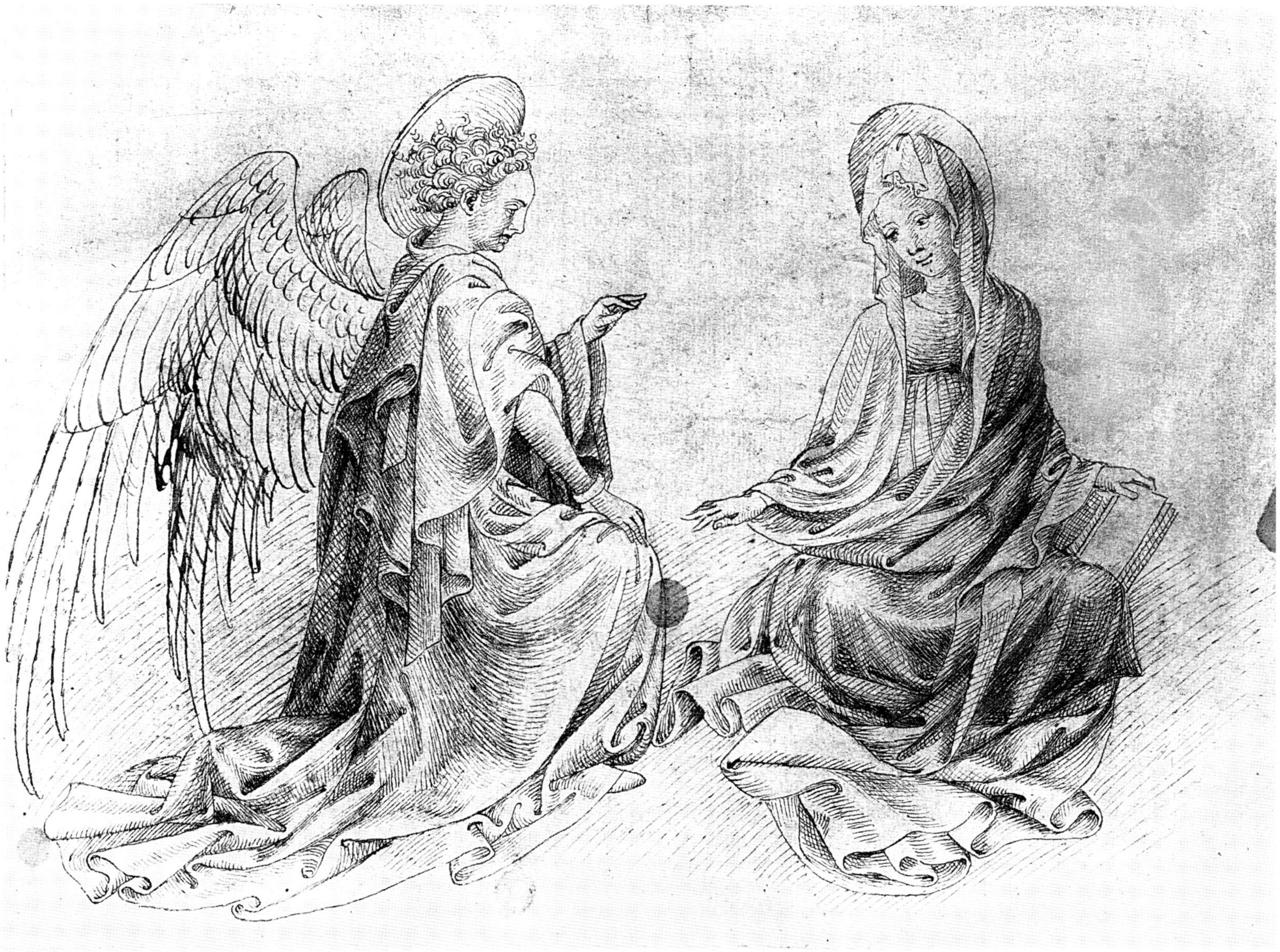

249 Bono da Ferrara. Verkündigung. Metallstift und Feder auf geröteltem Papier, 19,4 x 25,9 cm. Mailand, Ambrosiana F. 214 inf. 17 verso

Charakter besitzt. Es ist Bonos in plastischer Übertreibung isolierendes Beschreiben anatomischer Einzelheiten wie Adern, Runzeln, Falten, Muskeln, die auf der Körperoberfläche erscheinen. Diese Tendenz, das Körperlich-Räumliche auch im Detail sichtbar zu machen, führte zu einem Naturalismus, der Wirkliches so übersteigert, daß es geradezu ins Ornamental-Ungegenständliche verkehrt wird.

Damit trat Bono in zeitstilbedingten Gegensatz zu Pisanello. Dessen Arbeitsvorgänge zielten in andere Richtung. Pisanello ging es nicht primär um die Hervorhebung von Einzelformen wie Adern oder Falten, sondern um deren schöpferische Verbindung zu einem harmonischen Ganzen. Objektive Bestandsaufnahmen von Naturvorbildern waren für ihn nur eine Voraussetzung für deren künstlerische Interpretation, waren Mittel zur Prägung seines höchste Veranschaulichung des Sichtbaren mit Schönheit verbindenden Stils. Anders Bono: Sein formalistischer Realitätssinn führte ihn zu Übersteigerungen auf Kosten der künstlerischen Sensibilität und Harmonie. Das belegen vor allem seine Zeichnungen, etwa die umfängliche »Kopfstudien-Reihe« aus der Zeit seiner Zugehörigkeit zur Pisanellowerkstatt in Verona (z. B. Abb. 282–293). Beinahe noch ausgeprägter als in seiner Malerei tritt Bonos artikulierende Formensprache in seinen Zeichnungen zutage, für welche er, die volle Blattgröße ausnutzend, Papiere um 28,5 x 20 Zentimeter bevorzugte (heute meist rundum etwas beschnitten).

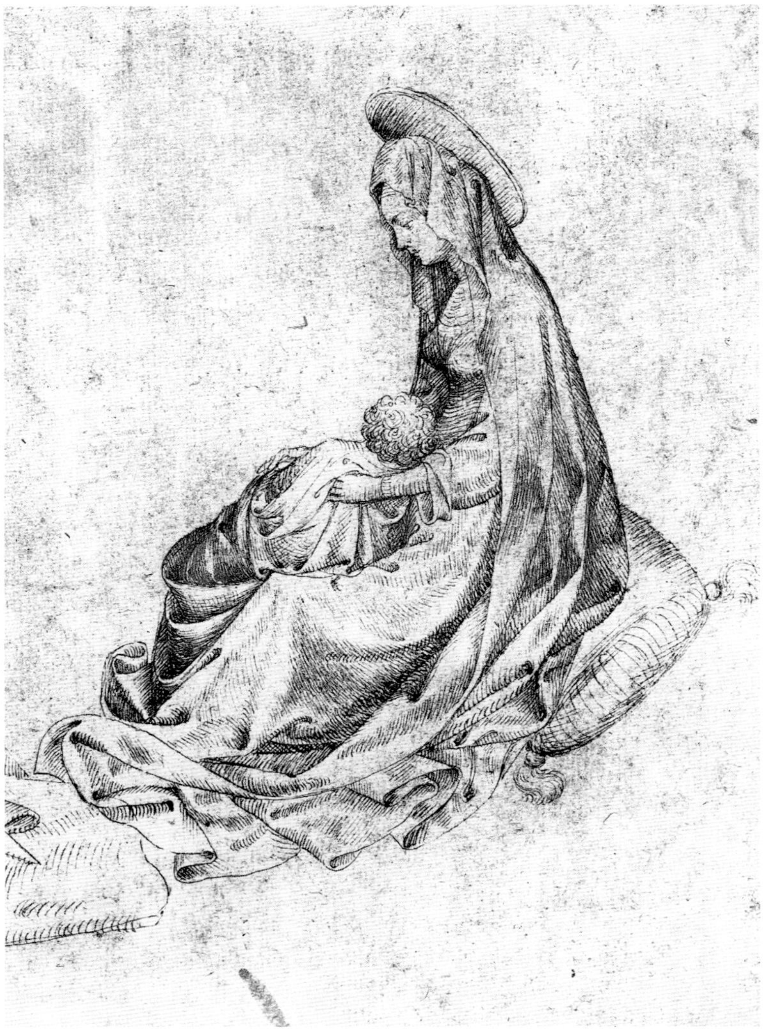

250 Pisanello. Sitzende Madonna mit Kind im Profil. Ausschnitt aus Abb. 128

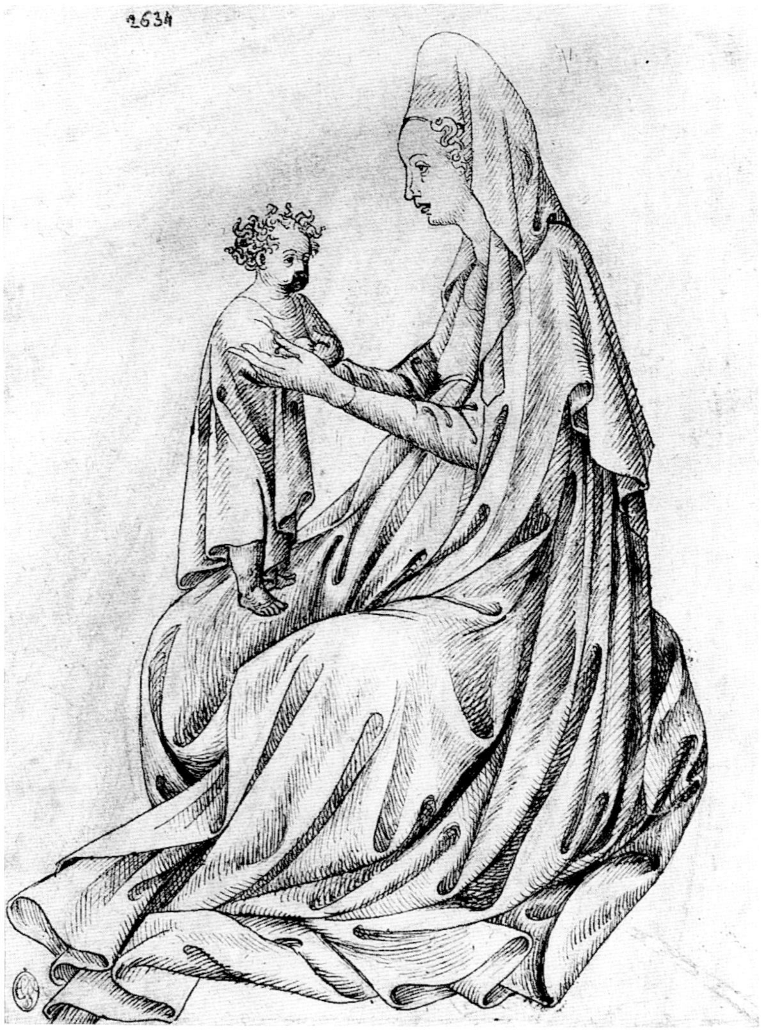

251 Bono da Ferrara. Sitzende Frau mit Kind im Profil. Metallstift und Feder auf geröteltem Papier, 25,7 x 19 cm. Paris, Louvre 2634 verso

Aus dieser »Kopfstudien-Reihe« sei hier im Zusammenhang mit Bonos Hieronymustafel beispielhaft auf die Zeichnung eines Geistlichen im Dreiviertelprofil verwiesen (Louvre 2606 recto, Abb. 284), dessen Gesichtszüge von ähnlich geführten Furchen geprägt sind wie das Antlitz des Hieronymus (Abb. 245). In dieser Art der Artikulierung unterscheidet sich die Malerei nicht von der Zeichnung. Auch eine andere Gegenüberstellung von Malerei und Zeichnung ist aufschlußreich: So ist das Hervortreten der Adern an den Füßen des Hieronymus nicht weniger markant geschildert als in der Louvrezeichnung 2596 verso (Abb. 306), der Rückseite eines Blattes aus der »Kopfstudien-Reihe«. Ähnlich sind die sich verzweigenden Halsadern des hl. Markus dargestellt, der zur Gruppe der in der Ambrosiana in Mailand aufbewahrten Zeichnungen Bonos gehört (Abb. 246).

Von solcher übersteigernden Formbildung ist auch das zweite signierte Malwerk Bonos gekennzeichnet, sein Wandbild des Christophorus in der Ovetarikapelle der Eremitanikirche zu Padua (Abb. 307). Die Berufung nach Padua brachte Bono mit neuen Schöpfungen seiner Zeit in Berührung. Durch Fra Filippo Lippi, Paolo Uccello, Andrea del Castagno und Donatello hatten seit den vierziger Jahren die Ideale der Florentiner Frührenaissance in Padua Wurzeln gefaßt, und jener Ort, zu dem Bono als Mitarbeiter herangezogen wurde, die Ovetarikapelle, sollte durch die Ausdrucksformen Nicolò Pizzolos und des jungen Mantegna zum Hauptzeugnis einer autochthonen paduanischen Frührenaissance werden.
Die Ausstattung der Ovetarikapelle begann 1448 und war 1457 vollendet. Bono erhielt für sein Wandbild des Christophorus im Juli 1451 Zahlun-

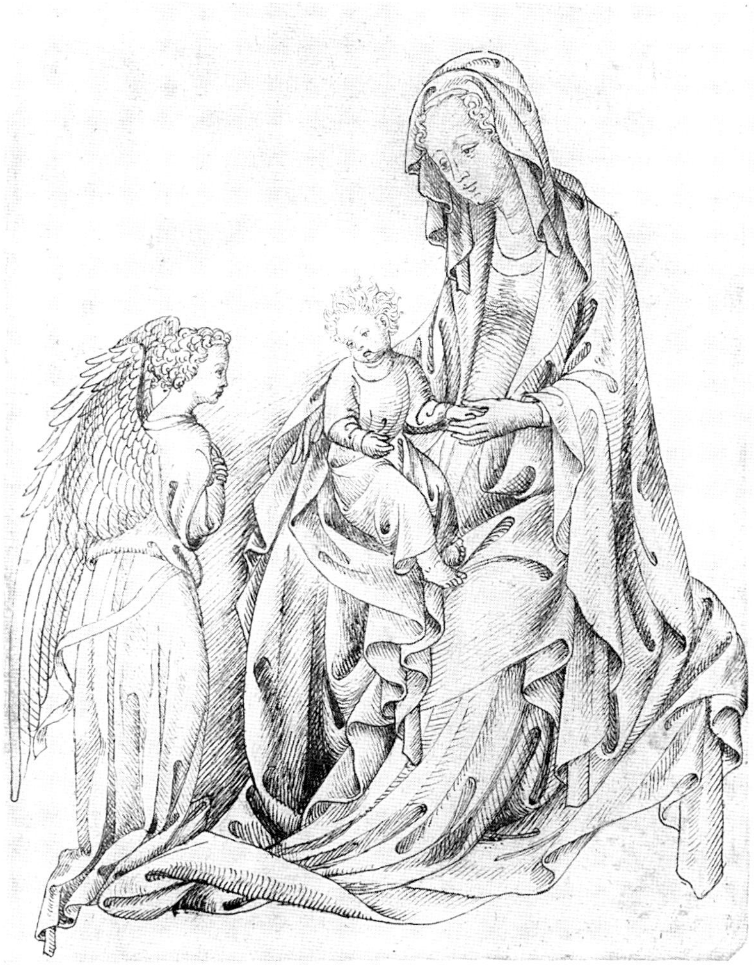

252 Bono da Ferrara. Madonna mit Kind und Engel. Metallstift und Feder auf geröteltem Papier, 25,4 x 19,5 cm. Mailand, Ambrosiana F. 214 inf. 22 recto

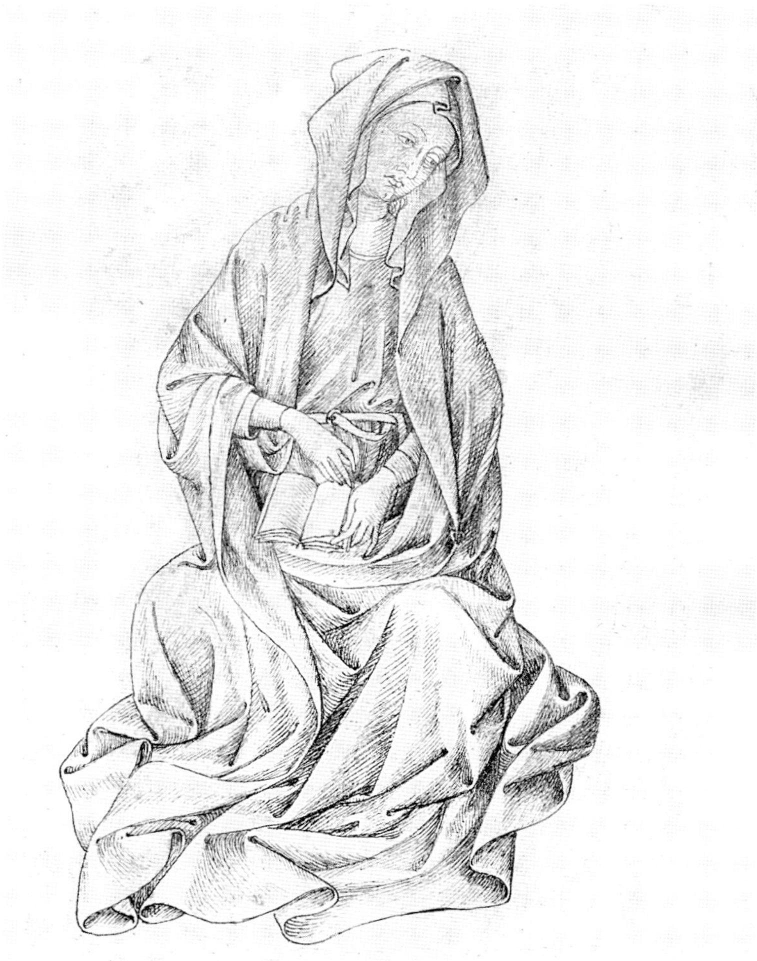

253 Bono da Ferrara. Sitzende Madonna mit Buch. Metallstift und Feder auf geröteltem Papier, 25,4 x 19,5 cm. Mailand, Ambrosiana F. 214 inf. 22 verso

gen.[7] Schon kurz darauf wurde ihm und seinem Gehilfen – beide waren nicht in die Paduaner Malerzunft eingeschrieben – das weitere Arbeiten in Padua untersagt.[8] Padua war demnach für Bonos Schaffen nur ein kurzes Zwischenspiel, ähnlich wie für Ansuino da Forlì, der als anderer Nicht-Paduaner zum Bildzyklus der Christophoruslegende herangezogen wurde.[9] Die Ovetarikapelle war Jacobus Maior und Christophorus geweiht, deren Legenden in je sechs Feldern auf den Längswänden der Kapelle zu gestalten waren. Die Gesamtplanung des Freskenschmucks lag in Händen des jungen Mantegna. Sein Rahmungssystem für die Bildfelder der Jacobuslegende auf der linken Längswand, mit denen 1450 seine Arbeiten einsetzten, blieb für die Christophorusszenen Ansuinos da Forlì und Bonos da Ferrara auf der rechten Längswand bindend. Der harmonische Zusammenklang sämtlicher Jacobus- und Christophorusszenen wäre aber bei der Verschiedenheit der künstlerischen Herkunft und Begabungen nicht zustande gekommen, hätten nicht Ansuino da Forlì und Bono da Ferrara die Körper- und Raumbildung ihrer eigenen Kompositionen an der Vorbildhaftigkeit von Mantegnas Bildfindungen ausgerichtet. So ist die pathetische Geste, mit der Bonos Christophorus statuarisch das Bildzentrum beherrscht, im Sinne neuzeitlichen Denkens durch einen klassischen Kontrapost verwirklicht. Gleich Mantegna spannungsvolle Beziehungen zwischen Figürlichem und Umraum herzustellen, hätte jedoch Bonos Fähigkeiten überfordert. Es fehlt zwar nicht an einer Reihe von Perspektiveleitern, zu denen auch die Spiegelungen des Christophorus und des Fischerknaben zu zählen sind, aber sie führen nicht zu jener das Figürliche integrierenden Raumeinheit, deren Perspektive wirk-

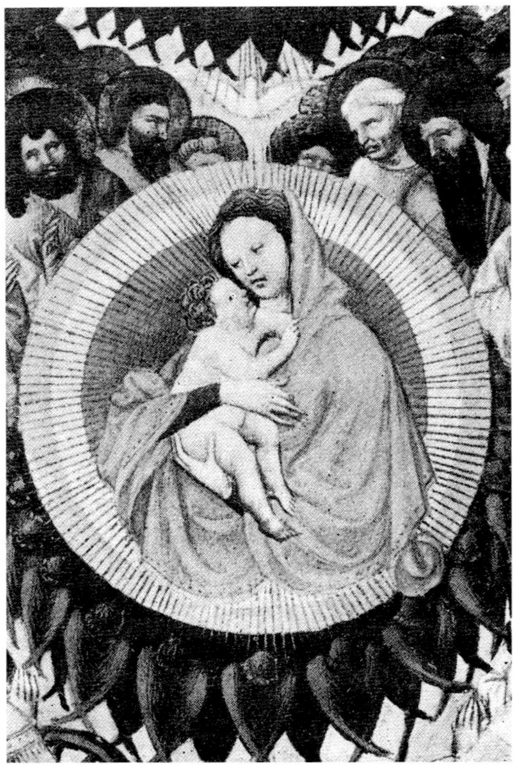

254 Brüder Limburg. Belles Heures. New York, The Cloisters, fol. 218

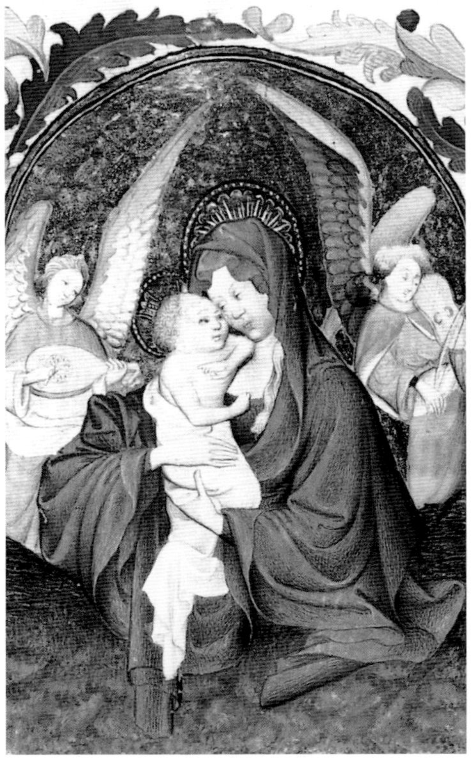

255 Limburg-Kreis. Paris, um 1420. Stundenbuch. Philadelphia, Free Library, Widener Ms. 6, fol. 225 recto

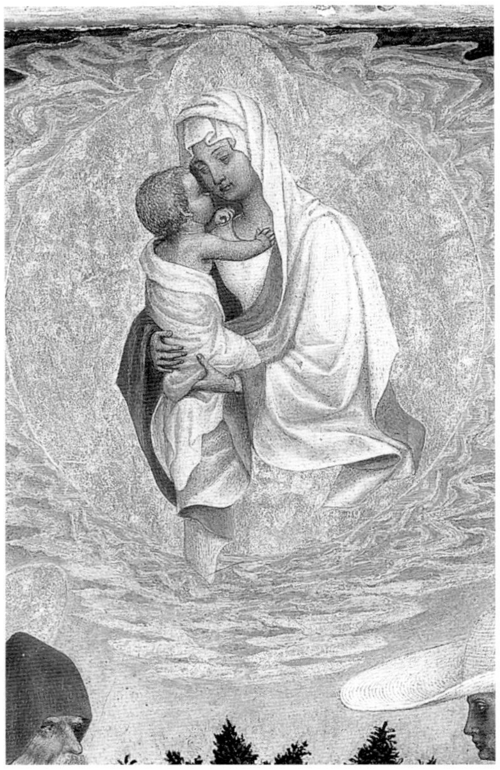

256 Pisanello. Ausschnitt aus der »Madonna mit den Heiligen Antonius und Georg«: Abb. 43

lich auf die Sicht des Betrachters bezogen wäre. Man wird noch an Pisanellos Kompositionen erinnert, wenn sich kulissenhaft eine Hügelwand vor den Horizont schiebt und in dieser Landschaft die aus Pisanellos Bildern bekannten Hirsche und Rehe die traditionelle Staffage bleiben. Der altertümliche Aufbau des Szenariums trennt Bonos Arbeit von den kurz vorher oder gleichzeitig entstandenen Wandbildern Mantegnas und selbst Ansuinos. Seine Herkunft von Pisanellos additiv-koordinierender Malerei konnte Bono nicht verleugnen, selbst wenn er im Bannkreis modernster Stilströmungen mehr Großförmigkeit anstrebte. In einem Bereich ist Bono aber auch hier ganz er selbst: Die artikulierende Wiedergabe von Einzelheiten der Gesichts- oder Körperbildung entspricht seiner in der Londoner Hieronymustafel, vor allem aber in seinen Zeichnungen zu beobachtenden Vorliebe zur isolierenden Hervorhebung der anatomischen Merkmale. Die Abbildungsgegenüberstellungen 302 bis 307 sind dafür sprechende Zeugnisse.

Mit dem Paduaner Christophoruswandbild ist die Zahl der signierten Gemälde Bonos bereits ausgeschöpft. Als verloren zu gelten haben die Arbeiten, die Bono 1442 und 1461 im Sieneser Dom ausführte,[10] und ebenso die Werke in der Umgebung von Ferrara, für die er von 1450 bis 1452 in Rechnungsbüchern der Este erscheint.[11] Auf stilkritischem Wege wurden bisher nur wenige Gemälde dem Œuvre Bonos einverleibt.[12] In ihrer renaissancehaften Haltung führen sie sämtlich über Bonos von Pisanello abhängigen Frühstil hinaus.

Um so beeindruckender ist die Vielfalt und Menge an Zeichnungen, die aus der zeitlich begrenzten Tätigkeit Bonos bei Pisanello bewahrt blieben. Einerseits bieten sie Einblicke in Struktur und Wesen der Pisanellowerkstatt, denn an keinem anderen Zeichnungskomplex ist so differenziert das Geben und Nehmen zwischen dem Meister und einem seiner *discipuli* verfolgbar geblieben; andererseits bilden die damals entstandenen Zeichnungen Bonos in ihrer thematischen Vielfalt ein Netz von Verbindungen zu seinem eigenen malerischen Œuvre.

Die rund siebzig Zeichnungen vereinen drei Themengruppen: *Madonnen*, *Pferde-* und *Menschen-*

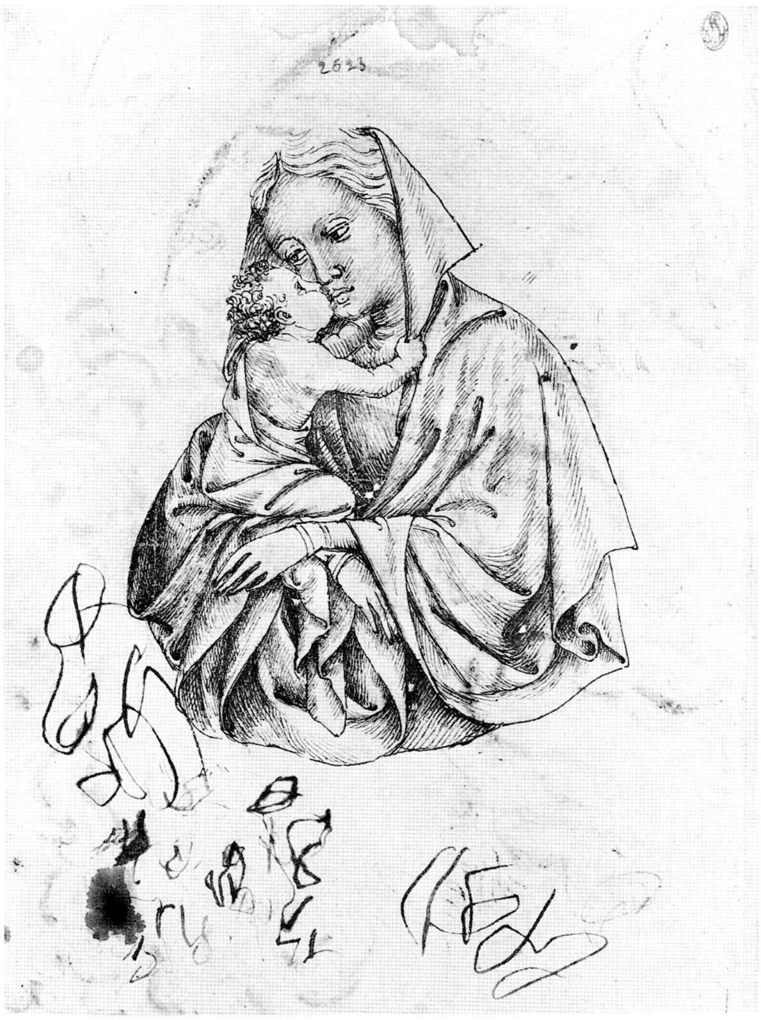

257 Bono da Ferrara. Madonnenhalbfigur. Metallstift und Feder auf geröteltem Papier, 19,1 x 26,4 cm. Paris, Louvre 2623 verso

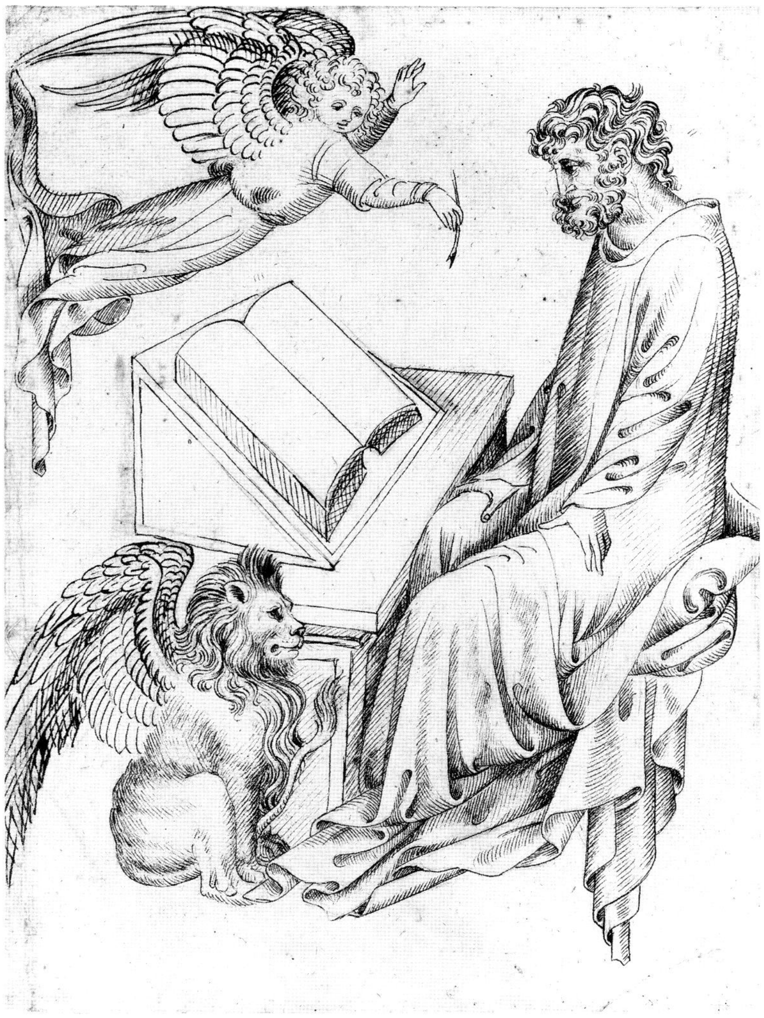

258 Bono da Ferrara. Evangelist Markus. Metallstift und Feder auf Papier, 28,4 x 21,2 cm. Mailand, Ambrosiana F. 214 inf. 26

köpfe. Mit rund fünfzig Zeichnungen bilden die letzteren, wir nennen sie »Kopfstudien-Reihe«, die umfänglichste Gruppe.[13] Ihr folgen an Zahl die Pferdeköpfe mit elf Zeichnungen.[14] Die um Madonnen und Heilige sich gruppierende Mustersammlung setzt sich aus zehn meist doppelseitig bezeichneten Blättern zusammen.[15]

Nach thematischen Schwerpunkten gegliedert, hat jede der drei Gruppen ihre besondere Beziehung zu Pisanello. Die Madonnengruppe greift auf Zeichnungen Pisanellos aus seiner römischen Zeit – 1431/1432 – zurück. Bonos Pferdeköpfe sind mit der Entstehung des Georgsfreskos von Sant'Anastasia in den mittleren dreißiger Jahren verbunden. Und in der umfänglichen »Kopfstudien-Reihe« gibt es ebenso Bezüge zu Sant'Anastasia wie auch zum Themenbereich von Pisanellos großem Turnier in Mantua, dessen Ausführung sich mit seiner Veroneser Tätigkeit überschnitt.

Daß dieser gesamte Komplex von Bonozeichnungen demselben begrenzten Zeitraum entstammt, ist nicht zuletzt seinen äußeren technischen Merkmalen zu entnehmen. Die Pferdeköpfe und die »Kopfstudien-Reihe« waren Bestandteile von aufgelösten Musterbüchern, deren ursprüngliche Zusammensetzung weitgehend rekonstruierbar blieb. Innerhalb des Zeichnungsverbandes folgten artgleiche Motive in einer für das Musterbuch charakteristischen Anordnung. Ihrer spezifischen Zweckbestimmung entspricht es, daß ihr Zeichnungscharakter nicht skizzenhaft ist, sondern dem Typus der Reinzeichnung angehört. Zeichnungsträger und Zeichenmittel sind in beiden Gruppen übereinstimmend. Leuchtende Rötelgrundierungen erhöhen die Wirk-

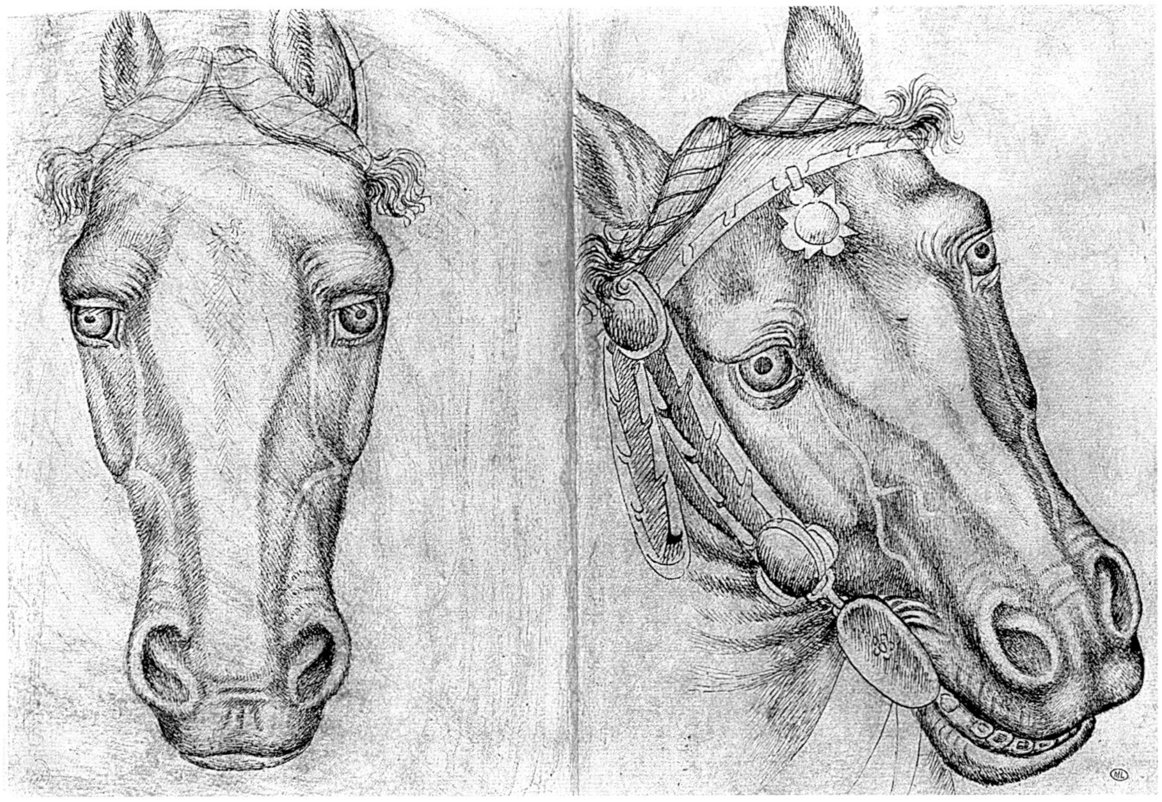

259 Bono da Ferrara. Pferdekopf mit gescheiteltem, eingebundenem Stirnhaar von vorne, gezäumter Hengst in Dreiviertelansicht. Metallstift und Feder auf geröteltem Papier, 25,5 x 37 cm.
Zwei zusammengeklebte Blätter eines aufgelösten Musterbuches.
Paris, Louvre 2630 recto

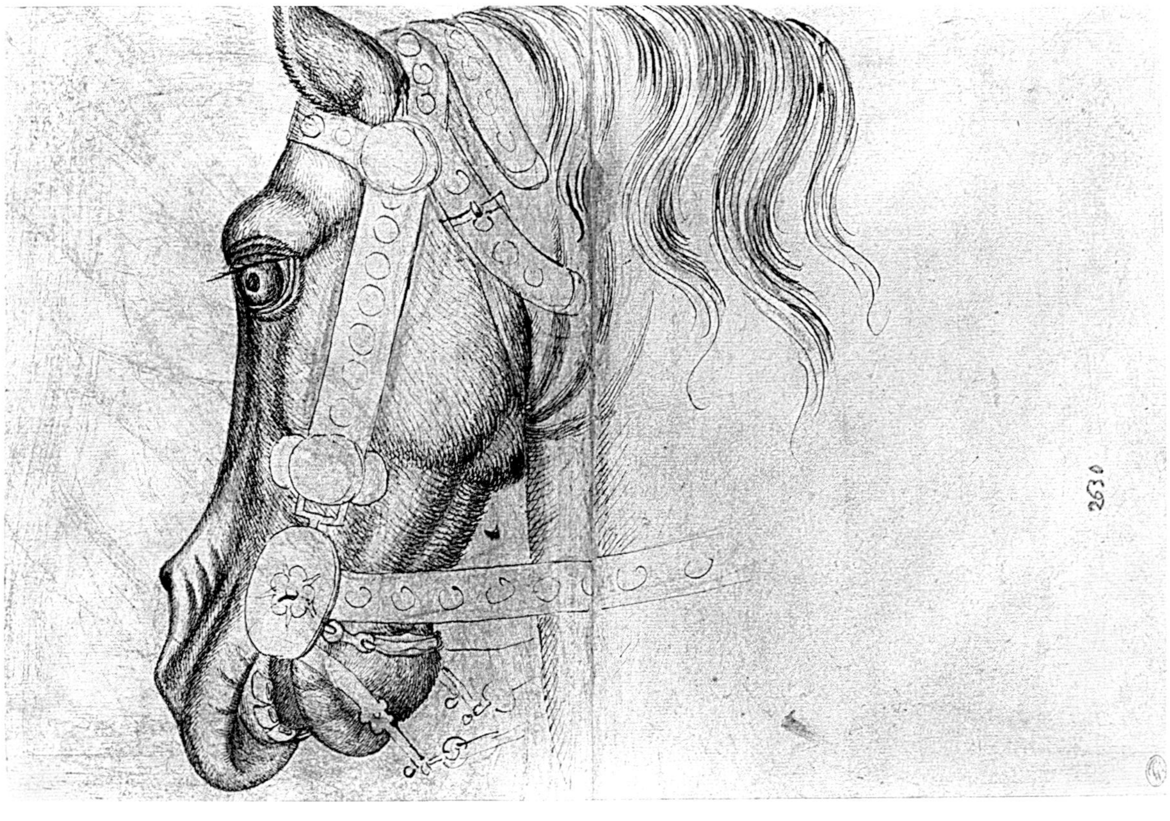

260 Bono da Ferrara. Gezäumter Pferdekopf im Profil. Metallstift, Feder und brauner Pinsel auf geröteltem Papier, 25,5 x 37 cm. Der ursprünglich auf zwei gegenüberliegende Buchseiten übergreifende Pferdekopf ist durch die Auflösung des Musterbuches geteilt und dann wieder zusammengeklebt worden. Paris, Louvre 2630 verso

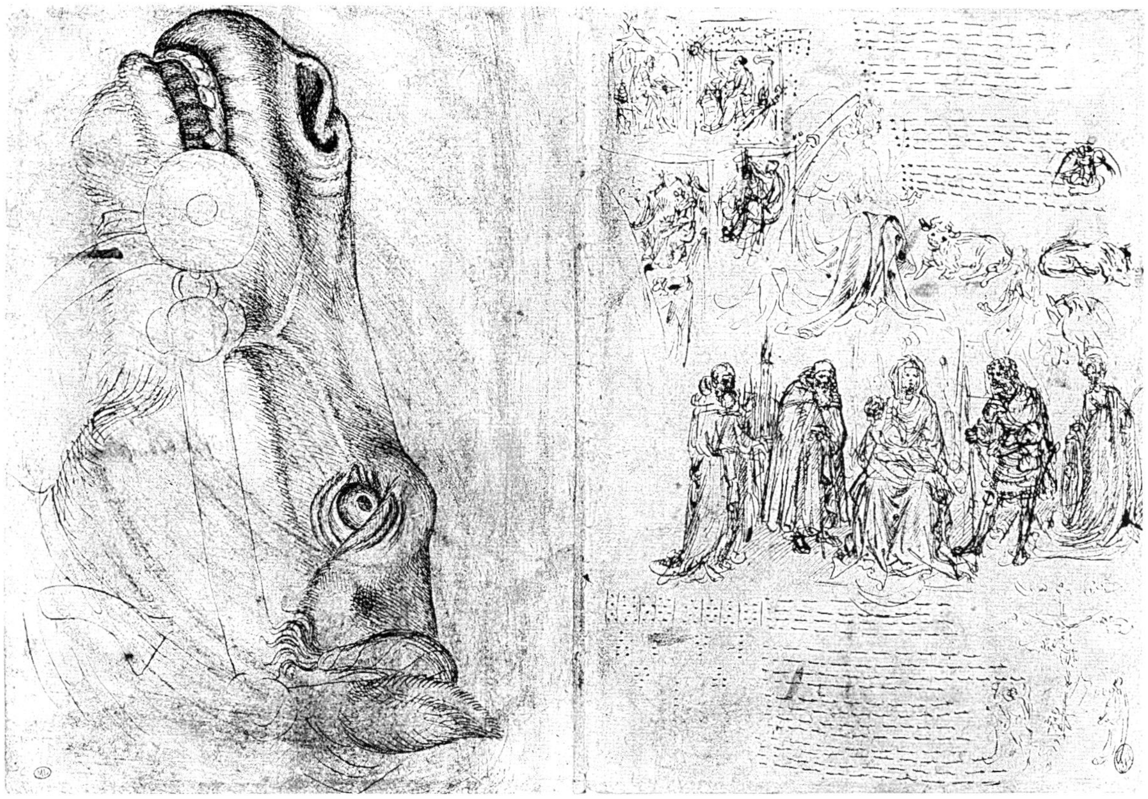

261 Linke Blatthälfte: Bono da Ferrara. Gezäumter Kopf eines Hengstes im Profil. Metallstift und Feder auf geröteltem Papier. Rechte Blatthälfte: Pisanello. Skizzen zur Ausstattung einer Kapelle. Metallstift und Feder auf leicht geröteltem Papier. Zwei zusammengeklebte Blätter eines aufgelösten Musterbuches, in das Bono wie Pisanello gezeichnet haben. 25,4 x 37,5 cm. Paris, Louvre 2631 recto

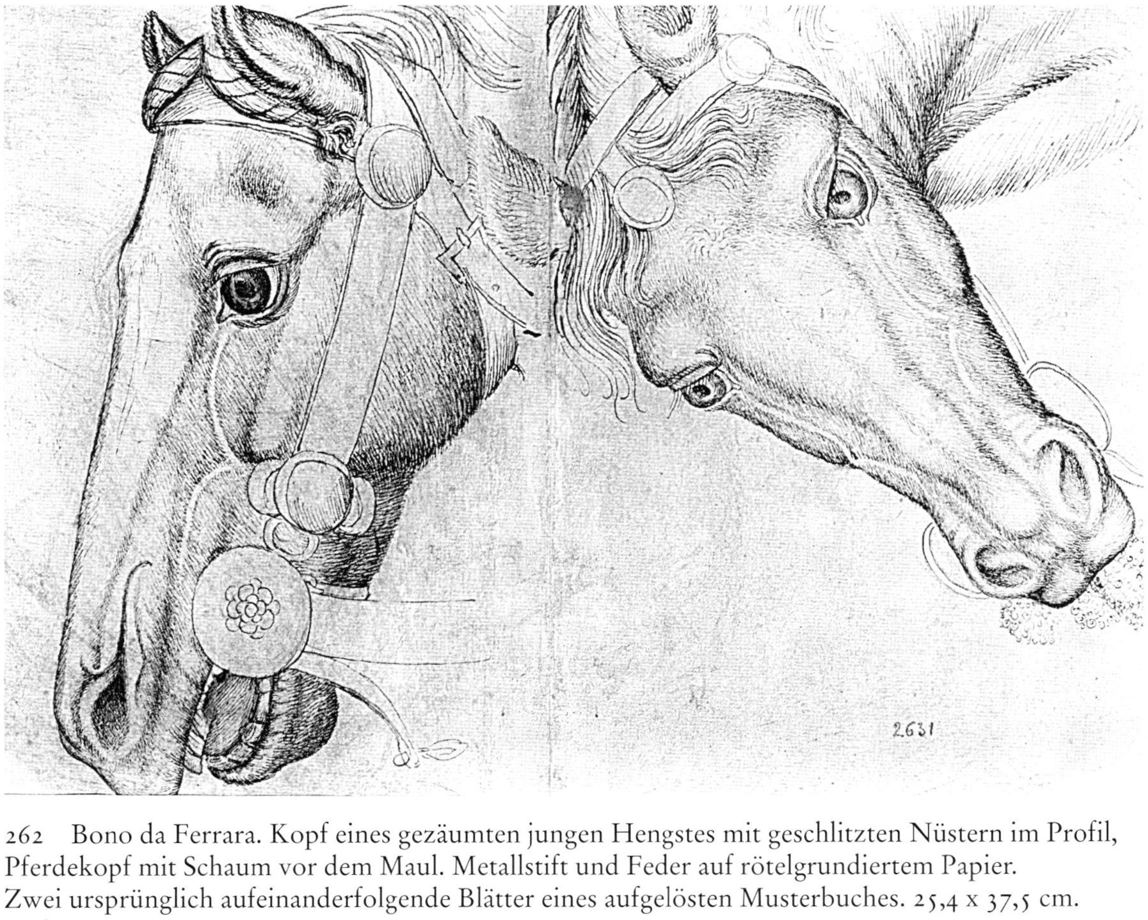

262 Bono da Ferrara. Kopf eines gezäumten jungen Hengstes mit geschlitzten Nüstern im Profil, Pferdekopf mit Schaum vor dem Maul. Metallstift und Feder auf rötelgrundiertem Papier. Zwei ursprünglich aufeinanderfolgende Blätter eines aufgelösten Musterbuches. 25,4 x 37,5 cm. Paris, Louvre 2631 verso

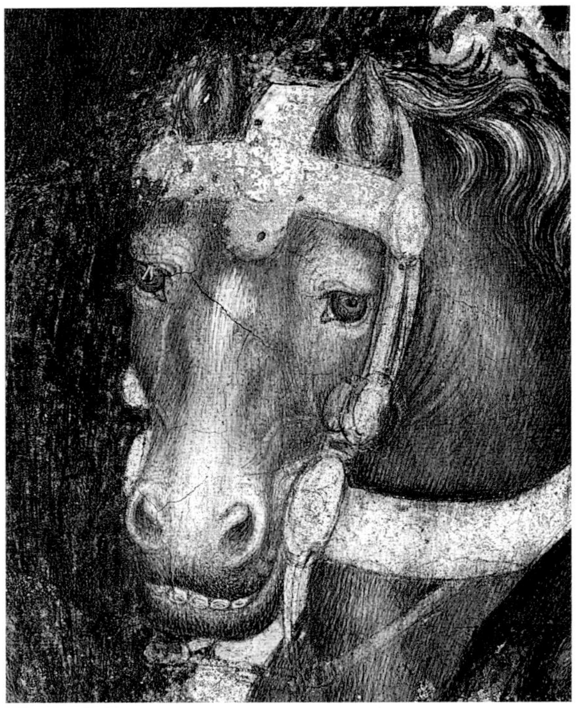

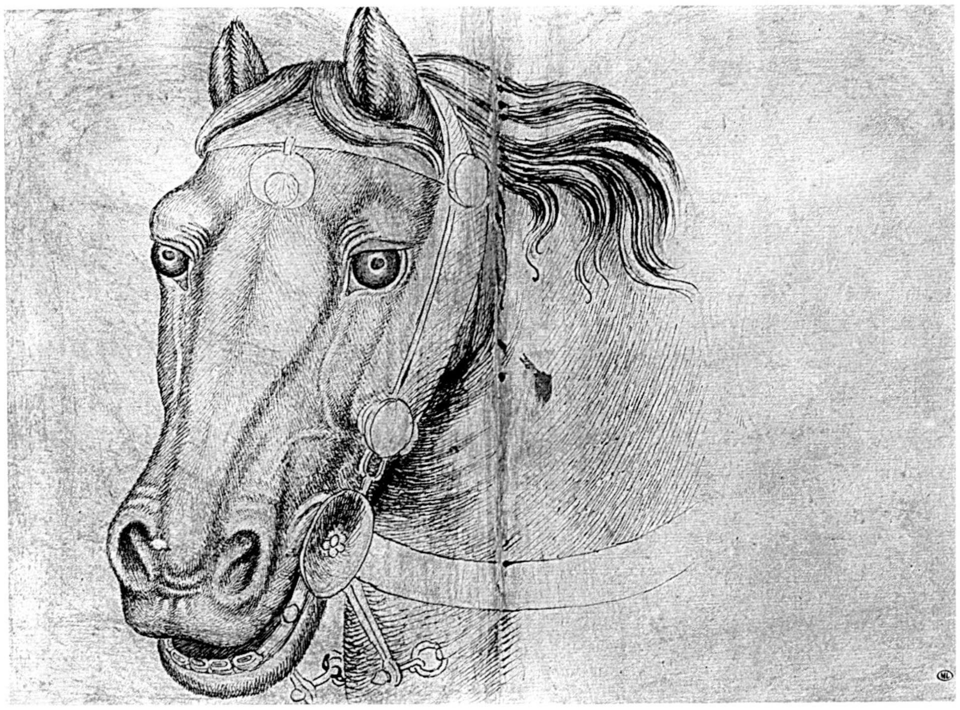

263 Pisanello. Pferd des Kalmücken. Georgswandbild. Verona, Sant'Anastasia

264 Bono da Ferrara. Gezäumter Kopf eines jungen Hengstes mit Halbmond am Stirnriemen. Metallstift, Feder und brauner Pinsel auf geröteltem Papier, 25,4 x 36 cm. Zwei ursprünglich aufeinanderfolgende Blätter eines aufgelösten Musterbuches. Paris, Louvre 2629 recto

samkeit der in Metallstift angelegten und mit der Feder ausgeführten Motive.[16] Aus der »Kopfstudien-Reihe« tragen fünfzehn Blätter das im gesamten Pisanellowerkstattbestand sonst nicht mehr nachweisbare Wasserzeichen Schwein,[17] vier Blätter der Pferdegruppe weisen das seit dem 14. Jahrhundert in Verona und im Veneto verbreitete Wasserzeichen Glocke auf.[18]

Die Auflösung von Bonos nach Motiven geordneten Musterbüchern geschah, bevor der Mailänder Kunstexperte und Händler Giuseppe Vallardi (1784–1863) den Großteil des uns bekannten Werkstattgutes an Pisanellozeichnungen in einem Klebeband, dem sogenannten »Codex Vallardi« vereinte.[19] Sowohl die »Kopfstudien-Reihe« als auch die Pferdeköpfe zogen in der Mehrzahl als halbierte Doppelblätter in den »Codex Vallardi« ein, denn die Musterbücher waren dadurch aufgebrochen worden, daß man sämtliche durchgebundenen Doppelblätter längs des alten Buchfalzes halbierte. Ursprünglich auf zwei Buchseiten übergreifende Motive waren dabei getrennt worden. Als später – entweder durch Vallardi oder einen ihm vorausgehenden Sammler – der Zusammenhang solcher übergreifenden Motive wiederhergestellt werden sollte, verband man einzelne der ursprünglich über zwei Buchseiten reichenden Zeichnungen, indem man sie zusammenklebte. Aus der Pferdegruppe gilt das für Louvre 2629 recto (Abb. 264), 2630 verso (Abb. 260), 2631 verso (Abb. 262) und 2632 recto, aus der »Kopfstudien-Reihe« für 2597 recto. Vallardi, der sein Zeichnungskonvolut 1855, bevor er es an den Louvre verkaufte, durch einen ausführlichen Katalog erschloß, bezeichnete die zusammengeklebten Blätter als »disegni riuniti su due foglietti«.[20]

Die thematische Einheit von Bonos Musterbüchern mit Kopfstudien von Menschen und Pferden blieb durch Giuseppe Vallardi insofern gewahrt, als dieser den beiden Gruppen eine nahezu geschlossene Abfolge innerhalb seines Zeichnungskonvoluts zukommen ließ.[21] Sich über 32 Blatt erstreckend, bildete Bonos »Kopfstudien-Reihe« allein durch ihre Anzahl einen Schwerpunkt im Gesamtgefüge der Vallardischen Ordnung.[22]

Anders als die beiden geschlossen über den »Codex Vallardi« an den Louvre gelangten Mustersammlungen von Pferde- und Menschenköpfen wurde die

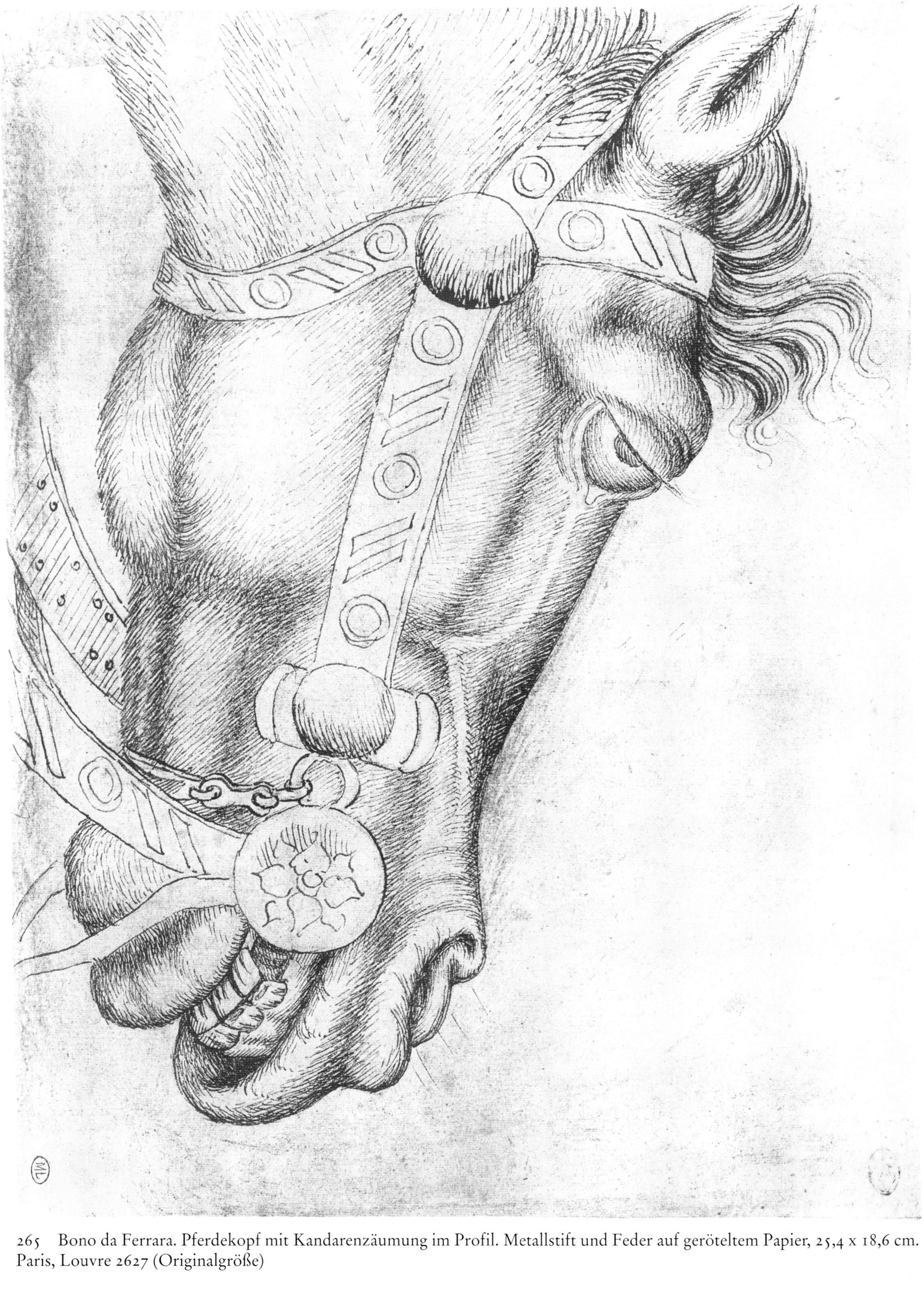

265 Bono da Ferrara. Pferdekopf mit Kandarenzäumung im Profil. Metallstift und Feder auf geröteltem Papier, 25,4 x 18,6 cm. Paris, Louvre 2627 (Originalgröße)

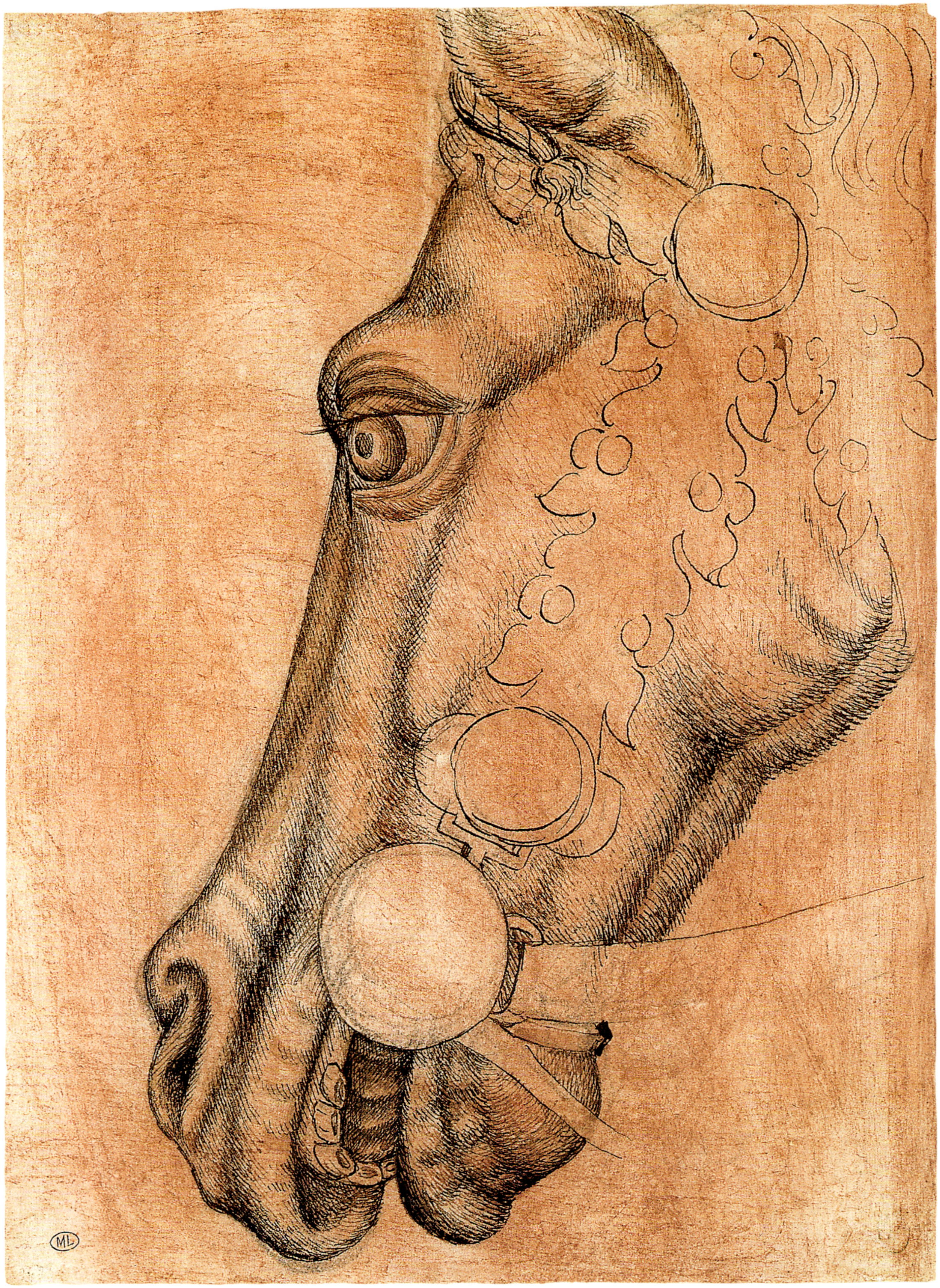

266 Bono da Ferrara. Pferdekopf mit Kandarenzäumung. Metallstift und Feder auf geröteltem Papier, 25,5 x 18,6 cm. Der Pferdekopf ist maßgleich mit demjenigen im Georgswandbild: Abb. 267. Paris, Louvre 2628 (Originalgröße)

267 Bono da Ferrara. Pferdekopf mit Kandarenzäumung. Georgswandbild. Verona, Sant'Anastasia ▷

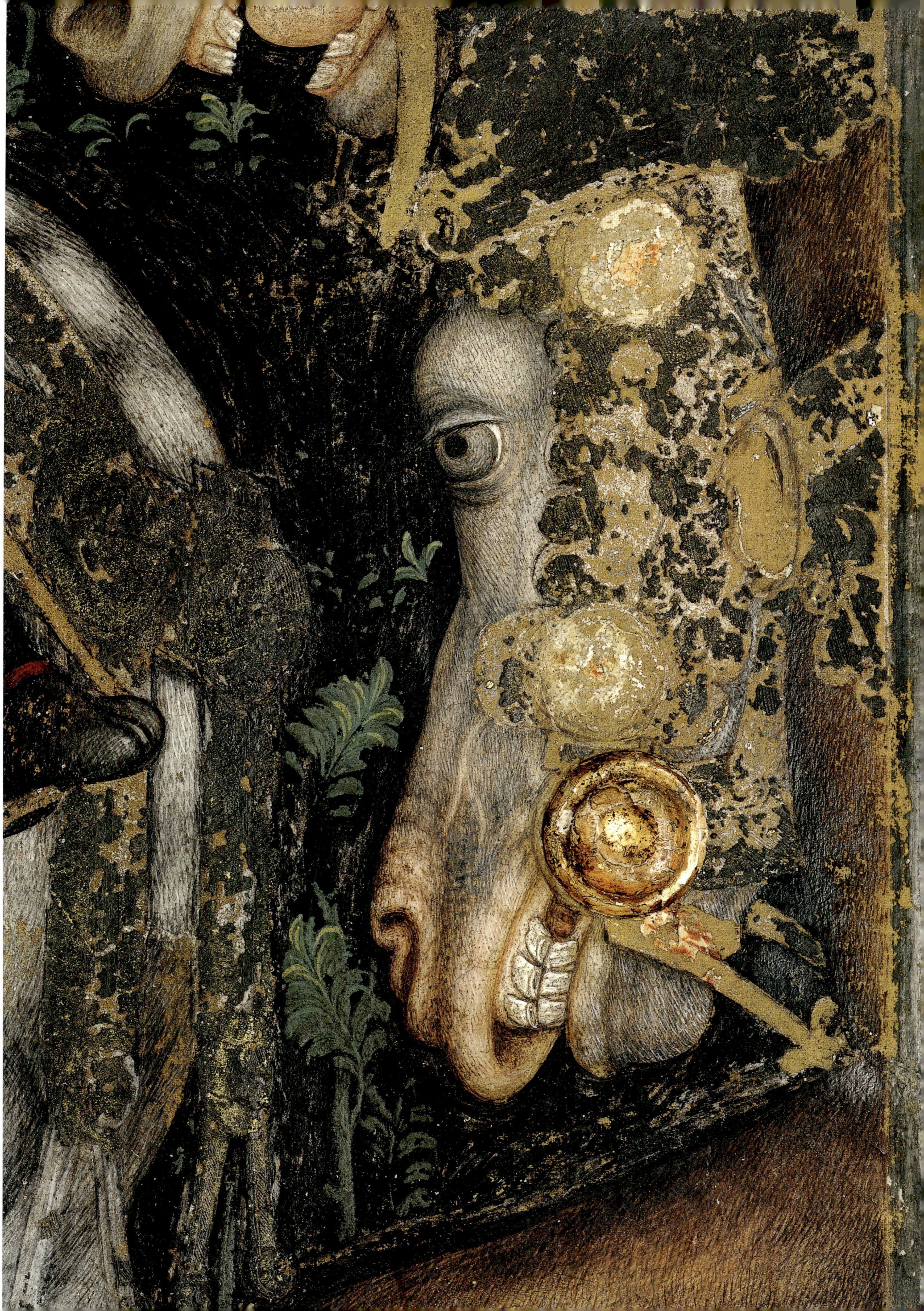

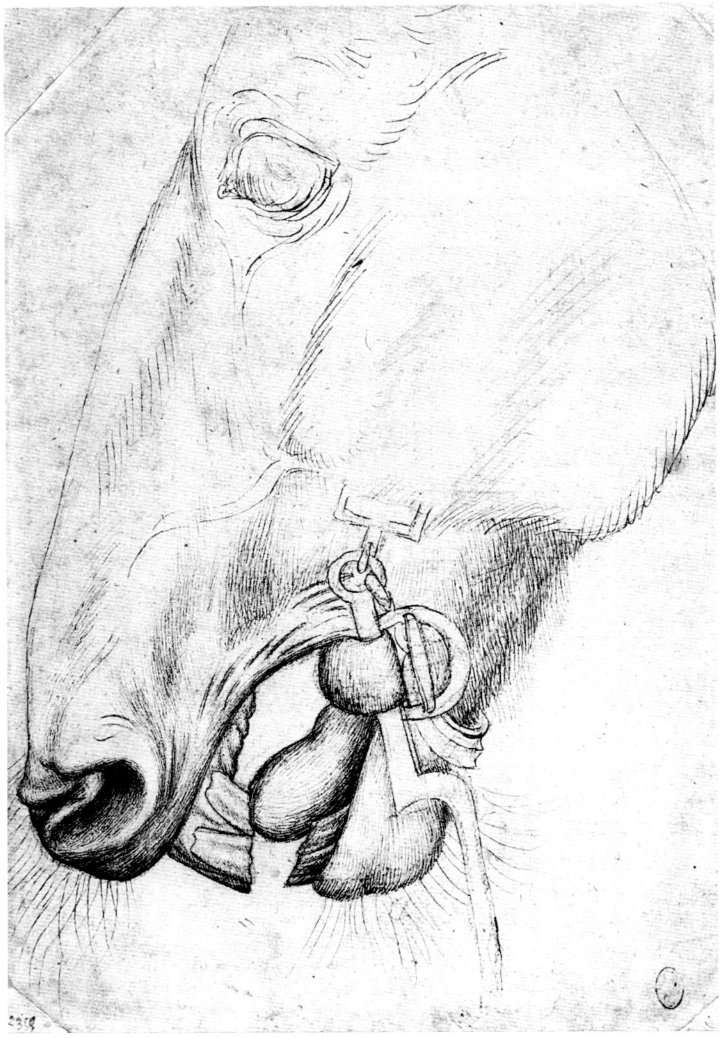

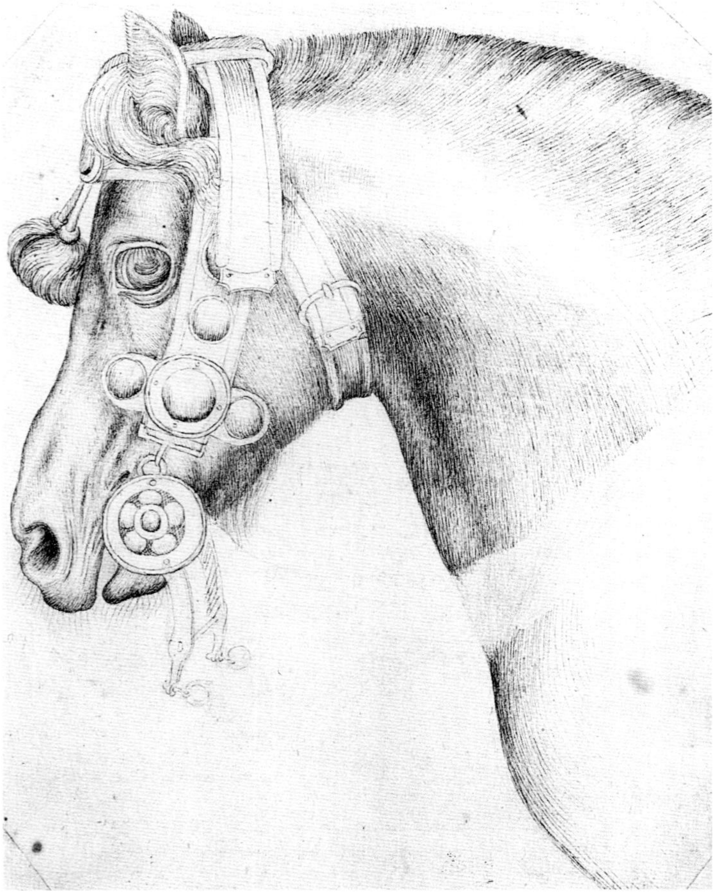

◁ 268 Pisanello. Kopf eines jungen Pferdes im Profil auf der Gebißstange kauend. Metallstift und Feder auf Papier, 23,5 x 16 cm. Paris, Louvre 2355

◁ 269 Pisanello. Pferdekopf mit Kandarenzäumung im Profil, zwei Quasten auf der Stirn. Metallstift und Feder auf Papier, 23,6 x 18,6 cm. Paris, Louvre 2361

270 Bono da Ferrara. Pferdekopf mit Kandarenzäumung. ▷ Georgswandbild. Verona, Sant'Anastasia

dritte Gruppe mit den Madonnenzeichnungen frühzeitig geteilt. Nur drei Blätter blieben im Verband des »Codex Vallardi«, eines kam 1878 über die Sammlung His de la Salle in den Louvre, und sechs weitere Blätter gelangten zusammen mit eigenhändigen Zeichnungen Pisanellos an die Ambrosiana in Mailand, wo sie schließlich mit wenigen Blättern anderer früher Meister im Klebeband F. 214 inf. vereint wurden.[23] Es gibt Hinweise darauf, daß einer ihrer Vorbesitzer Padre Sebastiano Resta (1635–1714) war.

Die Liste Seite 264–266 erschließt nach Inventarnummern sämtliche Zeichnungen, die nach Auflösung der als Vorratssammlung angelegten Musterbücher Bonos ihren Platz entweder im »Codex Vallardi« oder im Klebeband der Ambrosiana fanden. Unsere Zuschreibung dieser Zeichnungen an Bono da Ferrara basiert ebenso auf technischen wie stilistischen Kriterien. Wo diese übereinstimmen, sind wir für die Autorschaft Bonos eingetreten. Dabei sei eines Falles gedacht, der als symptomatisch für Struktur und Wesen der Pisanellowerkstatt gelten kann: Das zusammengeklebte Doppelblatt Louvre 2631 (Abb. 261–262) weist auf drei von vier Blattseiten Pferdeköpfe als Arbeiten Bonos auf, während die vierte Seite Skizzen von der Hand Pisanellos trägt, die auf die Ausstattung einer Kapelle zu beziehen sind. Das Zusammenwirken von Meister und Schüler beim Aufbau von Vorratssammlungen war innerhalb der Werkstattgemeinschaft ein selbstverständliches Anliegen.

Die Gesamtheit der hier zusammengestellten Zeichnungen Bonos reflektiert in ihrer technischen und formalen Geschlossenheit den generationsbedingten Wandel, der sich organisch zwischen Meister und Schüler vollzog. Im Sinne seiner natürlichen

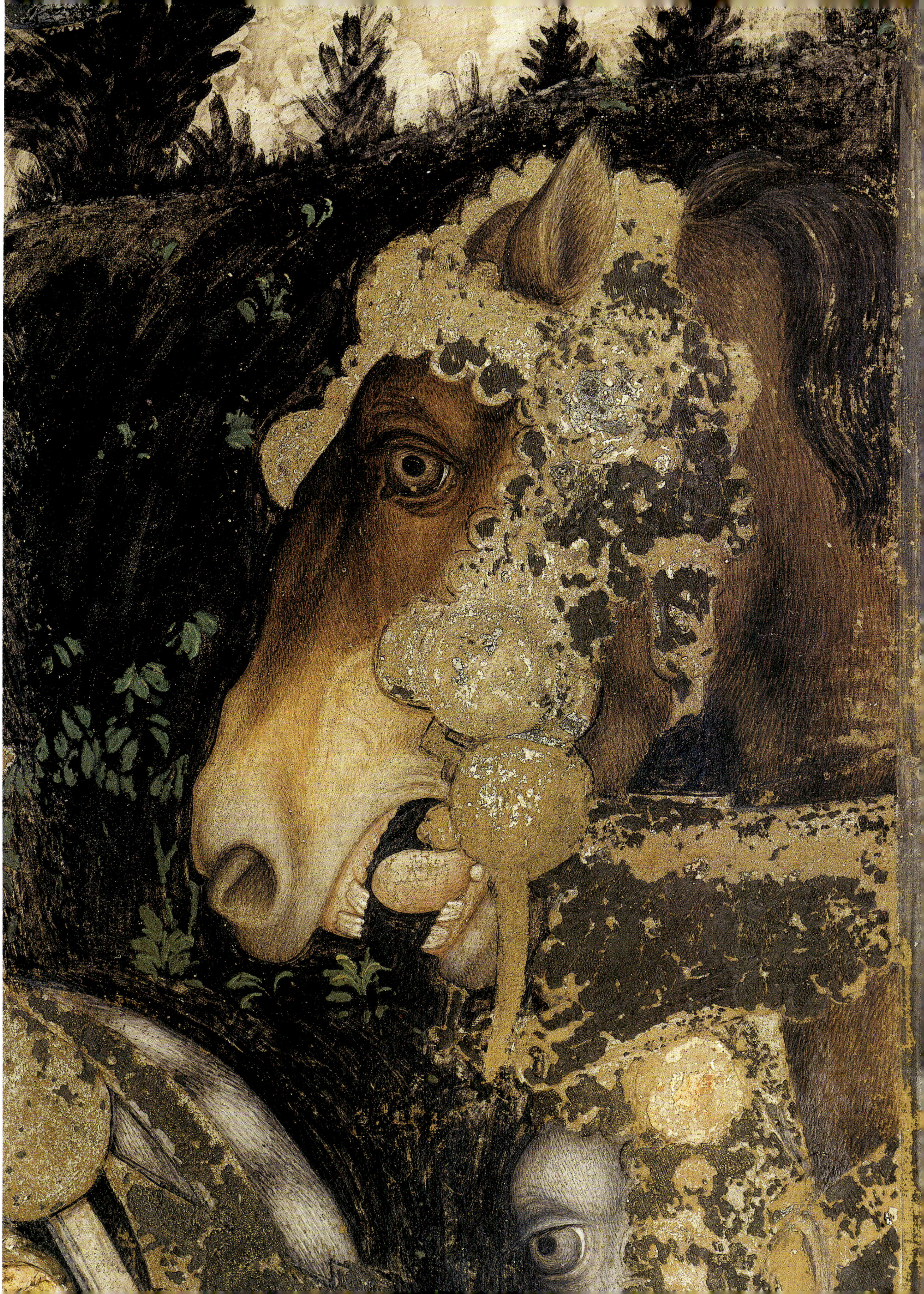

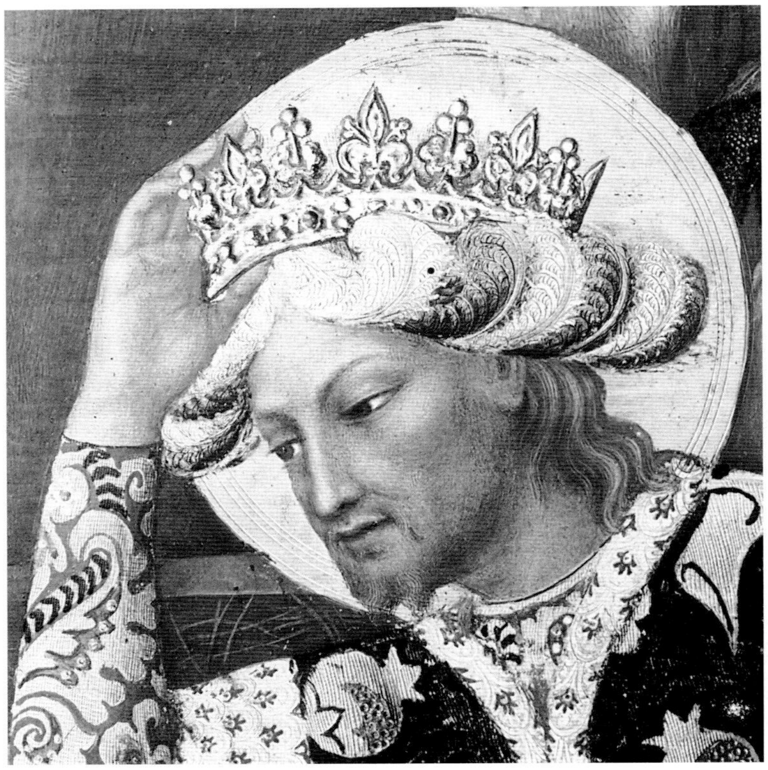

271 Gentile da Fabriano. Hl. König. Ausschnitt aus dem Dreikönigsaltar, 1423. Florenz, Uffizien

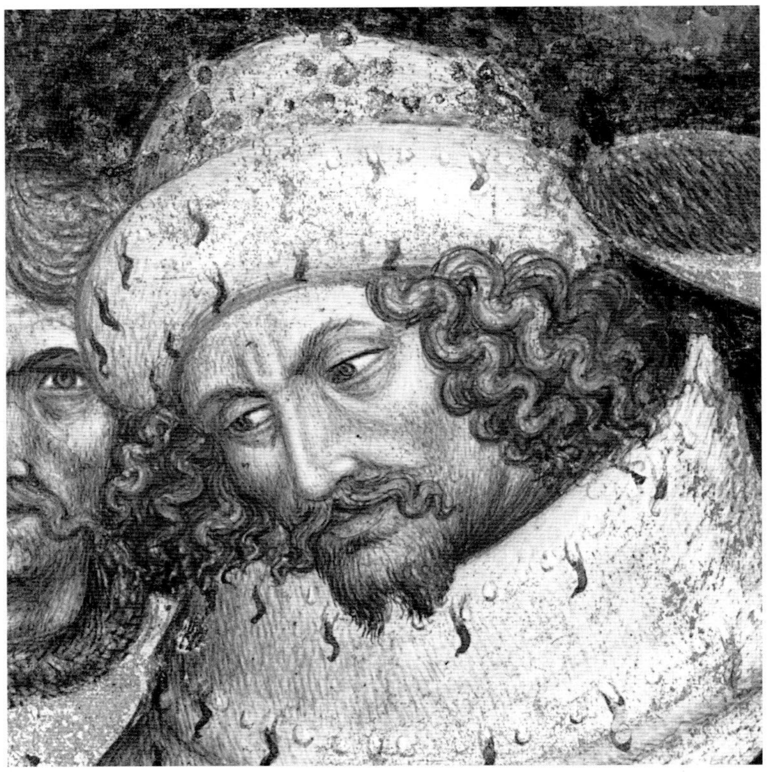

272 Pisanello. Kopf des Königs von Silena. Georgswandbild. Verona, Sant'Anastasia

Eingebundenheit in die allgemeine, übergeordnete Stilentwicklung verband Bono Inhalte und Formen Pisanellos mit einem generellen Streben nach Größe der Formkonzeption und einer Steigerung an Bestimmtheit und Pathos der künstlerischen Aussage. Zunächst sei an den drei Hauptgruppen von Bonos Zeichnungen deren Verhältnis zu Pisanellos Vorbildern untersucht. Die Pferdegruppe (Abb. 259–262, 264–266) ist der am engsten mit der Entstehung des Georgswandbildes in Sant'Anastasia verzahnte Zeichnungskomplex. So gleicht die Louvrezeichnung 2629 recto (Abb. 264) dem Pferd des Kalmücken im Wandbild (Abb. 263), und der frontal gezeichnete Pferdekopf Louvre 2630 recto (Abb. 259) ähnelt dem von einem Zwerg gerittenen Pferd im Fresko (Abb. 194). Wie in anderen nachweisbaren Fällen stand aber nicht das Wandbild Pisanellos Modell für Bonos Zeichnungen, vielmehr waren es gezeichnete Studien Pisanellos zu diesem, auf die Bono zurückgriff. Das Motiv eines frontal gezeichneten Pferdekopfes blieb zum Beispiel in einer jener meisterhaften Reinzeichnungen Pisanellos bewahrt, die in schönliniger Geschlossenheit dessen differenzierte Naturvorstellung beeindruckend verkörpern (Louvre 2360, Abb. 196). So trennt die Eindringlichkeit seines übersteigernden Realismus die Zeichnungen Bonos von den artgleichen Zeichnungen Pisanellos (2352 – 2355, 2361, Abb. 268 – 269), aber auch von jenen gemalten Pferden im Georgswandbild, die eigene Schöpfungen Pisanellos darstellen (Abb. 191–194). Dagegen tragen die beiden Pferde am rechten Rande der Komposition des Freskos (Abb. 151, 267, 270) deutliche Merkmale, die sie in Verbindung mit den Zeichnungen Bonos als seinen Anteil am Wandbild erkennen lassen. Signaturhaft wiederholen sich in diesen beiden gemalten Pferdeköpfen die starr blickenden, gläsernen Augen mit ihren wulstartigen Überhöhungen und der übertriebene, unsensible Linienkanon für Adern und Muskeln, die für Bonos Pferdezeichnungen kennzeichnend sind. Bestätigend für die Identität des Autors dieser Pferdezeichnungen und der beiden Pferde im Wandbild ist die maßgleiche Übereinstimmung der Louvrezeichnung 2628 mit dem unteren der beiden dort gemalten Pferdeköpfe (Abb. 266–267).[24] Auch hier dienten Naturstudien Pisanellos, wie sie über Louvre 2355 und 2361 (Abb. 268–269) bewahrt blieben, für Bono als Vorbild. Es kennzeichnet den

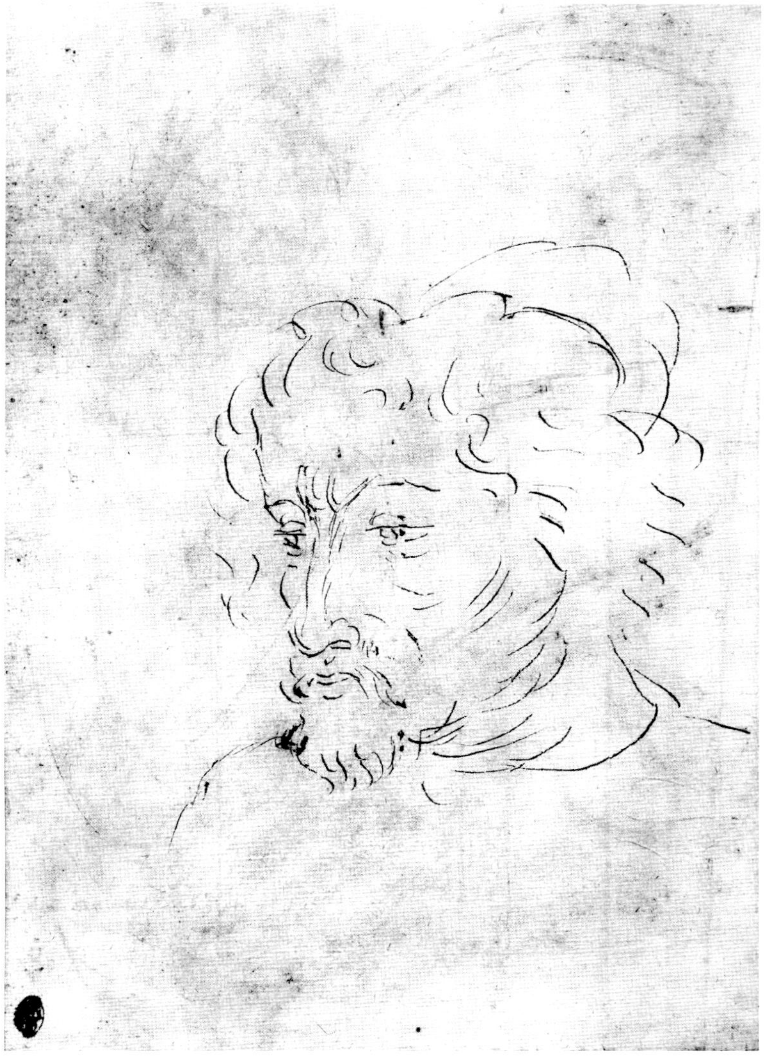

273 Pisanello. Kopfstudie für das Georgswandbild: Abb. 272. Feder auf geröteltem Papier, 27,4 x 19,5 cm. Paris, Louvre 2281 verso

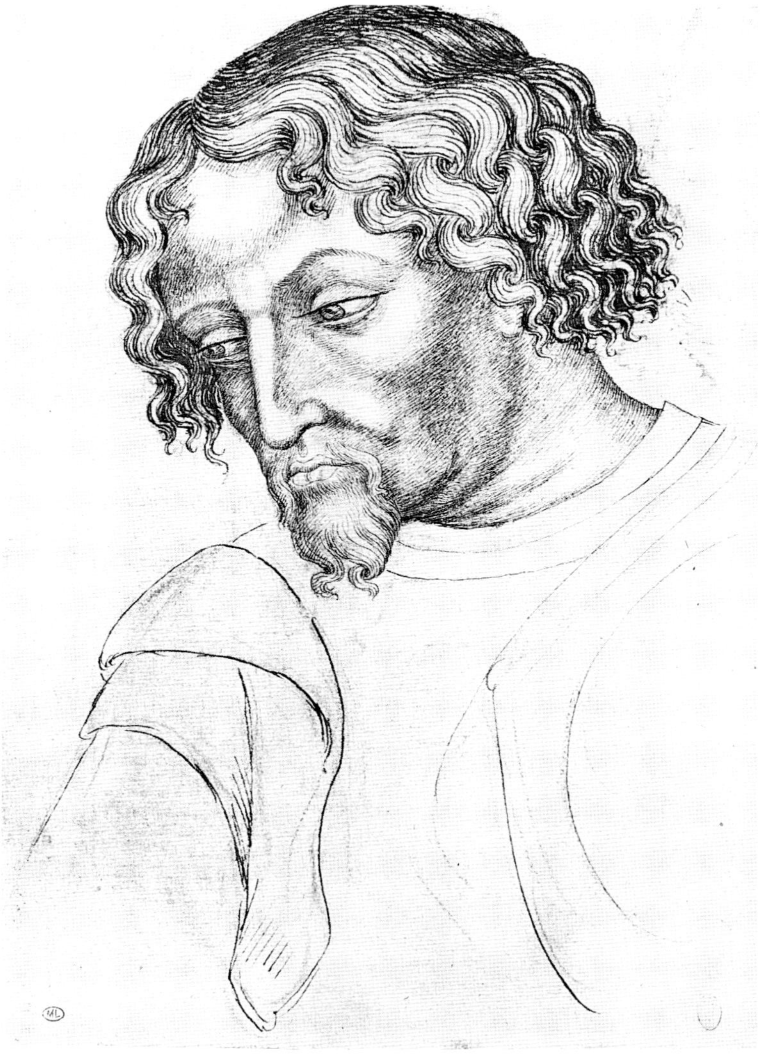

274 Bono da Ferrara. Kopfstudie. Metallstift und Feder auf geröteltem Papier, 27,9 x 20 cm. Paris, Louvre 2621

Musterbuchcharakter in Bonos Folge von Pferdeköpfen, daß einzelne von ihnen variierte Wiederholungen im Musterbuch bereits vorhandener Motive sind. So entsprechen sich im Gegensinn weitgehend die Kopfhaltungen der Pferde von Louvre 2629 recto und 2630 recto (Abb. 259 rechts und 264).

Auch Bonos Folge von rund fünfzig menschlichen Antlitzen basiert in ihrer gezielten Vielfalt auf einem künstlerischen Entwicklungsphänomen, dessen wesentlicher Initiator in diesem Themenkreis Pisanello mit seinen Zeichnungen war, indem er von der traditionellen Typisierung des Mittelalters über das Modellstudium zur individuell differenzierenden Objektwiedergabe der Frührenaissance führte. Im Gegensatz zu älteren Musterbüchern, in denen von Typen Gebrauch gemacht wurde, die aus der Tradition überkommen waren, basiert Bonos »Kopfstudien-Reihe« auf wirklichen Modellstudien nach dafür gewählten Naturvorbildern. Selbst soweit sie von Bono erfunden sind, geschah das jeweils im Sinne intensiven Modellzeichnens. Die Dargestellten wurden dabei nach individuellen Merkmalen, nicht nur nach Alter, Stand und Tätigkeit, sondern auch nach Charakter und seelischem Verhalten differenziert. Zu solcher Porträthaftigkeit gehörte auch betonte Objekttreue gegenüber den Erscheinungen von Zeit und Ambiente, durch die Persönlichkeiten zusätzlich charakterisiert werden, wie der geltenden Mode genau entsprechende Bekleidung oder Bewaffnung mit korrekter Darstellung waffentechnischer Einzelheiten (Abb. 281 bis 293). Es ist kaum anzunehmen, Bono habe für seine rund fünfzig Zeichnungen eine entsprechende

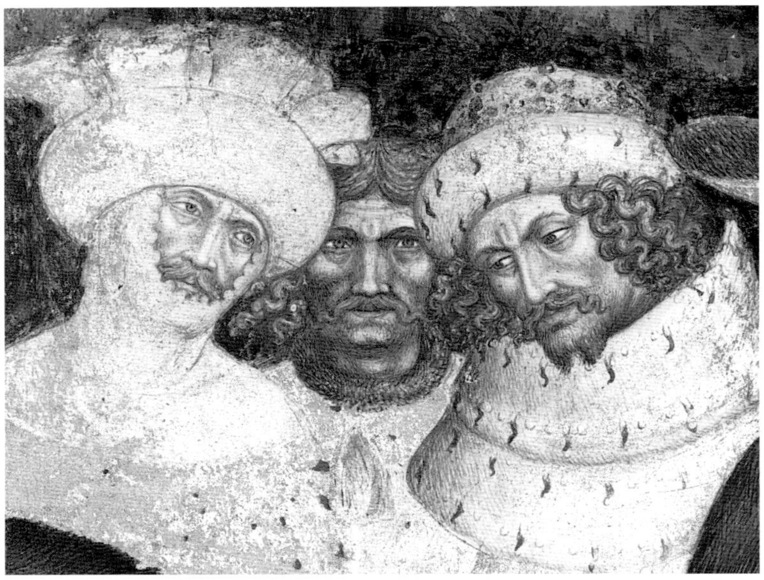

275 Pisanello. Der König von Silena und zwei seiner Paladine. Georgswandbild. Verona, Sant'Anastasia

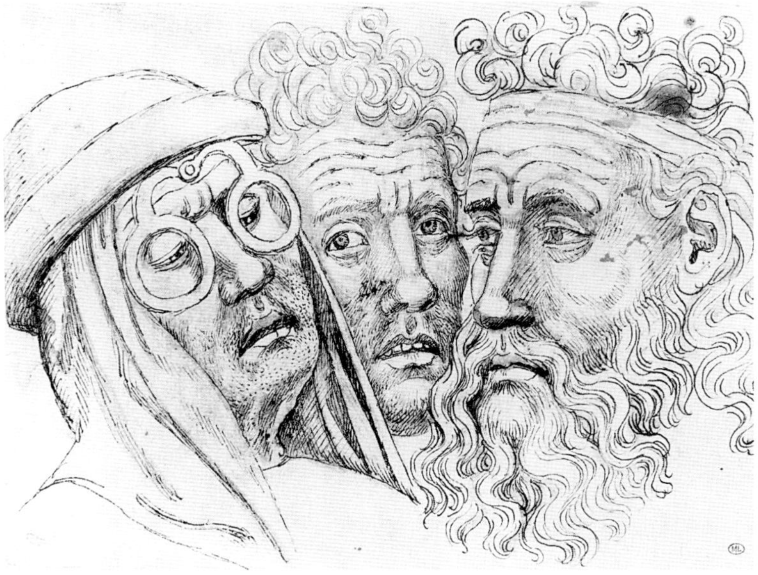

276 Bono da Ferrara. Drei Köpfe. Metallstift, Feder und brauner Pinsel auf geröteltem Papier, 19,1 x 26,4 cm. Paris, Louvre 2623 recto

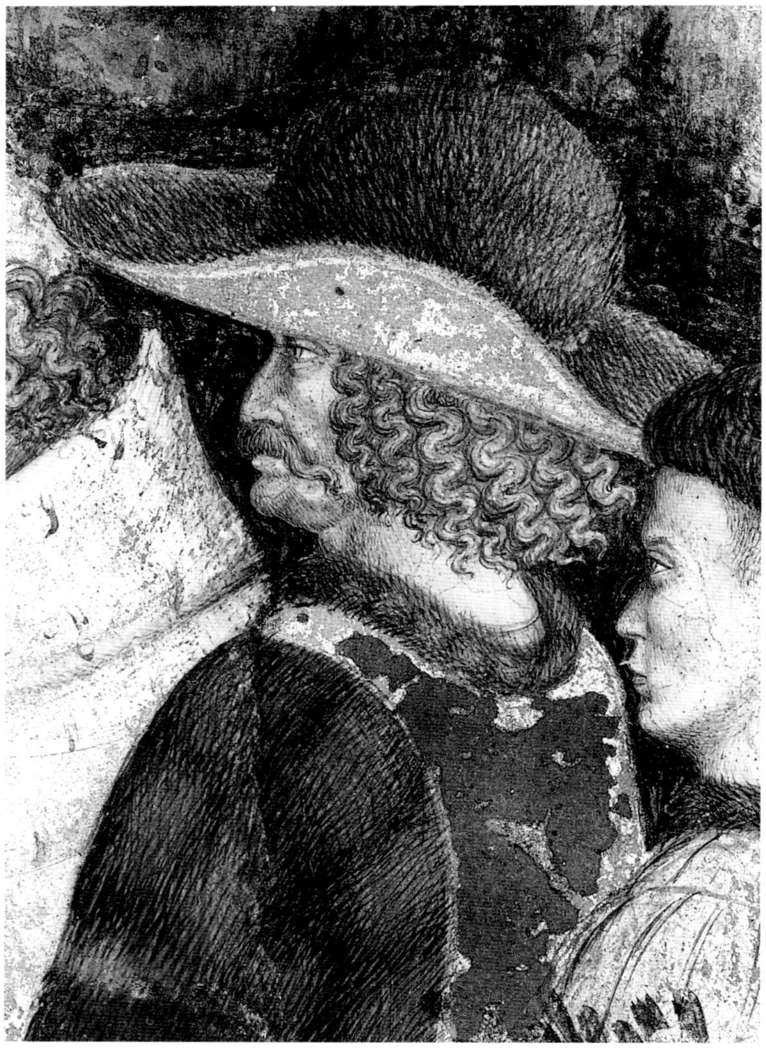

277 Pisanello. Paladin des heidnischen Königs von Silena. Georgswandbild. Verona, Sant'Anastasia

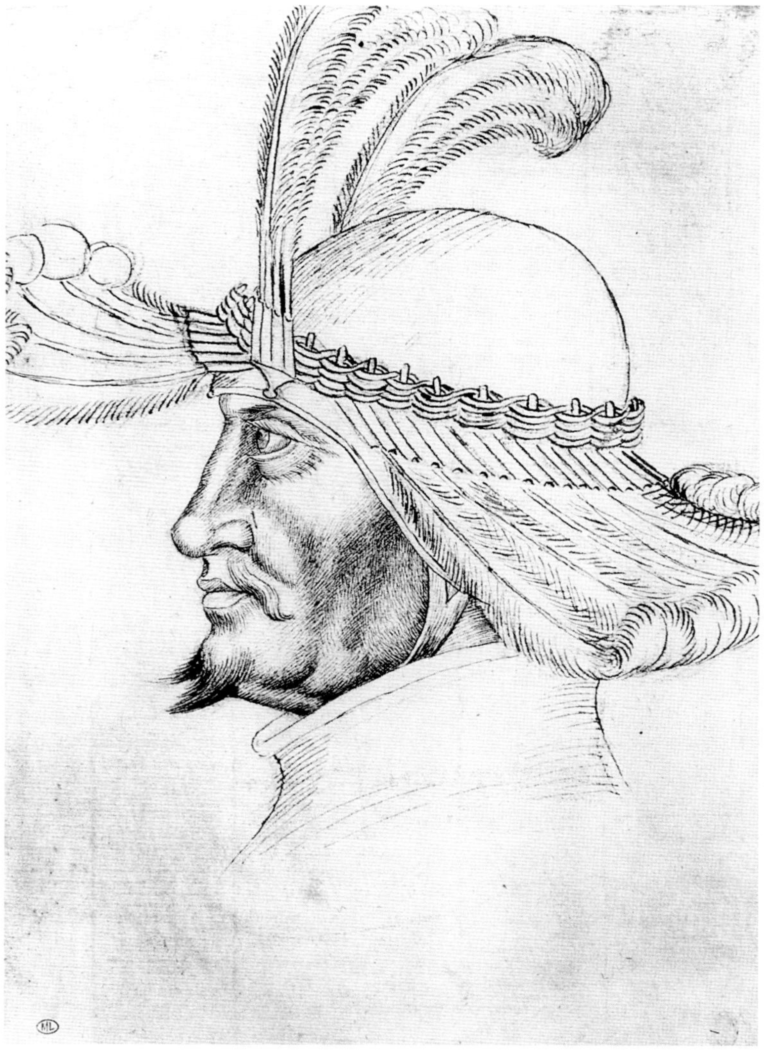

278 Bono da Ferrara. Kopf eines Kriegers mit federgeschmücktem Helm. Metallstift und Feder auf geröteltem Papier, 28,3 x 20,2 cm. Paris, Louvre 2622

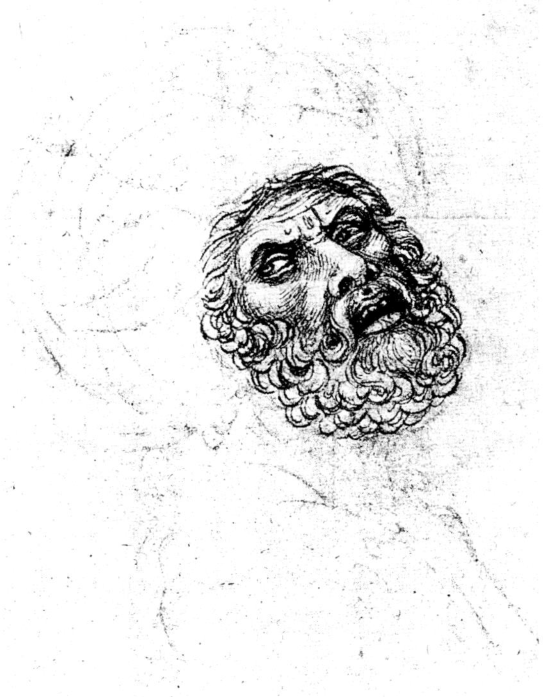

279 Pisanello. Kopf eines Bärtigen. Metallstift und braune Feder auf geröteltem Papier, 21,7 x 19,5 cm. Paris, Louvre 2315 verso

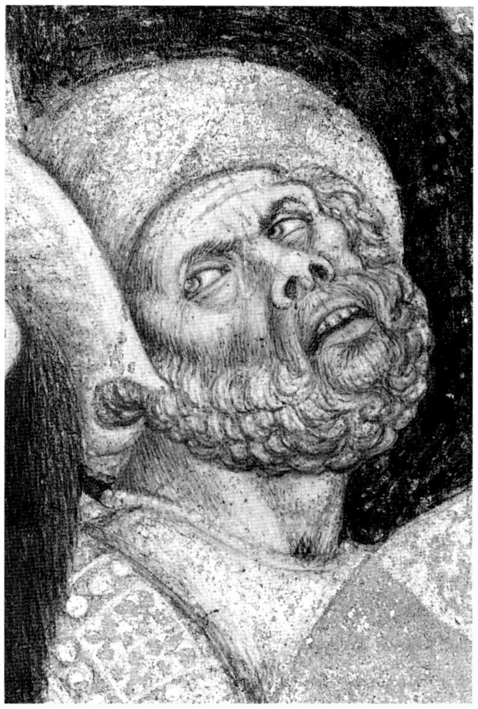

280 Pisanello. Turbanträger, Paladin des Königs von Silena. Georgswandbild. Verona, Sant'Anastasia

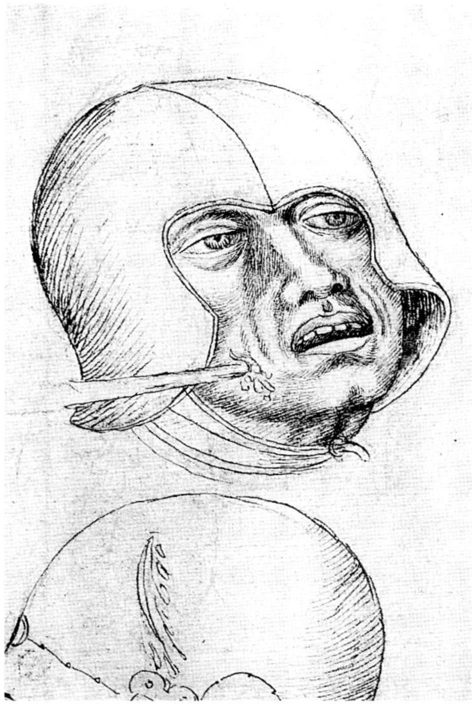

281 Bono da Ferrara. Durch Pfeil verwundeter Krieger. Metallstift und Feder auf geröteltem Papier, 28,2 x 19,3 cm (Ausschnitt). Paris, Louvre 2610 recto

Anzahl an Personen als Modelle – darunter Geistliche, Musikanten, Krieger – zur Verfügung gehabt. Vielmehr erfand er auch Physiognomien modellhaft in methodischer Variierung. So stand ihm für die Louvrezeichnungen 2610 verso, 2611–2613 und 2615 verso ein und derselbe Krieger Modell, wobei Bono Physiognomie und Rüstung geringfügig abwandelte (Abb. 288–292).

Im Sinne der variierenden Erweiterung hat Bono seiner »Kopfstudien-Reihe« drei Profilköpfe angegliedert, die in ihrer Technik und graphischen Haltung den Modellstudien vergleichbar sind, nämlich die römischen Münzen nachgezeichneten Porträts von Kaiser Aurelian, seiner Gattin Ulpia Severina und Maximinus I. Thrax (Louvre 2591–2593, Abb. 294–295). Charakteristisch für Bono ist die energisch-grobe Strichform, mit welcher er die kleinformatigen Vorbilder zu blattfüllenden Profilen stilisierte. Der Gegensatz zu Pisanellos eigenen minuziösen Münznachzeichnungen könnte nicht größer sein (Louvre 2315 recto, Abb. 133). Indem Bono seine Münzkopien auf Großformat brachte, glich er sie auch technisch seiner »Kopfstudien-Reihe« an.

Bonos Einbeziehung römischer Kaiserköpfe in seine »Kopfstudien-Reihe« entspricht dem Wesen und der Funktion dieser Zeichnungsgruppe, die als Vorratssammlung artspezifischer Motive angelegt war. Daß diese auch Kopien oder Varianten nach Erfindungen anderer Meister einschloß, war eine im traditionellen Musterbuch übliche Gepflogenheit. Auch Pisanellos umfängliche, über Jahrzehnte reichende Vorratssammlungen waren geprägt durch das Nebeneinander von eigenen bahnbrechenden Naturstudien und der Aufnahme von Formfindungen anderer, die Pisanello als weiterführende künstlerische Lösungen erachtete.

In diesem Sinne gewinnt die Louvrezeichnung 2621 (Abb. 274) aus Bonos »Kopfstudien-Reihe« Bedeutung, weil sie gegenüber dem zeitstilgerechten Charakter seiner Modellstudien einem traditionellen Idealtypus des Fürstenporträts folgt und damit ein Bindeglied zu dem Kopf des Königs im Georgswandbild von Sant'Anastasia bildet (Abb. 272). Denn auch Pisanellos Darstellung basierte dort nicht auf einer individuellen Modellstudie, vielmehr machte er von dem gleichen traditionsgebundenen

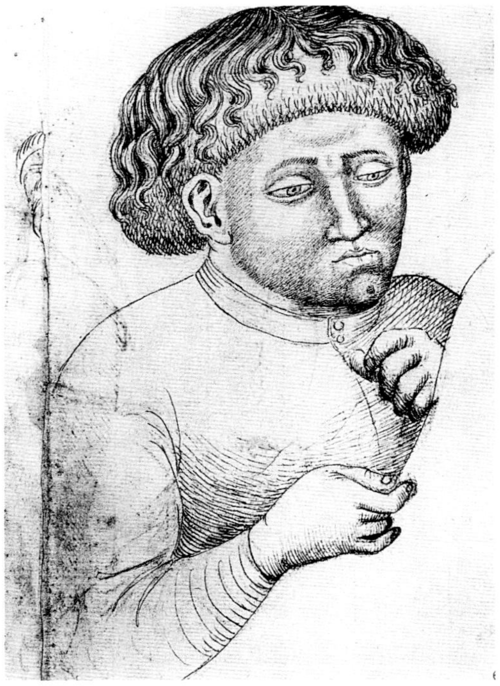

282 Bono da Ferrara. Halbfigur eines lesenden Knaben. Metallstift und Feder auf geröteltem Papier, 27,7 x 19 cm. Paris, Louvre 2597 verso

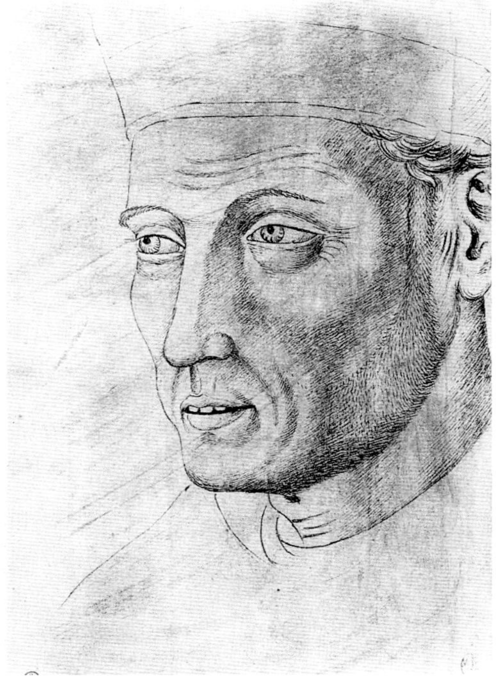

283 Bono da Ferrara. Kopf eines Geistlichen. Metallstift und Feder auf geröteltem Papier, 26,7 x 18,3 cm. Paris, Louvre 2601 recto

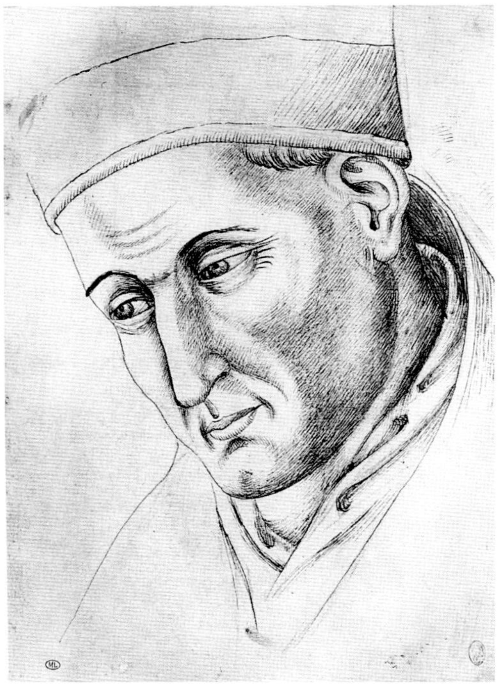

284 Bono da Ferrara. Kopf eines Geistlichen. Metallstift und Feder auf geröteltem Papier, 27 x 19,3 cm. Paris, Louvre 2606 recto

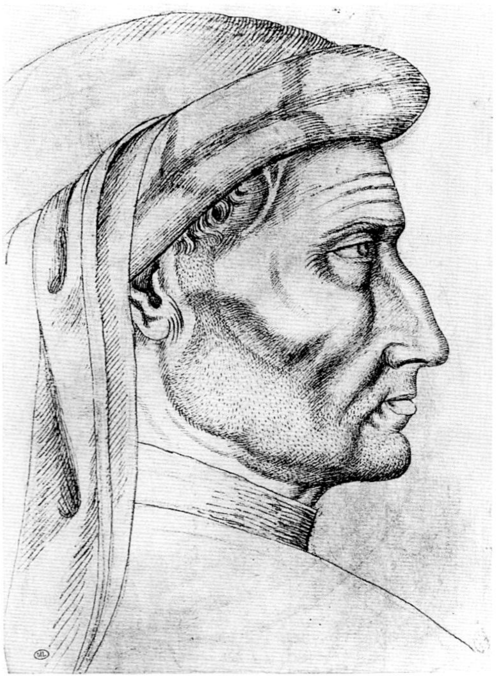

285 Bono da Ferrara. Kopf eines Mannes mit Cappuccio. Metallstift und Feder auf geröteltem Papier, 26,7 x 19,3 cm. Paris, Louvre 2608 recto

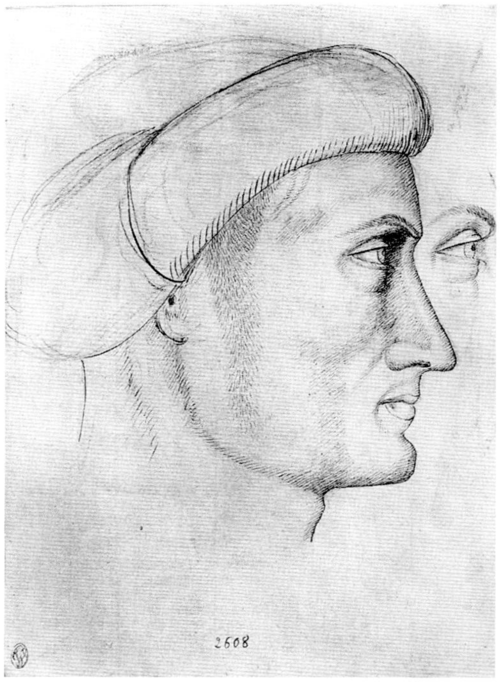

286 Bono da Ferrara. Kopf eines Mannes mit Barett. Metallstift und Feder auf geröteltem Papier, 26,7 x 19,3 cm. Paris, Louvre 2608 verso

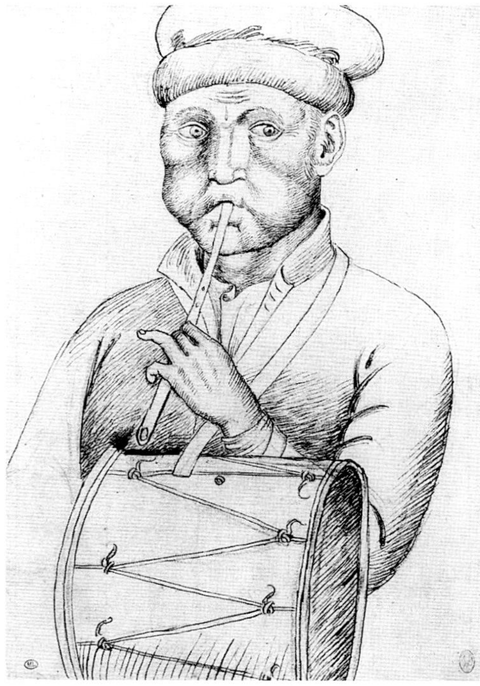

287 Bono da Ferrara. Musikant mit Flöte und Trommel. Metallstift und Feder auf Papier, 28,4 x 19,5 cm. Paris, Louvre 2614

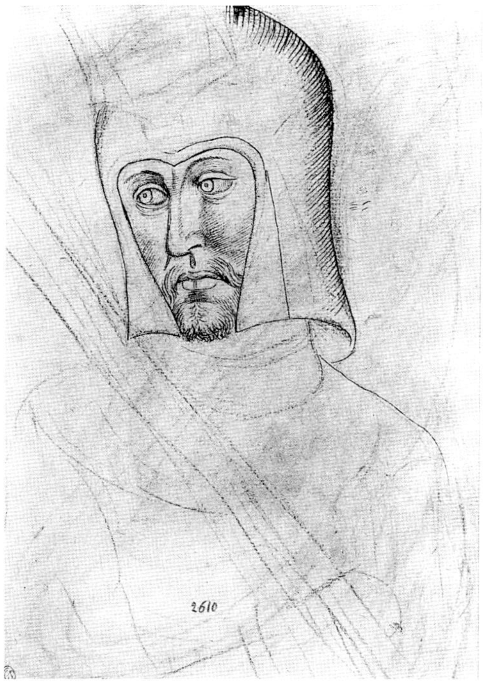

288 Bono da Ferrara. Brustbild eines Kriegers mit geöffnetem Visier, zur Seite blickend. Metallstift und Feder auf geröteltem Papier, 28,2 x 19,3 cm. Paris, Louvre 2610 verso

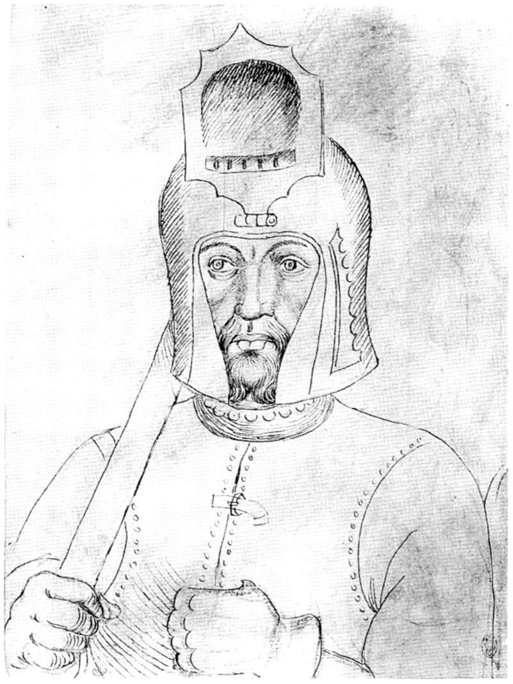

289 Bono da Ferrara. Brustbild eines Kriegers mit geöffnetem Visier, geradeaus blickend. Metallstift und Feder auf geröteltem Papier, 28,4 x 20,2 cm. Paris, Louvre 2612 recto

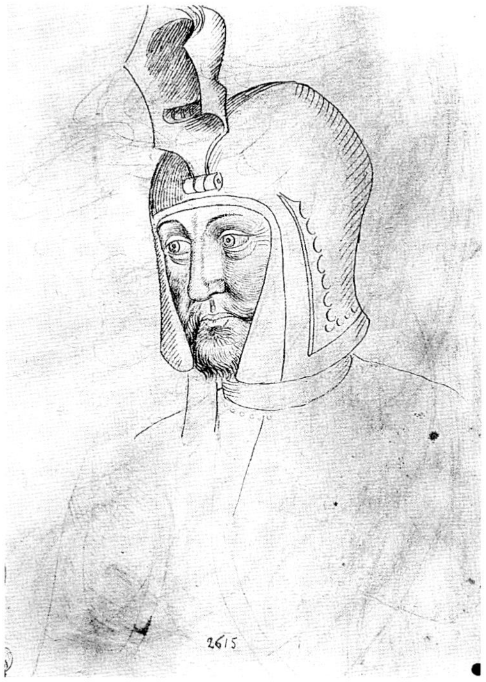

290 Bono da Ferrara. Brustbild eines Kriegers mit geöffnetem Visier, zur Seite blickend. Metallstift und Feder auf geröteltem Papier, 28,2 x 19,9 cm. Paris, Louvre 2615 verso

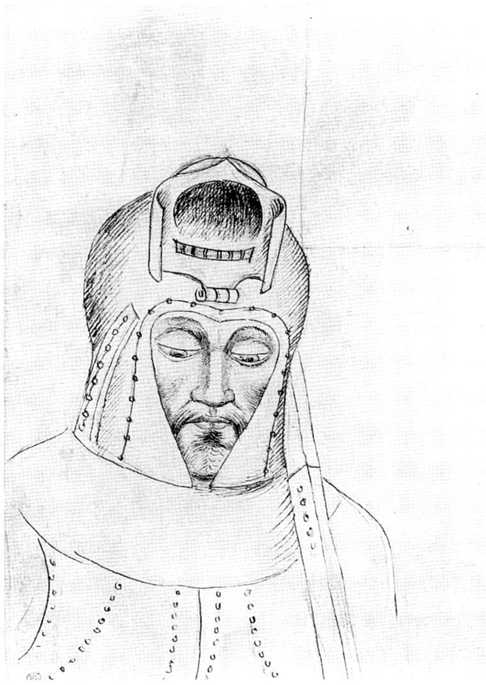

291 Bono da Ferrara. Brustbild eines Kriegers mit geöffnetem Visier und gesenktem Blick. Metallstift und Feder auf geröteltem Papier, 28,1 x 19,8 cm. Paris, Louvre 2611

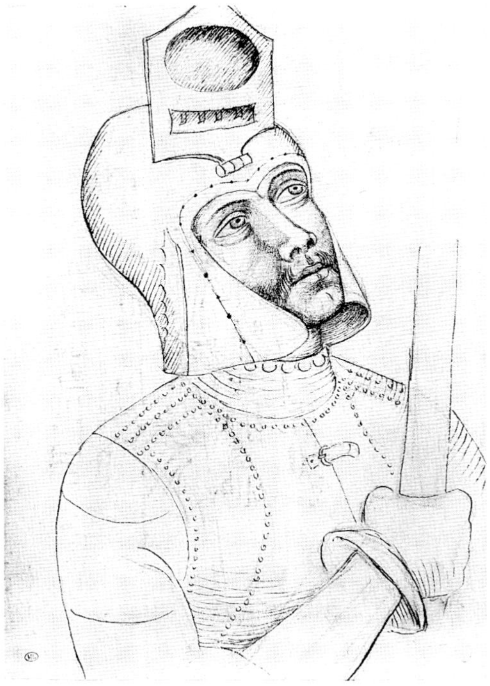

292 Bono da Ferrara. Brustbild eines Kriegers mit geöffnetem Visier, nach oben blickend. Metallstift und braune Feder auf geröteltem Papier, 28,6 x 20 cm. Paris, Louvre 2613 recto

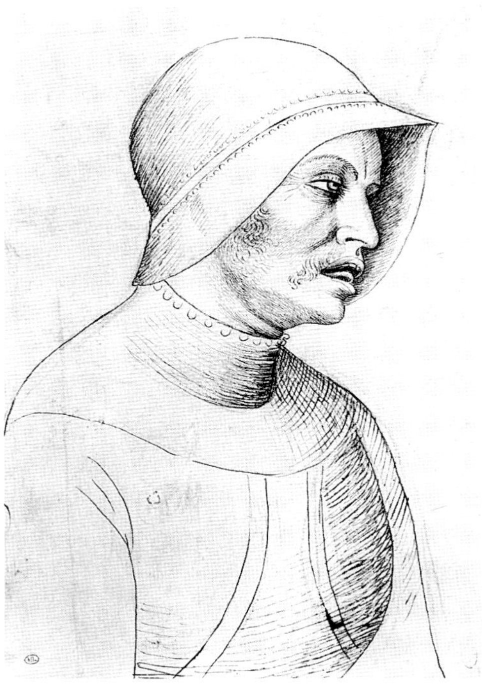

293 Bono da Ferrara. Brustbild eines Kriegers mit Schallern. Metallstift und Feder auf geröteltem Papier, 28,2 x 19,9 cm. Paris, Louvre 2615 recto

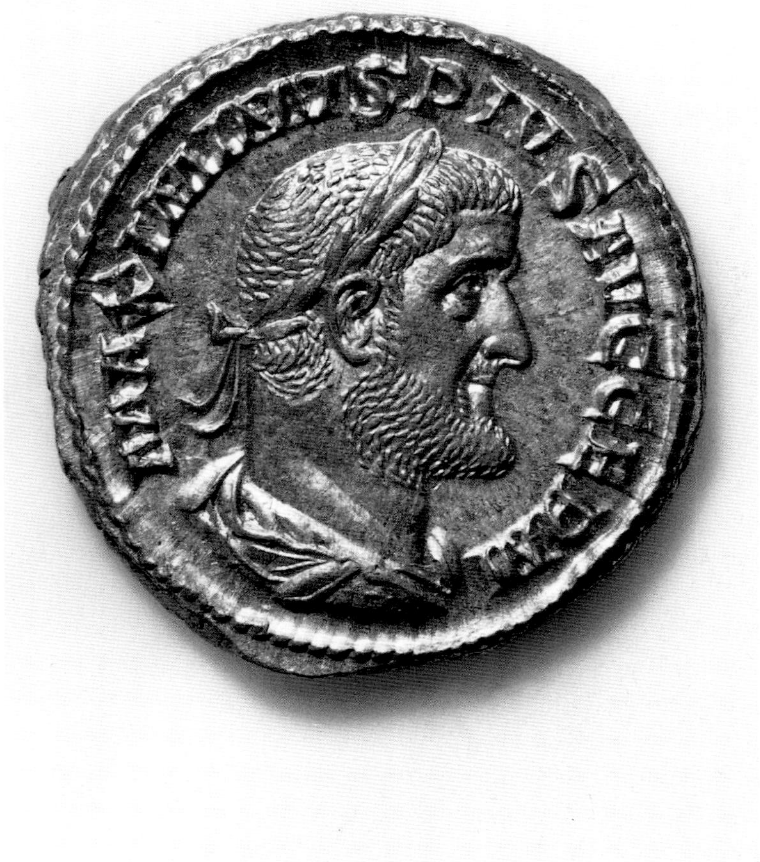

294 Kaiser Maximinus I. Thrax (235–238 n.Chr.). Römischer Denar

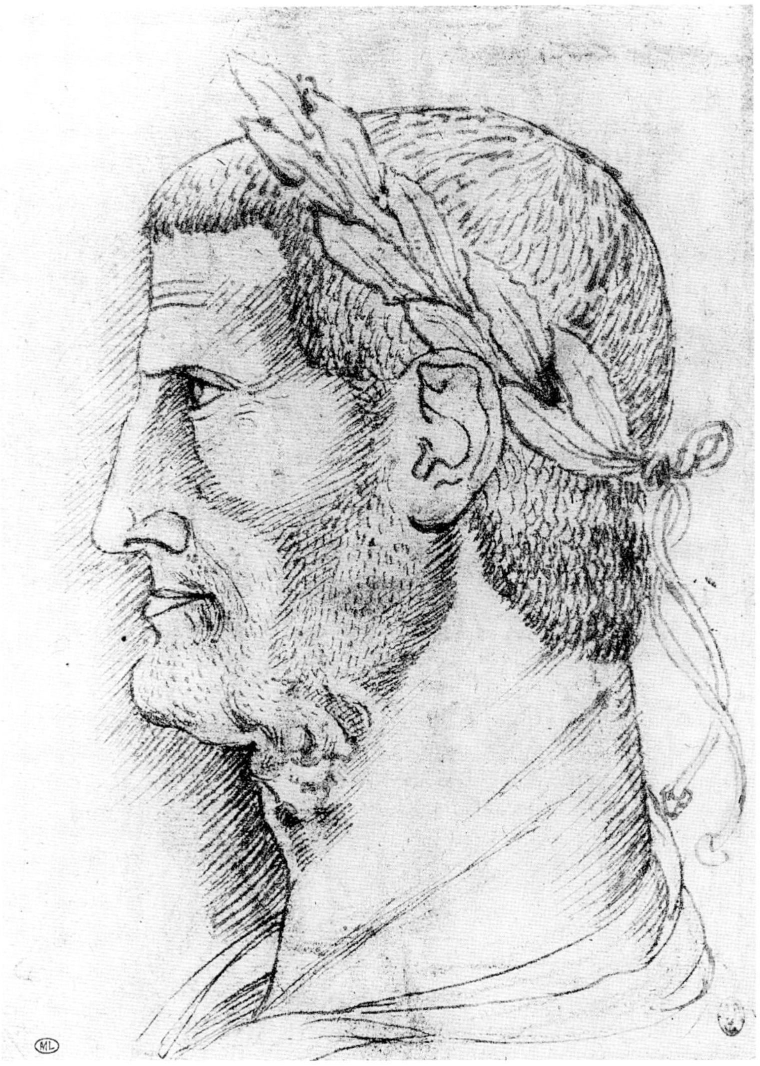

295 Bono da Ferrara. Maximinus I. Thrax nach einer römischen Münzprägung. Metallstift und Feder auf geröteltem Papier, 25,7 x 18,2 cm. Paris, Louvre 2593 recto

Typus des Fürstenporträts Gebrauch, auf den bereits der ältere Gentile da Fabriano 1423 in seinem Dreikönigsaltar zurückgegriffen hatte (Abb. 271 und 273). In Anlehnung an eine für den Königskopf im Wandbild (Abb. 272) aus der Traditionskette schöpfende Zeichnung Pisanellos, die heute verloren ist, hat Bono hier ausnahmsweise einen traditionellen Typus gerade als Fürstenbild in seine »Kopfstudien-Reihe« realistischen Gepräges eingefügt und damit deren sonstigen Modellcharakter variierend unterbrochen (Abb. 274). Eine formale Eigentümlichkeit bestätigt die Annahme, daß Bono mit seiner Fürstenkopfzeichnung auf eine das Wandbild vorbereitende Zeichnung Pisanellos zurückgriff und nicht kopierend auf dieses selbst: Des Fürsten Haarbildung ist in Bonos Zeichnung und Pisanellos Wandbild in Sant'Anastasia nicht identisch. Dagegen begegnet ähnlich spiralförmig gedrehtes und verschlungenes Lockengehänge wie in Bonos Zeichnung in einem anderen Werk Pisanellos, nämlich bei dem linken Erzengel vom Brenzonigrabmal in San Fermo (Abb. 78), während die in parallelen Wellen flatternden Locken des rechten Erzengels ebendort (Abb. 80) Pisanellos König in Sant'Anastasia entsprechen. Für beide Typen der von Pisanello verwendeten Haarform sind Zeichnungen vorauszusetzen. Bei dem König im Georgsfresko von Sant'Anastasia setzte Pisanello dann aber den Typus der parallel welligen Locken ein.
Aus der umfänglichen »Kopfstudien-Reihe« Bonos weist kein anderes Glied so enge motivische Beziehungen zu Pisanellos Georgswandbild auf wie das »Fürstenporträt« der Louvrezeichnung 2621 (Abb. 274). Bei anderen Zeichnungen dieser Folge sind es

296 Bono da Ferrara. Kopf eines jungen Mannes. Metallstift und Feder auf geröteltem Papier, 28,1 x 20 cm. Paris, Louvre 2589 recto (Originalgröße) ▷

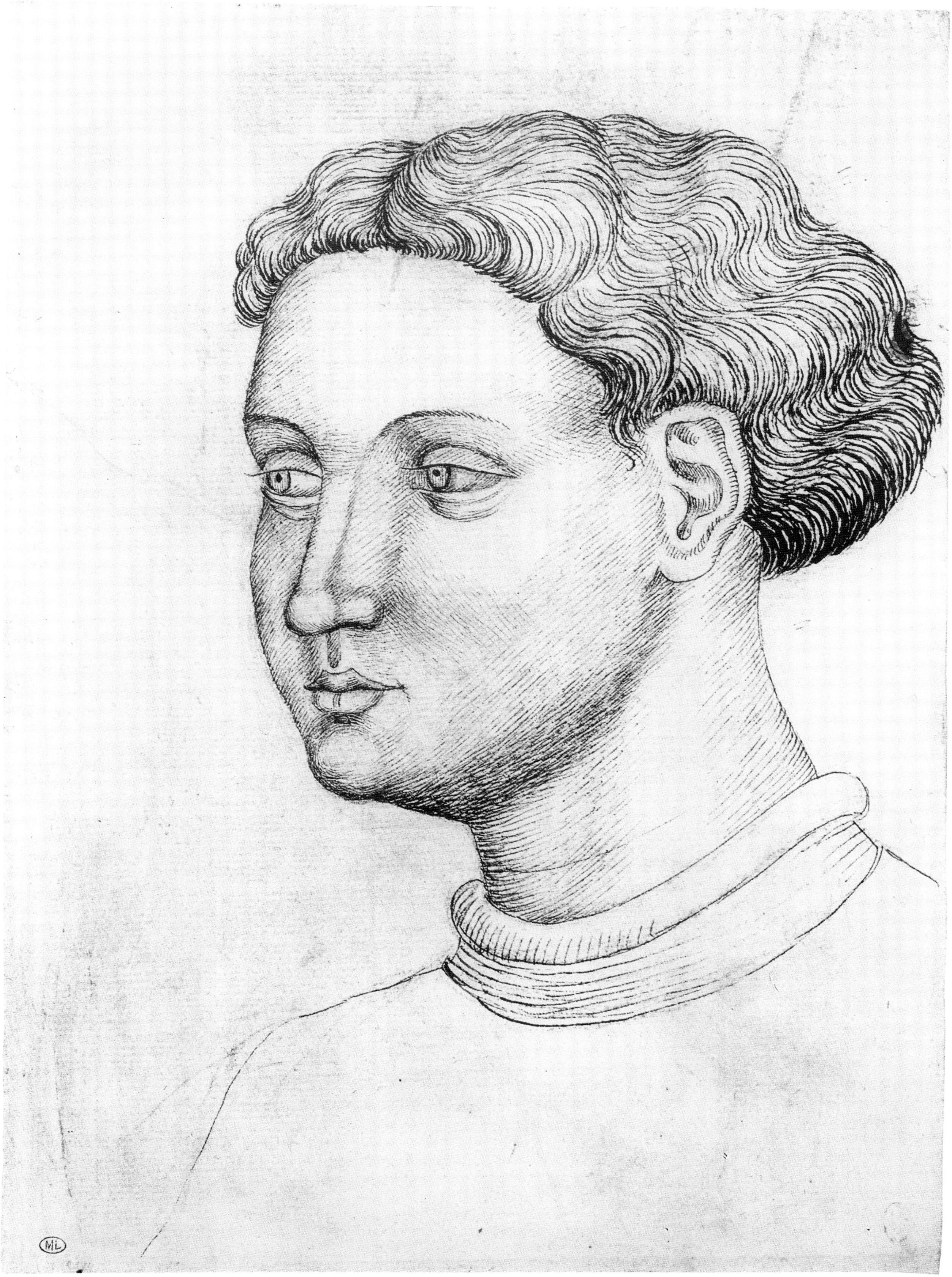

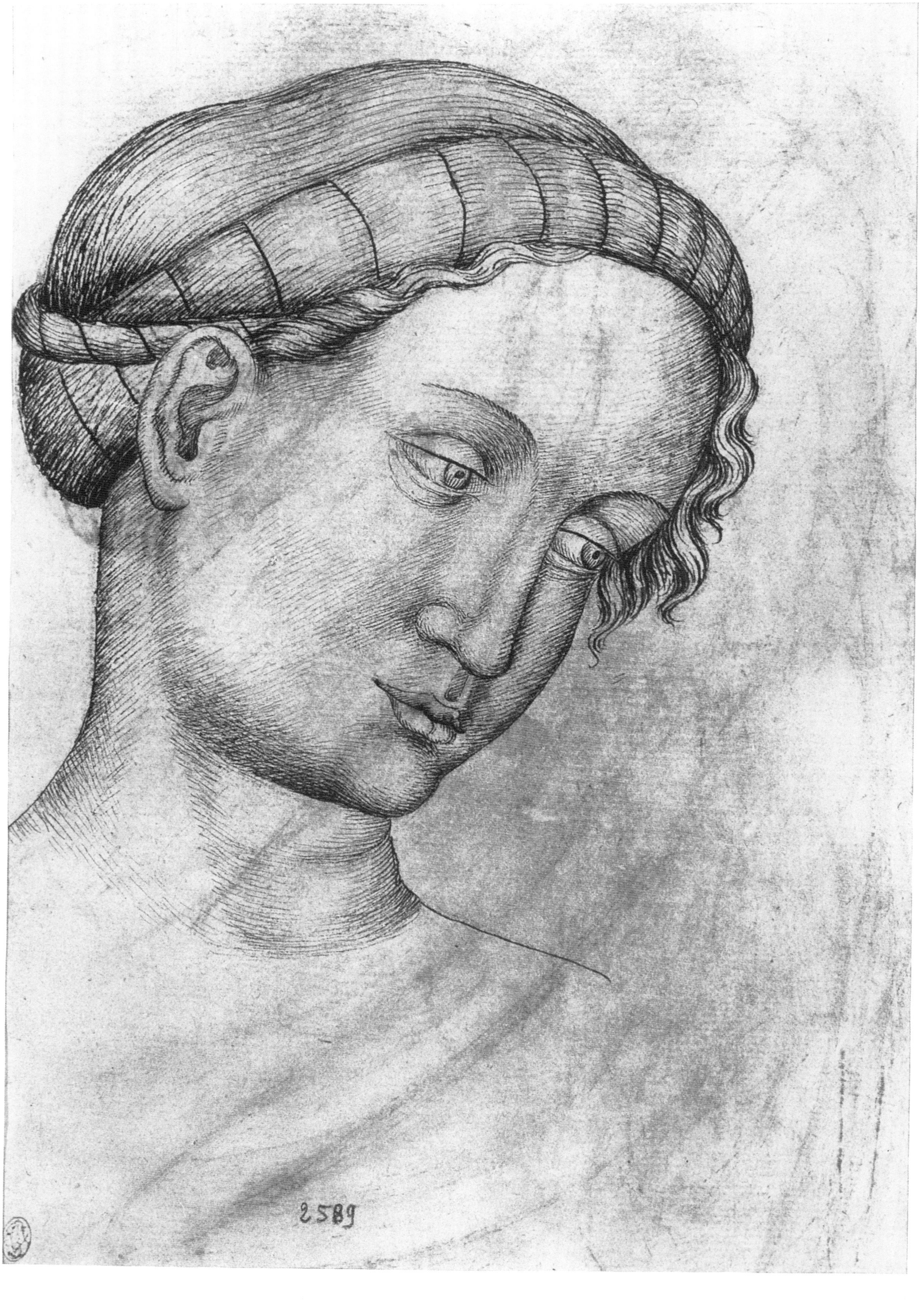
2589

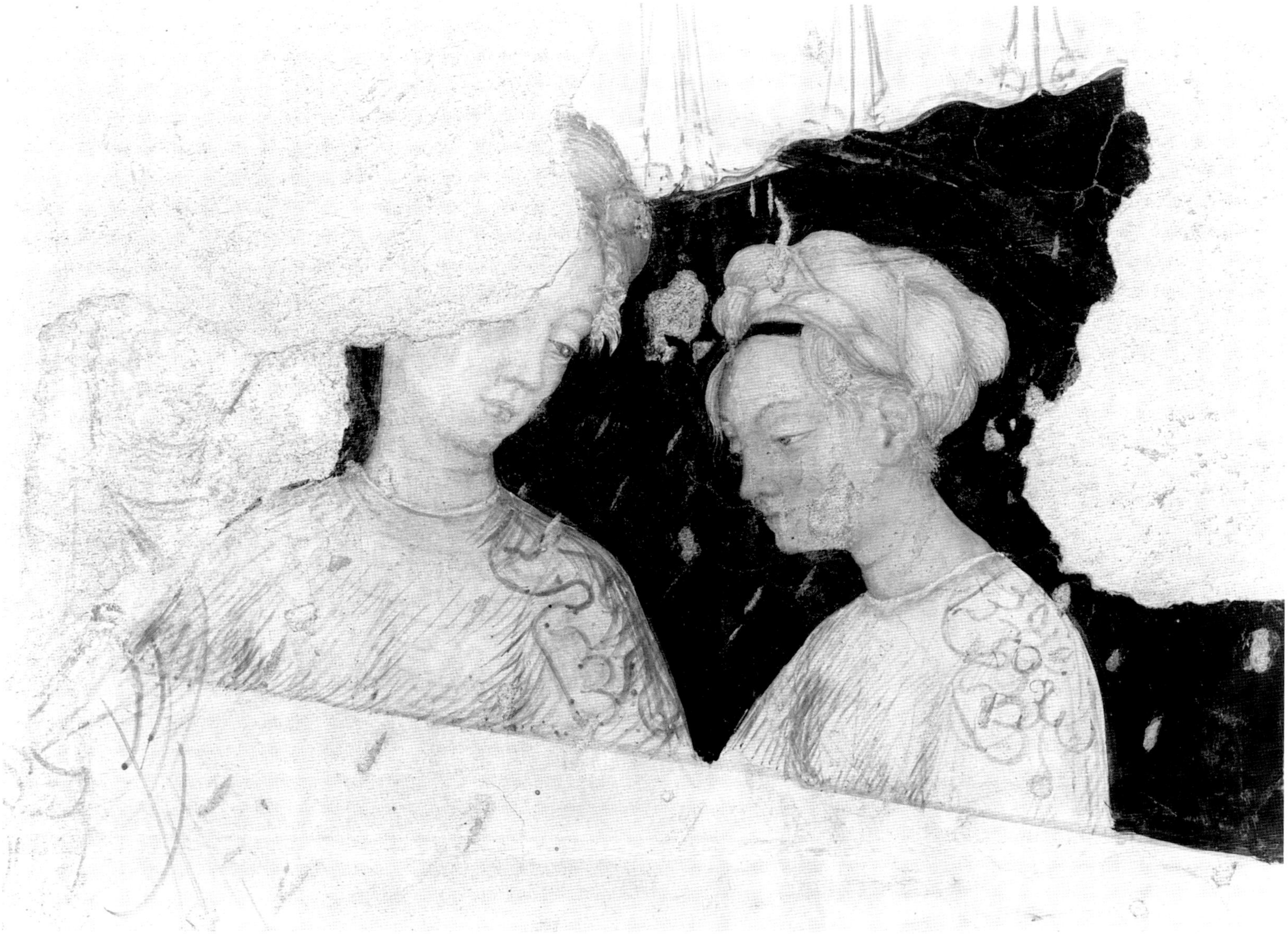

298 Pisanello. Zuschauerinnen des Turniers. Ausschnitt aus der Längswand der »Sala del Pisanello«. Mantua, Palazzo Ducale

mehr die allgemein formalen Eigenschaften, die hinter den starren Physiognomien von Bonos Köpfen Vorbilder Pisanellos erahnen lassen. So greift das Drei-Köpfe-Ensemble der Louvrezeichnung 2623 recto (Abb. 276) in seiner rhythmischen Anordnung eine Idee Pisanellos auf, welche auch der Königsgruppe im Georgswandbild ihren besonderen Akzent verleiht (Abb. 275). Oder das vom Pfeil durchbohrte, verzerrte Gesicht des Kriegers von Bonos Louvrezeichnung 2610 recto (Abb. 281) ist, trotz aller Unterschiedlichkeit, einem anderen Kopf aus Pisanellos Königsgruppe vergleichbar, dessen Gesichtsausdruck an das heroische Pathos römischer Kriegerköpfe aus Schlachtensarkophagen erinnert (Abb. 280). Die wahrscheinlich in Anlehnung an ein römisches Sarkophagrelief entstandene Zeichnung Pisanellos blieb in diesem Fall bewahrt (Louvre 2315 verso, Abb. 279).

Andere Glieder aus Bonos »Kopfstudien-Reihe« berühren sich mit Figuren aus dem Mantuaner Wandbildzyklus, so Bonos Trompeterzeichnung Louvre 2619 (Abb. 300–301) oder der Frauenkopf Louvre 2589 verso (Abb. 297–298). Diese motivischen Ähnlichkeiten zu Pisanellos Schöpfungen in Mantua bedeuten aber nicht, daß Bono auch dort mitgewirkt hätte, vielmehr sind sie Zeugnis dafür, daß Bono an den Problemen der gleichzeitig in Vorbereitung befindlichen Werke Pisanellos teilahm. Die Anfänge von Pisanellos künstlerischer Beschäftigung mit dem unvollendet gebliebenen Mantuaner Wandbildzyklus lassen sich bis in die Entstehungszeit des Veroneser Georgswandbildes von Sant'Ana-

◁ 297 Bono da Ferrara. Kopf einer jungen Frau. Metallstift und Feder auf gerötetem Papier, 28,1 x 20 cm. Paris, Louvre 2589 verso (Originalgröße)

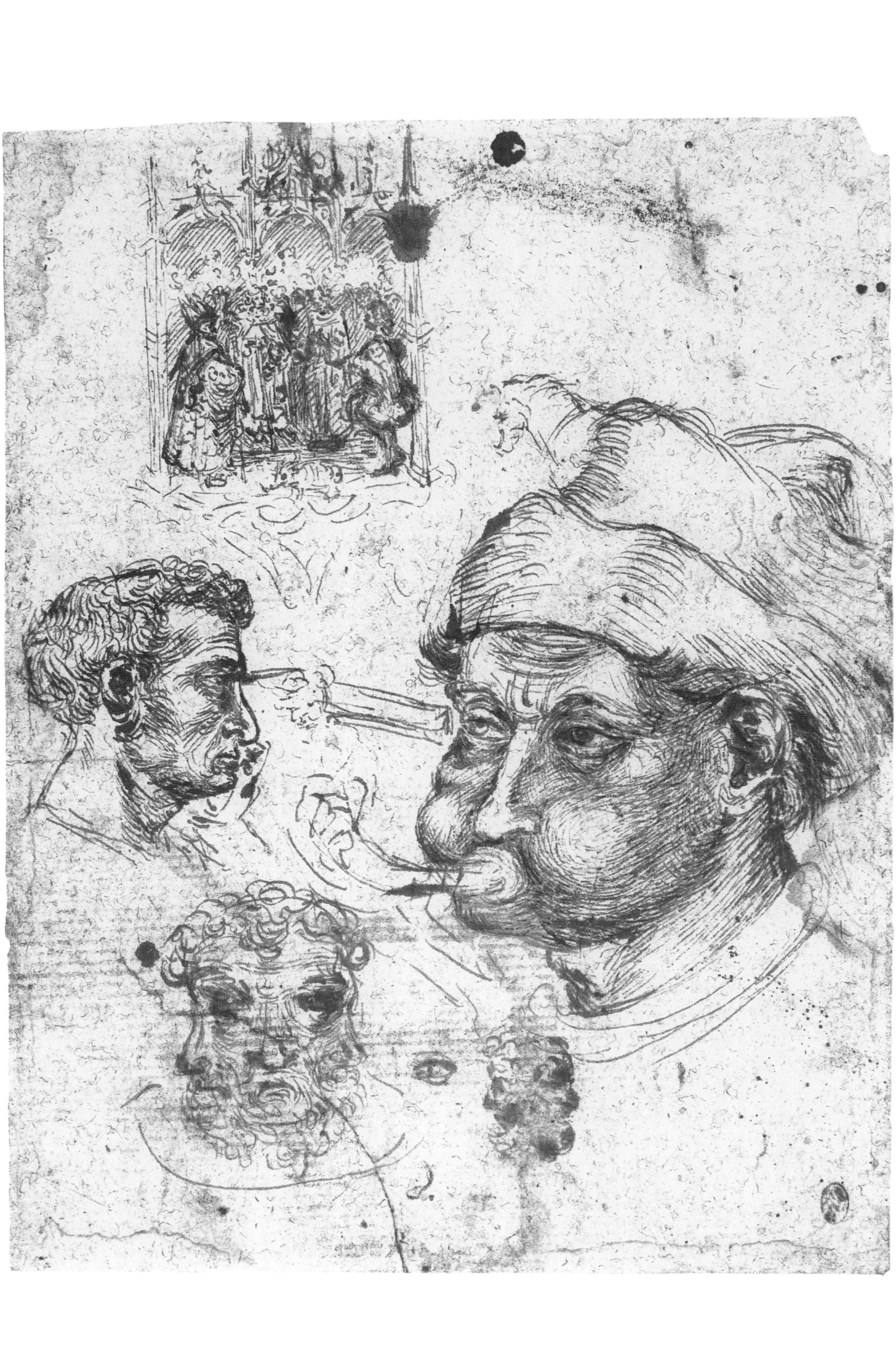

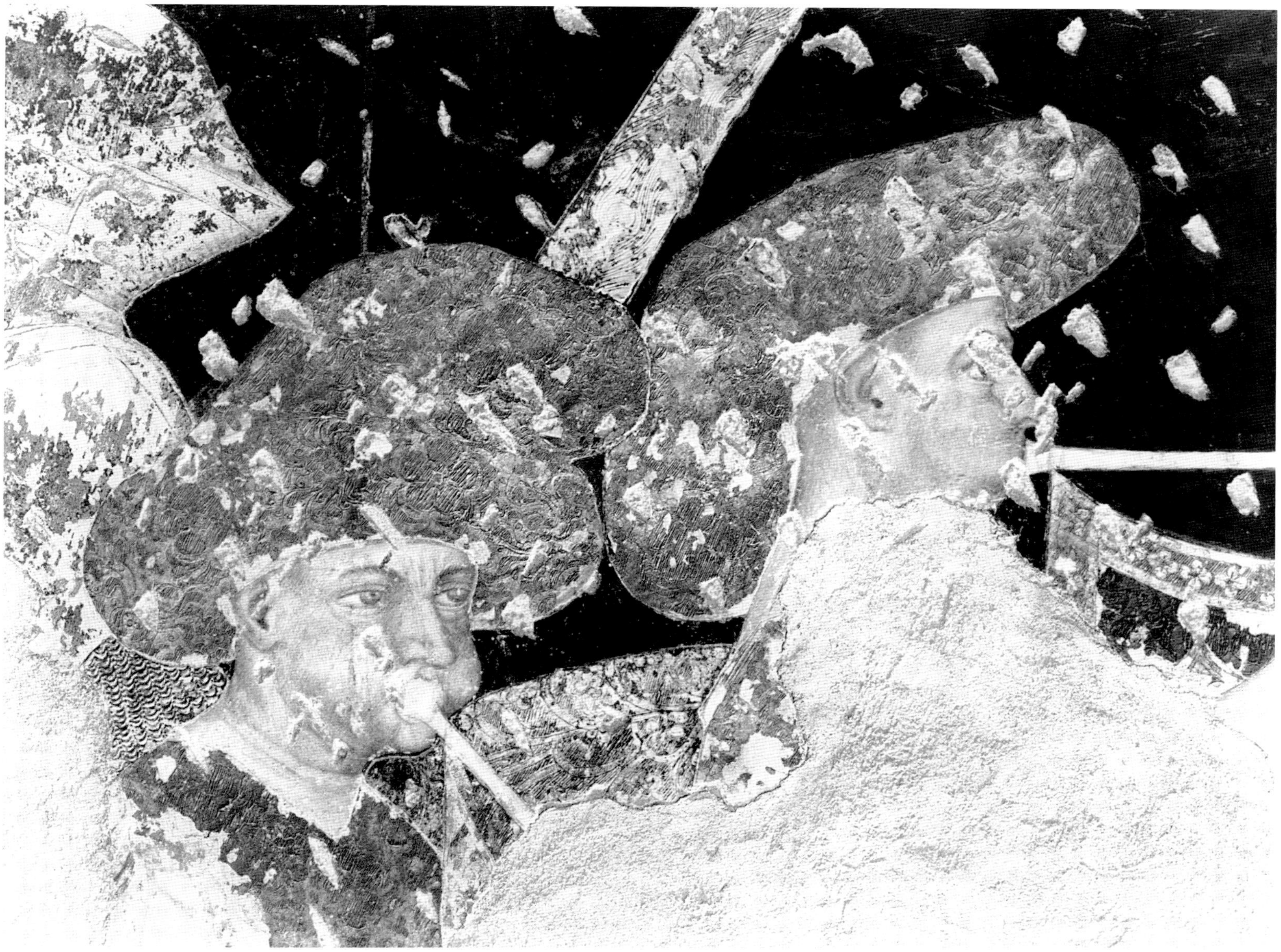

300 Pisanello. Trompetenbläser. Ausschnitt aus dem Wandbild des Turniers. Mantua, Palazzo Ducale

stasia zurückverfolgen. Es erscheint demnach selbstverständlich, daß sich der Mantuaner Themenbereich auch im zeichnerischen Œuvre Bonos, etwa den Kriegerköpfen, spiegelt (Abb. 278, 281, 288–293). Zeichnungen wie Pisanellos Louvreblatt 2300 recto mögen als Anregung für Bonos Zeichnung eines Trompeters gedient haben (Abb. 299 und 301). Das Vergleichspaar könnte das künstlerische Gefälle zwischen Meister und *discipulus* nicht lehrreicher offenbaren. Welch andere Dimension erreicht die Kraftanstrengung des Bläsers in Pisanellos Zeichnung! Der Dynamik der Linienführung entspricht die Konzentration auf eine schöpferische Einheit des Ganzen. Bonos Linienbild hingegen verhärtete Einzelheiten, etwa im unorganischen Kreisen kleiner Kurven um die Pupillen, in der Anatomie des Ohres, der Behaarung des Kinns.

Ein Wesenszug der gesamten »Kopfstudien-Reihe« Bonos ist ihre inhaltlich und graphisch übersteigerte, gleichzeitig vereinfachende Formensprache. Die Wiedergabe eines Gesichts in Bewegung, im Lachen oder Schreien, konnte bei Bono zu einer gewaltsamen, ja ans Groteske grenzenden Fixierung des Mienenspiels werden. Statt nuancierter Belebung ein erstarrtes Liniennetz von Muskeln, Falten, Runzeln, Adern, ein versteinerter Blick, ein verzerrter Mund.

Übersteigerte Formensprache ist ein nicht auf die »Kopfstudien-Reihe« begrenztes, vielmehr Bonos gesamtes zeichnerisches Werk kennzeichnendes

◁ 299 Pisanello. Studienblatt mit Trompeter. Feder auf Papier, 27,2 x 20,4 cm. Paris, Louvre 2300 recto (Originalgröße)

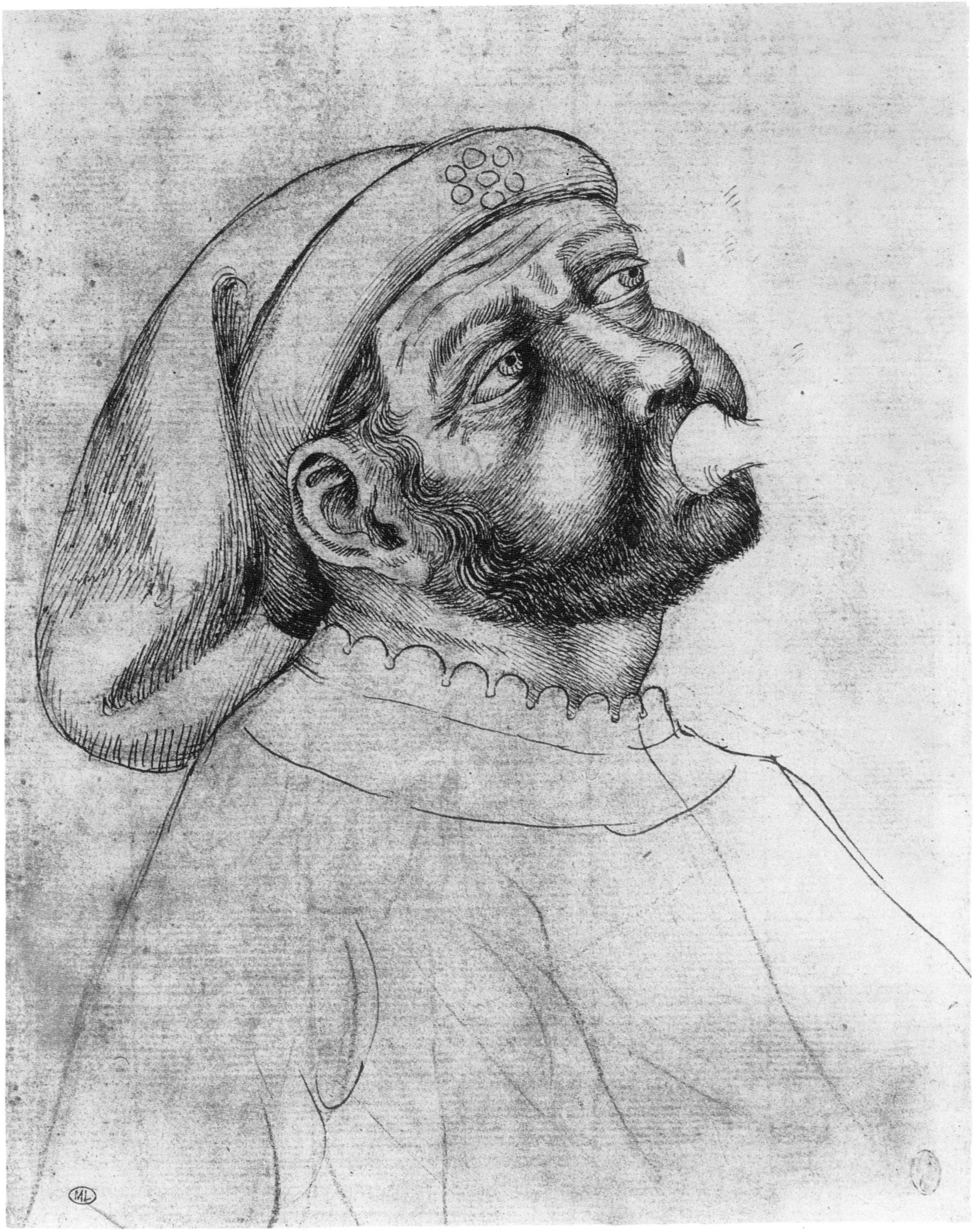

301 Bono da Ferrara. Brustbild eines Trompeters. Metallstift und Feder auf geröteltem Papier, 28 x 20,1 cm. Paris, Louvre 2619 (Originalgröße)

302 Bono da Ferrara. Brustbild eines Flötenspielers. Metallstift und Feder auf geröteltem Papier, 28,2 x 19,5 cm. Paris, Louvre 2616 ▷ verso (Originalgröße)

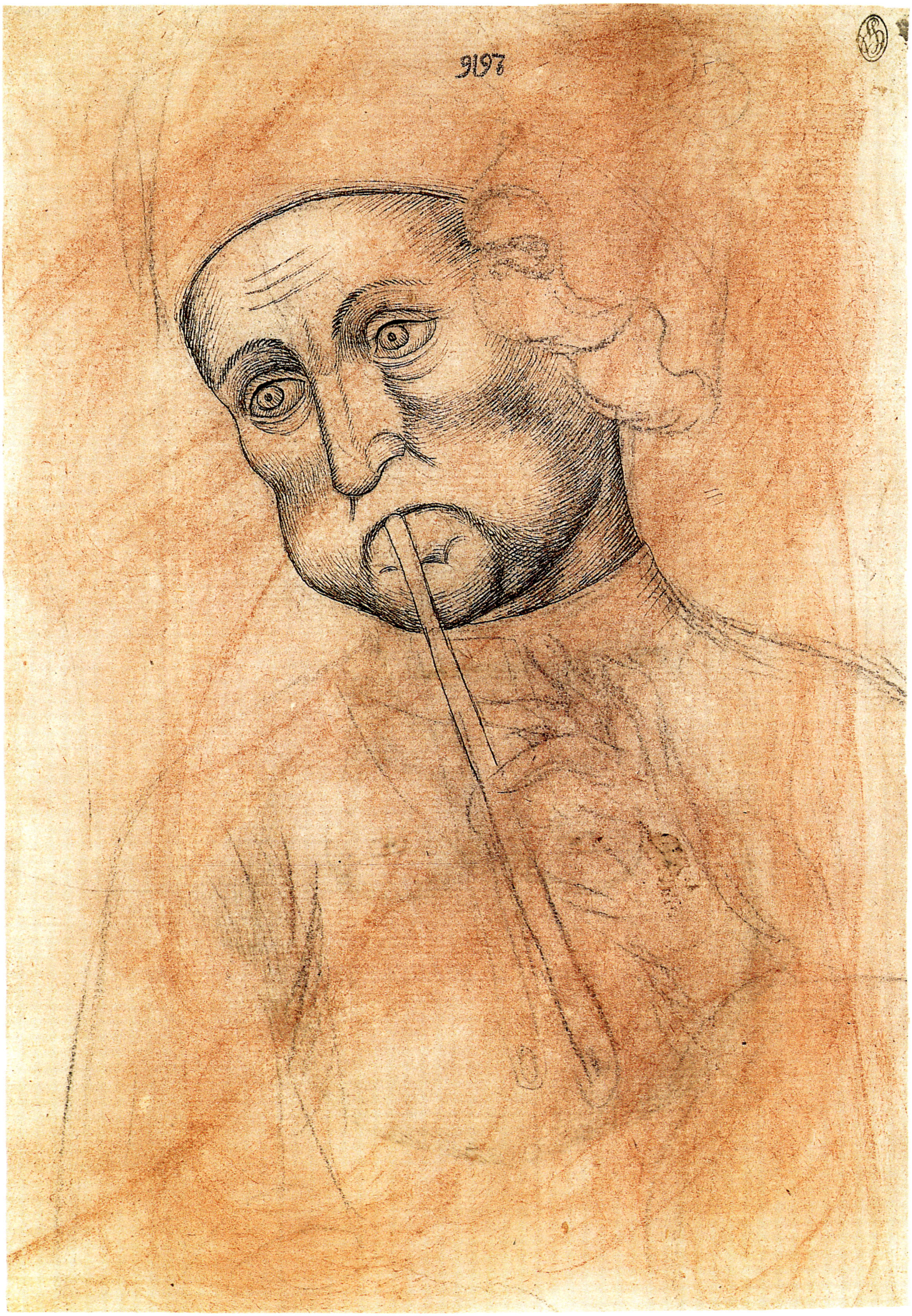
9197

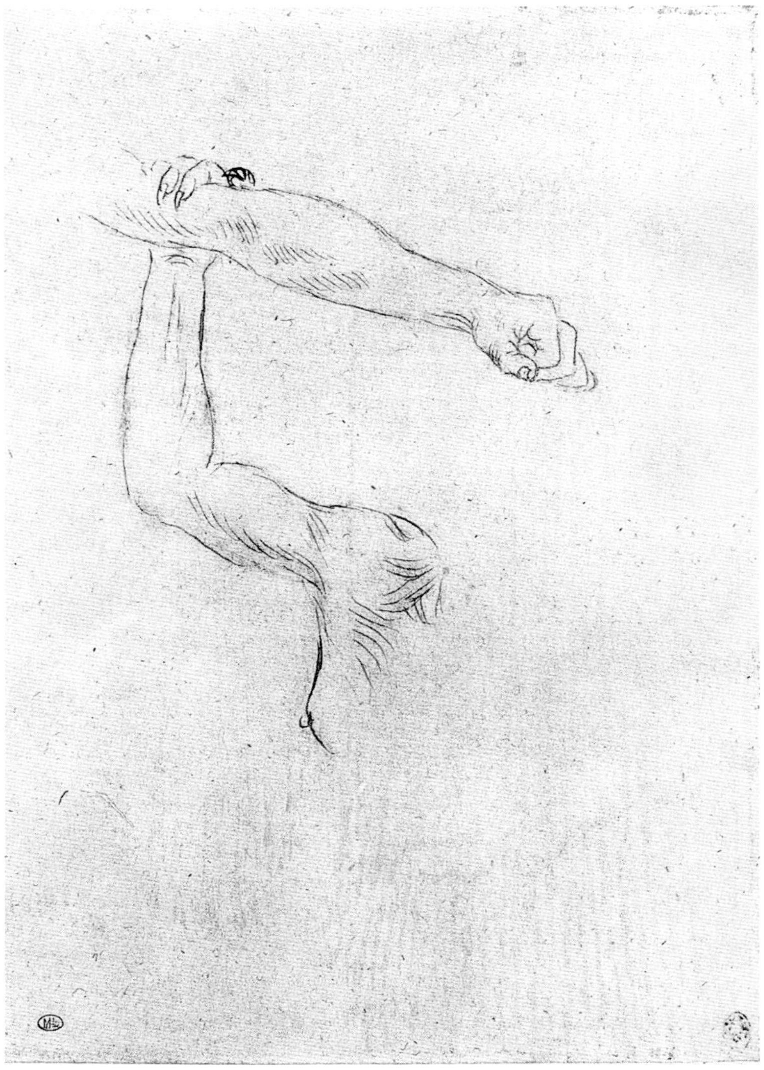

303 Bono da Ferrara. Rechter Arm eines Teufels, dessen Hand einen linken Arm ergreift. Feder auf lachsfarben geröteltem Papier, 24,8 x 18 cm. Paris, Louvre 2523

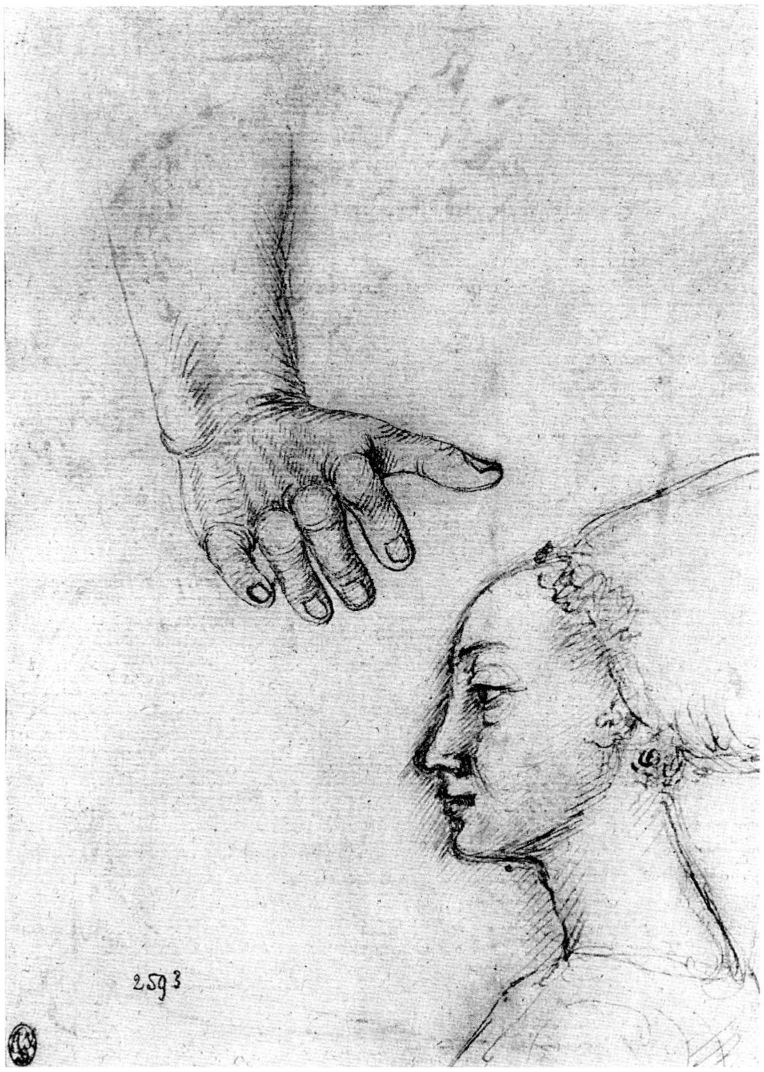

304 Bono da Ferrara. Armstudie und Brustbild einer Frau mit höfischem Kopfputz im Profil. Metallstift und Feder auf geröteltem Papier, 25,7 x 18,2 cm. Paris, Louvre 2593 verso

Wesensmerkmal. Es gilt ebenso für die Gruppe der Pferdeköpfe wie für andere über den »Codex Vallardi« oder im Konvolut der Ambrosiana überlieferte Zeichnungen. Äußere Größe der Formkonzeption und eine betont energische Strichführung bestimmen auch die Bildwirkung seiner Mustersammlung von Madonnenzeichnungen (Abb. 248, 249, 251–253). Dabei ist für mehrere Blätter aus der Madonnengruppe wieder eine enge Bindung an Pisanellozeichnungen nachweisbar, etwa für Bonos Zeichnung einer sitzenden Frau mit Kind (Louvre 2634 verso, Abb. 251), deren Haltung und Gewandführung einer der Mailänder Madonnenstudien Pisanellos ähnlich ist (Mailand Nr. 8, Abb. 250). Die Gegenüberstellung zeigt, in welchem Maße Bono sich äußerlich Pisanello anschloß, ohne jedoch dessen lyrischer Geistigkeit und sensibler Linearität nachzufolgen. Solche künstlerische Überlegenheit Pisanellos gegenüber Bono kennzeichnet auch ein anderes Vergleichspaar: Mailand Nr. 7 (Abb. 129) und Louvre R. F. 518 recto (Abb. 248). Die Verbindung von wachem Beobachtungssinn mit schöpferischer Aussagekraft hatte Pisanello zu einer innerlich-menschlichen Erfassung der Mutter-Kind-Beziehung geführt. Weder motivisch noch graphisch war Bono zu Vergleichbarem fähig. Auch wo Bono, Pisanello folgend, Motive des internationalen »weichen Stils« aufgriff, verloren sie unter der Härte seiner Linienführung an Grazie. Als Beispiel dafür sei Bonos Louvrezeichnung 2623 verso (Abb. 257) angeführt, die die Bekanntheit von sogar zwei Versionen eines im Kreis der Brüder Limburg häu-

305 Bono da Ferrara. Ausschnitt aus Abb. 307 ▷

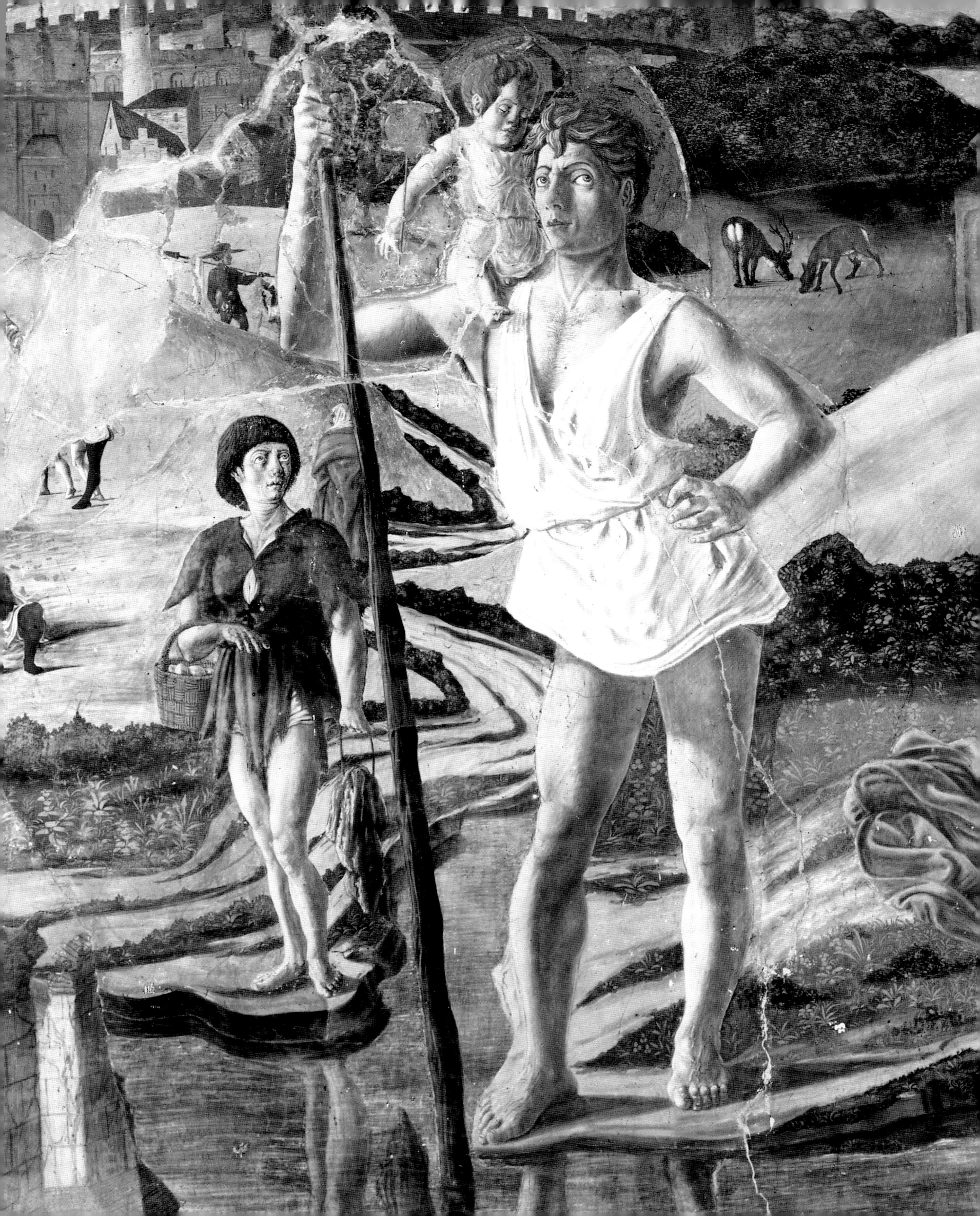

fig variierten Madonnentypus innerhalb der Pisanellowerkstatt voraussetzen läßt. Denn Pisanellos Madonnenhalbfigur im Londoner Gemälde (Abb. 256) liegt ein etwas anderes Vorbild der Brüder Limburg zugrunde als Bonos Zeichnung. Bonos Madonnenzeichnung ähnelt in ihrem geschlossenen Umriß und Draperiestil dem Typus der Madonnenhalbfigur in den »Belles Heures« des Duc de Berry (New York, Abb. 254), während Pisanellos Madonnenhalbfigur an jenen limburgischen Typus erinnert, der preziös den Gewandsaum in einer senkrechten Spirale und einem kurvigen Schwung zur Seite auslaufen läßt. Ein Stundenbuch in Philadelphia sei für diesen zweiten Typus genannt (Abb. 255). Nicht unerwähnt bleibe, daß Bono sich auch für den Mantelsaum des Evangelisten Markus in einer der »Madonnengruppe« angehörenden Zeichnung (Ambrosiana Nr. 26, Abb. 258) dieses Motivs der senkrechten Gewandspirale bedient hat.

Die gesamte »Madonnengruppe« unterscheidet sich formal und in ihrer graphischen Haltung nicht von der »Kopfstudien-Reihe«, was auf ihre gemeinsame Entstehungszeit in demselben begrenzten Zeitraum der dreißiger Jahre schließen läßt, als Bono in Verona *discipulus* Pisanellos war. Diese Zusammenhänge bestätigt weiterhin die Tatsache, daß ein Blatt der Madonnengruppe auch motivisch mit der »Kopfstudien-Reihe« verbunden ist, weil seine andere Blattseite Kopfstudien trägt (Louvre 2623 recto, Abb. 276). Auf die gegenständliche Verbindung des Drei-Köpfe-Blattes mit Pisanellos Königsgruppe in Sant'Anastasia (Abb. 275) haben wir schon im Zusammenhang mit der »Kopfstudien-Reihe« aufmerksam gemacht, womit die Bezugnahmen auf Pisanellovorbilder beider Blattseiten der Louvrezeichnung 2623 sich gegenseitig ergänzen.

Zusammenfassend sei festgehalten: Die Einheit der hier als Werke Bonos zusammengestellten Zeichnungen wird dadurch bestätigt, daß sie nicht nur untereinander formal, im Linienstil und technisch, artgleich sind, sondern daß sich in ihnen in wechselseitiger Verbindung Zeichnungen mischen, die einerseits Bezug auf bestimmte Werke Pisanellos nehmen, andererseits die Brücke zu Bonos beiden signierten Gemälden in London und Padua schlagen. Erinnert sei an jene Abbildungs-Gegenüberstellungen von Bonos Hieronymusgemälde in London mit Zeichnungen Bonos, die wir schon am Beginn unserer Untersuchung anführten: Abb. 245, 246, 284. Wie sehr Gemälde und Zeichnungen vom selben Geiste und derselben Handschrift geprägt sind, erhellt aus diesen Abbildungsvergleichen. Die geschlossen in der Pisanellowerkstatt verbliebenen Zeichnungen Bonos sind in die späten dreißiger Jahre zu datieren, das Hieronymusbild dürfte kurz nach dem Ausscheiden Bonos aus der Pisanellowerkstatt anzusetzen sein. Beachtlich erscheint es, daß auch nach rund zehn weiteren Jahren die Pisanellokomponente ihre Wirkung auf Bono behielt. Obwohl Bonos 1451 entstandenes Christophoruswandbild in Padua unter Mantegnas Einfluß ein neues Pathos anstrebte, blieb die intensive Verbindung der Formauffassung mit der vorausgehenden Pisanelloperiode bestehen. Lehrreich sind Gegenüberstellungen von Beispielen aus der »Kopfstudien-Reihe« mit den Gesichtern des Christophorus und seines Begleiters im Paduaner Wandbild (Abb. 305). Hier sei nur Louvre 2616 verso beispielhaft genannt (Abb. 302). Auf der Linie von Padua liegen auch Bonos großformatige Studien von einzelnen Gliedmaßen, die sich entweder auf

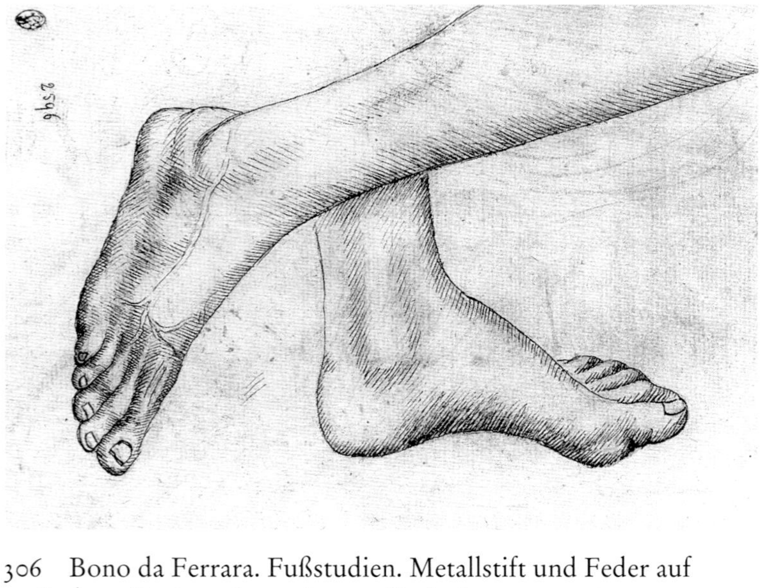

306 Bono da Ferrara. Fußstudien. Metallstift und Feder auf geröteltem Papier, 26,1 x 18,4 cm. Paris, Louvre 2596 verso

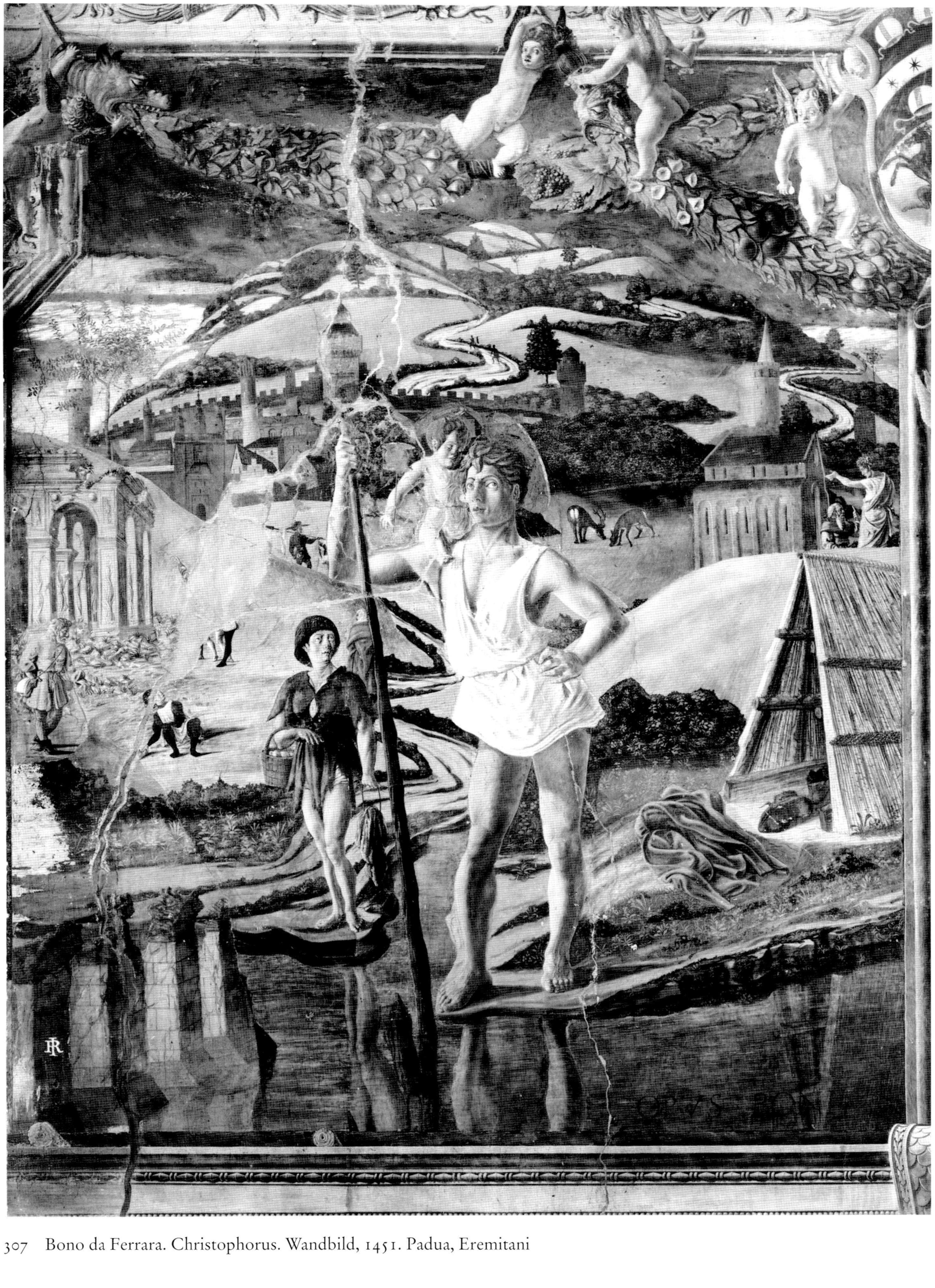

307 Bono da Ferrara. Christophorus. Wandbild, 1451. Padua, Eremitani

Rückseiten von Blättern der »Kopfstudien-Reihe« befinden (Louvre 2593 verso, 2596 verso, Abb. 304, 306) oder auf zur gleichen Zeit entstandenen Einzelblättern (Louvre 2521, 2523: Abb. 303). Bei den drei zuletzt genannten Zeichnungen ist die Vorliebe Bonos für abgewinkelte Gliedmaßen in perspektivischer Projektion zu beobachten, die ähnlich im Christophoruswandbild erscheint (Abb. 305). Angesichts der vorausgehend schon erwähnten Pisanelloreminiszenzen wie der altertümliche Aufbau der Landschaft mit der typischen Staffage äsender Hirsche oder Rehe, welche noch ein Jahrzehnt nach Bonos Ausscheiden aus der Pisanellowerkstatt in Padua auftauchen, kann eine solche formale Nähe gewisser Zeichnungen zu dem Wandbild nicht überraschen.[25]

Verzeichnis der Zeichnungen des Bono da Ferrara

Das folgende Verzeichnis umfaßt die Gesamtheit der im Arbeitsmaterial der Pisanellowerkstatt aufgegangenen Zeichnungen Bonos, für die aufgrund ihrer Verbindungen zu seinen beiden signierten Werken, der Londoner Hieronymustafel und dem Paduaner Wandbild des Christophorus, seine Autorschaft geltend zu machen ist. Während das Verzeichnis auf Vollständigkeit der Erfassung von Bonos zeichnerischem Œuvre angelegt ist, mußte die Zahl der in der vorliegenden Publikation abgebildeten Zeichnungen Bonos auf beispielhafte Zeugnisse begrenzt bleiben. Die vollständige Dokumentation seines zeichnerischen Schaffens ist den in Vorbereitung befindlichen Pisanellobänden des »Corpus der italienischen Zeichnungen 1300–1450« vorbehalten.

Mailand, Ambrosiana

F. 214 inf. 3 recto	Kampfszene
verso	Figurenstudien
F. 214 inf. 4 recto	Zwei Boote, Figurenstudien
verso	Geißelung
F. 214 inf. 16	Prophet und Reiter
F. 214 inf. 17 recto	Wochenstube
verso	Verkündigung (Abb. 249)
F. 214 inf. 22 recto	Sitzende Madonna mit Kind und Engel (Abb. 252)
verso	Sitzende Madonna mit Buch (Abb. 253)
F. 214 inf. 26	Evangelist Markus (Abb. 258)

Paris, Louvre

2328	Männlicher Kopf
2329	Mönchskopf
2364 recto	Rechte Seite eines Pferdes, ohne Kopf
verso	Stoffentwurf
2406	Liegendes Rind von oben gesehen
2407	Hinterteil eines Hundes
2408	Liegender Stier mit Flügeln, Heiligenschein, Buch
2495	Hirschkuh
2496 recto	Drei Rehe von hinten
verso	Gruppe von drei Männern in Mänteln
2521	Linker Arm eines Teufels
2522	Zwei linke Arme
2523	Rechter Arm eines Teufels, dessen Hand einen linken Arm ergreift (Abb. 303)
2534	Stoffmuster
2544	Zwei Rinderköpfe
2545	Zwei Kühe
2546	Zwei Kühe und zwei Teilstudien
2589 recto	Kopf eines jungen Mannes (Abb. 296)
verso	Kopf einer jungen Frau (Abb. 297)

2591 recto	Büste der Ulpia Severina, Gemahlin Kaiser Aurelians
verso	Sich überschneidende Kreise
2592 recto	Büste des Kaisers Aurelian
verso	Madonnenkopf
2593 recto	Büste des Kaisers Maximinus I. Thrax (Abb. 295)
verso	Frauenkopf mit Haube, männlicher rechter Unterarm (Abb. 304)
2596 recto	Halbfigur eines bärtigen Heiligen
verso	Zwei Füße (Abb. 306)
2597 recto	Halbfigur eines sich entkleidenden Knaben
verso	Halbfigur eines lesenden Knaben (Abb. 282)
2598 recto	Männlicher Profilkopf
verso	Hermelin
2599 recto	Männlicher Profilkopf, Schiff mit Segel
verso	Gesicht eines Jugendlichen in Dreiviertelansicht
2600 recto	Zwei männliche Profilköpfe, sich überschneidend
verso	Profilkopf mit Barett, Teilstudie der Augenpartie
2601 recto	Kopf eines Geistlichen (Abb. 283)
verso	Rapportmuster mit Hermelinschwänzen
2602 recto	Mönchskopf
verso	Mönchskopf
2603 recto	Mönchskopf
verso	Mantel und linkes Bein
2604 recto	Bischofskopf
verso	Brokatmuster
2605 recto	Mönchskopf in Kapuze
2606 recto	Kopf eines Bischofs (Abb. 284)
verso	Männerkopf von vorne
2607 recto	Profilkopf mit »Cappuccio«, Augenpartie
verso	Profilkopf in Kapuze
2608 recto	Profilkopf mit »Cappuccio« (Abb. 285)
verso	Profilkopf mit Barett, Augenpartie (Abb. 286)
2609 recto	Männerkopf mit »Cappuccio« in Dreiviertelansicht
verso	Profilkopf mit »Cappuccio« nach oben blickend
2610 recto	Zwei Kriegerköpfe (Ausschnitt: Abb. 281)
verso	Brustbild eines Kriegers (Abb. 288)
2611	Brustbild eines Kriegers (Abb. 291)
2612 recto	Brustbild eines Kriegers (Abb. 289)
verso	Schmuckstück
2613 recto	Brustbild eines Kriegers (Abb. 292)
verso	Zierborten
2614	Musikant mit Flöte und Trommel (Abb. 287)
2615 recto	Brustbild eines Kriegers (Abb. 293)
verso	Brustbild eines Kriegers mit geöffnetem Visier (Abb. 290)
2616 recto	Brustbild eines sterbenden Kriegers
verso	Brustbild eines Flötenspielers (Abb. 302)
2617	Brustbild eines Kriegers
2618 recto	Männlicher Profilkopf mit Spitzhut
verso	Männlicher Profilkopf mit »Cappuccio«
2619	Brustbild eines Trompeters (Abb. 301)
2620	Kopf eines Bärtigen mit »Cappuccio«
2621	Brustbild eines Bärtigen (Abb. 274)
2622	Kriegerkopf mit Federn am Helm (Abb. 278)

2623	recto	Drei Männerköpfe (Abb. 276)
	verso	Madonna in Halbfigur (Abb. 257)
2625	recto	Vorderteil eines Kentaur
	verso	Vorderteil eines Kentaur
2627		Pferdekopf (Abb. 265)
2628		Pferdekopf (Abb. 266)
2629	recto	Pferdekopf (Abb. 264)
	verso	Pferdekopf
2630	recto	Zwei Pferdeköpfe (Abb. 259)
	verso	Pferdekopf (Abb. 260)
2631	recto	linke Hälfte: Pferdekopf (Abb. 261)
	verso	Zwei Pferdeköpfe (Abb. 262)
2632		Pferdekopf in Turnierrüstung

2633	recto	Sitzender Heiliger mit Buch, stehender Ritter
	verso	Zwei sitzende Heilige
2634	recto	Engel betet Madonna mit Kind an
	verso	Sitzende Frau mit Kind (Abb. 251)
R. F. 518	recto	Madonna mit zwei Heiligen (Abb. 248)
	verso	Kampf zwischen Reiter und Fußsoldat, fliehendes Pferd

Paris, Frits Lugt

Inv. 4876	Kämpfende Krieger

Lebensdaten Pisanellos

Hans-Joachim Eberhardt

Wohl vor 1395 Geburt
Geburt des Antonio Pisano, genannt Pisanello, Sohn des Pisaner Bürgers Ser Puccino di Giovanni di Cereto und der aus Verona stammenden Elisabetta di Nicolò Zuperio.

1395, 22. November Universalerbe des Vaters
Der Vater ernennt ihn in Pisa zum Universalerben seines später (1424) mit 600 Golddukaten bewerteten Vermögens.

Um 1397 Wiederheirat der Mutter
Pisanellos verwitwete Mutter heiratet den Pisaner Bartolomeo di Zolo.

Um 1398 Geburt der Halbschwester Bona

1404, 11. September Wohnort Verona
Die Familie wohnt offenbar in Verona; dort erscheint der Stiefvater Bartolomeo di Zolo da Pisa als Zeuge.

Um 1408–1415 Lehrzeit in Venedig?
Trotz fehlender Dokumente spricht Pisanellos Stilprägung für eine Ausbildung unter direktem Einfluß von Michelino da Besozzo und Gentile da Fabriano, die beide um 1410 in Venedig arbeiten. Gentile malt dort zwischen 1408 und vermutlich 1413, Michelinos Aufenthalt ist 1410 belegt und 1414 wahrscheinlich.

1409 Mutter verwitwet
Pisanellos Mutter ist wieder verwitwet und wohnt in Verona im Sprengel San Paolo di Campo Marzo. Sie erhält das Lehnsrecht für ein Grundstück in Verona.

1411 Grundstücksgeschäfte der Mutter
Die Mutter wird in Verbindung mit Grundstücksgeschäften in Verona erwähnt.

1414, 6. September Wiederheirat der Mutter
Pisanellos Mutter heiratet erneut. Im Ehevertrag mit dem in Verona wohnenden Tuchhändler Filippo da Ostiglia übertragen sich die Ehepartner gegenseitig Mitgiften im Wert von 80 Golddukaten.

Um 1415–1420? Fresko im Dogenpalast in Venedig
Als selbständiger Künstler malt Pisanello im Dogenpalast innerhalb des Zyklus vom Leben Papst Alexanders III. die Szene, wie Kaiser Friedrich Barbarossas Sohn Otto den Vater um Frieden mit dem Papst und Venedig bittet.

1416, Ende Juni Reise von Padua nach Venedig
Guarino da Verona schreibt aus Padua, »Magister Antonius Pisanus« habe Guarino angeboten, eine diesem gehörende Cicerohandschrift von Padua nach Venedig mitzunehmen.

1418 Stiefvater in Verona steuerpflichtig
Als Oberhaupt der in Verona im Sprengel San Paolo di Campo Marzo wohnenden Familie wird der Stiefvater Filippo da Ostiglia als steuerpflichtig registriert.

1422 Grundstückskauf in Verona
»Antonius Pisanellus«, der seinen Wohnsitz in Verona hat, aber in Mantua lebt, kauft am 4. Juli in Verona für 170 Golddukaten ein im Sprengel San Paolo gelegenes, dem Kloster Santa Maria in Organo grundzinspflichtiges Grundstück mit Haus, wofür er bis zum 12. August 100 Dukaten bezahlt.

1423, 10. August
Pisanello entrichtet in Verona den Restbetrag von 70 Dukaten für sein dort erworbenes Grundstück.

1424, 8. Juli Bestätigung des väterlichen Erbes
In seinem Veroneser Haus erhält der als *pictor egregius* bezeichnete Pisanello seitens der Mutter Elisabetta die Bestätigung des väterlichen Erbes im Wert von 600 Golddukaten, das der Mutter zeitlebens verbleiben soll.

1425 Zahlung des Ludovico Gonzaga
Zugunsten von »Magister Antonius Pisanellus pictor« ist im Kontenbuch des dreizehnjährigen Ludovico Gonzaga ein Guthaben von 45 Lire verzeichnet, das vom Mantuaner Hof überwiesen wurde. Eine Buchungsrückverweisung könnte sich auf Zahlungsvorgänge beziehen, die bereits 1424 datieren.

1425 Stiefvater in Verona steuerpflichtig
Der Stiefvater Filippo da Ostiglia ist als Oberhaupt der in Verona im Sprengel San Paolo wohnenden Familie steuerpflichtig; sein Testament datiert vom 22. September.

1426 Verkündigungsfresko in San Fermo Maggiore, Verona
Vollendungsdatum des von Pisanello freskierten Grabmonuments des Nicolò Brenzoni in San Fermo in Verona (Abb. 54).

Um 1429 Geburt seiner Tochter Camilla
Geburt von Pisanellos Tochter Camilla, deren Mutter unbekannt ist und die in Verona im Haus der Großmutter Elisabetta aufwächst.

1431 Wandgemälde in San Giovanni in Laterano, Rom
Pisanello arbeitet in Rom an den Wandgemälden in San Giovanni in Laterano, die sein Lehrer Gentile da Fabriano begann und die bei dessen Tod 1427 unvollendet waren. Aus der päpstlichen Kasse erhält Pisanello als Teilzahlungen am 18. April 40, am 27. November 50 Goldgulden.

1431, 28. Juni Werk in Bronze für Filippo Maria Visconti
In einem aus Rom an Filippo Maria Visconti gerichteten Brief bittet Pisanello wegen seiner laufenden Arbeiten an den Kirchengemälden, die vor Ende des Sommers nicht fertig seien, um Aufschub für ein dem Herzog versprochenes, in Bronze auszuführendes Werk (eine Bildnismedaille?).

1432, 29. Februar Wandgemälde in San Giovanni in Laterano, Rom
Als Restlohn für die Gemälde in San Giovanni in Laterano werden Pisanello 75 Goldgulden gezahlt.

1432, 26. Juli Geleitbrief Papst Eugens IV.
Papst Eugen IV. gewährt Pisanello einen in wohlwollenden Worten abgefaßten Geleitbrief für ihn und bis zu sechs Begleitpersonen, da der Maler aus geschäftlichen Gründen mehrere Gegenden Italiens bereisen müsse.

1433 Wohnhaft in Verona
Pisanello wird als angeblich 36jähriger im Einwohnerverzeichnis des Sprengels San Paolo di Campo Marzo in Verona registriert, gemeinsam mit der 70jährigen verwitweten Mutter Elisabetta, der vierjährigen Tochter Camilla, der verwitweten Halbschwester Bona (35 Jahre), deren zwölfjähriger Tochter Filippa und drei Bediensteten. Bei der Steuerschätzung wird er mit 11 Soldi besteuert.

1433 (oder 1432?), 20. Januar Madonnentafel für Leonello d'Este
Leonello d'Este preist Pisanello in einem an den Bruder Meliaduse d'Este nach Rom gesandten Brief

und bittet ihn, eine in Rom verbliebene Madonnentafel Pisanellos sofort zu schicken, welche ihm dieser auf der Reise von Rom nach Verona in Ferrara zugesagt habe. Diese Madonnentafel könnte mit Pisanellos »Madonna mit den Heiligen Antonius und Georg« der National Gallery in London identisch sein (Abb. 43).

1433, April Hausrat, San Giovanni in Laterano, Rom
Vom Kapitel von San Giovanni in Laterano in Rom wird der für Gentile da Fabriano erworbene Hausrat, der nach dessen Tod Pisanello verblieben war, für 10 Dukaten verkauft.

1434, 16. November Darlehen in Verona
Von diesem Tag an erhalten Pisanello und seine Mutter Darlehen von den Veroneser Notaren Andrea und Bartolomeo della Levata. Letzterer wurde Schwager Pisanellos durch die Heirat von dessen Halbschwester Bona. Die Darlehen sollten sich bis zum 14. Juli 1455 auf mehr als 843 Lire summieren.

1435, 28. Januar Grundzinsen in Verona
Das Veroneser Kloster Santa Maria in Organo registriert den Eingang von 8 Soldi jährlich fälliger Grundzinsen für Pisanellos Grundstück im Sprengel San Paolo (vgl. 1422, 1445, 1446).

1435, 1. Februar Caesarbildnis für Leonello d'Este
Leonello d'Este läßt einem Gehilfen (Bono da Ferrara?) des »hochberühmten Veroneser Malers« Pisanello zwei Dukaten dafür schenken, daß dieser Gehilfe Leonello in Pisanellos Namen ein Bildnis Julius Caesars als Geschenk überbracht hatte. Zum Caesarbildnis siehe Seite 220f.

Um 1435 oder kurz danach Entstehung von Pisanellos Tafelgemälde »Vision des hl. Eustachius«, London (Abb. 228).

1435–1438 Vermutliche Entstehung von Pisanellos Georgswandbild der Pellegrinikapelle in Sant'Anastasia, Verona (Abb. 138).

1436–1442 Vermutliche Entstehung von Pisanellos unvollendet gebliebenen arthurischen Wandbildern im Gonzagapalast von Mantua (Abb. 213 – 221).

1438, 3. Dezember Miterbe der Mutter
Pisanellos Mutter Elisabetta macht in Verona ihr Testament im Haus des Notars Andrea della Levata, des Schwiegervaters der Tochter Bona, und bestimmt diese und Pisanello als Universalerben zu gleichen Teilen. Testamentsvollstrecker wird ihr Schwiegersohn, der Notar Bartolomeo della Levata.

1438–1439 Paläologusmedaille
Während des Italienaufenthalts von Kaiser Johannes VII. Paläologus entstehen Pisanellos Zeichnungen des Kaisers und die Medaille (Abb. 223–225).

1439, 12. Mai Zahlungsversprechen des Gianfrancesco Gonzaga
Die Markgräfin Paola Malatesta Gonzaga wird vom Schatzmeister des Mantuaner Hofes unterrichtet, Pisanello habe von ihrem Gatten, Gianfrancesco Gonzaga, ein Zahlungsversprechen über 80 Dukaten erhalten.

1439, 17.–20. November Besetzung von Verona
Pisanello dringt als Gefolgsmann Gianfrancesco Gonzagas, des Markgrafen von Mantua, in das von dessen Truppen und denen des verbündeten Condottiere Nicolò Piccinino eroberte Verona ein und verläßt die Stadt wieder im Gefolge des Markgrafen beim Rückzug der Eroberer.

Um 1440 Bono da Ferrara Schüler Pisanellos
Bono da Ferrara signiert die Hieronymustafel der National Gallery in London (Abb. 247) als Schüler Pisanellos: BONVS FERARIENSIS / PISANI DISIPVLVS (vgl. S. 229).

1440, 11. Mai Bericht über Besetzung von Verona
Der in Mantua wohnende Künstler, »Pisano de Verona«, berichtet in Mailand in der Aula des Herzogspalastes gemeinsam mit weiteren Augenzeugen über die Besetzung Veronas im November 1439.

1440, 1. Dezember   Enteignung als Rebell
Der Rat der Zehn der Republik Venedig beschließt als eine der gegen die Veroneser Rebellen gerichteten Maßnahmen auch die Enteignung Pisanellos als Gefolgsmann des verfeindeten Markgrafen Gianfrancesco Gonzaga.

Nach 1440   Bildnisgemälde der Ginevra d'Este von Pisanello (Paris, Abb. 232).

1441, 27. März   Schulden gegenüber den Gonzaga
In Mantua hat Pisanello gegenüber den Gonzaga Schulden in Höhe von 180 (?) Dukaten, die ihm bei Zahlungen zu seinen Gunsten abgezogen werden sollen.

1441, erste Jahreshälfte (?)   Wettbewerb um Leonellobildnis
Als Pisanello bereits sechs Monate lang an einem Bildnis des Leonello d'Este gemalt hatte, wurde dieser auch von Jacopo Bellini porträtiert, der nach dem Urteil des Nicolò III. d'Este aus dem Wettbewerb als Sieger hervorging. Pisanellos Leonellobildnis könnte mit dem in Bergamo (Abb. 231) identisch sein.

1441, Juli   in Liste der Rebellen
In einer vom venezianischen Rat der Zehn verfaßten Liste der Gefolgsleute des Markgrafen von Mantua bei der Besetzung Veronas 1439, die gegen die Republik Venedig agiert hatten, erscheint Pisanello: Er habe in Verona im Haus des Andrea della Levata Übles getan (»Pisan pentor operando male in casa de Andrea de la Levada«). Unter den dem Rat der Zehn in diesem Zusammenhang verdächtigen Veroneser Bürgern erscheint auch Andreas Sohn Bartolomeo della Levata, der Schwager des Malerrebellen (»Bortolomio da la Levada cugnado del Pisan pentor rebello«).

1441, 15.–16. August   Fahrt von Ferrara nach Mantua
Herzog Nicolò III. d'Este läßt am 15. August dem »ausgezeichnetsten Maler Pisano« und für dessen Gepäck auf Kosten des Hofes ein Boot zur Fahrt von Ferrara nach Mantua bereitstellen, wofür der Flußschiffer am 16. August bezahlt wird.

1441, 17.–23. Oktober   Zeugenaussagen über Besetzung Veronas
Zeugenaussagen belegen, daß Pisanello während der Besetzung von Verona im November 1439 bei der Plünderung eines in städtischem Auftrag betriebenen Pfandhauses anwesend war. Pisanello habe versucht, die Plünderer zu hindern, worauf ihm Prügel angedroht worden sei.

1442   »El glorioso et dolce Pisano« wird gepriesen in einem Sonett von Angiolo Galli, des Dichters und Sekretärs Herzog Federicos von Urbino.

1442, 7. Februar   in Liste der Rebellen
Pisanellos Name erscheint an zweiter Stelle einer Liste von 33 emigrierten Veroneser Bürgern, die sich bis Ende März vor dem Rat der Zehn in Venedig verteidigen sollen, wenn sie nicht als Rebellen behandelt werden wollen.

1442, September (?)   am Hof in Mantua?
Ein Ausgabenbuch von 1442–1444 für den Unterhalt des Hofes und der Familie des Markgrafen von Mantua sieht monatliche Aufwendungen für Wachs und Öl für Pisanello vor, doch sind keine Lieferungen registriert worden.

1442, 17. Oktober   Verurteilung, Venedig nicht zu verlassen
In Venedig verurteilt der Rat der Zehn unter Vorsitz des Dogen Francesco Foscari Pisanello wegen Schmähreden, die er gewohnheitsmäßig in Mantua mit Ludovico Gonzaga geführt hatte. Pisanello darf Venedig nicht verlassen. Ein Antrag, ihm die Zunge abzuschneiden und ihn lebenslang zu verbannen, wird abgelehnt.

1442, 21. November   Erlaubnis zu Ferrara-Reise
Vom Rat der Zehn erhält Pisanello die Erlaubnis, zwei Monate lang von Venedig nach Ferrara zu rei-

sen, mit der Auflage, weder Verona noch mantuanisches Gebiet zu betreten (siehe 15. Februar 1443).

1443 Steuer in Verona
In Verona werden Pisanello und die bereits verstorbene Mutter mit 10 Soldi besteuert.

1443, 15. Februar Aufenthalt in Ferrara
Pisanello verläßt Venedig und reist für zwei Monate nach Ferrara (vgl. 21. November 1442).

1443, 28. Februar Reiseverbot für Mantua
Der Markgraf Gianfrancesco Gonzaga bittet in einem nach Ferrara gesandten Brief um Bestätigung der Nachricht, daß es Pisanello nicht erlaubt sei, von Ferrara nach Mantua zu kommen.

1443, 3. März Reiseverbot für Mantua
Gianfrancesco Gonzaga schreibt »unserem lieben« Pisanello und beantwortet einen verlorenen Brief, in dem Pisanello aus Ferrara von den Reisebeschränkungen berichtet hatte.

1443, 27. Juni Verlängerung des Ferrara-Aufenthaltes
Der Rat der Zehn in Venedig verlängert auf Ersuchen von Leonello d'Este die für Ferrara geltende Aufenthaltsgenehmigung »unseres treuen Malers« Pisanello bis Ende September 1443.

1443, 11. September Geldnöte
Nach Ferrara adressierter dilatorischer Antwortbrief Gianfrancesco Gonzagas auf ein Schreiben Pisanellos, in dem dieser den Markgrafen um Unterstützung gebeten hatte.

1443, 6. November Christus(?)-Bild der Gonzaga
Gianfrancesco Gonzaga bittet in einem Brief an den in Ferrara weilenden Pisanello, ein dem Markgrafen gehörendes Gemälde des »nostro signor dio«, das Pisanello mitgenommen habe, einem Kurier für den Rücktransport zu übergeben.

1444 Hochzeitsmedaille des Leonello d'Este.

1444, 11. März Verschobene Reise nach Neapel
Antwortschreiben Gianfrancesco Gonzagas, in dem er sich zufrieden äußert über Pisanellos Auskunft bezüglich der Räume, die dieser ehemals am Mantuaner Hof innehatte. Der Geldbitte könne er derzeit nicht nachkommen, vielleicht aber dann, wenn Pisanello die verschobene Reise nach Neapel (»ala Maiestà del Re«) antrete.

1445 Medaille des Sigismondo Pandolfo Malatesta.

1445, 15. Juni Grundzinsen in Verona
Das Kloster Santa Maria in Organo in Verona registriert den Eingang der bereits für 1444 fälligen Grundzinsen von 8 Soldi für Pisanellos Grundstück im Sprengel San Paolo in Verona (vgl. 1422, 1435, 1. November 1445, 1446).

1445, 15.–17. August Tafelgemälde für Belriguardo
Leonello d'Este läßt Pisanello am 15. August 50 Goldgulden als Teilzahlung für ein in Arbeit befindliches Tafelgemälde anweisen, das für die Residenz Belriguardo bei Ferrara bestimmt ist. Der Betrag wird Pisanello am 17. August ausgezahlt.

1445, 1. November Grundzinsen in Verona
Das Veroneser Kloster Santa Maria in Organo verbucht den Eingang der 1445 fälligen Grundzinsen von 8 Soldi für Pisanellos Grundstück im Sprengel San Paolo (vgl. 15. Juni 1445 und 1446).

1446 Grundzinsen in Verona
Zahlung der Grundzinsen von 8 Soldi wie oben für 1446 an einem nicht vermerkten Datum.

1447 Pisanello wird in Verona mit 9 Soldi besteuert
Jahresangabe auf den Medaillen der Cecilia Gonzaga (Abb. 239–240) und des Bellotto Cumano.

1447, 8. Januar Zahlung von Leonello d'Este
»Dem hervorragendsten Maler« Pisanello werden von Leonello d'Este 25 Goldgulden angewiesen.

1447(?), 26. Januar Ehevertrag der Tochter Camilla
Pisanello bevollmächtigt in Ferrara »die 26 mensis januari 1447« seinen Schwager, den Veroneser Notar Bartolomeo della Levata, zum Vertreter für den Ehevertrag seiner in Verona wohnenden Tochter Camilla.

1447, Frühherbst Lob als Porträtmaler
Der Mailänder Humanist Pier Candido Decembrio preist Pisanellos Talent als Bildnismaler in der postumen, im Oktober 1447 abgeschlossenen Biographie des Filippo Maria Visconti († 13. August 1447), dessen Porträt von Pisanellos Hand »zum Sprechen ähnlich« sei.

1448, Anfang Schulden gegenüber den Este
Pisanellos Schulden gegenüber dem Hof in Ferrara betragen 50 Dukaten = 121 Lire, 5 Soldi.

1448, 28. März Vorschuß durch Leonello
Leonello d'Este gewährt Pisanello einen weiteren Vorschuß von 100 Lire.

1448, 8. Juni Heirat der Tochter Camilla
Pisanellos Tochter Camilla heiratet in Verona. Pisanello, der in Ferrara im Sprengel Santa Maria in Vado wohnt, ist nicht anwesend; er läßt sich vom Schwager Bartolomeo della Levata vertreten. Als Mitgift erhält die Tochter das mit zwei Häusern bestandene Grundstück im Veroneser Sprengel San Paolo, das mit 200 Golddukaten bewertet wird.

1448, 18. August Medaille des Pier Candido Decembrio
Leonello d'Este übersendet Pier Candido Decembrio die zu dessen Ehre von Pisanello geschaffene Medaille mit einem Begleitbrief.

1448, Ende Neapel
Pisanello befindet sich vermutlich in Neapel. Der Entwurf zu einer Medaille für König Alfonso d'Aragon, Paris, Louvre 2307, trägt das später durchgestrichene Jahresdatum 1448.

1448, 31. Dezember Schulden gegenüber den Este
Pisanellos Schulden gegenüber dem Hof von Ferrara betragen bei Jahresabschluß 221 Lire, 5 Soldi.

1449 Neapel
Der Entwurf zu einer Medaille für König Alfonso d'Aragon von Neapel, Paris, Louvre 2306, enthält die Jahresangabe 1449.
Die Medaille für Alfonso mit der Allegorie der *Liberalitas augusta* ist 1449 datiert (Abb. 243–244).

1449, Anfang Neapel
Der Dichter Porcellio, Sekretär König Alfonsos in Neapel, schreibt zum Lobe Pisanellos eine Elegie.

1449, 14. Februar / 6. Juni Mitglied des Hofes in Neapel
König Alfonso ernennt Pisanello in einer höchst ehrenvollen Urkunde zum Mitglied des königlichen Hofes (»familiaris«) und gewährt ihm Privilegien, die ihm Jahreseinkünfte in Höhe von 400 Dukaten ermöglichen, mit Wirkung vom 6. Juni 1449 an.

1450 Flavio Biondo preist Pisanello in seiner »Italia illustrata«.

1451, 9. November Pisanellos Tochter Camilla (»Domina Camila Turtois filia Pisani«) schließt in Verona einen Darlehensvertrag ab. Das Dokument enthält einen Beleg dafür, daß Pisanello noch lebt, denn im Unterschied zu zwei darin genannten Personen mit dem kennzeichnenden Kürzel »q.« für »quondam« vor dem Namen des jeweils verstorbenen Vaters fehlt diese Angabe bei der Nennung Pisanellos.

1452, 13. Dezember Guarino da Verona erwähnt (in einem in Ferrara geschriebenen Brief an den Sohn Battista) Pisanello mit Worten, bei denen er davon ausgeht, daß Pisanello noch als Maler arbeitet. Neben drei antiken nennt Guarino unter den zeitgenössischen Malern »Gentilem, Pisanum, Angelum«, welche »malten beziehungsweise malen« (»pingebant aut pingunt«). Da Gentile da Fabriano schon 1427 verstorben war, kann das Präsens Plural des »pingunt« allein auf die noch tätigen Maler Pisanello und Angelo del Maccagnino bezogen werden.

1455. 14. Juli Schuldenerlaß durch Schwager
Der Veroneser Notar Bartolomeo della Levata erklärt in seinem Testament, sein Schwager Pisanello und dessen (zwischen 1438 und 1442 verstorbene) Mutter schuldeten ihm mehr als 483 Lire. Dieser Betrag ergebe sich aus Darlehen von über 843 Lire, welche beiden seit dem 16. November 1434 gewährt wurden. Zur Vermeidung von Streit erläßt Bartolomeo diese Schulden Pisanello, seiner Mutter und ihren Erben.

1455, Oktober Tod Pisanellos

1455, 31. Oktober Carlo de' Medici schreibt aus Rom an seinen Bruder Giovanni in Florenz: »Dieser Tage hatte ich ungefähr 30 sehr gute Medaillen aus Silber gekauft von einem Gesellen Pisanellos, der dieser Tage starb« (»Io avevo a questi dì comprate circha di 30 medagl[i]e d'ariento multo buone da uno garzone del Pisanello, che morì a questi dì«).

Lebensdaten des Bono da Ferrara

Hans-Joachim Eberhardt

1435, 1. Februar bereits Gehilfe Pisanellos?
Einem Gehilfen Pisanellos *(famulo Pisani pictoris Veronensis clarissimi)* läßt Leonello d'Este von den Verwaltern seines Hofes 2 Golddukaten dafür schenken, daß dieser Gehilfe Leonello (wohl zu dessen Hochzeit mit Margherita Gonzaga) ein Bildnis Julius Caesars in Pisanellos Namen als Geschenk überbracht hat. Da Bono da Ferrara durch die Londoner Hieronymustafel (Abb. 247) als Schüler Pisanellos bezeugt wird *(Bonus Ferariensis Pisani disipulus)* und – wie Seite 229ff. gezeigt – damals als Mitglied in dessen Werkstatt am Fresko von Sant' Anastasia mitwirkt, liegt die Vermutung nahe, Pisanello habe seinen *Ferrareser* Gehilfen und Schüler Bono zur Überbringung des Geschenks für Leonello an den Hof von Ferrara gesandt.

Um 1440 Schüler Pisanellos, Hieronymustafel
Bono malt die Hieronymustafel (Abb. 247) der National Gallery in London und signiert BONVS FERARIENSIS / PISANI DISIPVLVS. Für die Entstehung des aus Ferrara (Sammlung Costabili) kommenden Gemäldes in der Zeit um 1440, bald nach Bonos Lehre bei Pisanello, spricht einerseits die stilistische Nähe zum Meister und zu den in Pisanellos Werkstatt entstandenen, hier vorgestellten Zeichnungen Bonos, andererseits der große entwicklungsbedingte Abstand zu Bonos Paduaner Fresko von 1451 (Abb. 307).

1442, 10. Januar Zahlung in Siena
»M(aestro) Buono«, Maler aus Ferrara, erhält von der Dombauhütte in Siena am 10. Januar 1442 eine Vorschußzahlung von 6 Lire für die Bemalung von Gewölben des Doms von Siena.

1449 Haus in Padua
Meister Bono hat ein Haus in Padua, in dem der Maler Baldassare Tedesco *(Baldesar todescus)* zur Miete wohnt.

1450(–1452[?]) im Dienst des Borso d'Este
Bono befindet sich im Dienst des Borso d'Este. Auf Kosten des Ferrareser Hofes wird er mit seinen Gehilfen per Schiff zum herzoglichen Palast Migliaro bei Ferrara gebracht, wo er (bis 1451?) den Stall, die neue Loggia, die Zinnen und Kamine im Haus des Kastellans bemalt. Außerdem malt er in einem »studio« (Palazzo di Belfiore? 1452?) und »nelle case di Casaglia«, in einem weiteren Landsitz der Este bei Ferrara. Bono war damals zeitweise mit dem Maler Galasso assoziiert.

1451, 31. März Zahlung in Ferrara
»Maestro Bono depintore« werden am Ferrareser Hof auf Geheiß des Herzogs Borso d'Este 9 Golddukaten, 11 Soldi und 7 Denari als Geschenk gutgeschrieben im Namen des Pellegrino Pasini, eines Günstlings von Borso d'Este. Dieses Guthaben besteht noch 1452.

1451, 24. und 30. Juli Christophoruswandbild, Padua
An Meister »Bom dependore« werden in Padua am 24. Juli 5 Golddukaten (28 Lire, 10 Soldi) und am 30. Juli 13 Golddukaten (74 Lire, 2 Soldi) gezahlt

für sein OPVS BONI signiertes Fresko des hl. Christophorus in der Ovetarikapelle der Eremitanikirche in Padua (Abb. 307).

1451, 6. August Malverbot in Padua
Dem Meister »Bono picthori de contrata falaroti« (Falarotto) und seinem Gesellen wird in Padua Malverbot erteilt (da er der Paduaner Malerbruderschaft nicht angehört).

1452 Guthaben in Ferrara
Bono hat am Ferrareser Hof ein Guthaben von mehr als 9 Golddukaten, ein Geschenk des Herzogs Borso vom 31. März 1451.

1461 Zahlung in Siena
»Maestro Buono da Ferrara dipintore« wird von der Dombauhütte in Siena entlohnt; der Betrag ist unbekannt.

* Dieser Versuch einer Datensammlung zu Bono da Ferrara muß sich auf die Auswertung überwiegend mangelhafter und unvollständiger Dokumentveröffentlichungen beschränken. Die offensichtlichen Lücken und Widersprüche bei den Aktenauszügen aus Siena und Modena wären nur durch erneute Archivstudien zu klären. Das Pisanellodokument von 1435 wird erstmals auch auf Bono bezogen. Das ungefähre Datum 1440 für die Londoner Tafel ergibt sich aus den oben dargelegten Untersuchungen. Für die Zusammenstellung der Daten wurden folgende Publikationen benutzt: L. N. Cittadella 1868, II, 112, 364 (nach Milanesi); J. A. Crowe – G. B. Cavalcaselle 1871, I, 375 (nach Campori); G. Vasari, ed. G. Milanesi III, 1878, 28, Anm.; A. Venturi (Notizie) 1883, 210 f.; A. Venturi 1884, 614; G. Campori 1885, 544; A. Venturi 1896, 38 f.; A. Venturi VII/3, 1914, 495; V. Lusini 1939, 48, Anm. 1; E. Rigoni 1948, 142 f., 146.

Anmerkungen

Die Frühzeit Pisanellos

1 Siehe »Lebensdaten« unter der jeweils zitierten Jahreszahl (Seite 267–273).

2 Die »Madonna im Rosenhag« galt früher als ein Hauptwerk Stefanos. Michelinos Namen sprach zuerst L. Coletti (1958, 246) aus. Ihm folgten M. T. Cuppini 1969, 333 f.; M. Boskovits 1988, 11; E. M. Guzzo 1989, 24; M. Dachs 1992, 76 f.; A. De Marchi 1992, 40, 217. Wir stimmen einer Datierung der Tafel ins zweite Jahrzehnt des 15. Jahrhunderts zu, bevor Michelino nach Mailand und Pavia zurückgekehrt war.

3 G. Fruet 1971, 101–115; E. Moench 1986, 220–228; E. Karet 1992, 8–19.

4 E. Moench 1986, 222 ff.; E. Karet 1992, 8 und 16, Anm. 15.

5 Die letzte Zahl des Datums 1435 auf der Anbetungstafel der Brera ist, neueren Untersuchungen zufolge, eine moderne Ergänzung. Somit ergibt sich ein größerer Spielraum innerhalb der dreißiger Jahre für Stefanos Gemälde. E. Moench Scherer in: Katalog Mailand 1990, 366–371.

6 A. Sartori 1966, 341 f.; G. Fruet 1971, 103; E. Moench 1986, 222.

7 R. Chiarelli 1972, Kat. 4. Gelegentlich wurde auch Stefanos Name mit der Tafel in Verbindung gebracht, vor allem in der Annahme, Stefano sei der Lehrer Pisanellos gewesen.

8 D. Sellin 1969, 17–25; G. Algeri 1987, I, 53–56; II, 711 f.; M. Dachs 1992, 51–81.

9 D. Sellin 1969, 14; E. W. Kirsch 1991, 10.

10 Paris, Bibliothèque Nationale Ms. lat. 5888: »Elogio funebre«, Grabrede des Pietro da Castelletto für Gian Galeazzo Visconti (gest. 1402). F. Avril in: Katalog Paris 1984, 107 f., Kat. 94; E. W. Kirsch 1991, 74–86, 98 f.

11 P. Toesca, [1912], 1966, 185, Anm. 4; D. Sellin 1969, 25; C. Gilli Pirina 1969, 65.

12 M. Merrifield I, 1849, 102 f.; D. Sellin 1969, 27–29.

13 London, British Library Ms. Egerton 3266. O. Pächt 1950, 14; R. Schilling 1957, 72.

14 Giovanni Thiene, 1390 von Gian Galeazzo Visconti an den Hof berufen, war Erzieher des jungen Filippo Maria. M. T. Cuppini 1978, 39–41; G. Algeri (Arte cristiana) 1987, 17–32.

15 D. Sellin 1969, 34–47; C. Pirina 1986, 97–118.

16 A. De Marchi (1992, 11–45) hat gegenüber den älteren Meinungen über Gentiles Stilbildung in den Marken oder in Venedig das höfische Zentrum Pavia vertreten.

17 K. Christiansen 1982, 138 f., Kat. 58; P. Fortini Brown 1988, 41 und 261–265; B. Degenhart – A. Schmitt (Corpus) 1990, Teil II/5, 108–110; A. De Marchi 1992, 63–64, 81.

18 B. Facius, ed. L. Mehus 1745, 44 f.; M. Baxandall 1971, 164–166; P. Fortini Brown 1988, 262.

19 Von Januar 1414 bis August 1419 erhielt Gentile Zahlungen für die Ausmalung der Kapelle im Palast des Pandolfo III. Malatesta. A. De Marchi 1992, 97–110.

20 Guarino Veronese, ed. R. Sabbadini I, 1915, 115 f.; III, 1919, 52 f.

21 Vorbild für Pisanellos Zeichnung aus der Sammlung Bacri, Paris (Abb. 14) war die Gestalt Mariens aus Michelinos Marienvermählung New York, Metropolitan Museum 43. 98. 7 (Abb. 13), die gegen 1420 zu datieren sein dürfte. Eine andere Zeichnung Pisanellos in Wien, Albertina Inv. 4834, zeigt die Gestalt einer Märtyrerin, die auf ein heute verlorenes Gemälde Michelinos zurückgeht (B. Degenhart – A. Schmitt 1960, 84, Abb. 39). Pisanello ergänzte zu einem späteren Zeitpunkt diese Kopien nach Michelino durch Motive aus Fra Filippo Lippis Barbadorialtar, Paris, Louvre.

22 E. Brugerolles – D. Guillet in: Katalog Paris 1990, Kat. 1. Die Zeichnung der École des Beaux-Arts gehört zu jenen Zeichnungen, die wir 1960 und 1968 auf Gentile da Fabriano bezogen haben (B. Degenhart – A. Schmitt 1960, 110, 124; B. Degenhart – A. Schmitt [Corpus] 1968, Teil I/1, 235, Kat. 126), jetzt aber auf Pisanello zurückführen.

23 A. De Marchi 1992, 47 ff.

24 O. Pächt 1950, 13 f.; D. Sellin 1969, 12 f., Anm. 22.

25 D. Sellin 1969, XLI f., 171.

26 M. Michiel, ed. G. Frizzoni 1884, 221.

27 P. Toesca [1912], 1966, 185–192; O. Pächt 1950, 13 ff.

28 P. Toesca [1912], 1966, 189; O. Pächt 1950, 42; M. Fossi Todorow 1966, 200, Kat. 463.

29 Zur Gruppe der im Pisanellobestand des »Codex Vallardi« aufgegangenen Tieraquarelle von Michelino da Besozzo gehören: Louvre 2424 Wolf (Abb. 26), 2426 Gepard (Abb. 25), 2473 fünf Turteltauben und sechs Eisvögel, 2474 fünf Eichelhäher (Abb. 11), 2475 Buntspecht, 2476 drei Bartmeisen (Abb. 29), 2477 Grünspecht (Abb. 27), 2492 zwei Hirsche, 2497 junger Rehbock, 2550 Hirschkalb und Ziege (Abb. 23 Ausschnitt), 2568 Windhund jagt Hase in drei Versionen (Abb. 20). M. Fossi Todorow (1966, Kat. 407, 409, 421–425, 427, 431, 449–450) klassifizierte diese Aquarelle als lombardisch und verwies bei einzelnen von ihnen im Anschluß an P. Toesca ([1912] 1966, 190, Anm. 3) auf die Nähe zu Giovannino de' Grassi.

Mit Michelino da Besozzo verband als erster D. Sellin (1969, 168) die folgenden Aquarelle des »Codex Vallardi«: Louvre 2424 Wolf, 2426 Gepard, 2477 Grünspecht (unsere Abb. 25–27). Bei zwei weiteren Louvrezeichnungen, 2470, einem Vogelmusterblatt mit neun Motiven, darunter fünf Reiher, und 2476, drei Bartmeisen (Abb. 29) hielt er eine Zuschreibung an Michelino für möglich. Nur bei dem kleinteiligen Musterblatt 2470 ist Sellin nicht zuzustimmen, denn die Zeichnung stammt von einem Mitarbeiter der Pisanellowerkstatt, dessen Œuvre in den Pisanello gewidmeten Bänden des *Corpus* zusammengestellt wird.

30 Bergamo, Biblioteca Civica Ms. Δ. VII. 14. Giovannino de' Grassi, ed. Monumenta Bergomensia 1961; R.W. Scheller 1963, 142–154; A. Cadei 1970, 17–36.

Das sich aus vier unterschiedlichen Lagen zusammensetzende Musterbuch von 31 Pergamentblättern enthält neben Tierdarstellungen einzelne Figuren oder Figurengruppen und ein Figurenalphabet. Die zeitgenössische Inschrift auf fol. 4 verso »Iohaninus de grassis designavit« hat zur Bestimmung des Tacuinum auf *Giovannino de' Grassi* geführt. Als authentische Zeichnungen von ihm lassen sich jedoch nur die Tiere innerhalb der ersten Lage, von fol. 1 bis 7 verso (Hirsch), im Vergleich zu Giovanninos eigenhändigen Miniaturen sichern. Alle anderen Tiere sind Arbeiten seiner Werkstatt oder noch später entstanden. Die weitestgehenden Differenzierungen und Händescheidungen traf A. Cadei (1970, 17–36).
Die Sonderstellung, die die zweite Lage mit ihren erst nachträglich eingebundenen etwas kleineren Blättern einnimmt, war schon von der älteren Forschung beachtet worden. Ein in der Naturbeobachtung gegenüber Giovannino de' Grassi fortschrittlicherer Meister führte hier in Aquarelltechnik blattfüllende oder halbseitige Naturstudien aus, vornehmlich Vögel, zum Teil in Naturgröße. Den Namen *Michelinos* für den Pfau auf fol. 10, das Perlhuhn und den Biber auf fol. 13 recto, den Bartgeier, Papagei und Distelfink auf fol. 13 verso hat David Sellin (1969, 166f.) ausgesprochen. Diese Aquarelle liegen zwar auf der Linie von Michelinos Tierdarstellung, weisen aber in ihrer vergröbernden Großförmigkeit bereits die Merkmale einer jüngeren Generation auf.

31 P. Toesca [1912], 1966, 189; S. Matalon 1966, Taf. XI.

32 P. Toesca ([1912], 1966, 190, Anm. 3) erkannte als erster die lombardische Herkunft des Aquarells Louvre 2568 und verwies auf dessen Nähe zu Giovanninos de' Grassi Tacuinum in Bergamo. Ihm folgten B. Degenhart (1942, 38) und M. Fossi Todorow (1966, Kat. 450).

33 Physiologus ed. O. Seel 1976, 47f. Hinweis auf »Physiologus« als Bildquelle durch Ulrike Bauer-Eberhardt.

34 Für P. Toesca ([1912], 1966, 190, Anm. 3) bildeten die hier in Michelino und Pisanello geschiedenen Zeichnungen noch eine Einheit. Er brachte alle vier Zeichnungen (Louvre 2466, 2467, 2476, 2477) mit dem Tacuinum in Bergamo in Beziehung, während M. Fossi Todorow (1966, Kat. 96, 141, 424, 425) zu Recht die Paare trennte (2466 und 2467: Stil des Pisanello; 2476 und 2477: lombardisch).
Als zusätzlicher technischer Unterschied sei erwähnt, daß die beiden Michelinozeichnungen auf Pergament gemalt sind, während die beiden Pisanellozeichnungen auf Papier mit dem in Verona häufigen Wasserzeichen Mohrenkopf gezeichnet wurden.

35 M. Boskovits 1988, 11, 45, Anm. 13; A. De Marchi 1992, 18.

36 Der Zusammenhang zwischen Pisanellos Falkendamen in Wien und Aspertinis Zeichnung in London (British Museum 1862-7-12-394/435, fol. 35 verso) wurde von B. Degenhart – A. Schmitt (1960, 87, Abb. 27–28) festgestellt.

37 Zu Umfang und Bedeutung der Visconti-Bibliothek in Pavia: E. Pellegrin 1955.

38 Die Ausstattung der »Bible Moralisée« fr. 166 der Bibliothèque Nationale wurde von Pol und Jannequin Limburg im Jahre 1402 für Philipp den Kühnen von Burgund begonnen, durch dessen Tod 1404 abgebrochen. M. Meiss 1974, 81–102, 342f.; F. Avril – N. Reynaud 1993, 115, Kat. 56 (die spätere Ausstattung der Handschrift betreffend).

39 Zur Frage des limburgischen Vorbildes und seiner Nachahmungen: B. Degenhart 1954, 108–112; O. Pächt 1963, 131–142; M. Meiss 1963, 147–170 und 1974, 247.
Nicht das Titelblatt der Pariser Handschrift fr. 166 war Pisanellos unmittelbares Vorbild, vielmehr diente sowohl dem Meister der Pariser Hieronymuszeichnung als auch Pisanello eine nicht erhaltene Variante der Brüder Limburg als gemeinsame Vorlage. Man darf voraussetzen, daß ursprünglich außer der Replik in der Pariser Handschrift (Abb. 34) und den beiden Zeichnungen Pisanellos (Abb. 35–36) weitere Kopien und Varianten existierten als diese zufällig erhaltenen.

40 Die Zusammenhänge zwischen Pisanello und den Erfindungen der Brüder Limburg sind ausgeführt bei O. Pächt 1963, 109–122; M. Meiss 1974, 247. Nicht durch Pisanello selbst, sondern durch seinen Schüler Bono blieb als *Zeichnungskopie* eine Variante der Madonnenhalbfigur des von den Limburg geprägten Typus bewahrt (Abb. 254 und 257). Die Unterschiede, die besonders in der Gewandbildung zwischen Pisanellos und Bonos Madonnenhalbfiguren (Abb. 256 und 257) bestehen, führen darauf, daß zumindest *zwei Versionen* dieses durch die Limburg und ihren Kreis häufig variierten und ikonographisch verschieden ausgewerteten Madonnentypus in der Vorbildersammlung der Pisanellowerkstatt vorhanden waren.

41 Bayonne, Musée Bonnat 1693 (alt 141) recto: Kostümstudien (Abb. 150), verso: Drei Apostel, sieben Reiher.
Chantilly F. R. I – 3 recto: Kostümstudien (Abb. 45), verso: Figurenstudien.
Oxford, Ashmolean Museum 41 recto: Kostümstudien (Abb. 44), verso: Zwei Mänaden aus einem römischen Bacchus-Sarkophag.
Die Vorder- und Rückseiten der drei Pergamentblätter sind ungefähr gleichzeitig entstanden. Die Antikenkopie auf der Rückseite der Oxforder Zeichnung scheint zuletzt zugefügt worden zu sein. Sie ist durch die Herkunft ihres Motivs auf Pisanellos *Römische Periode* (1431/32) einzugrenzen.
Wir treten heute für die Eigenhändigkeit Pisanellos bei allen sechs Zeichnungen ein, nachdem von uns früher die Antikenkopie als Werk des Gentile da Fabriano ausgeschieden worden war. M. Fossi Todorow 1966, Kat. 5, 166, 170, 190 schloß bis auf das schwer sichtbare Motiv einer Profilzeichnung links neben der weiblichen Kostümfigur Bayonne 1693 recto sämtliche Zeichnungen aus dem Œuvre Pisanellos aus.

42 Auf dem Mantel des Falkners sind offene sechseckige Kästchen, Edelsteine bergend, dargestellt, die in zeitgenössischen Dokumenten als Estedevise »batesmo« (battesimo) bezeichnet werden. Zur Zeichnung: J. Byam Shaw 1983, I, 204f., Nr. 203. Vgl. Seite 205f.

43 E. Berti Toesca 1937; L. Cogliati Arano 1973, 35–42.

44 Der älteren Forschung galt die Zeichnung als Werk Pisanellos, bis sie von M. Fossi Todorow (1966, Kat. 378: lombardisch) aus dem Œuvre ausgeschlossen wurde. Jüngst trat A. De Marchi (1992, 33, 44, Anm. 90) bei der Zeichnung für die Autorschaft Gentiles da Fabriano ein.

45 M. Meiss – E. W. Kirsch 1972; E. W. Kirsch 1991, 39–67.

46 Siehe Anm. 10.

47 Zu erinnern ist in diesem Zusammenhang an die Erwähnung Pier Candido Decembrios, Michelino habe von Gian Maria Visconti (1388–1412), einem Sohn Gian Galeazzos, ein Bildnis gemalt, womit die Tätigkeit Michelinos als Bildnismaler auch außerhalb der Miniaturmalerei bezeugt ist.

48 Von H. Tietze – E. Tietze-Conrat (in: Katalog Wien 1933, Kat. 15) als vielleicht deutsch, zweite Hälfte des 15. Jahrhunderts, publiziert. Die Zeichnung teilt mit anderen Pisanellozeichnungen eine Pseudosignatur, hier »Lapo Tedesco«, und die Herkunft aus der Sammlung Marquis de Lagoy (1764–1829). Der Name Pisanellos wurde unter Vorbehalt zuerst von B. Degenhart (1960, 138) ausgesprochen.

49 Der enge Bezug der Zeichnung einerseits zum Mailänder Dom, andererseits zur Bildarchitektur in Pisanellos Georgswandbild von Sant'Anastasia wurde von Jürgen Wiener, Düsseldorf, erkannt. Wir basieren im folgenden auf seinen Beobachtungen und seiner kollegialen Hilfsbereitschaft, wofür ihm auch an dieser Stelle gedankt sei.

50 C. Cesariano 1521, fol. XV; A. Venturi 1896, 32.

51 M. Michiel, ed. G. Frizzoni 1884, 121; A. Venturi 1896, 32.

52 S. Breventano 1570, 7; A. Venturi 1896, 32.

53 Nicht nur sind Reste der Trecentobemalung bewahrt, auch blieb uns Kunde davon, daß sich Galeazzo II. im Jahre 1366 und Gian Galeazzo 1380 an die Gonzaga in Mantua wandten, ihnen Maler für die Ausmalung ihres Kastells zu schicken. R. Maiocchi 1937, I, 2f., Dok. 5 und 6, Dok. 14; E. Samuels Welch 1989, 353; A. De Marchi 1992, 11–45, mit Abb. 6.

54 C. Magenta 1883, II, 127f.

55 Seit A. Venturi (1896, 32) hält sich die Vorstellung, diese Nachricht von 1424 auf Pisanellos Wirken im Kastell von Pavia zu beziehen.

56 Der Brief befand sich in der Autographensammlung des Benjamin Fillon (1819–1881), die 1879 in Paris versteigert wurde. Sein heutiger

Aufbewahrungsort ist unbekannt. Der Wortlaut liegt nur in einer französischen Zusammenfassung vor. Verschiedentlich sind Vorbehalte gegenüber seiner Echtheit ausgesprochen worden. E. Müntz 1878, 47; Katalog Paris (Baudry) 15.–17. Juli 1879, 121, Nr. 2087; G. F. Hill 1905, 53 f.; J. Woods-Marsden 1988, 187 f., Anm. 10.

Pisanellos Wandbild zum Grabmonument des Nicolò Brenzoni in San Fermo Maggiore, Verona

1 »Hic tumulatus est Nicolaus Brenzonarius vir nobilis civis optimus et assiduus pater familias – cuius devotioni ut Franciscus filius homo primarius satisfaceret hunc locum pie adornandum curavit 1426.«

2 H. Schrade 1932, 241–243.

3 E. M. Vetter 1956, 10.

4 E. M. Vetter 1956, passim.

5 Eine besonders reiche Schöpfung innerhalb dieser Bildgattung ist die »Madonna del Roseto« des Michelino da Besozzo (Abb. 3), die Pisanello bekannt war, als er seine »Madonna della Quaglia« schuf. Ein weiträumiges Rosengehege umschließt in Michelinos Fassung die Mutter-Kind-Gruppe. Ihr zugeordnet ist Katharina, die mit den Rosen, die ihr kleine Engel zutragen, einen Kranz flicht. Im Hintergrund der versiegelte Brunnen, eine weitere Metapher der »Hortus conclusus«-Vorstellung.

6 E. M. Vetter 1956, 19, Abb. 7.

7 G. Vasari, ed. G. Milanesi III, 1878, 10. Über Fra Marco de' Medici vgl. Seite 119, 182.

8 B. Degenhart 1942, 23 f.

9 Louvre 2398. M. Fossi Todorow (1966, Kat. 196) schloß, im Gegensatz zu uns, die Eigenhändigkeit der Zeichnung aus.

Pisanellos Tätigkeit in Rom

1 Gentile da Fabriano starb vor dem 14. Oktober 1427. Er erhielt für seine Arbeit an den Wandbildern der Lateransbasilika zwischen dem 28. Januar und dem 2. August 1427 sechs Monatslöhne von je 25, insgesamt 150 Goldgulden. K. Christiansen 1982, 111–113, 168 f., 170 f.; A. De Marchi 1992, 197 ff.

2 Die vollständig rekonstruierbaren Zahlungen der päpstlichen Kassen erwähnen am 18. April und am 27. November 1431 Zahlungen an Pisanello (40 bzw. 50 Goldgulden). Am 29. Februar 1432 erhält Pisanello einen Restlohn von 75 Goldgulden. Am 26. Juli 1432 gewährt Papst Eugen IV. Pisanello, verschiedene Gegenden Italiens zu bereisen. Zu diesem Zeitpunkt scheint Pisanello Rom verlassen zu haben.

3 L. von Pastor, I, 1924, 228 ff., 364 ff.; R. W. Kennedy 1964; H. Wohl 1984.

4 Berlin, Kunstbibliothek Hdz 4467. K. Cassirer 1921; S. Jacob 1975, Kat. 535.

5 O. Panvinio, De Sacrosancta Basilica, Baptisterio et Patriarchio Lateranensi, lib. I, VIII, 1562 oder später (Panvinio ist 1568 gestorben) geschrieben, abgedruckt in: P. Lauer 1911, 434.

6 Das ganze Kirchenschiff zählte vom Triumphbogen bis zum Eingang pro Seite 15 Stützen, davon waren die meisten mit Ziegelstein ummantelt (R. Krautheimer – S. Corbett – A. K. Frazer 1980, 53, Grundrisse Fig. 57 und 58). Pisanellos und Gentiles Malereien haben sich Panvinios Bericht zufolge nur über die Hälfte der nördlichen Langhauswand erstreckt. Panvinio berichtet auch, daß Pisanello die Malereien unbeendigt ließ. Die Unruhen in Rom, die er als Grund dafür nennt, ereigneten sich jedoch schon im Jahr bevor Pisanello seine letzte Zahlung für den Lateran erhielt. Daß das Programm einen unfertigen Eindruck machte, mag gerade an der nur zur Hälfte bemalten Langhauswand gelegen haben.

7 B. Facius, ed. L. Mehus 1745, 45: »quo in opere, quasi mortem praesagiret, seipsum superasse putatus est. Quaedam etiam in eo opere adumbrata modo, atque imperfecta morte praeventus reliquit«.

8 B. Facius, ed. L. Mehus 1745, 45: »ita expressi, ut non picti, sed e marmore facti esse videantur«.

9 Vasari beschreibt die »figure di terretta, tra le finestre, in chiaro e scuro«, die Figuren in Grisaillemalerei zwischen den Fenstern als beste der ganzen Bemalung. G. Vasari, ed. G. Milanesi III, 1878, 6.

10 B. Facius, ed. L. Mehus 1745, 48: »Pinxit et Romae in Joannis Laterani Templo, quae Gentilis D[ivi] Joannis Baptistae historia inchoata reliquerat«. Vgl. auch M. Baxandall 1971, 99, 104 ff., 164 ff.

11 B. Facius, ed. L. Mehus 1745, 48: »quod tamen opus postea, quantum ex eo audivi, parietis humectatione paene oblitteratum est«.

12 Vgl. Anm. 1 und 2.

13 London 1947-10-11-20. M. Fossi Todorow 1966, Kat. 179.

14 Als Gefangener tritt Johannes vor Herodes und wirft ihm dessen Verhältnis mit Herodias vor; denn sie war die Frau des Bruders des Herodes (Markus 6, 17 ff.).

15 Louvre R. F. 420 recto. M. Fossi Todorow 1966, Kat. 191.

16 Die im Lukasevangelium geschilderte Episode »da sich alles Volk taufen ließ« (Lukas 3, 21) war die literarische Quelle für diese in Darstellungen der Taufe Christi unübliche Handlung.

17 Die Sarkophagplatte gehörte im 16. Jahrhundert zur Sammlung Della Valle in Rom. Schon dort bestand sie aus zwei Teilen: einem kleineren mit der Einweihungsszene und einem größeren, der wesentlich dem heute im Vatikan, Belvederehof, erhaltenen Sarkophagfragment entspricht. Es zeigt die Hauptgruppe des auf einem Tiger reitenden Dionysos wie den auf einem Esel reitenden Silen. Das linke Drittel, die Einweihungsszene, ist verschollen. Sie kann mit Hilfe von Nachzeichnungen rekonstruiert werden: Codex Coburgensis Nr. 165 (Abb. 94) und Cassiano Dal Pozzo, Museum Chartaceum, Windsor 8630; F. Matz IV/3, 1969, 308 ff., Nr. 163, Abb. Beilage 80 und Tafel 185; B. Degenhart – A. Schmitt 1960, 133 f.

18 Louvre 2397 verso. M. Fossi Todorow 1966, Kat. 195.

19 Dieses Zusammenwirken beider Künstler an einem Bild hat wahrscheinlich die Gentile nicht berücksichtigende Zuschreibung des Zyklus schon in den Quellen bewirkt. Panvinio (P. Lauer 1911, 434) nennt nur Pisanello als Urheber des ganzen Zyklus.

20 Mailand F. 214 inf. 10 verso. M. Fossi Todorow 1966, Kat. 182; Katalog Rom 1988, 207 ff.

21 Angelo Decembrio, De politia litteraria, pars LXIII, in: M. Baxandall 1963, zu den Rossebändigern: 312 ff., Zitat: 318, 319; deutsche Übersetzung nach U. Davitt Asmus 1977, 28. Der Mailänder Humanist Angelo Decembrio (um 1415 – um 1467) hat Pisanello als einen der größten Maler seiner Zeit gelobt. Er legte die hier zitierten Worte seines Dialogs über Kunst in den Mund des Leonello d'Este.

22 M. Fossi Todorow 1966, Kat. 195.

23 Mailand F. 214 inf. 13 recto. M. Fossi Todorow 1966, Kat. 185.

24 Rotterdam I. 523 verso. M. Fossi Todorow 1966, Kat. 204. Die beiden auf einem Fabelwesen reitenden Nereiden gehen auf ein Relieffragment der Villa Medici am Pincio zurück (Abb. 104).

25 Zu Pisanellos Antikenkopien vgl. B. Degenhart – A. Schmitt 1960; B. Degenhart – A. Schmitt (Corpus) 1968, Teil I/1, 240 ff.; Katalog Rom 1988.

26 Berlin 487 recto. M. Fossi Todorow 1966, Kat. 81.

27 Rotterdam I. 520 recto. M. Fossi Todorow 1966, Kat. 2. Zur Verkündigung links oben siehe Seite 79.

28 R. Panczenko 1980, 20 f. Die Rückseite trägt Kopien nach einem Amazonen-Sarkophag, wodurch sich eine Datierung der Zeichnung in Pisanellos römische Zeit verfestigt.

29 Louvre R. F. 422 verso. M. Fossi Todorow 1966, Kat. 193.

30 Edinburgh D. 722; New York, Frick A 413; vgl. Seite 138.

31 Siena, Biblioteca Comunale S IV 7, fol. 26 verso (20 verso). Den Zusammenhang mit Pisanellos Zeichnung und dem Lateran stellte als erster H. Egger 1902, 26 f. her. Zur umstrittenen Zuschreibung an Baldassare Peruzzi: C. L. Frommel 1967–1968, 151 f.; M. Toca (1971) 1981 und G. De Angelis D'Ossat (1943) 1981.

32 G. F. Hill 1905, 50.

33 Die Ausstrahlung der lateranensischen Wandbilder auf Masolinos Johanneszyklus in Castiglione d'Olona wurde festgestellt von E. Pogány-Balás 1972, 107–124; E. Borsook 1980, 69; H. Wohl 1980, 9 ff.; C. Bertelli 1987, 33 f.

34 Diese war 1431 fertiggestellt, da Branda nur bis zu diesem Jahr der Kirche als Titular vorstand. P. Joannides 1993, 399 ff.

35 Masolinos heute verlorener Zyklus wird durch fünf Kopienexemplare rekonstruierbar. Vgl. dazu W. A. Simpson 1966; B. Degenhart – A. Schmitt (Corpus) 1968, Teil I/2, 573 ff., 592 f.; R. L. Mode 1972; B. Degenhart – A. Schmitt (Corpus) 1980, Teil II/2, 381 f.; P. Joannides 1993, 452 ff.

36 Es gibt noch andere Motive in Masolinos Wandbildern von Castiglione d'Olona, in denen Erfindungen Pisanellos anklingen. Dazu gehört der riesige Kopfputz, Balzo genannt, mit dem Masolino seine Herodias ausstattete (Abb. 119). Im Werk Pisanellos war der Balzo ein beliebter Gegenstand, sein modisches Interesse zu demonstrieren. Er taucht bereits in frühen Zeichnungen Pisanellos auf (z. B. Wien, Inv. 5 recto, Abb. 149) und erreicht Hochformen in seinen Zeichnungen höfischen Charakters, wie Oxford, Ashmolean 41 recto, Chantilly F. R. I.-3 recto, Bayonne 1693 (alt 141): Abb. 44–45, 150 oder bei der Prinzessin im Wandbild von Sant'Anastasia (Abb. 151, 153).

37 Wien Inv. 24018. Das Werkverzeichnis von Maria Fossi Todorow (1966) führt nur die Rotterdamer Modellstudie einer jungen Frau beim Baden und die Wiener »Luxuria« als eigenhändige Werke Pisanellos an (Kat. 1 und 2). Die Berliner Modellstudie (Abb. 127) wird mit unsicherer Zuschreibung klassifiziert, während sämtliche Antikenkopien als Werkstattarbeiten ausgeschieden wurden. Von den Zeichnungen, die mit dem Lateran in Zusammenhang stehen, erkannte sie nur die Verso-Seite der Taufe, eine Darstellung der »Arma Christi« an (Kat. 3). Gerade durch ihre stilistische Verzahnung, wie die Einzigartigkeit frühen Interesses für die Antike, ist es zwingend, alle drei Zeichnungsgruppen als eigenhändige Werke Pisanellos zu beurteilen.

38 Mailand F. 214 inf. 14 verso. M. Fossi Todorow 1966, Kat. 186.

39 Mailand F. 214 inf. 13 recto. M. Fossi Todorow 1966, Kat. 185.

40 Es war diese materialbedingte Verschiedenheit der graphischen Ausführung, die Veranlassung gab, eine Gruppe schönlinig-sorgfältiger Zeichnungen vom eigenhändigen Œuvre Pisanellos abzuspalten und Gentile da Fabriano zuzuordnen (B. Degenhart – A. Schmitt 1960 und B. Degenhart – A. Schmitt [Corpus] 1968, Teil I/1, 235–245, Kat. 126–135). Aber gerade die Nähe dieser damit vorgeschlagenen »Gentile«-Gruppe zu Pisanello, sowohl motivisch wie auch in der Kompositionsweise, läßt sie uns jetzt wieder als eigenhändig mit Pisanello selbst verbinden.

41 Mailand F. 214 inf. 7 und 8. M. Fossi Todorow 1966, Kat. 210 und 211.

42 Mailand F. 214 inf. 10 recto. M. Fossi Todorow 1966, Kat. 182.

43 Für diese Sammlung wurde der Name »Römisches Skizzenbuch« geprägt (B. Degenhart – A. Schmitt [Corpus] 1968, Teil I/1, 236 ff., Teil I/2, 639 ff.; M. Fossi Todorow 1962 und 1966 nannte diese Vorrats- und Kopiensammlung »taccuino di viaggio«). Der Kern der Kopiensammlung weist auf eine Entstehung in Pisanellos römischen Jahren. Nachweislich sind jedoch mehrere Rückseiten von Antikenkopien erst Jahre später gezeichnet worden. Dies gilt zum Beispiel für die Kopien nach Donatellos von 1434 bis 1438 entstandenen Reliefs an der Außenkanzel in Prato (Berlin 1358 verso; Mailand F. 214 inf. 13 verso). Diesen Musterblattkomplex hat Pisanello ergänzt und erweitert und dabei zum Teil sogar auf bereits bearbeiteten Blättern später noch Motive hinzugefügt.

44 Aus dem nur lückenhaft erhaltenen, handgeschriebenen Inventar des Marquis de Lagoy geht hervor, daß einige dieser Zeichnungen über W. A. Lestevenon bei dem römischen Sammler und Künstler Bartolomeo Cavaceppi (1716–1799) gekauft wurden. Die Einsicht in das handgeschriebene Inventar ermöglichte Béatrice de Moustier, Paris. Ein weiterer Block dieser Motiv- und Vorratszeichnungen ist im Konvolut F. 214 inf. der Ambrosiana, Mailand zusammengeblieben. Sie stammen aus dem Besitz des Padre Sebastiano Resta (1635–1714), der zu den großen Zeichnungssammlern Italiens im 17. Jahrhundert gehörte. Vereinzelte Blätter waren im »Codex Vallardi« (heutiger Louvre-Bestand) integriert.

45 Louvre 2315 recto; die Rückseite trägt den wahrscheinlich von einem römischen Schlachtensarkophag angeregten Kopf (Abb. 279).

46 Berlin 1358 recto. Die Venusfigur aus demselben Sarkophag hat Pisanello auf dem Pergament Louvre 2397 verso kopiert (Abb. 99).

47 Berlin 1359 verso. M. Fossi Todorow 1966, Kat. 169. Nase und Finger der rechten Hand des Tiber sowie die Kinder Romulus und Remus sind Ergänzungen neueren Datums. Als Pisanellos Zeichnung entstand, befanden sich die beiden antiken Personifikationen der Flußgötter auf dem Quirinal.

Pisanellos Georgswandbild in Sant'Anastasia, Verona

1 Siehe Seite 192 f. Vasari erwähnte ausdrücklich Fra Marco de' Medici als seine Quelle. A. Venturi 1896, 68.

2 C. Cipolla 1914, 402–413.

3 Jacobus de Voragine, ed. R. Benz 1975, 300–306.

4 Jacobus de Voragine, ed. R. Benz 1975, 302.

5 Jacobus de Voragine, ed. R. Benz 1975, 302: »Da kam Sanct Georg von ungefähr dahergeritten, und da er sie weinen sah, fragte er, was ihr wäre. Sie antwortete ›Guter Jüngling, steiget schnell auf euer Roß und fliehet, oder ihr werdet mit mir verderben‹. Sprach Georg ›Fürchte dich nicht, liebe Tochter, sondern sage mir, worauf du hier harrest unter den Augen alles des Volkes?‹ Sie antwortete ›Herr, ich sehe, daß ihr edlen Herzens seid, aber begehrt euch, mit mir zu sterben? Fliehet eilends von hinnen‹. Sprach Georg ›Ich werde nicht eher von diesem Orte kommen, bis du mir sagst, was dir sei‹. Da erzählte sie ihm alles. Er aber sprach ›Liebe Tochter, sei ohne Furcht, ich will dir helfen in dem Namen Christi‹. Sie sprach ›Guter Ritter, du sollst nicht mit mir sterben, es ist genug, so ich untergehe; denn retten magst du mich nicht, sondern du wirst mit mir verderben‹. Da sie noch sprachen, siehe, so hob der Drache sein Haupt aus dem See. Die Jungfrau zitterte vor Schrecken und rief ›Flieh, guter Herr, flieh so schnell du magst‹. Aber Georg sprang auf sein Roß, machte das Kreuz vor sich und ritt gegen den Drachen, der wider ihn kam; er schwang die Lanze mit großer Macht, befahl sich Gott, und traf den Drachen also schwer, daß er zu Boden stürzte.«

6 Paris, Bibliothèque Nationale Ms. fr. 755, fol. 141. (Abgebildet) M. L. Gengaro – L. Cogliati Arano 1970, 398 f., Abb. 98. Die Handschrift, ein Tristanroman, ist im Inventar von 1426 der Bibliothek der Visconti im Kastell von Pavia aufgeführt. E. Pellegrin 1955, 283.

7 Vasari: »Ferner ist über dem Eingangsbogen der genannten Kapelle gemalt, wie der heilige Georg *nach* (sic) der Tötung des Drachens die Königstochter befreit, die man nahe dem Heiligen sieht, in einem langen, der damaligen Mode entsprechenden Kleid. Wunderbar ist darin wiederum die Figur desselben heiligen Georgs, welcher wie oben gerüstet ist: Bereit, sich wieder auf das Pferd zu schwingen, steht er mit dem Körper und dem Gesicht den Betrachtern zugewandt, einen Fuß im Steigbügel und die Linke am Sattel; man sieht ihn gleichsam beim Besteigen des Pferdes...«. Siehe Seite 193.

8 M. Fossi Todorow 1966, Kat. 11, 10, 82.

9 Ein Gegenstück zur Wiener Zeichnung (Inv. 5, Abb. 149) bildet das Musterblatt der Sammlung Rothschild, Louvre (753). Im Typus zugehörig ist auch der Profilkopf auf der Oxforder Zeichnung mit Modestudien (Oxford 41, Abb. 44).

10 Pisanello wiederholte selbst im Gegensinn Motive anderer Meister, um sie als vorbildhafte künstlerische Lösungen seiner Vorratssammlung von Zeichnungen einzubeschließen. Beispiele sind die Zeichnungen von zwei Engelsköpfen aus Fra Filippo Lippis Barbadorialtar: Paris, Bacri (Abb. 14) und Paris Louvre 2508 verso sowie Wien Inv. 4834 recto. B. Degenhart – A. Schmitt 1960, 83.

11 M. Fossi Todorow 1966, Kat. 280.
12 Die Pause ist schwer sichtbar nicht nur wegen ihrer Technik, sondern weil sie in großen Teilen durch den Hundekopf überzeichnet ist. In Abb. 159 sind die Umrisse nachgezogen.
13 Maßvergleiche:
1. Haaransatz bis Kinn: Louvre 2343 recto 12,2 cm; Sant'Anastasia 10,9 cm.
2. Haaransatz bis Kragenkante: Louvre 2343 recto 14,3 cm; Sant'Anastasia 13,1 cm.
Die unterschiedlichen Maße schließen eine Klassifizierung der Louvrezeichnung 2343 recto als »unbenutzte Umdruckzeichnung« aus. K. Zoege von Manteuffel 1909, 65 ff., 132 f.
14 Louvre 2434. M. Fossi Todorow (1966, Kat. 280) versetzte den Hundekopf Louvre 2343 verso (Abb. 162) in die Pisanellowerkstatt, während sie den ganzfigurigen Hund 2434 (Abb. 161) als eigenhändig anerkannte.
15 Louvre 2325. M. Fossi Todorow 1966, Kat. 15.
16 Louvre 2315 verso. Die Vorderseite des Blattes (Louvre 2315 recto, Abb. 133) zeigt vier antike Münzbilder: Caesar, Augustus, Alexander d. Gr. und einen kaiserzeitlichen Herkuleskopf. A. Schmitt 1974, 198 f.
17 Modena 1302. M. Lucco in: Katalog Vignola 1988, 167, Kat. 39. M. Fossi Todorow (1966, Kat. 278) folgend wurde die Zeichnung von M. Lucco nicht als eigenhändig anerkannt.
18 Maßvergleich: Entfernung zwischen den beiden äußeren Augenwinkeln im Wandbild 3,3 cm, in der Zeichnung 1,7 cm.
19 Louvre 2326. M. Fossi Todorow 1966, Kat. 16.
20 Siehe Kapitel Bono, Seite 249–252.
21 Louvre 2382–2383. M. Fossi Todorow 1966, Kat. 19–20.
22 Louvre 2412. M. Fossi Todorow 1966, Kat. 14.
23 Louvre 2397 recto. M. Fossi Todorow 1966, Kat. 195.
24 Louvre 2469. M. Fossi Todorow 1966, Kat. 9.
25 früher Rotterdam Koenigs, dann D. G. van Beuningen I. 524 verso. M. Fossi Todorow 1966, Kat. 176; A. J. Elen 1989, Kat. 358.
26 Die 1968 von uns selbst geäußerte Vermutung, die Zeichnung könne eine nachträglich für die Vorratssammlung angelegte Zeichnung Pisanellos *nach* seinem gemalten Pferd in Sant'Anastasia sein, schließen wir wegen der Unterschiede zwischen Wandbild und Zeichnung nunmehr aus. B. Degenhart – A. Schmitt (Corpus) 1968, Teil I/1, 245, Kat. 134.
27 Louvre 2380, 2360. M. Fossi Todorow 1966, Kat. 13 und 41.
28 Mailand F. 214 inf. 5 recto. M. Fossi Todorow 1966, Kat. 180.
29 Weitere Zusammenhänge der beiden heute verlorenen stehenden Einzelgestalten, Eustachius und Georg, mit Zeichnungen Pisanellos erschließt Hans-Joachim Eberhardt in seinem Kapitel »Zur Rekonstruktion von Pisanellos Wandgemälden in Sant'Anastasia«, Seite 181–191.
30 Die Signatur Pisanellos befand sich, Vasari zufolge, unter der heute verlorenen Einzelfigur des hl. Eustachius (siehe Seite 192).
31 Siehe Kapitel: »Höfische Kunst«, Seite 200 ff.
32 C. Cipolla 1914, 406; W. Wolters 1976, I, 265; G. Gentilini in: Katalog Turin 1990, 24–37. In Dokumenten erscheint Michele da Firenze auch unter den Namen Michele di Nicolò Dini oder Michele dello Scalcagna.
33 Kapitel: »Bono da Ferrara«, Seite 229.
34 Siehe Seite 220 und 275.

Zur Rekonstruktion von Pisanellos Wandgemälden in Sant'Anastasia

Dieser Beitrag verdankt Brigit Blass-Simmen und Annegrit Schmitt-Degenhart Beobachtungen, auf die im Text eigens verwiesen wird. Den Veroneser Freunden Andrea und Pierpaolo Brugnoli, Enrico Maria Guzzo und Luciano Rognini bin ich dankbar für archivalische und bibliographische Hinweise, ebenso Sergio Marinelli und Anna Zangarini für die Klärung sprachlicher Probleme.

1 »Staccato / Nell'Agosto / 1891 / Anto.° Bertolli« lautet eine Inschrifttafel, die in den sechziger Jahren gemeinsam mit dem Wandbild ausgestellt wurde und auf einer Photographie des Museo di Castelvecchio zu erkennen ist. Über die Abnahme des linken Freskoteils siehe (den nicht identifizierten Monogrammisten) E. A. 1890, 412; G. Gruyer 1894, 420, Anm. 3; F. Berchet 1896, 94; F. Berchet 1901, 151 f. Über den Paduaner Restaurator Antonio Bertolli siehe A. Conti 1981, 90–92; A. Conti 1988, 291, 355 (Anm. 9), 356 (Anm. 22). Nach J. Raspi Serra, in: M. T. Cuppini 1971, 88, wurden 1965–1966 im linken Abschnitt des Wandbildes die erhaltenen Teile der skizzierenden Untermalung, der Sinopia, freigelegt.
2 Der rechte Freskoteil wurde von dem Restaurator Giuseppe Steffanoni aus Bergamo abgelöst, wie archivalische Recherchen von Andrea Brugnoli ergaben, siehe auch F. Berchet 1901, 151–155. Zur Restauratorenfamilie Steffanoni: A. M. Comanducci V, 1974, 3172; A. Conti 1988, 314, 358, Anm. 50.
3 G. Vasari, ed. R. Bettarini – P. Barocchi III (Testo), 1971, 367 und IV (Testo), 1976, 599; C. Davis in: Katalog Arezzo 1981, 230 f.; G. Baldissin Molli 1992, 153. Besonderer Dank gebührt Charles Davis für Auskünfte zu Fra Marco de' Medici. Luciano Rognini verdanke ich die ergänzende Information aus dem Manuskript des Giovanni Maria Pellegrini, wonach Fra Marco de' Medici in den Jahren 1570 und 1571 Prior von Sant'Anastasia war (Verona, Biblioteca Civica, Ms. 933, f. 146v; vgl. G. Biancolini VII, 1766, 163).
4 W. Kallab 1908, 390; 388–390 zu Vasaris flüchtigem Besuch in Verona im Mai 1566, über seine dortigen Informanten und zu seiner Arbeitsweise.
5 B. Dal Pozzo 1718, 8; G. F. Hill 1905, 78 f.; K. Zoege von Manteuffel 1909, 19 f.; R. Brenzoni 1952, 145; G. L. Mellini 1961, 54 f.; G. Paccagnini 1972, 155, 164, Anm. 171. Schon Dal Pozzo hatte 1718 den Eustachius und den Georg als Drachentöter nicht mehr gesehen; dennoch gab er an, das Georgsfresko habe sich in der Kapellenwölbung befunden.
6 G. L. Mellini 1961, 54 f. vermutete die Heiligenbilder des Eustachius und Georg – als einzelne Votivfiguren und als Pendants gemalt – unter dem Trecentograb hinter der bestehenden, angeblich später davor aufgemauerten Wand. Mellinis Vorschlag wurde schließlich auch von R. Chiarelli (Note) 1972, 16–18 akzeptiert (siehe dazu dort die Abb. 48 und 50), nachdem er diesen zunächst in Frage gestellt hatte: R. Chiarelli 1965–1966, 380 f.; R. Chiarelli 1972, 94 f.
7 B. Degenhart 1951, 36; später lokalisierte er verlorene Freskenteile ebenfalls im Kapelleninneren: B. Degenhart 1962, 573; B. Degenhart 1963, 614.
8 G. Vasari, ed. R. Bettarini – P. Barocchi III (Testo), 1971, 368.
9 Das bestätigen Vasaris Ortsangaben bei zwei Altären an der südlichen Seitenschiffswand von Sant'Anastasia: Für den Bonaverialtar, den dritten rechts, mit den Fresken von Liberale da Verona gebrauchte Vasari die Worte »Nella medesima cappella …«, und über den benachbarten vierten Wandaltar mit dem Gemälde des hl. Martin von Giovanni Francesco Caroto schrieb er »… come si può vedere … in Santa Nastasia nella cappella di San Martino«, obwohl es dort ebensowenig einen Kapellenraum gibt wie am Brenzonigrabmal in S. Fermo, siehe G. Vasari, ed. R. Bettarini – P. Barocchi IV (Testo), 1976, 565 und 572; zu Abbildungen siehe F. Flores d'Arcais 1980, 479 beziehungsweise 472 und G. Marchini 1982 (unpaginiert).
10 B. Degenhart 1951, 36; G. L. Mellini 1961, 54.
11 B. Degenhart 1951, 36; von seiner damaligen Vorstellung weicht die hier vorgelegte Lösung lediglich darin ab, daß sie die beiden Heiligenfiguren nicht unter dem Aufbruch zum Drachenkampf, sondern darüber anordnet.
12 C. Cipolla 1914, 402–413. Die Pellegrinikapelle war nicht Georg, sondern den Aposteln geweiht: C. Cipolla 1914, 412 f. Darauf beziehen sich an den Laibungen des Kapelleneingangs die Fresken der vier

Apostel vom Ende des Quattrocento. Sie werden Michele da Verona zugeschrieben, siehe S. Marinelli in: Katalog Verona 1986, 35, Abb. II.20.

13 Siehe oben, Seite 183 und Anm. 6; vgl. auch G. L. Mellini 1972, 343. Das Trecentofresko mit dem Schmerzensmann kam unter einem dort befindlichen Fresko einer Engelpietà des späten Quattrocento zum Vorschein. Über die Engelpietà siehe auch R. Chiarelli (Note) 1972, 22, Abb. 48 und 50. Sie hängt heute in der Sakristei von Sant'Anastasia über der Tür zur Cappella Giusti und ist Antonio II. Badile zuzuschreiben; über diesen siehe E. M. Guzzo 1993, 199–210.

14 Die Rekonstruktion in Abb. 200 bedient sich bei Georg stellvertretend für den von Vasari überlieferten Figurentypus der Fassung Masolinos in San Clemente, vgl. Abb. 208 Eine schmalere Bildfläche würden Varianten dieser Haltung des Scharfrichters beanspruchen, wie sie im Martyrologium der Fondazione Cini in Venedig illustriert sind, fol. 16 verso und 19 verso, siehe P. Toesca 1958, Taf. 83 und 85.

15 M. Fossi Todorow 1966 (66, Kat. 18) hatte das Pariser Blatt 2290 schon mit Sant'Anastasia verbunden, allerdings mit dem erhaltenen Freskenteil; bei der Beinstudie der Rückseite vermutete sie einen Bezug zu dem das Pferd besteigenden Georg (Abb. 154).

16 M. Fossi Todorow 1966, 61, Kat. 8; sie hielt auch diese Fußstudien für Entwürfe zum Georg des erhaltenen Freskos, vgl. oben, Anm. 15.

Höfische Werke Pisanellos

1 Vgl. Seite 270.

2 I. Toesca 1973, 361–365; 1974, 210–214; Katalog London 1981, Nr. 9. Die Beziehungen der Gonzaga zum englischen Königshaus hatten älteren Ursprung. Ein 1416 unter Gianfrancesco angelegtes Inventar gibt Nachricht darüber, daß eine Lancasterkette aus Gold mit dem Schwanenorden im Besitz der Gonzaga war. I. Toesca 1977, 349–364; I. Toesca in: Katalog London 1981–1982, 1 f.

3 Toesca 1974, 213.

4 Seit dem Jahre 1471 ist die Benennung dieses Raumes als »Sala del Pisanello« bekannt. A. Martindale 1974, 101; A. Bellù 1987, 131, Nr. 18; J. Woods Marsden 1988, 3–12.

5 Nach Veröffentlichung der Wandbilder durch Giovanni Paccagnini im Jahre 1972 war die allgemeine Tendenz der Forschung zunächst, die Wandbilder in die späten vierziger Jahre zu versetzen. Der Abbruch der Arbeiten wurde mit Pisanellos Ruf nach Neapel 1448–1450 und schließlich seinem Tod im Jahre 1455 begründet (G. Paccagnini 1972; G. Paccagnini – M. Figlioli 1972). Den neuesten Überblick über die Forschungslage und damit über sämtliche vorgeschlagenen Datierungen, die sich über den Zeitraum der zwanziger bis späten vierziger Jahre erstrecken, hat L. Ventura (1992, 15–53) geboten. Wir stimmen mit Venturas Ansetzung der Wandbilder zwischen 1436 und 1442 überein.

6 Die dem Turnier gegenüberliegende Schmalwand mit der Darstellung einer Landschaft mit fahrenden Rittern hat Pisanello nur in der Vorzeichnung hinterlassen. Das gleiche gilt von der Komposition der fahrenden Ritter in einer Burgenlandschaft auf der den Saalfenstern gegenüberliegenden Längswand (Abb. 221). Lediglich ein kleines, an das Turnier angrenzendes Wandstück zeigt mit seiner kompositionell übergreifenden Darstellung von Rittern eine begonnene Bemalung (Abb. 213, 214 links). Von der Fensterwand trägt der an das Turnier angrenzende Wandteil mit seiner gleichfalls übergreifenden Komposition Reste von Bemalung (Abb. 214 rechts).

7 M. Fossi Todorow 1966, Kat. 65–66. Zu Louvre 2594 recto und 2595 verso siehe Anm. 9.

8 Die Zeichnung fand ihre Deutung durch A. Zanoli 1973, 28 f.

9 Auch die bisher nicht genannten Zeichnungen auf Vorder- bzw. Rückseite der Louvreblätter 2594 und 2595 (M. Fossi Todorow 1966, Kat. 225–226) zeigen die geistigen und formalen Zusammenhänge zwischen dem Veroneser Georgsfresko und den Mantuaner Wandbildern. Ein Kopf wie der des Verwundeten oder Toten (2595 verso) hätte in das Mantuaner Turnier einziehen können, identisch ist er allerdings nicht nachweisbar. Der andere Kopf, 2594 recto, hätte seine Auswertung ebenso in Mantua finden können wie in Verona, wo unter den Paladinen des Königs von Silena einer in ähnlicher Haltung erscheint.

10 Zur stilistischen Stellung der Zeichnung siehe Kapitel »Frühzeit Pisanellos«, Seite 42.

11 A. Venturi 1885, 733; V. Ferrari 1989, 114; A. R. Mandrioli in: Katalog Mailand 1991, I, 80 f.

12 Zur stilistischen Stellung der Zeichnungen siehe Kapitel »Frühzeit Pisanellos«, Seite 41.

13 V. Laurent 1971, 297; V. Jûren 1973, 224 f.; M. Vickers 1978, 418. Es entbehrt nicht der Ironie, aus dem Augenzeugenbericht eines hohen Würdenträgers der Ostkirche, Sylvester Syropoulos, zu erfahren, der Markgraf habe seinen Gast gebeten, mehr Rücksicht beim Jagen auf das Eigentum der Landbevölkerung und auch seine eigenen Jagdinteressen zu nehmen.

14 Chicago, Art Institute 1961, 331 und Louvre M. I. 1062. M. Fossi Todorow 1966, Kat. 57–58. Eingehende Analyse der Zeichnungen durch M. Vickers 1978, 417–424. Das von Pisanello dargestellte Pferd mit geschlitzten Nüstern war über Nikolaus Goudeles an Paläologus nach Ferrara gekommen (M. Vickers 1978, 417 f.).

15 London, National Gallery 1436. M. Davies 1961, 440–442.

16 Jacobus de Voragine, ed. R. Benz 1975, 821.

17 Jacopo Bellini, Zeichnungsband Paris fol. 37 verso – 38; Zeichnungsband London fol. 26 verso – 27, 71 verso – 72. B. Degenhart – A. Schmitt (Corpus) 1990, Teil II/6, 318, 467, 510 f.; II/7, Taf. 45–46; II/8, Taf. 171–172, Taf. 260–261.

18 R. Sabbadini 1891 und 1896; Katalog Mailand 1991, I und II, passim.

19 Das Epigramm des Tito Vespasiano Strozzi an Pisanello abgedruckt bei: A. Venturi 1896, 52–56; A. Hentzen 1948, 30 f.; M. Baxandall 1971, 160 f.

20 G. F. Hill 1930, Nr. 24–31; E. Corradini und A. R. Mandrioli in: Katalog Mailand 1991, I, Nr. 3–7.

21 Dagegen folgte Pisanello bei seiner 1444, anläßlich von Leonellos Hochzeit mit Maria von Aragon, einer Tochter Alfonsos V., geschaffenen Medaille seinem sonst üblichen Darstellungstypus, der Wiedergabe des Herrschers im Ausschnitt der Büste.

22 Tusculanae Disputationes I, 52: »Nam corpus quidem vas est aut aliquod animi receptaculum.« M. T. Cicero, ed. K. Büchner 1966, 52 f. Den geistigen Hintergrund dieser Pisanellomedaille hat U. Davitt Asmus (1977, 7–40) erschlossen.

23 U. Davitt Asmus 1977, 24 f.; N. Himmelmann 1985, 103 f.

24 L. Chiappini 1967, 105; F. Toniolo in: Katalog Mailand 1991, I, 132.

25 Der von dem Humanisten Angelo Decembrio um 1450 verfaßte Traktat »De politia litteraria« verlegte ähnliche Gedankengänge in den Mund des Fürsten Leonello d'Este. M. Baxandall 1963, 304–326; U. Davitt Asmus 1977, 26 ff.; N. Himmelmann 1985, 98, 112–114.

26 G. F. Hill 1930, Nr. 21, 33–34, 36.

27 G. F. Hill 1905, 197 f.; R. Wittkower 1984, 232 f.

28 P. R. Franke – M. Hirmer 1972, 62, Nr. 173, Taf. 60: Tetradrachmon, um 420–415 v. Chr. B. Degenhart – A. Schmitt (Corpus) 1990, Teil II/5, 227, Abb. 276: Münze von Akragas mit Adlerpaar statt eines Adlers.

29 G. F. Hill 1930, Nr. 43.

30 Im gleichen Jahre 1435, der Übergabe von Pisanellos Caesarbildnis an Leonello, hat auch Guarino seinen Kommentar zu Caesars »De bello gallico« Leonello gewidmet. Die Begeisterung des jungen Leonello für den römischen Heros ist seinem Briefwechsel mit Guarino zu entnehmen.
In einer ebenfalls im Jahre 1435 stattgefundenen, berühmt gewordenen Kontroverse zwischen Guarino und dem Florentiner Humanisten Poggio Bracciolini, der, als Parteigänger der Republik, die Vorrangstellung Scipios gegenüber Caesar vertrat, verteidigte Guarino mit Eifer die Vorzüge Caesars. R. Sabbadini 1891, 101, 103, 115–117; II, 1916, Nr. 668–670.

31 Siehe Seite 275.
32 A. Venturi 1896, 38.
33 A. Dülberg 1990, 33 f.
34 M. Salmi 1957, 91–95. Das Caesarbildnis gehört zu dem reich ausgestatteten, auf drei Bände verteilten Werk der »Vitae virorum illustrium« des Plutarch (Cesena, Biblioteca Malatestiana Ms. S. XV. 1, S. XV. 2, S. XV. 3). Die Entstehung der Handschrift wird in den Jahren 1450 bis 1456 angesetzt. G. Mariani Canova in: Katalog Mailand 1991, I, 121–129.
35 Im Bestand der Pisanellozeichnungen blieb auch seine Zeichnung nach einer Caesarmünze bewahrt: Louvre 2315 (Abb. 133). Pisanello mußte bei der Ausführung seines gemalten Caesarbildnisses für Leonello also nicht direkt auf die Münze zurückgreifen, sondern konnte sich seiner Zeichnung bedienen.
36 A. Venturi 1896, 46 f.; R. Chiarelli 1972, 97, Kat. 88; B. Degenhart – A. Schmitt (Corpus) 1990, Teil II/5, 19–20.
37 Die Dargestellte wurde, unter Nichtberücksichtigung des Wacholderzweiges, auch als Margherita Gonzaga gedeutet. R. Chiarelli 1972, 95 f., Kat. 78.
38 Nach Margherita Gonzagas Tod gab Leonello seinem Schmerz in Emblemen, die auf dieses Ereignis Bezug nehmen, Ausdruck. L. Chiappini 1967, 105.
39 Die christliche Kunst hatte von der griechisch-römischen die Verwendung des Schmetterlings als Darstellungsform der menschlichen Seele übernommen. Als Symbol unsterblicher Lebenskraft umflattern auf Darstellungen der altgriechischen Vasenmalerei die »Seelen« als Schmetterlinge den Toten oder das Grabmal. In römischen Prometheus-Sarkophagen entflieht die Seele in Gestalt des Schmetterlings dem tot auf der Erde liegenden Menschenkind. O. Waser in: W. H. Roscher III/2, 1902–1909, 3234–3237.
40 E. Panofsky 1953, I, 146, 416, Anm. 6; M. Levi d'Ancona 1977, 23–25. Schon Levi d'Ancona betonte, daß das Bildnis der Ginevra d'Este keineswegs ein schon für Sigismondo Malatesta gemaltes Verlöbnisbild sein könne, wie geäußert wurde.
41 Paris, Louvre 2368. M. Fossi Todorow 1966, Kat. 22.
42 Siehe Seite 170 f. und 181–193.
43 R. Chiarelli 1972, 95, Kat. 77.
44 Siehe Kapitel »Frühzeit Pisanellos«, Seite 41 und Seite 278, Anm. 40.
45 R. Chiarelli 1972, 99, Kat. 100.
46 Wien Inv. 5 verso. M. Fossi Todorow 1966, Kat. 205.
47 Bevor Sir Charles Eastlake 1862 das Gemälde erwarb, befand es sich in der Ferrareser Sammlung Costabili, der auch Pisanellos Leonellobildnis in Bergamo angehörte. Über Lady Eastlake kam die Madonnentafel 1867 an die National Gallery. M. Davies 1961, 439 f.

Bono da Ferrara

1 London, National Gallery Inv. 771. Maße 52 x 38 cm. M. Davies 1961, 93 f. Das Bild befand sich bis 1858 in der Ferrareser Sammlung Costabili, welcher auch zwei Gemälde Pisanellos angehörten: die Madonna mit den hll. Antonius und Georg, London, National Gallery Inv. 776 (Abb. 43) und das Bildnis des Leonello d'Este in Bergamo (Abb. 231).
2 A. Venturi (1922, 105–108) und R. Longhi ([1934], 1956, 15 f.) traten für Pisanello als Autor der Londoner Hieronymustafel ein, neuerdings wieder F. Bologna (1977, 44 f.) und A. Conti (1979, 74–76).
3 A. Venturi 1896, 39–41. Vgl. G. F. Hill 1905, 113–118. Venturi datierte Guarinos Gedicht um 1438, Hill zwischen 1438 und 1441. Eine zeitliche Ansetzung schon um 1427 vertrat R. Sabbadini (I, 1915, 554–557).
4 Zum technischen Befund M. Davies 1961, 94. Gegenüber der angezweifelten Echtheit der Signatur erhebt sich auch folgende Frage: Würde ein Fälscher nicht eher dem Namen Pisanellos selbst den Vorrang gegeben haben gegenüber dem Namen eines Mitarbeiters, der sich mit »dis(c)ipulus« unterordnet, aber gleichzeitig mit »*Pisani* dis(c)ipulus« selbstbewußt des großen Lehrmeisters sich rühmt? Erhalten ist von Pisanello kein Hieronymusgemälde. Neben der gemalten Hieronymusdarstellung, die Guarino als Geschenk von Pisanello empfing, existierten weitere Hieronymusgemälde Pisanellos. Denn Bartolomeo Fazio spielt in seiner Erwähnung von Pisanellos Werk gleich auf mehrere Hieronymusversionen auf Holz und Pergament an. Fazio hebt zwei Charakteristika dieser Fassungen hervor: Hieronymus ist in anbetender Haltung gegenüber dem Kruzifix gezeigt und ist von vielen Tieren verschiedener Art umgeben, die wie lebend erschienen. »Sunt et eius ingenii atque artis exemplaria aliquot picturae in tabellis ac membranulis, in quis Hieronymus Christum cruci affixum adorans, ipso gestu atque oris maiestate venerabilis, et item haeremus in qua multa diversi generis animalia, quae vivere existimes« (M. Baxandall 1971, 166).
5 Padua, Eremitani. Bonos Wandbild in der Ovetarikapelle wurde 1944 durch Bombardierung zerstört. Es trug eine auffallend große Künstlersignatur »OPVS BONI« am unteren Rand rechts. R. Lightbown 1986, 389, 391, 394.
6 1461 ist Bono nochmals in Siena erwähnt. L. N. Cittadella 1868, II, 364; G. Vasari, ed. G. Milanesi III, 1878, 28.
7 E. Rigoni 1948, 143 und 146.
8 E. Rigoni 1948, 143.
9 R. Lightbown 1986, 28, 52, 55, 389, 391, 394 f.
10 Siehe »Lebensdaten des Bono da Ferrara«, Seite 275 f.
11 Erwähnt werden Arbeiten in der »Delizia« di Migliaro, den »Case di Casaglia« und für Pellegrino Pasini. A. Venturi 1884, 614; G. Campori 1885, 544. Siehe auch »Lebensdaten des Bono da Ferrara«, Seite 275.
12 Zusammenfassend A. Bacchi 1987, 588; F. Todini in: Katalog Mailand 1991, I, 283–289.
13 Zur »*Kopfstudien-Reihe*« Bonos gehören die folgenden meist doppelseitig bezeichneten Blätter:
Louvre 2589 (Abb. 296–297), 2591, 2592, 2593 (Abb. 295, 304), 2596, 2597 (Abb. 282), 2598, 2599, 2600, 2601 (Abb. 283), 2602, 2603, 2604, 2605, 2606 (Abb. 284), 2607, 2608 (Abb. 285–286), 2609, 2610 (Abb. 281, 288), 2611 (Abb. 291), 2612 (Abb. 289), 2613 (Abb. 292), 2614 (Abb. 287), 2615 (Abb. 290, 293), 2616 (Abb. 302), 2617, 2618, 2619 (Abb. 301), 2620, 2621 (Abb. 274), 2622 (Abb. 278), 2623 (Abb. 257, 276). Die »Kopfstudien-Reihe« wurde von der Forschung sehr unterschiedlich eingeschätzt. Die Meinungen teilen sich in Anerkennung und Ablehnung der Autorschaft Pisanellos, dabei wurden häufig nur Einzelblätter in dieser oder jener Richtung interpretiert (M. Fossi Todorow 1966, Kat. 221–224, 227–252, 284–285). Wo Pisanellos Eigenhändigkeit vertreten wurde, divergieren die Ansichten zwischen Frühzeit (L. Coletti 1947, 258; M. Boskovits in: Katalog Mailand 1988, 46, Anm. 40; A. De Marchi 1992, 84 f.) und letzter Schaffensphase in Neapel (B. Degenhart 1942, 46 ff.; H. Keller 1957, 139–152). Wir treten heute für die Autorschaft der Zeichnungen von *einer* Hand ein, nämlich Bonos da Ferrara.
14 Die elf Pferdeköpfe stehen auf meist doppelseitig bezeichneten, zusammengeklebten Blättern: Louvre 2627 (Abb. 265), 2628 (Abb. 266), 2629 (Abb. 264), 2630 (Abb. 259–260), 2631 (Abb. 261–262), 2632.
Die Zeichnungen sind sowohl als eigenhändige Werke Pisanellos (B. Degenhart 1942, 25 f.; B. Degenhart – A. Schmitt [Corpus] 1990, Teil II/5, 119) wie auch als Schulwerke (M. Fossi Todorow 1966, 50 und Kat. 255, 286–290) interpretiert worden. Der Zusammenhang mit Sant'Anastasia war stets erkannt, nicht aber war bisher die Identität dieses Zeichners mit dem an Pisanellos Wandbild tätigen Mitarbeiter genug beachtet worden, um entsprechende Schlüsse daraus zu ziehen.
15 Der *sogenannten Madonnen-Gruppe* sind stilistisch zuzuordnen: Ambrosiana F. 214 inf. Nr. 3, Nr. 4, Nr. 16, Nr. 17 (Abb. 249), Nr. 22 (Abb. 252–253), Nr. 26 (Abb. 258), Louvre 2623 (Abb. 257, 276), 2633, 2634 (Abb. 251), R. F. 518 (Abb. 248).
Als wir die Zusammenhänge mit Bono noch nicht erkannt hatten, verbanden wir sieben Blätter dieser Gruppe mit dem von Gentile da Fabriano beeinflußten Arcangelo di Cola da Camerino (B. Degenhart

– A. Schmitt 1960, 66; B. Degenhart – A. Schmitt [Corpus] 1968, Teil I/1, Kat. 138–143, 145, Teil I/3, Taf. 179 a–b, 180–181, 182 c–d). Bereits K. Zoege von Manteuffel (1909, 72) hatte die Madonnenzeichnungen als Gruppe zusammengefaßt und aus dem Œuvre Pisanellos ausgeschieden. Von M. Fossi Todorow (1966, 51 und Kat. 210–211) wurden dieser Gruppe zu Unrecht zwei frühe Pisanellozeichnungen zugeordnet (Mailand F. 214 inf. Nr. 7 und 8, unsere Abb. 128–129).

16 Eine Ausnahme von den rund fünfzig in Feder ausgeführten Kopfstudien bildet die Louvrezeichnung 2606 verso. Sie beschränkt sich ganz auf Metallstift und zwar in besonders dichter Linienführung, während ihre Vorderseite einen Kopf in der üblichen Kombination von Metallstift und Feder trägt. Es handelt sich wohl um eine unmittelbare Naturskizze, nicht um eine Reinzeichnung, wie sonst in dem Musterbestand.

17 Das Vorkommen eines vergleichbaren Wasserzeichens Schwein, das fünfzehn Blätter der »Kopfstudien-Reihe« miteinander verbindet, konnte bisher nur in Fabriano, um 1439, nachgewiesen werden (C. M. Briquet 1923, Nr. 13571). Das Wasserzeichen Schwein tragen die folgenden Zeichnungen: Louvre 2597, 2598, 2599, 2600, 2604, 2607, 2610, 2611, 2613, 2617, 2618, 2619, 2621, 2622. Die aus zwei Blatthälften zusammengeklebte Zeichnung 2597 trägt auf beiden Blatthälften das Wasserzeichen Schwein.

18 Die Form dieses Wasserzeichens, durch Briquet für Verona im frühen 14. Jahrhundert nachgewiesen (C. M. Briquet 1923, Nr. 4130), ist im 15. Jahrhundert zu verfolgen über datierte, in Verona oder im Veneto entstandene Handschriften: Verona, Biblioteca Comunale Ms. 815 (1409 datiert); Padua, Biblioteca del Seminario Ms. 221 (1424 datiert); über Zeichnungen des Stefano: Dresden, Kupferstichkabinett Inv. C 125; Paris, Sammlung Frits Lugt Inv. 1341 (bei beiden Zeichnungen über der Glocke noch ein Kreis).
Folgende Louvrezeichnungen tragen das Wasserzeichen Glocke: 2627, 2628, 2629, 2632.

19 Vallardi hatte seinen eigenen Angaben zufolge diese Zeichnungssammlung unter dem Namen Raffaels 1829 in Piacenza erworben (G. Vallardi 1855, IX). Im Jahre 1856 verkaufte er sie unter dem Namen Leonardos als Klebeband in einer nach dem Vorbild des »Codex Atlanticus« angefertigten Kassette mit der Aufschrift Leonardos für 35.000 Francs an den Louvre. Ein Jahr zuvor, 1855, hatte er den Bestand des dann nach ihm benannten Klebebandes katalogmäßig erschlossen und als »Disegni di Leonardo da Vinci« publiziert (G. Vallardi 1855). Tatsächlich enthielt der Bestand auch einzelne Zeichnungen Leonardos und seines Umkreises, das Kernstück aber bildeten Zeichnungen Pisanellos, was F. Reiset und L. Both de Tauzia bald erkannten (F. Reiset 1877, 117–124; L. Both de Tauzia 1881, 60–66). Im Louvre wurde der Klebeband aufgelöst und die Zeichnungen ihrer Künstlerbestimmung entsprechend aufgeteilt.

20 G. Vallardi 1855, 22, fol. 103 (Louvre 2597) und 32 f., fol. 155, 156, 157, 158 (Louvre 2629, 2630, 2631, 2632).

21 Die Zusammengehörigkeit der Pferde- wie der Menschenköpfe brachte Vallardi durch eine *fortlaufende*, nur gelegentlich durch einzelne Zeichnungseinschübe unterbrochene Numerierung zum Ausdruck. G. Vallardi 1855, 20–28, fol. 94, 97–99, 102–130 (»Kopfstudien-Reihe«), 32 f., fol. 153–158 (Pferdeköpfe). Mit Bonos »Kopfstudien-Reihe« untermischt wurden von Vallardi ein großes Pergamentblatt des frühen 15. Jahrhunderts mit einer antikischen Frauenbüste (fol. 95 = Louvre 2344), die großformatige Studie Pisanellos mit einer Madonnenhalbfigur (fol. 96 = Louvre 2590), Pisanellos Kopfstudien zweier Krieger (fol. 100–101 = Louvre 2594 recto und 2595 verso).

22 Wo immer Bono auf doppelseitig bezeichneten Blättern seiner Mustersammlung von Kopfstudien andere ergänzende Motive wie Brokatornamente und Hermelinschwänzchen als Standeskennzeichen hochgestellter Persönlichkeiten (Louvre 2601 verso, 2604 verso) oder ein Schmuckstück in Form eines Schlößchens (Louvre 2612 verso) anbrachte, gab Vallardi im Sinne seines thematischen Ordnungsprinzips jeweils den Köpfen den Vorrang als Schauseiten.
Das oben erwähnte Schmuckstück in Form eines Schlößchens (Louvre 2612 verso) findet sich in Verbindung mit dem Motto »WAST« auf einer zweiten Zeichnung des »Codex Vallardi«: Louvre 2273. In dieser Kombination von Wort und Bild verwandte es Leonello d'Este als Emblem, wie eine für ihn ausgeführte Liviushandschrift in Privatbesitz bezeugt (Katalog Mailand 1991, I, 129, Nr. 30. Das Motto dort »VVAST«).

23 Sämtliche Madonnen der Gruppe sind in Feder über Metallstiftzeichnung auf leuchtender Rötelgrundierung ausgeführt, nicht anders als die Pferde und die »Kopfstudien-Reihe«.

24 Der Abstand vom rechten Augenwinkel bis zur Oberlippe beträgt in Zeichnung und Wandbild 17 cm.

25 Zeichnungen Bonos wie Louvre 2495 und 2496 sind vermittelnde Glieder zu dem von rückwärts gesehenen Hirsch mit Hirschkuh oder Reh im Hintergrund seines Paduaner Wandbildes.

Literaturverzeichnis

E. A. 1890 – Riparazioni all'affresco di Vittore Pisano in Sant'Anastasia a Verona; in: Archivio storico dell'arte 3, 1890, 412.

G. Algeri 1987 – Antonio Pisano, detto Pisanello; in: La pittura in Italia. Il Quattrocento, a cura di F. Zeri. Riedizione accresciuta e aggiornata. Mailand 1987. Bd. II, 742.

G. Algeri (Arte cristiana) 1987 – Per l'attività di Michelino da Besozzo in Veneto; in: Arte cristiana 75, 1987, 17–32.

G. Amadei 1968 – Il Pisanello a Mantova; in: Civiltà mantovana 3, 1968, 287–320.

F. Flores d'Arcais siehe *d'Arcais.*

E. Arslan 1948 – Intorno a Giambono e a Francesco dei Franceschi; in: Emporium 108, 1948, 285–289.

A. Avena 1913 – La paternità del campanile del Duomo di Verona; in: Madonna Verona 7, 1913, 154–160.

F. Avril – N. Reynaud 1993 – Les manuscrits à peintures en France 1440–1520. Ausstellung Paris, Bibliothèque Nationale, 16. Oktober 1993 – 16. Januar 1994. Paris 1993.

A. Bacchi 1987 – Bono da Ferrara; in: La pittura in Italia. Il Quattrocento. 2. Auflage. Mailand 1987. Bd. II, 588.

G. Baldissin Molli 1992 – *Le Postille* di Bartolomeo Campagnola alle *Vite* di Bartolomeo Dal Pozzo; in: Bollettino del Museo Civico di Padova 81, 1992, 147–174.

M. Baxandall 1963 – A Dialogue on Art from the Court of Leonello d'Este. Angelo Decembrio's *De Politia Litteraria* Pars LXVIII; in: Journal of the Warburg and Courtauld Institutes 26, 1963, 304–326.

M. Baxandall 1971 – Giotto and the Orators. Humanist observers of painting in Italy and the discovery of pictorial composition 1350–1450. Oxford 1971.

J. Bean 1960 – Bayonne, Musée Bonnat. Les dessins italiens de la collection Bonnat. Inventaire général des dessins des Musées de Province, 4. Paris 1960.

A. Bellù 1987 – Pisanus pinctor debet habere...; in: Arte lombarda, n. s. 80–82, 1987, 125–131.

F. Berchet 1896 – IIIª relazione annuale (1895) dell'Ufficio Regionale per la Conservazione dei Monumenti del Veneto. Venedig 1896.

F. Berchet 1901 – Vª relazione (esercizî 1899–1900; 1900–1901) dell'Ufficio Regionale per la Conservazione dei Monumenti del Veneto. Venedig 1901.

C. Bernasconi 1862 – Il Pisano grand' artefice veronese della prima metà del secolo decimoquinto considerato primieramente come pittore e di poi come scultore in bronzo, memorie. Verona 1862.

C. Bertelli 1987 – Masolino e il Vecchietta a Castiglione Olona; in: Paragone arte 38, 1987, n. s. 5 (451), 25–47.

E. Berti Toesca 1937 – Il Tacuinum sanitatis della Biblioteca Nazionale di Parigi. Bergamo 1937.

G. Biadego 1908–1913 – Pisanus pictor; in: Atti del Reale Istituto Veneto di Scienze, Lettere ed Arti (I) 67, 1908, 837–859; (II) 68, 1909, 229–248; (III) 69, 1909, 183–188; (IV) 69, 1910, 797–813; (V) 69, 1910, 1047–1054; (VI) 72, 1913, 1315–1329.

G. Biancolini 1749–1771 – Notizie storiche delle chiese di Verona. 8 Bde. Verona 1749–1771.

F. Bologna 1977 – Napoli e le rotte mediterranee della pittura. Neapel 1977.

E. Borsook 1980 – The Mural Painters of Tuscany. 2. Auflage. Oxford 1980.

L. Both de Tauzia 1881 – Notice des dessins de la collection His de la Salle exposés au Louvre. Paris 1881.

R. Brenzoni 1952 – Pisanello pittore (1395 circa – ottobre 1455). II edizione (riveduta e corretta). Florenz 1952.

S. Breventano 1570 – Istoria della antichità, nobiltà, et delle cose notabili della città di Pavia. Pavia 1570. Nachdruck Bologna 1972.

C. M. Briquet 1923 – Les filigranes. Dictionnaire historique des marques du papier. 4 Bde. 2. Auflage. Leipzig 1923.

P. Fortini Brown 1988 – Venetian Narrative Painting in the Age of Carpaccio. New Haven – London 1988.

J. Byam Shaw 1983 – The Italian Drawings of the Frits Lugt Collection. 3 Bde. Paris 1983. Bd. I: Text; Bd. II: Polidoro Album; Bd. III: Plates.

A. Cadei 1970 – Giovannino de Grassi nel taccuino di Bergamo; in: Critica d'arte, n. s. 17, 1970, fasc. 109, 17–36.

G. Campori 1885 – I pittori degli Estensi nel secolo XV; in: Atti e memorie delle R R. Deputazioni di Storia Patria per le Provincie Modenesi e Parmensi, serie 3, 3, 1885, 525–604.

K. Cassirer 1921 – Zu Borrominis Umbau der Lateransbasilika; in: Jahrbuch der Preußischen Kunstsammlungen 42, 1921, 55–66.

G. B. Cavalcaselle siehe *J. A. Crowe – G. B. Cavalcaselle.*

C. Cesariano 1521 – Di Lucio Vitruvio Pollione de architectura libri dece traducti de latino in vulgare, affigurati, commentati et con mirando ordine insigniti... Como 1521. Nachdruck München 1969.

L. Chiappini 1967 – Gli Estensi. Varese 1967.

R. Chiarelli 1972 – L'opera completa del Pisanello. Mailand 1972.

R. Chiarelli (Note) 1972 – Note pisanelliane; in: Antichità viva 11, 1972, Nr. 2, 3–25.

K. Christiansen 1982 – Gentile da Fabriano. London 1982.

K. Christiansen 1987 – Venetian Painting of the Early Quattrocento; in: Apollo 125, 1987, 166–177.

M. T. Cicero, ed. K. Büchner 1966 – Gespräche in Tuskulum. Eingeleitet und neu übersetzt von K. Büchner. 2. Auflage. Zürich – Stuttgart 1966.

C. Cipolla 1914 – Ricerche storiche intorno alla chiesa di Santa Anastasia in Verona. Capo

III. Le cappelle e gli altari della crociera; in: Arte 17, 1914, 396–414.

L. N. Cittadella 1868 – Notizie amministrative, storiche, artistiche relative a Ferrara ricavate da documenti. Bd. II. Ferrara 1868.

L. Cogliati Arano 1970 siehe *M. L. Gengaro – L. Cogliati Arano 1970.*

L. Cogliati Arano 1973 – Tacuinum sanitatis. Mailand 1973.

L. Coletti 1947 – Pittura veneta dal Tre al Quattrocento; in: Arte veneta 1, 1947, 5–19, 251–262.

L. Coletti 1958 – La mostra da Altichiero a Pisanello; in: Arte veneta 12, 1958, 239–250.

A. M. Comanducci 1970–1974 – Dizionario illustrativo dei pittori, disegnatori e incisori italiani moderni e contemporanei. 4. Auflage. 5 Bde. Mailand 1970–1974.

A. Conti 1979 – Una miniatura ed altre considerazioni sul Pisanello; in: Itinerari 1, 1979, 67–76.

A. Conti 1981 – Vicende e cultura del restauro; in: Storia dell'arte italiana. Parte terza a cura di F. Zeri. Volume terzo: Conservazione, falso, restauro. Turin 1981, 37–112.

A. Conti 1988 – Storia del restauro e della conservazione delle opere d'arte. Mailand 1988.

Corpus siehe *B. Degenhart – A. Schmitt (Corpus).*

J. A. Crowe – G. B. Cavalcaselle 1871 – A History of Painting in North Italy. 2 Bde. London 1871.

M. T. Cuppini 1969 – L'arte gotica a Verona nei secoli XIV–XV; in: Verona e il suo territorio. Bd. III, 2. Verona 1969, 211–383.

M. T. Cuppini 1971 – Pitture murali restaurate. Ausstellung Verona, Soprintendenza ai Monumenti, 1970. Calliano 1971.

M. T. Cuppini 1978 – Pitture murali restaurate. Ausstellung Verona, Soprintendenza per i Beni Ambientali e Architettonici, 1978. Calliano 1978.

M. Dachs 1992 – Zur künstlerischen Herkunft und Entwicklung des Michelino da Besozzo; in: Wiener Jahrbuch für Kunstgeschichte 45, 1992, 51–81, 241–254.

B. Dal Pozzo 1718 – Le vite de' pittori, degli scultori, et architetti veronesi. Verona 1718.

F. Flores d'Arcais 1980 – La pittura nelle chiese e nei monasteri di Verona; in: Chiese e monasteri a Verona, ed. G. Borelli. Verona 1980, 441–532.

M. Davies 1961 – National Gallery Catalogues. The Earlier Italian Schools. 2. Auflage. London 1961.

U. Davitt Asmus 1977 – Corpus quasi vas. Beiträge zur Ikonographie der italienischen Renaissance. Berlin 1977.

G. De Angelis D'Ossat (1943) 1981 – Gli archi trionfali ideati dal Peruzzi per la venuta di Carlo V a Roma; (in: Capitolium 18, 1943, 287–294) wiederabgedruckt in: Taccuino S IV 7 detto di Baldassarre Peruzzi della Biblioteca Comunale di Siena. V centenario della nascita di Baldassarre Peruzzi. Sovicille 1981, VIII f.

B. Degenhart 1942 – Antonio Pisanello. 3. erweiterte Auflage. Wien 1942.

B. Degenhart 1951 – Zu Pisanellos Wandbild in S. Anastasia in Verona; in: Zeitschrift für Kunstwissenschaft 5, 1951, 29–50.

B. Degenhart 1953 – Di una pubblicazione su Pisanello e di altri fatti (I); in: Arte veneta 7, 1953, 182–185.

B. Degenhart 1954 – Di una pubblicazione su Pisanello e di altri fatti (II); in: Arte veneta 8, 1954, 96–118.

B. Degenhart 1960 siehe *B. Degenhart – A. Schmitt 1960.*

B. Degenhart 1962 – Antonio di Puccio Pisano, detto il Pisanello; in: Dizionario biografico degli italiani. Bd. 3. Rom 1962, 571–574.

B. Degenhart 1963 – Pisanello; in: Enciclopedia universale dell'arte. Bd. X. Venedig – Rom 1963, 611–616.

B. Degenhart 1972 – Ludovico II. Gonzaga in einer Miniatur Pisanellos; in: Pantheon 30, 1972, 193–210.

B. Degenhart 1973 – Pisanello in Mantua; in: Pantheon 31, 1973, 364–411.

B. Degenhart – A. Schmitt 1960 – Gentile da Fabriano in Rom und die Anfänge des Antikenstudiums. I. Ein Musterblattkomplex Gentiles und seiner Schüler, von B. Degenhart. II. Gentile da Fabriano und der Beginn der Antikennachzeichnung, von A. Schmitt; in: Münchner Jahrbuch der bildenden Kunst, 3. Folge, 11, 1960, 59–151.

B. Degenhart – A. Schmitt (Corpus) 1968 – Corpus der italienischen Zeichnungen 1300–1450. Teil I: Süd- und Mittelitalien. 4 Bde. Berlin 1968.

B. Degenhart – A. Schmitt (Corpus) 1980 – Corpus der italienischen Zeichnungen 1300–1450. Teil II: Venedig 1300–1400; Addenda zu Süd- und Mittelitalien 1300–1400. 3 Bde. Berlin 1980.

B. Degenhart – A. Schmitt (Corpus) 1990 – Corpus der italienischen Zeichnungen 1300–1450. Teil II: Venedig. Bd. V–VIII: Jacopo Bellini. Berlin 1990.

G. De Lorenzi 1983 – Medaglie di Pisanello e della sua cerchia, a cura di G. De Lorenzi. Premessa di G. Gaeta Bertelà. Mostre del Museo Nazionale del Bargello. Bd. 1. Florenz 1983.

A. De Marchi 1992 – Gentile da Fabriano. Mailand 1992.

A. Dülberg 1990 – Privatporträts. Geschichte und Ikonologie einer Gattung im 15. und 16. Jahrhundert. Berlin 1990.

H. Egger 1902 – Entwürfe Baldassare Peruzzis für den Einzug Karls V. in Rom. Eine Studie zur Frage über die Echtheit des sienesischen Skizzenbuches; in: Jahrbuch der Kunsthistorischen Sammlungen des Allerhöchsten Kaiserhauses 23, 1902, 1–44.

A. J. Elen 1989 – Missing Old Master Drawings from the Franz Koenigs Collection claimed by the State of The Netherlands. Den Haag 1989.

B. Facius, ed. L. Mehus 1745 – De viris illustribus liber nunc primum ex ms. cod. in lucem erutus. Florenz 1745.

B. Fazio siehe *Facius.*

V. Ferrari 1989 – L'araldica estense nello sviluppo storico del dominio ferrarese. Ferrara 1989.

M. Figlioli 1972 siehe *G. Paccagnini – M. Figlioli 1972.*

F. Flores d'Arcais siehe *d'Arcais.*

P. Fortini Brown siehe *Brown.*

M. Fossi Todorow 1962 – Un taccuino di viaggi del Pisanello e della sua bottega; in: Scritti di storia dell'arte in onore di Mario Salmi. Rom 1962, Bd. II, 133–161.

M. Fossi Todorow 1966 – I disegni del Pisanello e della sua cerchia. Florenz 1966.

P. R. Franke – M. Hirmer 1964 – Die griechische Münze. München 1964.

C. L. Frommel 1967–1968 – Baldassare Peruzzi als Maler und Zeichner. Wien – München 1967–1968. Beiheft zum Römischen Jahrbuch für Kunstgeschichte 11, 1967–1968.

G. Fruet 1971 – Stefano da Verona e Stefano di Francia; in: Civiltà mantovana 5, 1971, 101–115.

M. L. Gengaro – L. Cogliati Arano 1970 – Miniature lombarde. Codici miniati dall'VIII al XIV secolo. Mailand 1970.

C. Gilli Pirina 1969 siehe *Pirina 1969.*

Giovannino de' Grassi, ed. Monumenta Bergomensia 1961 – Giovannino de' Grassi, Taccuino di disegni, codice della Biblioteca Civica di Bergamo. Prima edizione integrale in facsimile. Monumenta Bergomensia V. Bergamo 1961.

D. G(noli) 1890 – Passaporto di Pisanello; in: Archivio storico dell'arte 3, 1890, 402 f.

G. Gruyer 1893–1894 – Vittore Pisano, appelé aussi le Pisanello; in: Gazette des beaux-arts,

3e pér., 10, 1893, (Teil I:) 353–368; 11, 1894, (Teil II:) 198–218, (Teil III:) 412–427; 12, 1894, (Teil IV:) 290–304, (Teil V:) 485–496.

G. Gruyer 1897 – L'art ferrarais à l'époque des princes d'Este. 2 Bde. Paris 1897.

Guarino Veronese, ed. R. Sabbadini 1915–1919 – Epistolario di Guarino Veronese raccolto ordinato illustrato da R. Sabbadini. 3 Bde. Venedig 1915–1919. Bd. I, 1915: Testo; Bd. II, 1916: Testo; Bd. III, 1919: Commento.

E. M. Guzzo 1989 – Per Giovanni Badile e una rilettura di alcuni fatti della pittura gotico-internazionale a Verona; in: La Cappella Guantieri in S. Maria della Scala a Verona, a cura di M. Cova. Verona 1989, 15–48.

E. M. Guzzo 1993 – Risarcimento di Antonio Badile; in: Arte cristiana 81, 1993, 199–210.

A. Hentzen 1948 – Antonio Pisanello. Die Vision des heiligen Eustachius. Berlin 1948.

G. F. Hill 1905 – Pisanello. London 1905.

G. F. Hill 1930 – A Corpus of Italian Medals of the Renaissance before Cellini. 2 Bde. London 1930.

N. Himmelmann 1985 – Ideale Nacktheit. Opladen 1985.

S. Jacob 1975 – Italienische Zeichnungen der Kunstbibliothek Berlin. Berlin 1975.

Jacobus de Voragine, ed. R. Benz 1975 – Die Legenda aurea des Jacobus de Voragine, aus dem Lateinischen übersetzt von R. Benz. 8. Auflage. Heidelberg 1975.

P. Joannides 1993 – Masaccio and Masolino. A Complete Catalogue. London 1993.

V. Juřen 1973 – A propos de la médaille de Jean VIII Paléologue par Pisanello; in: Revue numismatique, 6e série, 15, 1973, 219–225.

W. Kallab 1908 – Vasaristudien, ed. J. v. Schlosser. Wien – Leipzig 1908.

E. Karet 1992 – The Pavian Origins of Stefano da Verona; in: Arte lombarda 100, 1992, 8–19.

Katalog Arezzo 1981 – Giorgio Vasari. Principi, letterati e artisti nelle carte di Giorgio Vasari ... Ausstellung Arezzo, 26. September – 29. November 1981. Florenz 1981.

Katalog London 1981–1982 – Splendours of the Gonzaga. Catalogue, ed. D. Chambers – J. Martineau. Ausstellung London, Victoria & Albert Museum, 4. November 1981 – 31. Januar 1982. Cinisello 1981.

Katalog Mailand 1988 – Arte in Lombardia tra Gotico e Rinascimento. Ausstellung Mailand, Palazzo Reale, 1988.

Katalog Mailand 1990 – Pinacoteca di Brera. Scuola veneta. Mailand 1990.

Katalog Mailand 1991 – Le muse e il principe. Arte di corte nel Rinascimento padano. Ausstellung Mailand, Museo Poldi Pezzoli, 20. September – 1. Dezember 1991. 2 Bde. Modena 1991. Bd. I: Catalogo; Bd. II: Saggi.

Katalog Paris 1984 – Dix siècles d'enluminure italienne (VIe–XVIe siècles). Paris, Bibliothèque Nationale, 1984. Ausstellung Paris, Galerie Mazarine, 8. März – 30. Mai 1984.

Katalog Paris 1990 – Les dessins vénitiens des collections de l'École des Beaux-Arts. Ausstellung Paris, École Nationale Supérieure des Beaux-Arts, 3. Mai – 15. Juli 1990. Paris 1990.

Katalog Paris (Baudry) 15.–17. Juli 1879 – Inventaire des autographes et des documents historiques composant la collection de M. Benjamin Fillon. Séries IX et X. Artistes – compositeurs de musique. Paris, Baudry, 15.–17. Juli 1879.

Katalog Rom 1988 – Da Pisanello alla nascita dei Musei Capitolini. L'Antico a Roma alla vigilia del Rinascimento. Ausstellung Rom, Musei Capitolini, 24. Mai – 19. Juli 1988. Mailand – Rom 1988.

Katalog Turin 1990 – Da Biduino ad Algardi. Pittura e scultura a confronto. Catalogo a cura di G. Romano. Ausstellung Turin, Antichi Maestri Pittori, 12. Mai – 23. Juni 1990.

Katalog Verona 1986 – Miniatura veronese del Rinascimento, a cura di G. Castiglioni e S. Marinelli. Ausstellung Verona, Museo di Castelvecchio, 1986.

Katalog Vignola 1988 – Il tempo di Nicolò III. Gli affreschi del Castello di Vignola e la pittura tardogotica nei domini estensi. Ausstellung Vignola, Mai – Juni 1988. Modena 1988.

Katalog Wien 1933 – Beschreibender Katalog der Handzeichnungen in der Graphischen Sammlung Albertina, ed. A. Stix. Bd. IV: Die Zeichnungen der deutschen Schulen bis zum Beginn des Klassizismus. Wien 1933.

H. Keller 1957 – Bildhauerzeichnungen Pisanellos; in: Festschrift Kurt Bauch. (Berlin – München) 1957, 139–152.

R. W. Kennedy 1964 – The Contribution of Martin V to the Rebuilding of Rome, 1420–1431; in: Smith College Studies in History 44, 1964, 27–52.

E. W. Kirsch 1972 siehe *M. Meiss – E. W. Kirsch 1972.*

E. W. Kirsch 1991 – Five Illuminated Manuscripts of Giangaleazzo Visconti. Philadelphia – London 1991.

R. Krautheimer – S. Corbett – A. K. Frazer 1980 – Corpus basilicarum christianarum Romae. Le basiliche paleocristiane di Roma (IV–IX sec.). Bd. V. Rom 1980.

P. Lauer 1911 – Le Palais de Latran. Paris 1911.

V. Laurent 1971 – Les »Mémoires« du Grand Ecclésiarque de l'Église de Constantinople Sylvestre Syropoulos sur le concile de Florence (1438–1439). Paris 1971.

M. Levi D'Ancona 1977 – The Garden of the Renaissance. Botanical Symbolism in Italian Painting. Florenz 1977.

R. Lightbown 1986 – Mantegna, with a Complete Catalogue of the Paintings, Drawings and Prints. Oxford 1986.

R. Longhi 1934 – Officina ferrarese. Rom 1934.

R. Longhi 1956 – Officina ferrarese. Florenz 1956.

F. Lugt 1921–1956 – Les marques de collections de dessins et d'estampes. 2 Bde. Bd. I, Amsterdam 1921; Bd. II: Supplément, Den Haag 1956.

V. Lusini 1911–1939 – Il Duomo di Siena. 2 Bde. Siena 1911–1939. Bd. I, 1911; Bd. II, 1939.

C. Magenta 1883 – I Visconti e gli Sforza nel Castello di Pavia ... 2 Bde. Mailand 1883.

R. Maiocchi 1937 – Codice diplomatico artistico di Pavia dall'anno 1330 all'anno 1550. Bd. I. Pavia 1937.

G. P. Marchini 1982 – Santa Anastasia. Verona 1982.

A. Martindale 1974 – The Sala di Pisanello at Mantua – A New Reference; in: Burlington magazine 116, 1974, 101.

S. Matalon 1966 – Michelino da Besozzo e l'ouvraige de Lombardie'. Mailand 1966.

F. Matz 1968–1975 – Die antiken Sarkophagreliefs. Bd. IV: Die dionysischen Sarkophage. Teil 1–4. Berlin 1968–1975. Bd. IV/1, 1968; Bd. IV/2, 1968; Bd. IV/3, 1969; Bd. IV/4, 1975.

M. Meiss 1963 – French and Italian Variations on an Early Fifteenth-Century Theme: St. Jerome and his Study; in: Gazette des beaux-arts, 6e pér., 62, 1963, 147–170.

M. Meiss 1974 – French Painting in the Time of Jean de Berry. The Limbourgs and their Contemporaries. 2 Bde. New York 1974. Bd. I: Text Volume; Bd. II: Plate Volume.

M. Meiss – E. W. Kirsch 1972 – The Visconti Hours. New York 1972.

G. L. Mellini 1961 – Problemi di archeologia pisanelliana; in: Critica d'arte, n. s. 8, 1961, Nr. 47, 53–56.

G. L. Mellini 1972 – Pisanello esce dal muro; in: Comunità 1972, Nr. 168, 327–344.

M. P. Merrifield 1849 – Original Treatises, Dating from the XIIth to XVIIIth Centuries on the Arts of Painting ... 2 Bde. London 1849.

M. Michiel, ed. G. Frizzoni 1884 – Notizia d'opere di disegno pubblicata e illustrata da D. J. Morelli. Seconda edizione riveduta ed aumentata per cura di G. Frizzoni. Bologna 1884.

R. L. Mode 1972 – Masolino, Uccello and the Orsini 'Uomini Famosi'; in: Burlington magazine 114, 1972, 369–378.

E. Moench 1986 – Stefano da Verona: la quête d'une double paternité; in: Zeitschrift für Kunstgeschichte 49, 1986, 220–228.

E. Müntz 1878 – Les arts à la cour des papes pendant le XVe et le XVIe siècle. Première partie. Martin V – Pie II, 1417–1464. Paris 1878.

Le muse e il principe 1991 siehe *Katalog Mailand 1991*.

P. Nanin, ed. G. Schweikhart 1983 – N. Cenni – G. Schweikhart, Lo splendore della Verona affrescata nelle tavole di Pietro Nanin del 1864. Facsimile dell'unica raccolta colorata con itinerari immaginari narrati da N. Cenni e uno studio sugli affreschi e i loro autori di G. Schweikhart. Verona 1983.

G. Paccagnini 1972 – Pisanello e il ciclo cavalleresco di Mantova. Mailand (1972).

G. Paccagnini – M. Figlioli 1972 – Pisanello alla corte dei Gonzaga. Catalogo della mostra. Mantua, Palazzo Ducale. Mailand 1972.

O. Pächt 1950 – Early Italian Nature Studies and the Early Calendar Landscape; in: Journal of the Warburg and Courtauld Institutes 13, 1950, Nr. 1–2, 13–47.

O. Pächt (Gazette) 1963 – The Limbourgs and Pisanello; in: Gazette des beaux-arts, 6e pér., 62, 1963, 109–122.

O. Pächt (Pantheon) 1963 – Zur Entstehung des »Hieronymus im Gehäus«; in: Pantheon 21, 1963, 131–142.

R. Panczenko 1980 – Gentile da Fabriano and Classical Antiquity; in: Artibus et historiae 1, 1980, Nr. 2, 9–27.

E. Panofsky 1953 – Early Netherlandish Painting, its Origins and Character. 2 Bde. Cambridge, Mass., 1953.

L. von Pastor 1924ff. – Geschichte der Päpste. 7. Auflage. 16 Bde. Freiburg – Rom 1924ff.

E. Pellegrin 1955 – La bibliothèque des Visconti et des Sforza ducs de Milan, au XVe siècle. Paris 1955.

Physiologus, ed. O. Seel 1960 – Der Physiologus. Übertragen und erläutert von O. Seel. Zürich – Stuttgart 1960.

C. Gilli Pirina 1969 – Michelino da Besozzo and the 'Vecchioni' of the stained-glass window of Giulitta; in: Burlington magazine 111, 1969, 64–70.

C. Pirina 1986 – Le vetrate del Duomo di Milano dai Visconti agli Sforza. Corpus Vitrearum Medii Aevi. Italia. Bd. IV: La Lombardia 1. Florenz 1986.

E. Pogány-Balás 1972 – Problems of Mantegna's Destroyed Fresco in Rome, Representing the Baptism of Christ; in: Acta historiae artium 18, 1972, 107–124.

A. E. Popham 1931 – Italian Drawings Exhibited at the Royal Academy, Burlington House, London, 1930. London 1931.

F. Reiset 1877 – Une visite aux musées de Londres en 1876 (deuxième article). X. Vittore Pisano; in: Gazette des beaux-arts, 2e pér., 15, 1877, 117–124.

N. Reynaud 1993 siehe *F. Avril – N. Reynaud 1993*.

E. Rigoni 1948 – Il pittore Nicolò Pizolo; in: Arte veneta 2, 1948, 141–147.

W. H. Roscher 1884–1937 – Ausführliches Lexikon der griechischen und römischen Mythologie. Herausgegeben von W. H. Roscher. 6 Bde. Leipzig 1884–1937.

R. Sabbadini 1891 – Vita di Guarino Veronese. Genua 1891.

R. Sabbadini 1896 – La scuola e gli studi di Guarino Guarini Veronese. Catania 1896.

R. Sabbadini 1915–1919 siehe *Guarino Veronese, ed. R. Sabbadini 1915–1919*.

M. Salmi 1957 – La »Divi Julii Caesaris effigies« del Pisanello; in: Commentari 8, 1957, 91–95.

E. Samuels Welch 1989 – Galeazzo Maria Sforza and the Castello di Pavia, 1469; in: Art bulletin 71, 1989, 352–375.

A. Sartori 1966 – La cappella di S. Giacomo al Santo di Padova; in: Santo 6, 1966, 267–359.

R.W. Scheller 1963 – A Survey of Medieval Model Books. Haarlem 1963.

R. Schilling 1957 – Ein Gebetbuch des Michelino da Besozzo; in: Münchner Jahrbuch der bildenden Kunst, 3. Folge, 8, 1957, 65–80.

A. Schmitt 1960 siehe *B. Degenhart – A. Schmitt 1960*.

A. Schmitt 1968 siehe B. *Degenhart – A. Schmitt 1968*.

A. Schmitt 1974 – Zur Wiederbelebung der Antike im Trecento. Petrarcas Rom-Idee in ihrer Wirkung auf die Paduaner Malerei. Die methodische Einbeziehung des römischen Münzbildnisses in die Ikonographie »Berühmter Männer«; in: Mitteilungen des Kunsthistorischen Institutes in Florenz 18, 1974, 167–218.

A. Schmitt 1980 siehe *B. Degenhart – A. Schmitt 1980*.

A. Schmitt 1990 siehe B. *Degenhart – A. Schmitt 1990*.

H. Schrade 1932 – Ikonographie der christlichen Kunst. Bd. I. Die Auferstehung Christi. Berlin – Leipzig 1932.

G. Schweikhart 1983 siehe P. *Nanin, ed. G. Schweikhart*.

D. Sellin 1969 – Michelino da Besozzo. Diss. Ann Arbor 1969.

W. A. Simpson 1966 – Cardinal Giordano Orsini († 1438) as a Prince of the Church and a Patron of the Arts; in: Journal of the Warburg and Courtauld Institutes 29, 1966, 135–159.

M. Toca (1971) 1981 – Osservazioni sul cosiddetto »Taccuino senese di Baldassarre Peruzzi«; (in: Annali della Scuola Normale Superiore di Pisa, serie 3, 1971, 161–179) wiederabgedruckt in: Taccuino S IV 7 detto di Baldassarre Peruzzi della Biblioteca Comunale di Siena. V centenario della nascita di Baldassarre Peruzzi. Sovicille 1981, V–VIII.

F. Todini 1991 – Bono da Ferrara; in: Katalog Mailand 1991, I, 283–289, Kat. 73.

I. Toesca 1973 – Lancaster e Gonzaga: il fregio della »Sala del Pisanello« nel Palazzo Ducale di Mantova; in: Civiltà mantovana 7, 1973, 361–377.

I. Toesca 1974 – A Frieze by Pisanello; in: Burlington magazine 116, 1974, 210–214.

I. Toesca 1977 – Altre osservazioni in margine alle pitture del Pisanello nel Palazzo Ducale di Mantova; in: Civiltà mantovana 11, 1977, 349–376.

I. Toesca 1981 – Lancaster and Gonzaga: the Collar of SS at Mantua; in: Splendours of the Gonzaga. Catalogue, ed. D. Chambers – J. Martineau. Ausstellung London, Victoria & Albert Museum, 4. November 1981 – 31. Januar 1982. Cinisello 1981, 1 f.

P. Toesca 1912 – La pittura e la miniatura nella Lombardia dai più antichi monumenti alla metà del Quattrocento. Mailand 1912.

P. Toesca 1958 – Miniature di una collezione veneziana. Vendig 1958.

P. Toesca 1966 – La pittura e la miniatura nella Lombardia. Dai più antichi monumenti alla metà del Quattrocento (2. Auflage. Nota introduttiva di E. Castelnuovo). Turin 1966.

G. Vallardi 1855 – Disegni di Leonardo da Vinci posseduti da Giuseppe Vallardi dal medesimo descritti ed in parte illustrati. Mailand 1855.

R. Varese 1970 – Bono (Buono) da Ferrara; in: Dizionario biografico degli italiani. Bd. 12. Rom 1970, 274f.

G. Vasari 1568 – Delle vite de' più eccellenti pittori scultori et architettori. Florenz 1568.

G. Vasari, ed. R. Bettarini – P. Barocchi 1971 – Le vite de' più eccellenti pittori scultori e architettori nelle redazioni del 1550 e 1568. Testo a cura di R. Bettarini. Commento secolare a cura di P. Barocchi. Bd. III: Testo. Florenz 1971.

G. Vasari, ed. R. Bettarini – P. Barocchi 1976 – Le vite de' più eccellenti pittori scultori e architettori nelle redazioni del 1550 e 1568.

Testo a cura di R. Bettarini. Commento secolare a cura di P. Barocchi. Bd. IV: Testo. Florenz 1976.

G. Vasari, ed. A. Gottschewski – G. Gronau 1908 – Die Lebensbeschreibungen der berühmtesten Architekten, Bildhauer und Maler. Deutsch herausgegeben von A. Gottschewski – G. Gronau. Bd. V. Die oberitalienischen Maler. Übersetzt von G. Gronau. Straßburg 1908.

G. Vasari, ed. G. Milanesi 1878–1885 – Le opere di Giorgio Vasari con nuove annotazioni e commenti di G. Milanesi. 9 Bde. Florenz 1878–1885. Bd. I–III, 1878; Bd. IV, 1879; Bd. V, 1880; Bd. VI–VII, 1881; Bd. VIII, 1882; Bd. IX (Indici), 1885.

L. Ventura 1992 – Noterelle pisanelliane. Precisazioni sulla data del ciclo cavalleresco di Mantova; in: Civiltà mantovana, serie 3, n. 2, anno 27, 1992, 19–53.

A. Venturi 1884 – I primordi del Rinascimento artistico a Ferrara; in: Rivista storica italiana 1, 1884, 591–631.

A. Venturi 1885 – L'arte a Ferrara nel periodo di Borso d'Este; in: Rivista storica italiana 2, 1885, 689–749.

A. Venturi 1896 – Gentile da Fabriano e Pisanello. Le vite de' più eccellenti pittori, scultori e architettori scritte da m. G. Vasari. Bd. I. Florenz 1896.

A. Venturi 1922 – Del quadro attribuito a Bono da Ferrara nella Galleria Nazionale di Londra; in: Arte 25, 1922, 105–108.

E. M. Vetter 1956 – Maria im Rosenhag. Düsseldorf 1956.

M. Vickers 1978 – Some Preparatory Drawings for Pisanello's Medallion of John VIII Palaeologus; in: Art bulletin 60, 1978, 417–424.

R. Wittkower 1984 – Allegorie und Wandel der Symbole in Antike und Renaissance. Köln 1984.

H. Wohl 1980 – The Paintings of Domenico Veneziano, ca. 1410–1461. A Study in Florentine Art of the Early Renaissance. Oxford 1980.

H. Wohl 1984 – Papal Patronage and the Language of Art: the Pontificates of Martin V, Eugene IV and Nicholas V; in: Umanesimo a Roma nel Quattrocento. Atti del convegno, New York, 1.–4. Dezember 1981. Rom – New York 1984, 235–246.

W. Wolters 1976 – La scultura veneziana gotica (1300–1460). 2 Bde. Venedig 1976.

J. Woods-Marsden 1988 – The Gonzaga of Mantua and Pisanello's Arthurian Frescoes. Princeton 1988.

A. Zanoli 1973 – Sugli affreschi del Pisanello nel Palazzo Ducale di Mantova; in: Paragone arte 24, 1973, Nr. 277, 23–44.

K. Zoege von Manteuffel 1909 – Die Gemälde und Zeichnungen des Antonio Pisano. Diss. Halle a. S. 1909.

Register

Abbildungsnachweis

Bergamo, Accademia Carrara: 231

Berlin, Staatliche Museen zu Berlin Preußischer Kulturbesitz - Kunstbibliothek (Karl-Heinz Paulmann): 83, 85

Berlin, Staatliche Museen zu Berlin Preußischer Kulturbesitz - Kupferstichkabinett (Jörg P. Anders): 126, 127, 137

Florenz, Alinari: 19, 82, 86, 90, 93, 116, 118, 119, 121, 123, 136, 235, 236, 271, 305, 307

Florenz, Gabinetto Fotografico della Soprintendenza alle Gallerie degli Uffizi: 84

London, British Museum: 89, 117, 120, 132, 143, 145, 241, 242, 243, 244

London, National Gallery: 43, 228, 245, 247, 256

Mailand, Brera: 1

Mantua, Soprintendenza alle Gallerie di Mantova, Verona, Cremona, Gabinetto Fotografico: 214, 215, 216, 218, 219, 221

München, Archiv Degenhart: 2, 14, 15, 16, 18, 22, 23, 31, 32, 48, 49, 51, 91, 94, 96, 106, 115, 174, 186, 187, 188, 190, 201, 202, 208, 234, 254

München, Archiv Staatliche Graphische Sammlung: 97, 101, 107, 109, 128, 129, 197, 246, 249, 250, 252, 253, 258

München, Hirmer Fotoarchiv: 233, 294

New York, Metropolitan Museum of Art, Bequest of Maitland F. Griggs: 13

Oxford, Ashmolean Museum: 44

Paris, Bibliothèque Nationale: 34, 52

Paris, Collection Frits Lugt, Institut Néerlandais: 53

Paris, Giraudon: 24, 33, 41, 45, 46, 47, 87, 131, 144, 150, 183

Paris, Réunion des Musées Nationaux (Ektachrome J. G. Berizzi): 11, 17, 20, 21, 25, 26, 27, 28, 29, 30, 35, 50, 59, 75, 92, 95, 99, 114, 122, 124, 125, 133, 139, 155, 156, 157, 158, 161, 162, 171, 173, 179, 181, 182, 185, 195, 196, 204, 206, 207, 211, 212, 222, 223, 226, 227, 232, 248, 251, 257, 259, 260, 261, 262, 264, 265, 266, 268, 269, 273, 274, 276, 278, 279, 281, 282, 283, 284, 285, 286, 287, 288, 289, 290, 291, 292, 293, 295, 296, 297, 299, 301, 302, 303, 304, 306

Philadelphia, Free Library: 255

Rom, Deutsches Archäologisches Institut: 98, 100, 102, 104, 108, 112, 130

Rom, Gabinetto Fotografico Nazionale: 209, 210, 213, 217, 220, 298, 300

Wien, Albertina: 8, 37, 38, 42, 111, 149

Wien, Kunstverlag Wolfrum: 88

Reproduktion aus: G. P. Marchini, San Fermo Maggiore. Verona 1980: 54

Alle anderen Aufnahmen von Engelbert Seehuber, Staatliche Graphische Sammlung, München